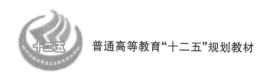

普通高等教育"十二五"规划教材

全国普通高等教育基础医学类系列配套教材

供基础、临床、预防、口腔、护理等医学类专业使用

病原生物学学习指导

宝福凯　主编

科学出版社

北京

内 容 简 介

本指导是我们在多年《病原生物学》教学过程中不断完善的教学资料汇报，源于长期病原生物学一线教学工作的积累。它以病原生物学基础知识为立足点，适当介绍本学科的历史知识、重点难点和新进展，达到强化学生"三基"，开拓学生的视野，增加学生对病原生物学的学习兴趣，引导学生进行多角度的思考的目的。全书内容分为二十六章，立足基本概念、基础知识及基本内容，由浅入深，循序渐进。为了更好地配合教材的学习，本指导紧扣教材内容，每章节顺序与目前主流教材同步。内容主要为教学大纲中的教学要求，强调相应章节中的重要内容，配以知识拓展和双语词汇，使不同基础的学生都能够巩固所学理论知识，培养学生综合分析及解决问题的能力。将重点内容以试题的方式反映出来，通过反复强化而掌握知识。练习题紧扣当前执业医师考试题型，便于应对相关考试。

本书既可供医学生在学习本课程时参考，也可以供医学和相关专业学生复习考研或执业医师考试时参考。

图书在版编目(CIP)数据

病原生物学学习指导/ 宝福凯主编.—北京：科学出版社，2014.7
全国普通高等教育基础医学类系列配套教材
ISBN 978-7-03-040551-7

Ⅰ.①病… Ⅱ.①宝… Ⅲ.①病原微生物-高等学校-教学参考资料 Ⅳ.①R37

中国版本图书馆 CIP 数据核字(2014)第 158550 号

责任编辑：潘志坚 闵 捷 叶成杰
责任印制：谭宏宇 / 封面设计：殷 靓

科学出版社 出版
北京东黄城根北街 16 号
邮政编码：100717
http://www.sciencep.com

南京展望文化发展有限公司排版
广东虎彩云印刷有限公司印刷
科学出版社出版 各地新华书店经销

*

2014 年 8 月第 一 版 开本：787×1092 1/16
2021 年 1 月第十三次印刷 印张：24 1/2
字数：552 000

定价：66.00 元

《病原生物学学习指导》
编委会名单

主 编

宝福凯

副主编

申丽洁　王　峰

编　委

王卫群	王　红	王　玲	王　峰	石琳熙
叶吉云	申丽洁	向　征	刘云霞	孙　玲
严　敏	李冰雪	李洱花	李　莉	李翠英
李　珺	杨九骈	吴丽园	吴敏东	张才军
张　燕	罗夙医	庞文毅	宝福凯	柳爱华
宣　群	贾雪梅	曾　瑾	戴书颖	

前　言

　　本指导是我们在多年《病原生物学》教学过程中不断完善的教学资料汇报,源于长期病原生物学一线教学工作的积累。它以病原生物学基础知识为立足点,适当介绍本学科的历史知识、重点难点和新进展,达到强化学生"三基",开拓学生的视野,增加学生对病原生物学的学习兴趣,引导学生进行多角度思考的目的。本书既可供医学生在学习本课程时参考,也可以供医学和相关专业学生复习考研或执业医师考试时参考。

　　全书内容分为二十六章,立足基本概念、基础知识及基本内容,由浅入深,循序渐进。每章内容包括:

　　【学习要求】列出病原生物学各章节中要求医学本科生掌握的基本内容,明确学习目的。

　　【内容提要】总结出本章基本概念和基本内容,将课堂时间从忙于记笔记转到理解病原生物学基本内容上,提高听课效率。

　　【双语词汇】配合双语教学,给出本章主要英文词汇、解释。

　　【知识拓展】包括一些教材上没有的有关病原生物学知识及趣闻,开拓学生的视野,提高学习兴趣。

　　【习题与测试】将重点内容以试题的方式反映出来,通过反复强化而掌握知识。练习题紧扣当前执业医师考试题型,便于应对相关考试。试题题型包括三种,依次为选择题(A1 型题、A2 型题、B 型题、X 型题)、名词解释、问答题。其中选择题 A1 型题为单句型最佳选择题,每道试题由 1 个题干和 5 个供选择的备选答案组成,只有 1 个最佳答案;A2 型题为病例摘要型最佳选择题,由 1 个简要病历和 5 个可供选择的备选答案组成,只有 1 个最佳答案;B 型题由若干组考题组成,共同使用考题前列出的 5 个备选答案,每个备选答案可能被选择一次、多次或不被选择;X 型题为多项选择题,每题 5 个备选答案中至少有一个是正确。

　　【参考答案】主要给出选择题参考答案,便于自我学习。

　　由于我们认识和经验的局限性,本学习指导肯定存在诸多不足之处。恳请各位师生在使用过程中提出意见和建议,以便今后修订完善。

宝福凯

2014 年 3 月

目　录

前言

第 1 章　医学微生物学概述 ……………………………………………………………… 1
第 2 章　细菌的形态与结构 ……………………………………………………………… 7
第 3 章　细菌的生长繁殖与代谢 ………………………………………………………… 21
第 4 章　微生物的分布与消毒灭菌 ……………………………………………………… 29
第 5 章　细菌的遗传与变异 ……………………………………………………………… 37
第 6 章　细菌的感染与免疫 ……………………………………………………………… 48
第 7 章　细菌感染的诊断和防治 ………………………………………………………… 55
　　第 1 节　细菌感染的诊断 …………………………………………………………… 55
　　第 2 节　细菌感染的特异性预防 …………………………………………………… 56
　　第 3 节　细菌感染的治疗 …………………………………………………………… 57
第 8 章　球菌 ……………………………………………………………………………… 67
第 9 章　肠道杆菌 ………………………………………………………………………… 77
第 10 章　分枝杆菌属 …………………………………………………………………… 92
第 11 章　厌氧性细菌 …………………………………………………………………… 103
第 12 章　其他病原菌 …………………………………………………………………… 110
第 13 章　特殊原核细胞型微生物 ……………………………………………………… 123
　　第 1 节　支原体 ……………………………………………………………………… 123
　　第 2 节　立克次体 …………………………………………………………………… 124
　　第 3 节　衣原体 ……………………………………………………………………… 125
　　第 4 节　螺旋体 ……………………………………………………………………… 126
第 14 章　真菌 …………………………………………………………………………… 137
第 15 章　病毒概述 ……………………………………………………………………… 149
　　第 1 节　病毒的基本性状 …………………………………………………………… 149
　　第 2 节　病毒的感染与免疫 ………………………………………………………… 158
　　第 3 节　病毒感染的检查法与防治 ………………………………………………… 166
第 16 章　呼吸道病毒 …………………………………………………………………… 170

第 17 章　肠道病毒 ··· 181
第 18 章　肝炎病毒 ··· 197
第 19 章　虫媒病毒与出血热病毒 ································· 215
第 20 章　疱疹病毒 ··· 233
第 21 章　反转录病毒 ·· 241
第 22 章　其他病毒及朊粒 ·· 252
第 23 章　人体寄生虫学概述 ······································ 261
第 24 章　医学蠕虫学习指导与练习题集 ························ 269
　第 1 节　线虫 ·· 269
　第 2 节　吸虫 ·· 289
　第 3 节　绦虫 ·· 305
第 25 章　医学原虫 ··· 323
　第 1 节　医学原虫概论 ·· 323
　第 2 节　溶组织内阿米巴 ······································· 327
　第 3 节　疟原虫 ··· 334
　第 4 节　弓形虫 ··· 344
　第 5 节　杜氏利什曼原虫与阴道毛滴虫 ······················ 348
第 26 章　医学节肢动物 ·· 364
　第 1 节　医学节肢动物概述 ····································· 364
　第 2 节　常见医学节肢动物 ····································· 367

第1章 医学微生物学概述

学 习 要 点

掌握：① 微生物的定义和分类；② 病原微生物的概念。

熟悉：① 各类微生物的生物学特性；② 医学微生物学的研究对象和内容。

了解：① 微生物与人类的关系；② 医学微生物学发展简史。

【内容提要】

一、微生物与病原微生物

微生物(micro-organism, microbe)：存在于自然界的一大群体形微小、结构简单、肉眼直接看不见，必须借助光学显微镜或电子显微镜放大数百倍、数千倍，甚至数万倍才能观察到的微小生物。

病原微生物(pathogenic micro-organism, pathogen)：少数具有致病性，能引起人类、动植物病害的微生物。

机会致病性微生物(opportunistic micro-organism)：在正常情况下不致病，只有在特定情况下导致疾病的微生物。

二、微生物的分类及特点

种 类	细胞结构	核 酸	代 表
非细胞型微生物	无典型细胞结构	只含一种，DNA 或 RNA，两者不同时存在	病毒
原核细胞型微生物	无核膜、核仁，仅有核糖体，细胞器种类少	同时含 DNA 和 RNA	古生菌；细菌（包括细菌、支原体、衣原体、立克次体、螺旋体和放线菌）
真核细胞型微生物	细胞核分化程度很高，有核膜、核仁，细胞器完整	同时含 DNA 和 RNA	真菌

三、微生物学与医学微生物学

微生物学(microbiology)：是生命科学的一个重要分支，是研究微生物的类型、分布、形态、结构、代谢、生长繁殖、遗传、进化，以及与人类、动物、植物等相互关系的一门科学。其目的是将对人类有益的微生物用于生产实际，对人类有害的微生物予以改造、控制和消灭，使微生物学朝向人类需要的方向发展。

医学微生物学(medical microbiology)：是微生物学的一个分支，是一门基础医学课程。主要研究与医学有关病原微生物的生物学特性、致病和免疫机制，以及特异性诊断、防治措施，以控制和消灭感染性疾病和与之有关的免疫损伤等疾病，达到保障和提高人类健康水平的目的。

郭霍法则(Koch's postulate)：① 特殊的病原菌应在同一种疾病中查见,在健康人中不存在;② 该特殊病原菌能被分离培养得纯种;③ 该纯培养物接种至易感动物,能产生同样病症;④ 自人工感染的实验动物体内能重新分离得到该病原菌纯培养。

四、微生物学发展简史

微生物学发展史上的重大发现包括：1796 年英国琴纳(Jenner),运用牛痘预防天花;1859 年法国巴斯德(Pasteur),实验证明有机物质的发酵和腐败是由微生物引起;1865 年英国李斯特(Lister),手术无菌操作,发明狂犬疫苗;1876 年德国郭霍(Koch),郭霍法则;1929 年英国弗莱明(Fleming),提纯青霉素。

【双语词汇】

pathogen biology	病原生物学
pathogenic organism	病原生物
microorganism, microbe	微生物
bacterium	细菌
virus	病毒
fungus	真菌
prokaryotic microbe	原核细胞型微生物
eukaryotic microbe	真核细胞型微生物
acellular microbe	非细胞型微生物
microbiology	微生物学
medical microbiology	医学微生物学

【知识拓展】

新发与再现传染病

1995 年国际上出现了一个新词汇,即新现的传染病(emerging infectious diseases, EID),指近三十年在人群中新认识到的或新发现的那些能造成地域性或国际性公共卫生问题的传染病。从前曾经基本上得到控制而目前又重新流行的古老传染病,如结核病、西尼罗病毒病等,称再现的传染病(reemerging infectious diseases, REID)。

新发传染病的特点是：在疫情发生初期,临床医生不认识,不知应该采取何种治疗方案,病死率高居不下;病因不确定,不知应该采取何种特异性的预防和控制措施;政府首长得不到专业人员的明确意见,无法及时做出决策;大众得不到有效的宣传和教育,恐慌心理严重,容易造成社会的不稳定。当前先进的交通工具、现代国际贸易和交流,可以迅速把传染病从一个国家或地区传向全球,造成世界大流行。新发传染病具有不确定性。依靠目前的科技水平,不能预测何时何地会发生何种新发传染病,无法作好特异性的准备。新发传染病已经成为世界性的重大公共卫生问题。

【习题与测试】

一、选择题

A1 型题

1. 下列微生物中,属于非细胞型微生物的是_____。
   A. 立克次体　　B. 真菌　　　　C. 衣原体　　　D. 病毒　　　　E. 螺旋体
2. 细胞核的分化程度高,有核膜和核仁;胞质内细胞器完整的微生物是_____。
   A. 立克次体　　B. 真菌　　　　C. 衣原体　　　D. 病毒　　　　E. 螺旋体
3. 第一次用显微镜观察到各种形态的微生物的伟人是_____。
   A. 吕文虎克　　B. 巴斯德　　　C. 郭霍　　　　D. 伊凡诺夫斯基
   E. 弗莱明
4. 第一次用固体培养基和细菌染色技术,使得病原菌的分离培养和鉴定成为可能的伟人是_____。
   A. 列文虎克　　B. 巴斯德　　　C. 郭霍　　　　D. 伊凡诺夫斯基
   E. 弗莱明
5. 首次研制了炭疽疫苗、狂犬病疫苗的伟人是_____。
   A. 列文虎克　　B. 巴斯德　　　C. 郭霍　　　　D. 伊凡诺夫斯基
   E. 弗莱明
6. 细菌属于原核细胞型微生物的主要依据是_____。
   A. 单细胞,结构简单　　　　B. 原始核、细胞器不完善
   C. 二分裂方式繁殖　　　　　D. 有细胞壁
   E. 对抗生素敏感
7. 有关原核细胞型微生物错误的描述是_____。
   A. 无核质　　　　　　　　　B. 无核膜和核仁
   C. 细胞器不完善　　　　　　D. 具有胞质膜
   E. 仅有核质、无核的形态
8. 不属于原核细胞型微生物的是_____。
   A. 细菌　　　B. 病毒　　　C. 支原体　　　D. 立克次体　　E. 衣原体
9. 属于真核细胞型微生物的是_____。
   A. 螺旋体　　B. 放线菌　　C. 真菌　　　　D. 细菌　　　　E. 立克次体
10. 下列哪项不是微生物的共同特征是_____。
    A. 个体微小　　B. 种类繁多　　C. 分布广泛　　D. 可无致病性
    E. 只能在活细胞内生长繁殖
11. 属于非细胞型微生物的是_____。
    A. 真菌　　　B. 噬菌体　　C. 支原体　　　D. 立克次体　　E. 衣原体
12. 原核细胞型微生物与真核细胞型微生物的根本区别是_____。
    A. 单细胞　　B. 有细胞壁　　C. 仅有原始核结构,无核膜和核仁等
    D. 对抗生素敏感　　　　　　E. 繁殖方式
13. 非细胞型微生物的是_____。

A. 支原体　　　B. 放线菌　　　C. 衣原体　　　D. 细菌　　　E. 以上都不是

14. 下列对原核细胞型微生物结构的描述中,正确的一项是_____。

A. 有细胞壁但不含肽聚糖

B. 有细胞膜且含有胆固醇

C. 含有线粒体、内质网、溶酶体等细胞器

D. 细胞核内含染色体遗传物质

E. 无核膜,核质为裸露环状 DNA

15. 最先使用固体培养基将细菌进行培养的科学家是_____。

A. 法国的巴斯德　　　　　　B. 德国的郭霍

C. 俄国的伊凡诺夫斯基　　　D. 英国的李斯特

E. 荷兰的列文虎克

16. 下列不属于1973年以来发现的感染人类的新病原的是_____。

A. 嗜肺军团菌　B. 幽门螺杆菌　C. 埃博拉病毒　D. 伤寒杆菌　　E. 朊粒

17. 关于在微生物学发展史上作出重要贡献的科学家及其所作出的贡献,下列叙述错误的是_____。

A. 巴斯德首次研制出狂犬病疫苗

B. 郭霍先后分离出炭疽杆菌、结核杆菌和霍乱弧菌

C. 伊凡诺夫斯基发现烟草花叶病毒

D. 琴纳分离出天花病毒

E. 弗莱明发现青霉菌产物能抑制金黄色葡萄球菌的生长

18. 严格说来,结核分枝杆菌在分类上属于_____。

A. 放线菌　　B. 衣原体　　　C. 支原体　　　D. 螺旋体　　　E. 立克次体

19. 下列病原体不含有核酸的是_____。

A. 朊粒　　　　　　　　　B. 小病毒 B19

C. 巴尔通氏体　　　　　　D. 伯氏疏螺旋体

E. 汉坦病毒

20. 导致机体免疫系统致死性破坏的病原体是_____。

A. 轮状病毒　　B. 疱疹病毒　　C. HIV　　　D. HAV　　　E. TSST-1

21. 谁首次分离出黄热病毒? _____。

A. Edward Jenner　　　　　B. Louis Pasteur

C. Robert Kock　　　　　　D. Walter Reed

E. Alexander Fleming

22. 用自制的显微镜第一次观察到微生物的是_____。

A. Edward Jenner　　　　　B. Louis Pasteur

C. Robert Kock　　　　　　D. Walter Reed

E. Antony van Leeuwenhoek

23. 微生物学的奠基人是_____。

A. Edward Jenner　　　　　B. Louis Pasteur

C. Lister   D. Walter Reed

E. Antony van Leeuwenhoek

24. 下述属于真菌的原核细胞生物是_____。

A. 产甲烷细菌　B. 极端嗜盐菌　C. 热嗜酸菌　　D. 蓝绿藻　　E. 放线菌

25. 有完整细胞核的微生物是_____。

A. 真菌　　　　B. 放线菌　　　C. 衣原体　　　D. 立克次体　　E. 细菌

26. 由微生物引起有机物发酵和腐败的证明人是_____。

A. 巴斯德　　　B. 郭霍　　　　C. 列文虎克　　D. 李斯特　　　E. 琴纳

27. 首先创用了无菌操作技术的是_____。

A. 郭霍　　　　B. 琴纳　　　　C. 巴斯德　　　D. 列文虎克　　E. 李斯特

28. 用固体培养基成功分离出大多数传染病病原菌的是_____。

A. 琴纳　　　　B. 郭霍　　　　C. 巴斯德　　　D. 李斯特　　　E. 列文虎克

29. 首先分离培养出结核分枝杆菌的是_____。

A. 伊凡诺夫斯基　　　　　　B. 列文虎克

C. 巴斯德　　　　　　　　　D. 李斯特

E. 郭霍

30. 首先使用牛痘苗预防天花的是_____。

A. 琴纳　　　　B. 列文虎克　　C. 巴斯德　　　D. 李斯特　　　E. 郭霍

X 型题

31. 属于原核细胞型微生物的是_____。

A. 噬菌体　　　B. 寄生虫　　　C. 支原体　　　D. 立克次体　　E. 衣原体

32. 属于真核细胞型微生物的是_____。

A. 螺旋体　　　B. 放线菌　　　C. 真菌　　　　D. 细菌　　　　E. 寄生虫

33. 属于非细胞型微生物的是_____。

A. 真菌　　　　B. 噬菌体　　　C. 动物病毒　　D. 立克次体　　E. 衣原体

34. 下列属于 1973 年以来发现的新病原的是_____。

A. 轮状病毒　　B. 幽门螺杆菌　C. 埃博拉病毒　D. 结核杆菌　　E. 朊粒

35. 下列对原核细胞型微生物结构的描述中,正确的是_____。

A. 有含肽聚糖的细胞壁

B. 能以二分裂方式繁殖

C. 含有线粒体、内质网、溶酶体等细胞器

D. 细胞核内含染色体遗传物质

E. 无核膜,核质为裸露环状 DNA

36. 被认为是微生物学奠基人的是_____。

A. Edward Jenner　　　　　　B. Louis Pasteur

C. Lister　　　　　　　　　　D. Robert Koch

E. Antony van Leeuwenhoek

二、名词解释

1. 微生物　　　　　　　　　2. 非细胞型微生物
3. 原核细胞型微生物　　　　4. 原核细胞型微生物
5. 真核细胞型微生物　　　　6. 致病微生物(病原微生物)
7. 条件致病微生物

三、问答题

1. 根据微生物大小、结构、组成等,可把微生物分成几大类? 特点如何?
2. 简述原核细胞型微生物的种类与特征。
3. 描述郭霍法则的基本内容。

【参考答案】

一、选择题

1. D　2. B　3. A　4. C　5. B　6. B　7. A　8. B　9. C　10. E　11. B　12. C
13. E　14. E　15. B　16. D　17. D　18. A　19. A　20. C　21. D　22. E　23. B
24. E　25. D　26. A　27. E　28. B　29. E　30. A　31. CDE　32. CE　33. BC
34. ABCE　35. ABE　36. BD

(宝福凯)

第2章 细菌的形态与结构

掌握：① 细菌的基本形态,细胞壁的基本结构,革兰阳性菌与革兰阴性菌细胞壁的区别,生物学意义;② 中介体,特殊结构及意义;③ 革兰染色法。

熟悉：① 细胞壁的结构和意义;② 细菌基本结构;③ 细菌基本结构中的细胞膜,胞质,细胞核。

了解：细菌分类与命名。

【内容提要】

一、细菌的大小与形态

(一)细菌的大小

细菌个体微小,须经光学显微镜放大数百倍至数千倍才能观察到。一般以微米(μm)作为测量其大小的单位。

(二)细菌的形态

依据细菌的基本形态,将其分为球菌、杆菌和螺形菌。

1. 球菌(coccus)　　外观呈球形或近似球形。由于细菌繁殖时分裂平面不同,以及分裂后菌体之间相互黏附程度不一,可形成不同排列方式,据此可将球菌分为双球菌、链球菌、四联球菌、八叠球菌和葡萄球菌等。

2. 杆菌(bacillus)　　种类很多,其大小、形态差异较大。多数外形呈直杆状,菌体两端大多为钝圆,少数两端平齐、两端尖细或末端膨大成棒状。有的杆菌菌体短小,近似椭圆形,称为球杆菌;有的杆菌菌体细长略带弯曲,常呈分枝生长趋势,称为分枝杆菌。多数杆菌分裂后分散无特殊排列,少数呈链状、分枝状或栅栏状排列。

3. 螺形菌(spiral bacterium)　　菌体弯曲,根据菌体的弯曲数量可分为弧菌和螺菌。弧菌(vibrio)菌体长 2～3 μm,只有一个弯曲,呈弧形或逗点状,如霍乱弧菌;螺菌(spirillum)菌体长 3～6 μm,有数个弯曲,如鼠咬热螺菌。

二、细菌的结构

(一)细菌的基本结构

1. 细胞壁　　细胞壁位于细菌细胞的最外层,包绕在细胞膜周围,化学组成较复杂,并随不同细菌而异。用革兰染色法可将细菌分为两大类,即革兰阳性菌和革兰阴性菌。两类细菌细胞壁的主要组分是肽聚糖,各自又有其特殊组分。

(1) 革兰阳性菌的细胞壁结构。

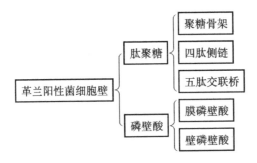

溶菌酶能破坏聚糖骨架,引起细菌裂解。青霉素能干扰五肽交联桥与四肽侧链上D-丙氨酸之间的连接,使革兰阳性菌不能合成完整的细胞壁,也可导致细菌死亡。

(2)革兰阴性菌的细胞壁结构。

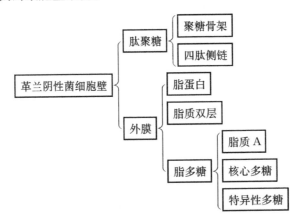

脂多糖(lipopolysaccharide,LPS)是革兰阴性菌的内毒素。

革兰阳性菌与革兰阴性菌细胞壁结构与成分的比较见表2-1。革兰阳性菌与革兰阴性菌细胞壁结构差异的生物学意义见表2-2。

(3)细胞壁的功能:① 维持菌体固有的形态,并保护细菌抵抗低渗环境;② 参与菌体内外的物质交换;③ 决定细菌的抗原性;④ 与细菌的致病性有关。

(4)细菌细胞壁缺陷型(细菌L型):在某种情况下(如受溶菌酶、青霉素、补体等作用),细菌细胞壁的肽聚糖结构可遭到破坏,或其合成受到抑制。当细菌细胞壁受损后,一

表2-1 革兰阳性菌与革兰阴性菌细胞壁结构

细胞壁	革兰阳性菌	革兰阴性菌
强度	较坚韧	较疏松
厚度	20～80 nm	10～15 nm
肽聚糖的组成	聚糖骨架、四肽侧链和五肽交联桥	聚糖骨架和四肽侧链
肽聚糖层数	可多达50层	1～2层
肽聚糖含量	占细胞壁干重50%～80%	占细胞壁干重5%～20%
糖类含量	约45%	15%～20%
脂类含量	1%～4%	11%～22%
磷壁酸	有	无
外膜	无	有

表 2-2　革兰阳性菌与革兰阴性菌的差别及与细胞壁的关系

项　目	革兰阳性菌	革兰阴性菌	与细胞壁的关系
染色性	紫色	红色	细胞壁对酒精的通透性
抗原性	主要是磷壁酸	主要是外膜	细胞壁的化学组成不同
毒性	无内毒素	有内毒素	内毒素为革兰阴性菌细胞壁成分
青霉素对细菌的作用	有效	无效	作用部位为肽聚糖的五肽交联桥
溶菌酶对细菌的作用	有效	无效	作用部位为肽聚糖的聚糖骨架

般在普通环境中不能耐受菌体内的高渗透压而将会胀裂死亡,但在高渗环境下,它们仍可存活而成为细胞壁缺陷的细菌,称为 L 型细菌(bacterial L form),因其最早在 Lister 研究院发现而得名。L 型细菌缺乏完整的细胞壁,不能维持其固有的形态而呈现高度多形性。

　　L 型细菌染色不易着色或着色不均,无论其原菌为革兰阳性或阴性菌,形成 L 形后大多染成革兰阴性。L 形细菌难以培养,其营养要求基本与原菌相似,但需在高渗低琼脂含血清的培养基中能缓慢生长,培养 2～7 d 后形成中间较厚、四周薄的"荷包蛋样"细小菌落。有的 L 型细菌形成颗粒状或丝状菌落。去除诱发因素后,L 型细菌可回复为原菌。

　　L 型细菌仍有一定的致病能力,在临床上可引起尿路感染、骨髓炎、心内膜炎等,但常规细菌学检查结果常呈阴性。因此,当临床上遇有症状明显而标本常规细菌培养阴性者,应考虑 L 形细菌感染的可能性。

　　2. 细胞膜　　细胞膜是一层位于细胞壁内侧,紧密包绕着细胞质的半渗透生物膜。细菌细胞膜的结构与真核细胞基本相同,是由脂质双层与镶嵌于其中的蛋白质构成。脂质双层大多为磷脂,不含胆固醇。蛋白质有多种,多数为酶类和载体蛋白。

　　细菌细胞膜是细菌赖以生存的重要结构之一,其功能也与真核细胞类似,主要有物质转运、呼吸和分泌、生物合成、参与细菌分裂等作用。其中,参与细菌分裂的结构是中介体(mesosome)。用电子显微镜观察,可看到细菌部分细胞膜向胞质内凹陷折叠成囊状物,内含管状、板状或泡状结构,多见于革兰阳性细菌,可有一个或多个。中介体一端连在细胞膜上,另一端与核质相连,细菌分裂时中介体亦一分为二,各携一套核质进入子代细胞,有类似真核细胞纺锤丝的作用。由于中介体是细胞膜的延伸卷曲部分,它有效地扩大了细胞膜的表面积,相应地增加了呼吸酶的含量和能量的产生,其功能类似于真核细胞的线粒体,故亦称为拟线粒体(chondroid)。此外,中介体还与细胞壁合成和芽胞形成有关。

　　3. 细胞质　　细胞质又称胞质,是包裹在细胞膜内的溶胶状物质,由水、蛋白质、脂类、核酸及少量糖和无机盐组成,其中含有许多重要结构。细胞质是细菌新陈代谢的重要场所。

　　(1)核糖体:核糖体是细菌的亚微结构,沉降系数为 70S,由 50S 和 30S 两个亚基组成。当信使核糖核酸(mRNA)与核糖体连成多聚核糖体时,即成为合成蛋白质的场所。链霉素能与细菌核糖体的 30S 亚基结合,红霉素能与 50S 亚基结合,从而干扰细菌蛋白质的合成,导致细菌的死亡。真核生物核糖体的沉降系数为 80S,由 60S 和 40S 两个亚基组成,故上述药物对人类核糖体无作用。

　　(2)质粒(plasmid):是细菌染色体外的遗传物质,存在于细胞质中,为闭合环状的双链 DNA,携带某些遗传信息,控制细菌某些特定的遗传性状。按其编码产物的特性,可分为致育性质粒(fertility plasmid,F 质粒)、耐药性质粒(resistance plasmid,R 质粒)以及毒力质粒(virulence plasmid,Vi 质粒)等。质粒不是细菌生长繁殖所必需,失去质粒的细菌仍能正常存活。质粒能独立自行复制,随细菌分裂转移到子代细胞中,还可通过接合或转导作用等将有关性状传递给另一细菌。质粒编码的细菌性状有菌毛、细菌素、毒素和耐药性等。

4. 核质　　细菌细胞是原核细胞,没有真正的细胞核,无核膜、核仁、核基质(组蛋白)和有丝分裂器,故将细菌的遗传物质称为核质(nuclear material)或拟核(nucleoid)。核质控制细菌的各种遗传性状,决定细菌的基本生命活动。细菌核质为单倍体,是由细丝状闭环双链 DNA 分子反复卷曲盘绕成松散网状结构,每个菌体中有 1~2 团,成球形、棒状、哑铃状。

核质的化学组成除 DNA 外,还有少量 RNA 和组蛋白样的蛋白质,但不含组氨酸,也不形成核小体。

(二) 细菌的特殊结构

1. 荚膜

(1) 概念:荚膜(capsule)是某些细菌细胞壁外包绕的一层厚度 0.2 μm 以上,在普通光学显微镜下即可观察到的,与四周界限分明的黏液性物质。

(2) 化学组成:荚膜的化学组成随菌种而异。多数细菌的荚膜成分为多糖,如肺炎链球菌、脑膜炎奈瑟菌等;少数细菌的荚膜成分为多肽,如炭疽芽胞杆菌等;个别细菌的荚膜成分为透明质酸。荚膜与同型抗血清结合发生反应后即逐渐增大,出现荚膜肿胀反应,可借此将细菌定型。

(3) 功能:① 抗吞噬作用;② 黏附作用;③ 抗有害物质的损伤作用;④ 抗干燥作用。

2. 鞭毛

(1) 概念:鞭毛(flagellum)是细菌的运动器官,是从细菌细胞膜长出,伸到细胞壁外面的细长呈波状弯曲的丝状物。须用电子显微镜观察,或经特殊染色法使鞭毛增粗后用普通光学显微镜才能看到。

(2) 功能:① 赋予细菌运动性;② 有些细菌的鞭毛与致病性有关;③ 鞭毛的主要成分是蛋白质,具有抗原性,称为 H 抗原。

3. 菌毛

(1) 概念:菌毛(pilus)是许多革兰阴性菌和少数革兰阳性菌菌体表面上的一种比鞭毛更细、更短而直硬的丝状物。其化学成分是菌毛蛋白(pilin)。菌毛在普通光学显微镜下看不到,必须用电子显微镜观察。根据其功能的不同,菌毛分为普通菌毛和性菌毛。

(2) 普通菌毛:遍布菌细胞表面,数目可达数百根。普通菌毛是细菌的一种黏附结构,细菌借此可牢固黏附在呼吸道、消化道或泌尿道黏膜细胞表面定居,进而侵入细胞内。因此,普通菌毛与细菌的致病性密切相关。

(3) 性菌毛:仅见于少数革兰阴性菌。性菌毛比普通菌毛长而粗,仅 1~4 根,中空呈管状。性菌毛由一种称为致育因子(fertility factor,F factor)的质粒编码,故性菌毛又称 F 菌毛。有性菌毛的细菌称为 F⁺ 菌或雄性菌,无性菌毛者称为 F⁻ 菌或雌性菌。细菌的毒力、耐药性等性状可通过性菌毛进行传递。此外,性菌毛也是某些噬菌体吸附于菌细胞的受体。

4. 芽胞

（1）概念：芽胞（spore）是某些细菌在一定的环境条件下，细胞质逐渐脱水浓缩，在菌体内形成的圆形或卵圆形小体。芽胞是细菌的休眠形式。

（2）特点：成熟的芽胞具有多层膜状结构，折光性强，壁厚，不易着色。芽胞的大小、形状、位置等随菌种而异，有重要的鉴别价值。

（3）功能：芽胞对热力、干燥、辐射、化学消毒剂等理化因素均有强大的抵抗力。当进行消毒灭菌时，应以芽胞是否被杀死作为判断灭菌效果的指标。杀灭芽胞最可靠的方法是高压蒸气灭菌法。

三、细菌的形态学检查法

（一）光学显微镜检查

革兰染色法：是丹麦细菌学家革兰（Hans Christian Gram）于 1884 年创建，至今仍在广泛应用。

标本涂片、固定
⇩
结晶紫初染
⇩
碘液媒染
（革兰阳性菌和阴性菌均被染成深紫色）
⇩
95％乙醇脱色
（革兰阴性菌被脱色，革兰阳性菌未被脱色）
⇩
稀释复红或沙黄复染
（不被乙醇脱色仍保留紫色者为革兰阳性菌，被乙醇脱色后复染成红色者为革兰阴性菌）

革兰染色法的意义：① 鉴别细菌；② 选择抗菌药物；③ 研究细菌致病性。

（二）电子显微镜检查

利用电子显微镜可以观察细菌的外形及内部超微结构，但不能观察活的微生物。

【双语词汇】

coccus	球菌
bacillus	杆菌
spiral bacterium	螺旋菌
vibrio	弧菌
spirillum	螺菌
lipopolysaccharide	脂多糖
bacterial L form	L 型细菌
mesosome	中介体
chondroid	拟线粒体
plasmid	质粒
fertility plasmid	致育性质粒，F 质粒

resistance plasmid	耐药性质粒,R 质粒
virulence plasmid	毒力质粒,Vi 质粒
volutin	迂回体
metachromatic granule	异染颗粒
nuclear material	核质
nucleoid	拟核
capsule	荚膜
flagellum	鞭毛
pilus	菌毛
spore	芽胞

【习题与测试】

一、选择题

A1 型题

1. 细菌大小的测量单位是_____。

A. 毫米　　　　B. 微米　　　　C. 纳米　　　　D. 皮米　　　　E. 以上都不是

2. 与动物细胞结构相比较,细菌所特有的一种重要结构是_____。

A. 核糖体　　　B. 线粒体　　　C. 高尔基体　　D. 细胞膜　　　E. 细胞壁

3. 与细菌的运动有关的结构是_____。

A. 鞭毛　　　　B. 菌毛　　　　C. 纤毛　　　　D. 荚膜　　　　E. 轴丝

4. 细菌缺乏下列哪种结构在一定条件下仍可存活_____。

A. 细胞壁　　　B. 细胞膜　　　C. 细胞质　　　D. 核质　　　　E. 以上均可

5. 革兰阳性菌细胞壁的特殊组分是_____。

A. 肽聚糖　　　B. 几丁质　　　C. 胆固醇　　　D. 磷壁酸　　　E. 脂多糖

6. 革兰阴性菌细胞壁的特殊组分是_____。

A. 肽聚糖　　　B. 磷壁酸　　　C. 外膜　　　　D. 脂质双层　　E. 脂多糖

7. 内毒素的主要成分为_____。

A. 肽聚糖　　　B. 蛋白质　　　C. 鞭毛　　　　D. 核酸　　　　E. 脂多糖

8. 关于革兰阴性菌细胞壁的叙述,下列哪项是正确的? _____。

A. 肽聚糖含量多　　　　　　　B. 肽聚糖为三维立体结构

C. 含脂类少　　　　　　　　　D. 缺乏五肽交联桥

E. 有磷壁酸

9. 关于革兰阳性菌细胞壁的叙述,下列哪项是正确的? _____。

A. 肽聚糖含量少　　　　　　　B. 肽聚糖为三维立体结构

C. 缺乏五肽交联桥　　　　　　D. 含脂类较多

E. 有外膜

10. 革兰阳性菌细胞壁与致病有关的化学组分是_____。

A. N-乙酰胞壁酸　　　　　　　B. 磷壁酸

C. 壁磷壁酸　　　　　　　　　D. 膜磷壁酸

E. N-乙酰葡糖胺

11. 革兰阴性菌细胞壁与致病有关的组分是_____。

A. 外膜　　　　B. 脂多糖　　　C. 脂蛋白　　　D. 核心多糖　　　E. 特异性多糖

12. 青霉素的抗菌作用机制是_____。

A. 干扰细菌蛋白质的合成　　　　B. 抑制细菌的核酸代谢

C. 抑制细菌的酶活性　　　　　　D. 干扰肽聚糖四肽侧链与五肽交联桥的连接

E. 破坏细胞膜

13. 溶菌酶杀灭细菌的作用机制是_____。

A. 裂解肽聚糖骨架的 β-1,4 糖苷键

B. 竞争肽聚糖合成中所需的转肽酶

C. 与核糖体的小亚基结合

D. 竞争性抑制叶酸的合成代谢

E. 破坏细胞膜

14. 细菌的革兰染色性不同是由于_____。

A. 细胞核结构的不同　　　　　　B. 细胞壁结构的不同

C. 细胞膜结构的不同　　　　　　D. 磷壁酸的有无

E. 中介体的有无

15. 细菌 L 形是指_____。

A. 细菌的休眠状态　　　　　　　B. 细胞壁缺陷型细菌

C. 非致病菌　　　　　　　　　　D. 不可逆性变异的细菌

E. 光滑型—粗糙型菌落变异

16. 质粒是细菌的_____。

A. 核质 DNA　　B. 胞质 DNA　　C. 核质 RNA　　D. 胞质核蛋白质

E. 胞质 RNA

17. 下列哪种细菌具有异染颗粒?_____。

A. 白喉杆菌　　B. 伤寒杆菌　　C. 流感杆菌　　D. 百日咳杆菌

E. 绿脓杆菌

18. 细菌哪种结构的功能类似真核细胞的线粒体?_____。

A. 核糖体　　　B. 中介体　　　C. 胞质颗粒　　D. 质粒　　　　E. 核质

19. 革兰染色所用试剂的顺序是_____。

A. 稀释复红→碘液→酒精→结晶紫

B. 结晶紫→酒精→碘液→稀释复红

C. 结晶紫→碘液→酒精→ 稀释复红

D. 稀释复红→酒精→结晶紫→碘液

E. 稀释复红→结晶紫→碘液→酒精

20. 具有抗吞噬作用的细菌结构是_____。

A. 鞭毛　　　　B. 菌毛　　　　C. 细胞壁　　　D. 荚膜　　　　E. 芽胞

21. 有关鞭毛的描述正确的是_____。

A. 化学成分是蛋白质

B. 是细菌的运动器官

C. 某些细菌的鞭毛与其致病性有关

D. 具有抗原性可用于细菌的鉴别

E. 以上均是

22. 鉴定细菌是否有动力最简单,常用的方法是_____。

A. 接种半固体培养基观察生长情况

B. 墨汁染色光学显微镜下观察

C. 革兰染色光学显微镜下观察

D. 电子显微镜观察

E. 免疫电镜观察

23. 需用电子显微镜才能观察到的结构是_____。

A. 荚膜　　　B. 异染颗粒　　　C. 鞭毛　　　D. 菌毛　　　E. 芽胞

24. 具有黏附能力的细菌结构是_____。

A. 菌毛　　　B. 荚膜　　　C. 鞭毛　　　D. 中介体　　　E. 胞质膜

25. 革兰阴性细菌的性菌毛_____。

A. 与细菌的运动有关

B. 化学成分为多糖

C. 参与两个细菌间遗传物质的交换

D. 是转导时必要的结构

E. 是细菌吸附易感细胞的结构

26. 有关芽胞的描述正确的是_____。

A. 一般在机体外才能形成芽胞　　B. 是细菌维持生命的特殊形式

C. 形成芽胞的细菌均为 G^+ 菌　　D. 芽胞一旦污染环境,可造成消毒灭菌困难

E. 以上均对

27. 关于细菌细胞结构的描述,错误的是_____。

A. L 型细菌无细胞壁　　　　　　B. 由 70S 核糖体合成蛋白质

C. 核结构是由核膜构成　　　　　D. 细胞壁都有肽聚糖

E. 中介体称拟线粒体

28. 关于质粒的描述错误的是_____。

A. 细菌生命活动不可缺少的基因

B. 为细菌染色体外的遗传物质

C. 具有自我复制传给后代的特点

D. 可从一个细菌转移至另一个细菌体内

E. 可自行丢失

29. 关于 L 型细菌的特性,下列错误的是_____。

A. 高度多形性

B. 革兰染色阴性

C. 去除抑制物后,可回复原有的形态

D. 仍有一定的致病力

E. 在低渗高琼脂培养基上生长

30. 关于荚膜的功能,下列错误的是_____。

A. 抗吞噬作用　B. 抗补体作用　C. 抗抗体作用　D. 抗干燥作用　E. 抗黏附作用

31. 有关荚膜的错误描述是_____。

A. 具有免疫原性,可用于鉴别细菌

B. 可增强细菌对热的抵抗力　C. 具有抗吞噬作用

D. 一般在机体内形成　E. 化学成分多数为多糖,少数为多肽

32. 关于菌毛的说法错误的是_____。

A. 多见于 G⁻ 菌　　　　　B. 是细菌的运动器官

C. 有普通菌毛与性菌毛之分　D. 普通菌毛与细菌黏附有关

E. 性菌毛可传递遗传物质

33. 关于细菌芽胞的叙述,下列错误的是_____。

A. 是某些细菌形成的一种特殊结构

B. 抵抗力强　　　　　　　C. 是细菌的繁殖器官

D. 在体外营养不良时易形成　E. 杀灭芽胞是判断灭菌彻底的指标之一

34. 与内毒素有关的细菌结构是_____。

A. 外膜　　　B. 核膜　　　C. 线粒体膜　　D. 荚膜　　　　E. 细胞膜

35. 内毒素的主要成分为_____。

A. 肽聚糖　　　B. 蛋白质　　C. 鞭毛　　　D. 核酸　　　　E. 脂多糖

36. 下列哪组物质或结构与细菌致病性有关_____。

A. 毒素和靛基质　　　　　B. 细菌素和热原质

C. 异染颗粒和侵袭性酶　　D. 磷壁酸和菌毛

E. 荚膜和中介体

37. 下列哪种不是细菌的基本形态? _____。

A. 球形　　　B. 棒状　　　C. 螺形　　　D. 梨形　　　　E. 弧形

38. 关于细菌核糖体的叙述,下列错误的是_____。

A. 是细菌合成蛋白质的场所　B. 沉降系数为 70S

C. 由 30S 和 40S 两个亚基组成　D. 化学组成 70% 是 RNA,30% 为蛋白质

E. 是某些抗菌药物作用的部位

39. 关于 L 型细菌的培养特点,下列哪项是错误的? _____。

A. 生长繁殖较原菌缓慢

B. 营养要求与原菌基本相似

C. 须补充 3%～5%NaCl 以提高培养基的渗透压

D. 须加入较高浓度的琼脂,使 L 型细菌可以琼脂为支架生长

E. 典型菌落为荷包蛋样小菌落

40. 下列不是细菌的基本结构的是＿＿＿＿＿。

A. 鞭毛　　　B. 细胞壁　　　C. 细胞膜　　　D. 胞质　　　E. 核质

41. 下列不是细菌胞质内含物的是＿＿＿＿＿。

A. 核糖体　　B. 中介体　　　C. 线粒体　　　D. 质粒　　　E. 胞质颗粒

42. 细菌细胞核的结构是＿＿＿＿＿。

A. 有核膜　　B. 有核仁　　　C. 无核蛋白　　D. 有 DNA

E. 有有丝分裂器

43. 不是细菌结构成分的是＿＿＿＿＿。

A. 鞭毛　　　B. 荚膜　　　　C. 核膜　　　　D. 细胞壁　　E. 中介体

44. 细菌结构中,最耐热的是＿＿＿＿＿。

A. 芽胞　　　B. 鞭毛　　　　C. 荚膜　　　　D. 繁殖体　　E. 中介体

45. 细菌具有的细胞器是＿＿＿＿＿。

A. 高尔基体　B. 核糖体　　　C. 纺锤体　　　D. 线粒体　　E. 溶酶体

46. 革兰染色的意义不包括＿＿＿＿＿。

A. 细菌分类　　　　　　　　B. 选择药物用于治疗

C. 鉴定细菌的依据　　　　　D. 制作菌苗用于预防

E. 决定细菌的染色性

47. 革兰染色阳性时,细胞颜色应为＿＿＿＿＿。

A. 蓝紫色　　B. 蓝色　　　　C. 红色　　　　D. 黄色　　　E. 无色

48. L 型细菌的主要特点是＿＿＿＿＿。

A. 染色不易着色　　　　　　B. 细胞壁缺陷

C. 形成光滑中等大小菌落　　D. 无致病性

E. 形态为球形

49. 细菌形态学检查中最常用的染色方法是＿＿＿＿＿。

A. 齐-尼染色法　　　　　　　B. 亚甲蓝(美蓝)单染色法

C. 印度墨汁染色法　　　　　 D. 革兰染色法

E. Giemsa 染色法

50. 对外界抵抗力最强的细菌结构 ＿＿＿＿＿。

A. 细胞壁　　B. 荚膜　　　　C. 芽胞　　　　D. 核质　　　E. 细胞膜

51. 革兰染色法中所用脱色剂是 ＿＿＿＿＿。

A. 丙酮　　　B. 乙醇　　　　C. 甲醇　　　　D. 二甲苯　　E. 冰乙酸

52. 细菌细胞壁的主要成分是 ＿＿＿＿＿。

A. 磷壁酸　　B. 磷壁醛酸　　C. 脂质 A　　　D. 核心多糖　E. 肽聚糖

53. 细菌中染色体外的遗传物质是 ＿＿＿＿＿。

A. 胞质颗粒　B. 核质　　　　C. 质粒　　　　D. 核糖体　　E. 中介体

54. 观察细菌形态常用 ＿＿＿＿＿。

A. 荧光显微镜　B. 光学显微镜　C. 透射电镜　　D. 相差显微镜　E. 扫描电镜

55. 细菌胞质重要结构包括＿＿＿＿＿。

A. 胞质颗粒　　B. 迂回体　　　C. 质粒　　　　D. 核糖体　　　E. 以上均是

56. 介于荚膜和黏液层之间的结构称为_____。

A. 糖萼　　　　B. 生物膜　　　C. 丝状体　　　D. 钩状体　　　E. 内膜

57. 关于肽聚糖不正确的是_____。

A. 是 G^+ 和 G^- 菌的共有组分

B. 为真核细胞所特有

C. 占 G^+ 性菌细胞壁干重的 $50\%\sim80\%$

D. 占 G^- 性菌细胞壁干重的 $5\%\sim20\%$

E. G^- 性菌的肽聚糖由聚糖骨架和四肽侧链组成

58. 质粒的主要成分是_____。

A. RNA　　　　　　　　　　　B. 蛋白质

C. DNA 与蛋白质　　　　　　　D. RNA 与蛋白质

E. DNA

59. 芽胞不是细菌的繁殖方式是因为_____。

A. 芽胞只在机体外形成

B. 芽胞对外界抵抗力强

C. 并非所有的细菌都能产生芽胞

D. 一个芽胞发芽只能生成一个菌体,一个细菌的繁殖体也只能形成一个芽胞

E. 以上均是

60. G^- 菌对青霉素、溶菌酶不敏感,其原因是_____。

A. 细胞壁含黏肽少,其外侧还有外膜层保护

B. 细胞壁含脂多糖较多　　　C. 细胞壁缺乏磷壁酸

D. 细胞壁含脂类 A　　　　　　E. 以上均是

61. 下列不是性菌毛的特点的是_____。

A. 仅见于少数革兰阴性菌　　　B. 数目少,有 $1\sim4$ 根

C. 比普通菌毛长而粗　　　　　D. 由 F 质粒编码

E. 与细菌的致病性密切相关

62. 判断细菌有无鞭毛可用_____。

A. 革兰染色后镜检　　　　　　B. 墨汁染色后镜检

C. 特殊染色后镜检　　　　　　D. 抗酸染色后镜检

E. 美蓝染色后镜检

B1 型题

问题 63～69

A. 荚膜　　　　　　　　　　　B. 芽胞

C. 鞭毛　　　　　　　　　　　D. 菌毛

E. 异染颗粒

63. 作为消毒灭菌是否彻底的指标是_____。

64. 与细菌黏附宿主细胞有关的是_____。

65. 与细菌抵抗吞噬有关的是 _____。

66. 对外界抵抗力最强的是_____。

67. 与细菌运动有关的是 _____。

68. 白喉杆菌具有 _____。

69. 肺炎球菌可形成 _____。

问题 70~73

A. F 质粒   B. R 质粒

C. Vi 质粒   D. Col 质粒

E. γ 决定因子

70. 耐药性质粒是 _____。

71. 决定细菌性别的是 _____。

72. 产生大肠菌素的质粒是 _____。

73. 毒力质粒是 _____。

问题 74~78

A. 细胞壁   B. 菌毛

C. 核糖体   D. 细胞膜

E. 质粒

74. 维持细菌的外形主要靠_____。

75. 细菌染色体外的遗传物质是_____。

76. 细菌蛋白质合成的场所_____。

77. 形成中介体的细菌结构是_____。

78. 光学显微镜下见不到的结构是_____。

X 型题

79. 关于细菌的叙述,正确的是_____。

A. 按形态可分为球菌、杆菌和螺形菌三大类

B. 无核膜或核仁,细胞器不完善,属于非细胞型微生物

C. 大多数病原菌均在有氧条件下生长较好

D. 大多数病原菌生长速度较快

E. 大多数病原菌具有细胞壁

80. 细菌的基本结构包括_____。

A. 细胞壁   B. 荚膜   C. 细胞膜   D. 细胞质   E. 核质

81. 细菌的特殊结构有_____。

A. 质粒   B. 荚膜   C. 鞭毛   D. 菌毛   E. 芽胞

82. 细菌细胞膜的功能包括_____。

A. 维持细胞的外形   B. 物质交换作用

C. 呼吸作用   D. 合成和分泌作用

E. 物质转运

83. 细菌细胞壁的功能包括_____。

A. 维持菌体固有的外形　　　　B. 保护细菌抵抗低渗

C. 决定细菌菌体的抗原性　　　D. 参与细菌内外物质交换

E. 与细菌的致病性有关

84. 革兰阳性菌与革兰阴性菌细胞壁的不同点在于_____。

A. 革兰阳性菌肽聚糖含量多　　B. 革兰阴性菌肽聚糖不含五肽交联桥

C. 革兰阳性菌无外膜　　　　　D. 革兰阴性菌无磷壁酸

E. 革兰阳性菌无脂多糖

85. 芽胞具有强大抵抗力的原因可能是_____。

A. 芽胞具有多层致密的厚膜,理化因素不易透入

B. 芽胞含水量少,蛋白质受热不易变性

C. 芽胞内含有耐热的核糖核酸酶

D. 芽胞内含有高浓度镁盐,与酶结合而获得对热的抗性

E. 芽胞内含有吡啶二羧酸,可使酶的稳定性提高

86. 细菌鞭毛的功能包括_____。

A. 是细菌的运动器官　　　　　B. 具有抗原性

C. 使细菌逃离有害环境　　　　D. 可能与致病性有关

E. 通过接合方式传递遗传物质

87. 关于芽胞的叙述,正确的是_____。

A. 一般只在动物体外才能形成　B. 芽胞形成由基因控制

C. 1 个细菌只形成 1 个芽胞　　D. 是细菌的繁殖器官

E. 抵抗力强

88. 关于细菌荚膜的叙述,下列哪些是正确的?_____。

A. 与细菌的致病性有关,有荚膜的细菌致病力强,失去荚膜后致病力减弱

B. 与同型抗血清作用后,可出现荚膜肿胀反应,借此可将细菌定型

C. 处于细菌细胞的最外层,可抵抗有害物质的损伤作用

D. 大多数细菌的荚膜由蛋白质组成,少数细菌的荚膜是多肽

E. 在动物体内容易形成,在普通培养基上容易消失

89. 在固体培养基上可形成荷包蛋样菌落的病原微生物有_____。

A. 细菌 L 型　　B. 立克次体　　C. 支原体　　　D. 衣原体　　　E. 噬菌体

90. 了解细菌有无动力可用哪些方法?_____。

A. 特殊染色法　　　　　　　　B. 压滴法

C. 半固体培养基穿刺接种法　　D. 革兰染色法

E. 墨汁染色法

91. 关于 L 型细菌的叙述,下列哪些是正确的?_____。

A. 一类细胞壁和细胞膜均有缺损的细菌

B. 一类仅有细胞壁缺损的细菌

C. 对青霉素、头孢菌素类抗生素多不敏感

D. 在低渗环境中可生长

E. 在体内或体外、人工诱导或自然情况下均可形成

二、名词解释

1. 中介体
2. 异染颗粒
3. L 型细菌
4. 脂多糖
5. 肽聚糖
6. 核质
7. 质粒

三、问答题

1. 试比较革兰阳性菌与革兰阴性菌细胞壁的结构。
2. 试述革兰阳性菌与革兰阴性菌细胞壁结构差异的生物学意义。
3. 细菌细胞壁有哪些功能？细胞壁缺陷细菌的形成原因及其意义是什么？
4. 请简明解说细菌的特殊结构及其主要功能。
5. 简述革兰染色的主要步骤、结果及实际意义。

【参考答案】

一、选择题

1. B 2. E 3. A 4. A 5. D 6. C 7. E 8. D 9. B 10. D 11. D 12. D
13. A 14. B 15. B 16. B 17. A 18. B 19. C 20. D 21. E 22. A 23. D
24. A 25. C 26. E 27. C 28. A 29. E 30. E 31. B 32. B 33. C 34. A
35. E 36. D 37. D 38. C 39. D 40. A 41. C 42. D 43. C 44. A 45. B
46. D 47. A 48. B 49. D 50. C 51. B 52. E 53. C 54. B 55. E 56. A
57. B 58. E 59. D 60. A 61. E 62. C 63. B 64. D 65. A 66. B 67. C
68. E 69. A 70. B 71. A 72. D 73. C 74. A 75. E 76. C 77. D 78. B
79. ACDE 80. ACDE 81. BCDE 82. BCDE 83. ABCDE 84. ABCDE 85. ABE
86. ABCD 87. ABCE 88. ABCE 89. AC 90. ABC 91. BCE

第3章　细菌的生长繁殖与代谢

学 习 要 点

掌握：① 细菌的生长繁殖的条件、方式，速度；② 专性需氧菌、专性厌氧菌、兼性厌氧菌的特点；③ 细菌的合成代谢产物及医学意义。

熟悉：细菌理化性状、分解代谢与生化反应。

了解：细菌的人工培养及意义。

【内容提要】

一、细菌的生长与繁殖

（一）细菌的理化性状

1. 细菌的化学组成　　包括水、无机盐、蛋白质、糖类、脂质和核酸，碳、氢、氧、氮、磷和硫等有机物，还有少数钾、钠、铁、钙、镁和氯等无机离子；此外，细菌还含有一些特有的化学成分，如肽聚糖、胞壁酸、磷壁酸、D型氨基酸、二氨基庚二酸、吡啶二羧酸等。

2. 细菌的物理性状

（1）光学性质：细菌为半透明体，在液体中呈混浊状态，可用比色法估计细菌的数量。

（2）带电现象：细菌等电点在 pH 2.0～5.0 之间，在中性或弱碱性的环境中，细菌均带负电荷。细菌的带电现象与细菌的染色反应、凝集反应、抑菌和杀菌作用等都有密切关系。

（3）表面积：细菌体积微小，相对表面积大，利于与外界进行物质交换。

（4）渗透压：G^+ 菌的渗透压可达 2 026.5～2 533.1 kPa，G^- 菌为 506.6～608.0 kPa。

（二）细菌的营养类型

1. 自养菌（autotroph）　　该类细菌以简单的无机物为原料，合成菌体成分。

2. 异养菌（heterotroph）　　该类细菌必须以多种有机物为原料，才能合成菌体成分并获得能量，所有的病原菌都是异养菌，大部分属寄生菌。

（三）细菌的营养要求

细菌生长繁殖需要包括水、碳源、氮源、无机盐和生长因子等物质。

（四）细菌生长繁殖的条件

1. 营养物质　　为细菌生长繁殖和新陈代谢所必需。

2. pH　　绝大多数细菌生长繁殖的最适 pH 为 7.2～7.6。

3. 温度　　病原菌的最适生长温度为 37℃。

4. 气体　　细菌生长繁殖时需要氧气和二氧化碳。

根据细菌对氧的需求不同可分为四类：

(1) 专性需氧菌(obligate aerobe)。

(2) 微需氧菌(microaerophilic bacterium)。

(3) 兼性厌氧菌(facultative anaerobe)。

(4) 专性厌氧菌(obligate anaerobe)。

5. 渗透压 　　细菌的生长繁殖受渗透压影响，L型细菌需在高渗环境生长。

(五) 细菌的生长繁殖

1. 细菌个体的生长繁殖 　　细菌以简单的二分裂方式进行无性繁殖。

2. 细菌群体的生长繁殖 　　细菌接种于适宜的液体培养基后，以培养时间为横坐标，培养物中的细菌数的对数为纵坐标，可绘制出一条生长曲线，该曲线可分为

(1) 迟缓期(lag phase)：该期菌体增大，代谢活跃，为细菌的分裂繁殖合成并积累充足的酶、辅酶和中间代谢产物，但分裂迟缓，繁殖极少。

(2) 对数期(logarithmic phase)：研究细菌的生物学性状(形态染色、生化反应、药物敏感试验等)应选用该期的细菌。一般细菌对数期在培养后的 $8 \sim 18$ h。

(3) 稳定期(stationary phase)：该期细菌繁殖速度渐减，死亡数逐渐增加，细菌形态、染色性和生理性状常有改变。一些细菌的芽胞、外毒素和抗生素等代谢产物大多在此期产生。

(4) 衰亡期(decline phase)：细菌繁殖速度减慢直至停止，死菌数增多并超过活菌数。该期细菌形态改变，出现衰退型或菌体自溶，难以辨认；生理代谢活动也趋于停滞。

二、细菌的新陈代谢

(一) 细菌的能量代谢方式

1. 糖酵解 　　是大多数细菌的基本代谢途径，产生的能量少。

2. 磷酸戊糖途径 　　主要功能是为生物合成提供前体和还原能。

3. 需氧呼吸 　　最终能生成38分子ATP，需氧菌和兼性厌氧菌都能进行需氧呼吸。

4. 厌氧呼吸 　　专性厌氧菌和兼性厌氧菌都能进行厌氧呼吸。

(二) 分解代谢产物和细菌的生化反应

1. 糖发酵试验 　　细菌分解糖类产酸又产气，以⊕表示；只产酸不产气，以 ＋ 表示。

2. IMViC 实验 　　大肠埃希菌对这四种试验的结果是"＋＋－－"，产气肠杆菌则为"－－＋＋"。

3. 硫化氢生成 　　细菌分解含硫氨基酸生成硫化氢，硫化氢遇铅或铁离子生成黑色的硫化物沉淀为试验阳性。

4. 尿素分解试验 　　细菌分解尿素产生氨，使培养基变碱，用酚红指示剂检测呈红色为阳性。

细菌的生化反应用于鉴别细菌，尤其对形态、革兰染色反应和培养特性相同或相似的细菌更为重要。

(三) 合成代谢产物及其在医学上的意义

1. 热原质(pyrogen) 　　是细菌合成的一种注入人体或动物体内能引起发热反应的

物质,称为热原质。热原质耐高温,可用吸附剂和特殊石棉滤板除去液体中的大部分热源质,蒸馏法效果最好。

2. **毒素与侵袭性酶** ① 外毒素(exotoxin)是多数革兰阳性菌和少数革兰阴性菌在生长繁殖过程中释放到菌体外的蛋白质。② 内毒素(endotoxin)是革兰阴性菌细胞壁的脂多糖,当菌体死亡崩解后才释放出来。外毒素毒性强于内毒素。

3. **色素** 分水溶性和脂溶性两种,有助于鉴别细菌。

4. **抗生素** 主要由放线菌和真菌产生。

5. **细菌素** 细菌素的合成受质粒控制,可用于细菌分型和流行病学调查。

6. **维生素**。

三、细菌的人工培养

(一) 培养基的种类

按照培养基营养组成和用途不同,可分为:

(1) 基础培养基。

(2) 营养培养基。

(3) 选择培养基。

(4) 鉴别培养基。

(5) 厌氧培养基。

(二) 细菌在培养基中的生长情况

(1) 不同的细菌在液体培养基中呈混浊生长、沉淀生长或表面生长三种情况。

(2) 在半固体培养基中,可观察细菌有无动力。

(3) 在固体培养基中,细菌生长可形成菌落(colony)或菌苔,不同的细菌,其菌落的大小、形状、颜色、气味、透明度、表面光滑度及在血琼脂平板上的溶血情况等特征有助于初步鉴别细菌。

(三) 人工培养细菌的用途及意义

(1) 感染性疾病的病原学诊断。

(2) 细菌的研究与鉴定。

(3) 生物制品的制备。

(4) 在基因工程中的应用。

(5) 在工农业生产中的应用。

【双语词汇】

obligate aerobe	专性需氧菌
microaerophilic bacterium	微需氧菌
facultative anaerobe	兼性厌氧菌
obligate anaerobe	专性厌氧菌
lag phase	迟缓期
logarithmic phase	对数期

stationary phase	稳定期
decline phase	衰亡期
pyrogen	热原质
exotoxin	外毒素
endotoxin	内毒素
colony	菌落

【知识拓展】

细菌鉴定的自动化

微生物鉴定的自动化技术近些年得到了快速发展,数码分类技术集数学、计算机、信息及自动化分析为一体,采用商品化和标准化的配套鉴定和抗菌药物敏感实验卡或板条,可快速准确地对数百种临床常见分离菌进行自动化分析和药敏实验。微生物自动化仪器和商品手工检验系统的使用,改变了传统微生物鉴定缓慢、繁琐的纯手工操作模式,使临床微生物的检测工作向着快速、准确、微量、特异的方向发展,极大地促进了微生物检验工作的开展,提高了工作质量。目前常用的细菌自动分析鉴定系统有:① Vitek 自动鉴定系统,可对近 500 种能引起临床感染的需氧菌、厌氧菌、真菌、放线菌等作出鉴定,同时可对 80 多种抗生素做出敏感度报告。② Microscan 自动鉴定系统,可对需氧菌、厌氧菌、酵母菌、苛养菌等 518 种细菌作出鉴定,能对常用的近 90 种抗生素做出快速 MIC 测定和敏感性报告。③ ATB Expression 半自动鉴定系统,能鉴定需氧菌、厌氧菌、真菌、支原体等 770 种细菌和近 80 种抗生素药敏实验。

【习题与测试】

一、选择题

A1 型题

1. 下列物质中不是细菌合成代谢产物的是_____。
A. 色素　　　B. 细菌素　　　C. 热原质　　　D. 抗毒素　　　E. 抗生素

2. 大肠菌素属于_____。
A. 色素　　　B. 抗生素　　　C. 内毒素　　　D. 外毒素　　　E. 细菌素

3. 去除热原质最好的方法是_____。
A. 蒸馏法　　　　　　　　B. 高压蒸汽灭菌法
C. 滤过法　　　　　　　　D. 巴氏消毒法
E. 干烤法

4. 下列哪一项不是抗生素范畴?_____。
A. 可由真菌产生　　　　　B. 可由放线菌产生
C. 可由细菌产生　　　　　D. 只对产生菌有近缘关系菌有杀伤作用
E. 对微生物有抑制作用

5. 研究细菌性状最好选用哪个生长期的细菌?_____。

A. 迟缓期　　　B. 对数期　　　C. 稳定期　　　D. 衰亡期　　　E. 以上均可

6. 属于专性需氧菌的是_____。

A. 葡萄球菌　　　　　　　　B. 大肠埃希菌

C. 结核分枝杆菌　　　　　　D. 伤寒杆菌

E. 破伤风梭菌

7. 大肠埃希菌的靛基质试验为阳性,是因为大肠埃希菌能分解_____。

A. 含硫氨基酸　B. 乳糖　　　C. 色氨酸　　　D. 葡萄糖　　　E. 尿素

8. 有关热原质的描述错误的是_____。

A. G^-菌的热原质就是细胞壁中的脂多糖

B. 可被高压蒸气灭菌所破坏

C. 液体中的热原质可用吸附剂或过滤等方法除去

D. 是许多 G^- 菌、少数 G^+ 菌的一种合成性代谢产物

E. 注入机体可致发热反应

9. 属于细菌分解性代谢产物的是_____。

A. 硫化氢　　　B. 抗生素　　　C. 热原质　　　D. 维生素　　　E. 色素

10. 细菌素的特点正确的是_____。

A. 是某些细菌产生的一类蛋白质

B. 具有抗菌作用,可抑制菌体蛋白的合成

C. 可用于细菌分型

D. 与抗生素不同,抗菌谱窄,仅对近缘关系的细菌有抑制作用

E. 以上均是

11. 对人致病的细菌大多属于_____。

A. 专性厌氧菌　B. 专性需氧菌　C. 兼性厌氧菌　D. 微需氧菌　E. 以上均不是

12. 下列有鉴别意义的细菌代谢产物是_____。

A. 靛基质　　　B. 色素　　　C. 酸和气体　　　D. 硫化氢　　　E. 以上均是

13. 与细菌致病作用有关的代谢产物不包括_____。

A. 细菌素　　　B. 侵袭性酶　　C. 内毒素　　　D. 外毒素　　　E. 热原质

14. 抗生素大多由哪种微生物代谢产生_____。

A. 细菌和真菌　　　　　　　B. 病毒

C. 放线菌和真菌　　　　　　D. 衣原体

E. 支原体

15. 硫化氢实验阳性的细菌是因为该细菌分解_____。

A. 葡萄糖　　　B. 半胱氨酸　　C. 色氨酸　　　D. 枸橼酸盐　　　E. 精氨酸

16. 下列属于微需氧菌的是_____。

A. 脑膜炎双球菌　　　　　　B. 幽门螺杆菌

C. 破伤风梭菌　　　　　　　D. 大肠埃希菌

E. 葡萄球菌

17. 大多数病原菌最适 pH 为_____。

A. 4.0　　　B. 6.5～6.8　　C. 7.2～7.6　　D. 8.4～9.2　　E. 10.5

18. 下列除哪项外,均是细菌人工培养的实际应用_____。

A. 病原学诊断　　　　　　　B. 细菌的鉴定

C. 进行药物敏感试验　　　　D. 生物制品的制备

E. 传染病的治疗

19. 细菌的生长繁殖方式是_____。

A. 有丝分裂　B. 孢子生殖　C. 复制　　　D. 断裂　　　E. 二分裂

20. 用于培养和区分不同细菌种类的培养基是_____。

A. 基础培养基　B. 营养培养基　C. 选择培养基　D. 鉴别培养基　E. 厌氧培养基

21. 下列除哪项外,均为细菌生长繁殖的条件?_____。

A. 营养物质　B. 酸碱度　　C. 温度　　　D. 气体环境　E. 溶解度

22. 大肠埃希菌 IMViC 实验的结果是_____。

A. ＋－＋－　　B. ＋＋－－　　C. －－＋＋　D. －＋－＋　E. ＋－－＋

23. 伤寒沙门菌发酵葡萄糖的结果是_____。

A. 产酸并产气　B. 产酸不产气　C. 产气不产酸　D. 不产酸不产气

E. 不发酵葡萄糖

24. 下列哪项实验属于细菌的生化反应_____。

A. 外斐试验　　　　　　　B. 动力观察

C. 硫化氢生成实验　　　　D. 抗"O"实验

E. 肥达反应

25. 下列哪种试验用于鉴定细菌对氨基酸的分解能力不同?_____。

A. 糖发酵试验　B. VP 试验　　C. 甲基红试验　D. 枸橼酸盐利用试验

E. 吲哚试验

26. 获得纯种细菌最简单有效的方法是将标本_____。

A. 穿刺接种于半固体培养基中培养

B. 研磨接种于液体培养基中培养

C. 分区画线接种于固体平板培养基培养

D. 连续涂布于固体平板培养基培养

E. 蛇形画线接种于固体斜面培养基培养

B 型题

问题 27～29

A. 观察细菌的动力　　　　B. 大量繁殖细菌

C. 细菌的分离纯化　　　　D. 短期保存细菌

E. A＋D

27. 半固体培养基可用于_____。

28. 液体培养基可用于_____。

29. 固体培养基可用于_____。

问题 30～33

A. 结核分枝杆菌　　　　　　　B. 空肠弯曲菌

C. 葡萄球菌　　　　　　　　　D. 产气荚膜杆菌

E. 噬菌体

30. 微需氧菌是_____。

31. 专性厌氧菌是_____。

32. 专性需氧菌是_____。

33. 兼性厌氧菌是_____。

问题 34～37

A. 分裂迟缓，繁殖极少　　　　B. 大多数在此期产生芽孢、外毒素等

C. 形态改变、难以辨认　　　　D. 常在此期进行药敏试验

E. 细胞全部死亡

34. 迟缓期_____。

35. 对数期_____。

36. 稳定期_____。

37. 衰亡期_____。

问题 38～42

A. 检测细菌对糖的分解　　　　B. 检测细菌对色氨酸的分解

C. 检测细菌对含硫氨基酸的分解 D. 检测细菌对唯一碳源的利用

E. 检测细菌对尿素的分解

38. VP 试验_____。

39. 吲哚试验_____。

40. 甲基红试验_____。

41. 枸橼酸盐利用试验_____。

42. 硫化氢试验_____。

X 型题

43. 了解细菌有无动力可用哪些方法?_____。

A. 特殊染色法　　　　　　　　B. 压滴法

C. 半固体培养基穿刺接种法　　D. 革兰染色法

E. 墨汁染色法

44. 与致病有关的细菌合成性代谢产物有_____。

A. 外毒素　　　B. 内毒素　　　C. 血浆凝固酶　D. 色素　　　　E. 热原质

45. 病原性细菌获得能量的方式是_____。

A. 光合作用　　B. 需氧呼吸　　C. 厌氧呼吸　　D. 需氧发酵　　E. 厌氧发酵

46. 专性厌氧菌在有氧环境中不能生长的原因是_____。

A. 缺乏细胞色素和细胞色素氧化酶

B. 缺乏超氧化物歧化酶　　　　C. 缺乏过氧化氢酶

D. 缺乏过氧化物酶　　　　　　E. 缺乏载铁体

47. 除去液体中热原质的方法有_____。

A. 加压蒸汽灭菌　　　　　　　　B. 用吸附剂除去

C. 用特殊石棉滤板除去　　　　　D. 蒸馏法

E. 高温干烤法

48. 关于细菌的培养,下列叙述正确的是_____。

A. 根据细菌的营养要求选择合适的培养基

B. 根据细菌对气体的需求选择必需的气体环境

C. 大多数细菌生长的最适合温度为 37℃

D. 大多数细菌培养时间为 18~24 h

E. 为获得大量细菌可采用连续培养法

49. 与细菌鉴定或分型有关的代谢产物有_____。

A. 热原质　　　B. 细菌素　　　C. 色素　　　　D. 硫化氢　　　E. 外毒素

50. 属于检测细菌能否分解氨基酸的实验有_____。

A. 吲哚实验　　　　　　　　　　B. 甲基红实验

C. 尿素分解实验　　　　　　　　D. 硫化氢生成实验

E. VP 实验

二、名词解释

1. 需氧菌　　　　　　　　　　　2. 厌氧菌

3. 兼性厌氧菌　　　　　　　　　4. 热原质

5. 菌落　　　　　　　　　　　　6. 细菌的生化反应

三、问答题

1. 细菌群体生长繁殖可分为几个期? 叙述各期特点。

2. 细菌合成代谢产物有哪些? 叙述其医学意义。

【参考答案】

一、选择题

1. D　2. E　3. A　4. D　5. B　6. C　7. C　8. B　9. A　10. E　11. C　12. EC
13. AB　14. C　15. B　16. B　17. C　18. E　19. E　20. D　21. E　22. B　23. B
24. C　25. E　26. C　27. E　28. B　29. C　30. B　31. D　32. A　33. C　34. A
35. D　36. B　37. C　38. A　39. B　40. A　41. D　42. C　43. ABC　44. ABCE
45. BE　46. ABCD　47. BCD　48. ABCDE　49. BCD　50. AD

(张才军)

第4章 微生物的分布与消毒灭菌

学 习 要 点

掌握：消毒,灭菌,防腐,无菌的概念。

熟悉：①影响消毒、灭菌的因素;②热力灭菌的原理;③影响消毒剂作用的因素。

了解：消毒、灭菌的物理方法,化学方法。

【内容提要】

一、消毒灭菌和生物安全的常用术语

术　　语	知 识 点 识 记
1. 消毒 （disinfection）	（1）杀死物体上或环境中的病原微生物,但不一定能杀死芽胞或非病原微生物的方法。 （2）用以消毒的药物称为消毒剂（disinfectant）。 （3）一般消毒剂在常用的浓度下,只对细菌的繁殖体有效,对细菌芽胞无效。
2. 灭菌 （sterilization）	（1）杀灭物体上所有微生物,包括病原微生物和非病原微生物、繁殖体和芽胞的方法。 （2）灭菌比消毒要求高,包括杀灭芽胞在内的全部病原微生物和非病原微生物。 （3）高压蒸汽灭菌法为杀菌效果最好的灭菌方法。
3. 防腐 （antisepsis）	（1）防止或抑制微生物生长繁殖的方法。 （2）用于防腐的化学药物称为防腐剂。 （3）防腐处理下的细菌一般不死亡。 （4）使用同一种化学药品在高浓度时为消毒剂,低浓度时常为防腐剂。
4. 无菌 （asepsis）	（1）物体上（或环境中）不含活菌。 （2）防止微生物进入机体或其他物品的操作技术称为无菌操作。 （3）无菌包括没有活的细菌、病毒、真菌等微生物。
5. 生物安全 （biosafety）	（1）广义的生物安全是国家安全问题的组成部分,是指与生物有关的各种因素对社会、经济、人类健康及生态环境所产生的危害或潜在风险。 （2）生物安全问题包括新发传染病、实验室生物安全、生物入侵、食品安全、转基因食品、生物恐怖等。
6. 实验室生物安全 （laboratory biosafety）	（1）以实验室为科研和工作场所时,避免危险生物因子造成实验室人员暴露、向实验室外扩散并导致危害的综合措施。 （2）物理、化学和生物性等危害因素是实验室安全的主要危害来源。

二、物理消毒灭菌法

1. 热力灭菌法

（1）干热灭菌法:包括焚烧、烧灼、干烤、红外线等。干热灭菌作用是通过脱水干燥和大分子变性。一般细菌繁殖体在干燥状态下,80～100℃经1 h可被杀死。芽胞则需要160～170℃下2 h才死亡。

（2）湿热灭菌法：包括巴氏消毒法、煮沸法、流通蒸汽灭菌法、间歇蒸汽灭菌法、高压蒸汽灭菌法等。湿热灭菌法最常用,比干热灭菌方法效果好,其理由有：① 湿热中细菌菌体蛋白较易凝固变性。② 湿热的穿透力比干热大。③ 湿热的蒸汽有潜热效应存在,水由气态变为液态时放出潜热,可迅速提高被灭菌物体的温度。

以下为常用的热力灭菌法(表 4 - 1)。

表 4 - 1　常用热力灭菌法

种类	方 法	要　　求	效果	用　　途
干热 灭菌	焚烧法	焚烧	灭菌	废弃污物、尸体
	烧灼法	火焰上烧灼	灭菌	接种环、试管口
	干烤法	干烤箱,160～170℃,1～2 h	灭菌	玻璃器皿等
	红外线法	红外线灭菌器	灭菌	小件医疗器械,玻璃注射器
湿热 灭菌	煮沸法	煮沸锅,100℃,5～10 min	消毒	注射器、手术器械、食具等
	间歇灭菌法	流动蒸汽灭菌器或蒸笼,100℃,15～30 min,移入 37℃温箱中过夜,每日 1 次,连续 3 d	灭菌	不耐高温物品
	巴氏消毒法	加热 61.1～62.8℃,30 min;71.7℃,15～30 s	消毒	牛奶、酒类等不耐热物品
	高压蒸汽灭菌法	高压蒸汽灭菌器,压力 103.4 kPa(1.05 kg/cm^2),温度 102.3℃,15～30 min	灭菌	耐高温物品,如普通培养基、敷料、手术衣、手术器械、注射器等

2. 辐射灭菌法　　包括紫外线、电离辐射、微波。

3. 滤过除菌法　　滤过除菌法主要用于一些不耐高温灭菌的血清、毒素、抗生素以及空气等的除菌(但不能除去更小的病毒、支原体和有些 L 型细菌)。

4. 超声波消毒法　　不被人耳感受的高于 20 kHz/s 的声波,称为超声波。超声波可裂解多数细菌,尤其是革兰阴性细菌对其更敏感。目前主要用于粉碎细胞,以提取细胞组分或制备抗原。

5. 干燥与低温抑菌法　　干燥可使繁殖体脱水、蛋白质变性和盐类浓缩。常用于保存食物。低温可使细菌的新陈代谢减慢。常用冷冻真空干燥法(lyophilization)长期保存菌种及病毒。

三、化学消毒灭菌法

1. 化学消毒剂的杀菌机制

（1）促进菌体蛋白质变性或凝固,如醇类、酸碱类、醛类、重金属盐类(高浓度)等。

（2）干扰细菌的酶系统和代谢,破坏蛋白与核酸的基团,如某些氧化剂、重金属盐类(低浓度)与菌体蛋白的—SH 基结合,使相关酶失去活性。

（3）损伤细菌的细胞膜,如酚类(低浓度)、表面活性剂、脂溶剂等。酚类能降低细菌菌膜和病毒包膜表面张力并增加其通透性,胞外液体内渗,致使细菌破裂。

2. 消毒剂的主要种类

（1）高效消毒剂：① 含氯消毒剂；② 过氧化物消毒剂；③ 醛类消毒剂；④ 环氧乙烷。

（2）中效消毒剂：① 含碘消毒剂；② 醇类消毒剂。

（3）低效消毒剂：① 季铵盐类；② 氯己定；③ 高锰酸钾。

3. 影响消毒灭菌效果的因素　包括消毒剂的性质、浓度与作用时间，微生物的种类与数量，温度，酸碱度，有机物等。

【双语词汇】

disinfection	消毒
disinfectant	消毒剂
sterilization	灭菌
antisepsis	防腐
asepsis	无菌
asepsis technique	无菌操作
biosafety	生物安全
laboratory biosafety	实验室生物安全
biohazard	生物危害
biotic factors	生物因子

【习题与测试】

一、选择题

A1 型题

1. 灭菌的含义是_____。

A. 杀灭物体上所有的微生物　　B. 杀死病原微生物

C. 抑制微生物生长繁殖的方法　　D. 杀灭繁殖体

E. 使物体不含活菌

2. 杀灭物体上病原微生物的方法_____。

A. 消毒　　　B. 灭菌　　　C. 无菌　　　D. 抑菌　　　E. 防腐

3. 防腐的含义是_____。

A. 杀灭物体上所有微生物　　B. 杀灭物体上的病原微生物

C. 使物体上无活菌存在　　D. 杀死含芽胞的细菌

E. 抑制微生物生长繁殖

4. 无菌的含义_____。

A. 杀灭物体上所有微生物　　B. 杀灭物体上的病原微生物

C. 使物体上无活菌存在　　D. 杀死含芽胞的细菌

E. 抑制微生物生长繁殖

5. 对普通培养基的灭菌，宜采用_____。

A. 煮沸法　　　　　B. 巴氏消毒法

C. 流通蒸气灭菌法　　　D. 高压蒸汽灭菌法

E. 间歇灭菌法

6. 不能与红汞同时使用的化学消毒剂是_____。

A. 漂白粉　　　B. 乙醇　　　C. 新洁尔灭　　D. 碘液　　　　E. 洗必泰

7. 用煮沸法,为提高沸点可加入_____。

A. 10～20 g/L 氯化钾　　　　B. 10～20 g/L 氯化镁

C. 10～20 g/L 氯化钠　　　　D. 10～20 g/L 硫酸镁

E. 10～20 g/L 碳酸氢钠

8. 对血清培养基的灭菌,应选用_____。

A. 煮沸法　　B. 巴氏消毒法　C. 间歇灭菌法　D. 流通蒸气灭菌法

E. 高压蒸气灭菌法

9. 杀灭芽胞最常用和最有效的方法是_____。

A. 紫外线照射　B. 煮沸 5 min　C. 巴氏消毒法　D. 流通蒸气灭菌法

E. 高压蒸汽灭菌法

10. 常用的碘液浓度为_____。

A. 10 g/L　　B. 20 g/L　　C. 25 g/L　　　D. 30 g/L　　　E. 50 g/L

11. 乙醇消毒剂常用的浓度是_____。

A. 100%　　B. 95%　　C. 75%　　　D. 50%　　　E. 30%

12. 70%～75%乙醇的消毒灭菌机制是_____。

A. 蛋白质变性和凝固　　　　B. 损伤细胞膜

C. 灭活酶类　　　　　　　　D. 氧化作用

E. 烷化作用

13. 10%甲醛消毒灭菌的机制是_____。

A. 蛋白质变性和凝固　　　　B. 损伤细胞膜

C. 灭活酶类　　　　　　　　D. 氧化作用

E. 烷化作用

14. 下列哪种消毒剂一般不用于皮肤消毒?_____。

A. 2%来苏　　　　　　　　B. 70%～75%乙醇

C. 1%硫柳汞　　　　　　　D. 10%甲醛

E. 2%红汞

15. 巴氏消毒法的温度是_____。

A. 62℃ 30 min　B. 80℃ 15 min　C. 75℃ 30 min　D. 90℃ 45 min　E. 85℃ 50 min

16. 紫外线杀菌的机制是_____。

A. 破坏细菌细胞壁　　　　　B. 损害细胞膜

C. 损伤细菌 DNA　　　　　　D. 破坏核蛋白体

E. 破坏酶系统

17. 紫外线杀菌的最佳波长是_____。

A. 240～300 nm　　　　　　B. 260～266 nm

C. 300～365 nm　　　　　　D. 350～400 nm

E. 400～600 nm

18. 关于紫外线杀菌,不正确的是_____。
A. 紫外线的杀菌作用与波长有关
B. 紫外线损坏细胞的 DNA 构型
C. 紫外线的穿透力弱,所以对人体无损害
D. 紫外线适用于空气或物体表面的消毒
E. 一般用低压水银蒸气灯做紫外线杀菌处理

19. 保持菌种的最佳方法是_____。
A. 半固体培养基培养　　　　B. 冷冻真空干燥法
C. 血、肉汤培养基培养　　　D. 固体培养基培养
E. 厌氧培养基培养

20. 玻璃器皿、瓷器、玻质注射器等的灭菌要在何种温度下干烤 2 h? _____。
A. 100~150℃　B. 160~170℃　C. 170~250℃　D. 250~300℃　E. 300~400℃

21. 用于耐高温、耐湿等物品的最佳灭菌方法是_____。
A. 高压蒸汽灭菌法　　　　　B. 煮沸法
C. 间歇蒸汽灭菌法　　　　　D. 流动蒸汽灭菌法
E. 巴氏消毒法

22. 高压蒸汽灭菌法灭菌需要的条件是_____。
A. 121.3℃,15~20 min　　　B. 100℃,15~20 min
C. 120℃,10 min　　　　　　D. 121.3℃,10 min
E. 100℃,20 min

23. 适用于物体表面和空气灭菌的方法是_____。
A. 高压蒸汽灭菌法　　　　　B. 煮沸法
C. 紫外线杀菌法　　　　　　D. 流动蒸汽灭菌法
E. 巴氏消毒法

24. 下列哪项不是热力灭菌的机制? _____。
A. 使菌体蛋白质变性　　　　B. 使菌体蛋白质凝固
C. 使细菌核酸降解　　　　　D. 使细菌胞质膜损伤
E. 使细菌电解质降解

25. 目前主要用于牛乳消毒的方法是_____。
A. 巴氏消毒法　　　　　　　B. 煮沸法
C. 流动蒸气消毒法　　　　　D. 间歇蒸气灭菌法
E. 高压蒸气灭菌法

26. 超声波消毒法主要用于_____。
A. 空气消毒　　　　　　　　B. 物体表面消毒
C. 玻璃器皿消毒　　　　　　D. 提取细胞组分或制备抗原等
E. 患者排泄物的消毒

27. 超声波杀菌的机制是_____。
A. 干扰蛋白质合成　　　　　B. 干扰 DNA 的复制和转录

C. 灭活酶类 　　　　　　　　D. 空化作用

E. 烷化作用

A2 型题

28. 牙科手机是直接接触患者唾液、血液和牙体的工具,也是使用频繁、污染严重的器械,为防止医源性感染。使用过的手机应该进行如下哪一程序的规范处理? _____。

　A. 去污、防腐　　B. 清洗、灭菌　　C. 去污、清洗、消毒和灭菌

　D. 去污、抑菌　　E. 清洗、消毒

29. 微生物实验室若操作意外发生液体喷溅,造成环境的污染,如污染仪器设备、办公用品等,应立即用什么消毒液喷洒喷溅物,15~30 min 后戴手套用抹布擦拭,擦拭后抹布用消毒液浸泡,并立即彻底洗手? _____。

　A. 1 000~2 000 mg/L 的含氯消毒液

　B. 95%乙醇　　C. 2%红汞　　D. 2%碘液　　E. 10%甲醛

B1 型题

问题 30~33

　A. 70%乙醇 　　　　　　　　B. 1%高锰酸钾

　C. 1%硝酸银 　　　　　　　　D. 10%甲醛

　E. 0.2~0.5 mg/L 氯

30. 新生儿滴眼、预防淋病奈瑟菌感染使用_____。

31. 皮肤、尿道、蔬菜和水果等消毒使用_____。

32. 饮水及游泳池消毒使用_____。

33. 皮肤、体温计消毒使用_____。

问题 34~38

　A. 干烤法 　　　　　　　　　B. 高压蒸汽灭菌法

　C. 紫外线照射 　　　　　　　D. 滤过法

　E. 超声波

34. 玻璃器皿、瓷器、玻质注射器等的灭菌可用_____。

35. 细胞培养液的除菌可用_____。

36. 粉碎细胞可用_____。

37. 空气消毒可用_____。

38. 普通琼脂培养基灭菌可用_____。

问题 39~42

　A. 消毒 　　　　　　　　　　B. 灭菌

　C. 防腐 　　　　　　　　　　D. 无菌

39. 杀灭细菌芽胞的是_____。

40. 杀死细菌繁殖体的是_____。

41. 不含活菌的是_____。

42. 抑制微生物生长繁殖的是_____。

问题 43~46

A. 高压蒸汽灭菌法　　　　　B. 间歇蒸汽灭菌法
C. 紫外线消毒法　　　　　　D. 巴氏消毒法

43. 血清培养基灭菌可用_____。

44. 普通琼脂培养基灭菌可用_____。

45. 牛奶和酒类的消毒可用_____。

46. 空气和物体表面消毒可用_____。

X 型题

47. 化学消毒剂消毒灭菌的效果受下列哪些因素的影响？_____。
A. 消毒剂的性质、浓度与作用时间
B. 微生物的种类与数量　　C. 消毒剂本身和环境的温度
D. 消毒剂作用环境的酸碱度　E. 环境中有机物的存在

48. 能杀死细菌芽胞的方法是_____。
A. 高压蒸汽灭菌法　　　　　B. 间歇蒸汽灭菌法
C. 紫外线照射　　　　　　　D. 干热灭菌法
E. 巴氏消毒法

49. 关于高压蒸汽灭菌法正确的是_____。
A. 灭菌效果最可靠,应用最广
B. 适用于耐高温和潮湿的物品
C. 可杀灭包括细菌芽胞在内的所有微生物
D. 通常压力为 2.05 kg/cm²
E. 通常温度为 121.3℃

50. 关于乙醇的叙述,正确的是_____。
A. 浓度在 70%~75% 时消毒效果好
B. 易挥发,需加盖保存,定期调整浓度
C. 经常用于皮肤消毒
D. 用于体温计浸泡消毒
E. 用于黏膜及创伤的消毒

二、名词解释
1. 消毒(disinfection)　　2. 灭菌(sterilization)
3. 防腐(antisepsis)　　4. 无菌(asepsis)
5. 高压蒸汽灭菌法　　6. 巴氏消毒法

三、问答题
1. 试述影响化学消毒剂作用效果的因素有哪些?
2. 在温度和时间相同的情况下,为什么湿热灭菌法比干热法好?
3. 简述紫外线的作用机制和注意事项。
4. 为什么将杀灭芽胞与否作为判断灭菌效果是否彻底的指标?

【参考答案】

一、选择题

1. A 2. A 3. E 4. C 5. D 6. D 7. E 8. D 9. E 10. B 11. C 12. A

13. A 14. D 15. A 16. C 17. B 18. C 19. B 20. B 21. A 22. C 23. A

24. E 25. A 26. D 27. D 28. C 29. A 30. C 31. B 32. E 33. A 34. A

35. D 36. E 37. C 38. B 39. B 40. A 41. D 42. C 43. B 44. A 45. D

46. C 47. ABCDE 48. ABD 49. ABCE 50. ABCD

（李冰雪）

第 5 章　细菌的遗传与变异

学 习 要 点

掌握：① 细菌耐药性变异的机制；② 噬菌体的概念,噬菌体与宿主菌的关系。

熟悉：① 遗传物质基础；② 细菌染色体的特点；③ 噬菌体的生物学性状。

了解：① 细菌变异的现象；② 噬菌体的应用。

【内容提要】

一、细菌的变异现象

1. 形态结构的变异　　包括失去细胞壁形成 L 型细菌、H - O 变异、失去荚膜等变异。

2. 毒力变异　　包括毒力增强和毒力减弱。

3. 抗原性的变异。

4. 菌落变异　　如 S - R 变异。

5. 酶活性变异

6. 耐药性变异　　指细菌对某种抗菌药物由敏感变为耐受,成为耐药菌株。

二、细菌遗传变异的物质基础

1. 细菌染色体　　又称拟核,是细菌主要的遗传物质,由一条双螺旋环状 DNA 分子组成,外无核膜包裹,附着在横隔中介体或细胞膜上。特征：① 相对较小,非编码 DNA 序列很少；② 除 rRNA 基因外,绝大多数基因为单拷贝,重复序列少；③ 功能相关的基因组成操纵子结构；④ 基因是连续的,不含内含子；⑤ 染色体 DNA 的复制是双向复制；⑥ 无组蛋白包绕。

2. 质粒　　是存在于细菌染色体以外的遗传物质,由双链闭合环状 DNA 组成,以超螺旋状态存在于细胞质中。

(1) 质粒的基本特性：具有自我复制能力；质粒基因可赋予细菌某些重要的性状,如决定细菌的致育性、耐药性、致病性及某些生化特征等；质粒并非细菌生命活动所必须,可自行丢失或经人工消除；可通过接合、转化或转导等方式在细菌间转移；具有相容性与不相容性。

(2) 常见的质粒类型：① 致育质粒,或称 F 质粒,可编码性菌毛、介导细菌之间的接合传递；② 耐药性质粒,编码细菌对抗菌药物或重金属盐类的耐药性；③ 毒力质粒,又称 Vi 质粒,编码与细菌致病性有关的毒力因子；④ 细菌素质粒,编码各种细菌产生的细菌素；⑤ 代谢质粒,编码产生与代谢相关的许多酶类。

3. 转位因子　　是细菌基因组中能改变自身位置的一段 DNA 序列,转位作用可发生在同一染色体上、染色体之间或质粒之间、染色体和质粒之间。

（1）插入序列：是最简单的转位因子，不带有使细菌表现任何性状的基因。两端具有长度不一的反向重复序列，中心序列能编码转座酶及与转录有关的调节蛋白。

（2）转座子：是一类分子质量较大的转位因子，除携带与转位有关的基因外，还常携带耐药基因、抗金属基因、毒素基因及其他结构基因等。转座方式包括保留型转座及复制型转座。

（3）转座噬菌体。

4. 整合子　　是细菌基因组中保守的、自我移位有缺陷而常通过转座子或接合性质粒作为移动工具的转座子样 DNA 元件，可捕获和整合外源性基因，使之转变为功能性基因。

5. 噬菌体　　噬菌体是感染细菌、放线菌、螺旋体或真菌等微生物的病毒。噬菌体可表现为三种形态，即蝌蚪形、微球形和细杆形。蝌蚪形噬菌体由头部（蛋白质衣壳包绕核酸组成）和尾部（尾领、尾鞘、尾髓、尾板、尾刺及尾丝等构成）两部分组成。

（1）毒性噬菌体：噬菌体能在宿主菌细胞内复制增殖，产生许多子代噬菌体，细菌最终被裂解，建立溶菌性周期，这种噬菌体称为毒性噬菌体。噬菌体的溶菌性周期包括吸附、穿入、生物合成、成熟与释放四个阶段。

（2）温和噬菌体：噬菌体进入宿主菌后，其基因与宿主菌染色体整合，不产生子代噬菌体，也不引起细菌的裂解，而且噬菌体 DNA 还可随细菌基因组的复制而复制，并随着宿主菌的分裂而分配至子代细菌基因组中，细菌变为溶原性细菌，这种噬菌体称为温和噬菌体。整合在细菌染色体中的噬菌体基因组称为前噬菌体。但前噬菌体可以自发地或在某些理化和生物因素的诱导下，脱离宿主菌染色体终止溶原状态而进入溶菌周期，产生新的成熟噬菌体，导致细菌裂解。

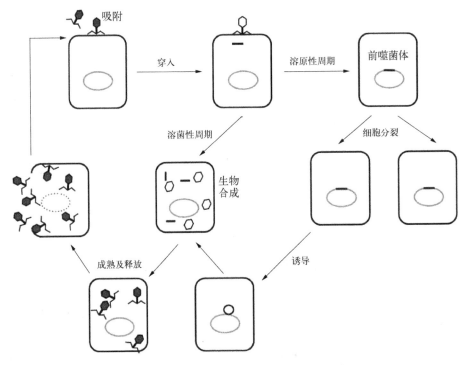

图 5-1　噬菌体的溶菌性周期和溶原性周期

三、细菌变异的实际意义

（1）在细菌分类上的意义：例如按细菌 DNA 分子中的 G＋C 物质的量的百分比分类。

（2）在疾病诊断、防治中的意义。

（3）在流行病学方面的意义。

（4）在测定致癌物质方面的意义。

（5）在分子生物学与基因工程方面的意义。

四、细菌的耐药性与防治

细菌的耐药性是指细菌对于抗菌药物的相对不敏感性或耐受性。细菌同时对多种作用机制不同（或结构完全各异）的抗菌药物具有耐受性，称之为多重耐药性。

1. 抗菌药物的种类及其作用机制

（1）抗菌药物的种类：按化学结构和性质分为 β-内酰胺类、大环内酯类、氨基糖苷类、四环素类、氯霉素类、人工合成类等；按生物来源分为细菌产生的抗生素、真菌产生的抗生素及放线菌产生的抗生素。

（2）抗菌药物的主要作用机制：抑制细胞壁的合成（如 β-内酰胺类抗生素）；影响细胞膜的功能（如多黏菌素）；影响核酸代谢的药物（如喹诺酮类抗生素）；影响蛋白质的合成（如氨基糖苷类抗生素）。

2. 细菌的耐药机制

（1）天然耐药性：是细菌在长期的生物演化过程中形成的一种天然特性，其耐药基因来自亲代细菌，存在于其染色体上，具有种属特异性。

（2）获得性耐药：细菌可通过以下机制获得耐药性：① 染色体突变；② 获得外源性耐药基因；③ 产生钝化酶；④ 药物作用靶位的改变；⑤ 抗菌药物透过性的改变。

3. 细菌耐药性的防治　　加强对抗菌药物的管理、科学合理用药；加强细菌耐药性形成与扩散机制及其对策的研究；建立科学的疗效判断体系、正确判断细菌的药物敏感性；妥善处理细菌的耐药菌株以及建立与健全细菌耐药性监测和通报机制；严格执行隔离、消毒制度。

【双语词汇】

bacillus of calmette Güerin，BCG	卡介苗
methicillin resistant *Staphylococcus aureus*，MRSA	耐甲氧西林金黄色葡萄球菌
nucleoid	拟核
plasmid	质粒
fertility plasmid	F 质粒
resistance plasmid	R 质粒
resistance transfer factor，RTF	耐药转移因子
resistance determinant	耐药决定子
transposable element	转位因子

insertion sequence,IS	插入序列
transposon,Tn	转座子
integron,In	整合子
bacteriophage	噬菌体
lytic cycle	溶菌性周期
virulent phage	毒性噬菌体
temperate phage	温和噬菌体
prophage	前噬菌体
drug resistance	耐药性
multiple drug resistance,MDR	多重耐药性
intrinsic resistance	固有耐药
acquired drug resistance	获得性耐药
β‐lactamase	β‐内酰胺酶

【习题与测试】

一、选择题

A1 型题

1. 以下不是细菌遗传物质的是_____。

A. 细菌染色体 B. 质粒   C. 前噬菌体   D. 转位因子   E. 性菌毛

2. 与细菌致育性有关的质粒是_____。

A. R 决定因子 B. Vi 质粒   C. F 质粒   D. ST 质粒   E. Col 质粒

3. 以下对质粒的叙述不正确的是_____。

A. 质粒是存在于细菌染色体以外的遗传物质

B. 质粒是细菌的必备结构   C. 细菌失去质粒仍可存活

D. 质粒为双链闭合环状 DNA   E. 质粒可独立存在于细菌体内

4. 有关耐药性质粒的描述不正确的是_____。

A. 由耐药传递因子(RTF)和耐药决定子组成

B. RTF 的功能与 F 质粒相似

C. R 质粒的转移是造成细菌间耐药性传递的主要原因

D. 细菌耐药性的产生是由于 R 质粒基因突变所致

E. 耐药决定子可编码细菌多重耐药性

5. 下列细胞中,不受噬菌体侵袭的是_____。

A. 淋巴细胞   B. 真菌细胞   C. 细菌细胞   D. 螺旋体细胞 E. 衣原体细胞

6. 下列细菌中,产生毒素与噬菌体有关的是_____。

A. 破伤风梭菌   B. 白喉棒状杆菌

C. 霍乱弧菌   D. 产气荚膜梭菌

E. 大肠埃希菌

7. 下列不是噬菌体的特性的是_____。

A. 个体微小　　　　　　　B. 具备细胞结构

C. 由衣壳和核酸组成　　　D. 专性细胞内寄生

E. 以复制方式增殖

8. 前噬菌体是指_____。

A. 已整合到宿主菌染色体上的噬菌体基因组

B. 进入宿主菌体内的噬菌体　　C. 尚未完成装配的噬菌体

D. 成熟的子代噬菌体　　　　　E. 尚未感染细菌的游离噬菌体

9. 有关噬菌体的描述错误的是_____。

A. 可用噬菌体进行细菌鉴定

B. 可用噬菌体作载体进行分子生物学研究

C. 细菌带有噬菌体后发生的性状改变均称为溶原性转换

D. 噬菌体溶解细菌后可形成噬菌斑

E. 噬菌体基因可与细菌 DNA 发生整合

10. 噬菌体的遗传物质是_____。

A. RNA　　　　　　　　　B. DNA

C. RNA 或 DNA　　　　　　D. RNA 和 DNA

E. 以上均不是

11. 噬菌体与一般动物病毒的重要区别是_____。

A. 严格活细胞内寄生　　　　B. 能使宿主细胞裂解

C. 能整合于宿主细胞基因组中　D. 不能使人或动物致病

E. 可作为基因的运载体

12. H－O 变异是指_____。

A. 失去毒力的变异　　　　　B. 失去荚膜的变异

C. 失去鞭毛的变异　　　　　D. 失去 O 抗原的变异

E. 失去芽胞的变异

13. S－R 变异是指_____。

A. 毒力变异　　B. 鞭毛变异　　C. 芽胞变异　　D. 菌落变异　　E. 抗原变异

14. 细菌耐药性产生的主要原因是_____。

A. 生理性适应　B. 基因突变　　C. 细胞壁缺陷　D. 质粒转移　　E. IS 转位

15. 细菌的"核质以外的遗传物质"是指_____。

A. mRNA　　　　B. 核蛋白体　　C. 质粒　　　　D. 异染颗粒　　E. 性菌毛

16. 噬菌体在分类上属于_____。

A. 细菌　　　　B. 病毒　　　　C. 原虫　　　　D. 支原体　　　E. 真菌

17. 卡介苗是发生以下哪种变异的结核分枝杆菌？_____。

A. 形态变异　　B. 结构变异　　C. 抗原性变异　D. 毒力变异　　E. 酶活性变异

18. 青霉素抗菌作用的机制是_____。

A. 干扰细菌细胞壁的合成　　B. 干扰细菌蛋白质的合成

C. 破坏细菌细胞膜通透性　　D. 破坏细菌核酸的代谢

E. 干扰细菌细胞器的合成

19. 编码大肠埃希菌产生大肠菌素的质粒是_____。

A. F 质粒　　　B. R 质粒　　　C. Vi 质粒　　　D. Col 质粒　　　E. K 质粒

20. 编码与细菌致病性有关的质粒是_____。

A. F 质粒　　　B. R 质粒　　　C. Vi 质粒　　　D. Col 质粒　　　E. K 质粒

21. 关于转座子的叙述,下列错误的是_____。

A. 是染色体或质粒中能转移位置的一段 DNA 序列

B. 长度一般超过 2 kb

C. 除携带与转位有关的基因外,不携带其他结构基因

D. 可能与细菌的多重耐药性有关

E. 是转位因子的一种

22. 只有一个溶菌性周期的噬菌体称为_____。

A. 前噬菌体　　B. 毒性噬菌体　C. 温和噬菌体　D. λ 噬菌体　　　E. 转导噬菌体

23. 溶源性细菌是指_____。

A. 带有毒性噬菌体的细菌　　　B. 带有前噬菌体基因组的细菌

C. 带有 R 质粒的细菌　　　　　D. 带有 F 质粒的细菌

E. 带有 Col 质粒的细菌

24. 下列关于毒性噬菌体溶菌周期的步骤,顺序正确的是_____。

A. 吸附—生物合成—穿入—组装、成熟及释放

B. 吸附—脱壳—生物合成—组装、成熟及释放

C. 吸附—穿入—脱壳—组装、成熟及释放

D. 吸附—脱壳—生物合成—组装、成熟及释放

E. 吸附—穿入—生物合成—组装、成熟及释放

25. 下列微生物中,不受噬菌体侵袭的是_____。

A. 真菌　　　B. 细菌　　　C. 放线菌　　　D. 螺旋体　　　E. 立克次体

26. 用来测量噬菌体大小的单位是_____。

A. cm　　　　B. mm　　　　C. μm　　　D. nm　　　E. dm

27. 既有溶原期又有裂解期的噬菌体是_____。

A. 毒性噬菌体　B. 前噬菌体　　C. 温和噬菌体　D. β 噬菌体　　　E. λ 噬菌体

28. 下列关于噬菌体的叙述正确的是_____。

A. 具有严格的宿主特异性　　　B. 可用细菌滤器除去

C. 含 DNA 和 RNA　　　　　　D. 对理化因素的抵抗力比一般细菌弱

E. 能在无生命的人工培养基上生长

29. 噬菌体感染的特异性取决于_____。

A. 噬菌体蛋白与宿主菌表面受体分子结构的互补性

B. 其核酸组成与宿主菌是否相符

C. 噬菌体的形态

D. 细菌的种类

E. 噬菌体的核酸类型

30. 毒性噬菌体感染细菌后导致细菌 _____。

A. 快速繁殖　　B. 停止繁殖　　C. 产生毒素　　D. 基因突变　　E. 裂解

31. 以下对 BCG 描述正确的是 _____。

A. 是牛型结核杆菌毒力减弱而形成的

B. 是牛型结核杆菌毒力增强而形成的

C. 是牛型结核杆菌发生菌落变异而形成的

D. 是牛型结核杆菌发生抗原变异而形成的

E. 是牛型结核杆菌发生形态变异而形成的

32. 关于细菌的耐药性突变,下列叙述错误的是 _____。

A. 可以自然发生　　　　　　　B. 可经理化因素诱导发生

C. 细菌接触药物之前就已发生　D. 细菌在药物环境中逐渐适应而变为耐药株

E. 药物仅起筛选耐药株的作用

33. 细菌耐药性形成的主要方式是 _____。

A. 转化　　　B. 接合　　　C. 转导　　　D. 溶源性转换

E. 原生质体融合

34. 细菌多重耐药性的形成,主要是由于 _____。

A. 染色体突变　　　　　　B. 质粒的转移

C. 转座子的转位　　　　　D. 溶原性转换

E. 插入序列的插入

35. 关于转位因子的叙述,错误的是 _____。

A. 包括插入序列、转座子和前噬菌体

B. 转座子与细菌的多重耐药性有关

C. 前噬菌体与编码某些细菌的毒素有关

D. 转位因子仅存在于质粒 DNA 上

E. 转位因子能在 DNA 分子中移动

36. 能将供体菌与受体菌直接沟通而传递遗传物质的结构是 _____。

A. 鞭毛　　　B. 性菌毛　　　C. 中介体　　　D. 普通菌毛　　　E. M 蛋白

37. 溶原性转换转移的遗传物质是 _____。

A. 细菌染色体基因　　　　B. 噬菌体基因

C. 转座子　　　　　　　　D. 插入序列

E. 质粒

38. 关于 R 质粒的特点,下列描述错误的是 _____。

A. 含编码细菌耐药性的基因

B. 一种 R 质粒只含有针对一种抗菌药物的耐药基因

C. 为接合性质粒

D. 由耐药传递因子和耐药决定子组成

E. 耐药决定子上的转座子可编码细菌的多重耐药性

39. 临床上预防耐药菌株产生和扩散的主要措施是_____。
A. 早期、足量使用抗生素　　B. 少量多次使用抗生素
C. 尽量使用广谱抗生素　　D. 长期、大量、联合使用多种抗生素
E. 在细菌药敏试验指导下使用抗生素

40. 下列对细菌 L 型变异的描述,错误的是_____。
A. 属于细菌的形态变异　　B. 是由于细菌的细胞壁合成受阻所致
C. L 型细菌多为革兰染色阴性　　D. L 型细菌呈多形性,可通过细菌滤器
E. L 型细菌在低渗高琼脂含血清的培养基上能缓慢生长

41. 关于细菌遗传变异的实际意义,下列叙述不正确的是_____。
A. 临床分离的非典型菌株,要从细菌变异的角度去分析、鉴别
B. 临床分离的致病菌,必须进行药敏试验以正确选择抗生素
C. 可利用细菌遗传变异的原理制备疫苗
D. 可利用细菌遗传变异的原理来测定致癌物质
E. 细菌的耐药质粒与耐药性有关而与毒力及致病性无关

42. 转位因子不包括下列哪种成分?_____。
A. 转座子　　B. 插入序列　　C. 转化因子　　D. 前噬菌体　　E. 转座噬菌体

A2 型题

43. 患者,女,51 岁。因发热、肺部感染入院,入院前曾自行使用阿莫西林、阿奇霉素、头孢哌酮等抗生素,入院后痰标本微生物学检查发现肺炎克雷伯菌,药敏试验提示细菌对多种抗生素耐药。以下描述错误的是_____。
A. 该患者多重耐药的发生可能与不合理使用抗生素有关
B. 应停用已发生耐药的抗生素
C. 多重耐药的出现是天然性的
D. 应根据药敏实验结果选择敏感抗生素治疗
E. 应防止耐药菌在院内的扩散

B 型题

问题 44～47
A. 温和噬菌体　　B. 毒性噬菌体
C. 前噬菌体　　D. 溶原性细菌
E. L 型细菌

44. 整合在细菌染色体上的噬菌体的核酸是_____。
45. 带有前噬菌体的细菌称为_____。
46. 能产生溶原状态的噬菌体称为_____。
47. 使相应细菌裂解的噬菌体是_____。

问题 48～51
A. 染色体　　B. 质粒
C. 毒力岛　　D. 转座子
E. 前噬菌体

48. 携带细菌绝大多数遗传信息,决定细菌基因型的是_____。

49. 可通过接合方式传递的是_____。

50. 整合在宿主菌染色体上的是_____。

51. 能在细菌遗传物质间自行移动的是_____。

问题 52～54

A. 染色体　　　　　　　　B. 插入序列

C. 转座子　　　　　　　　D. 质粒

E. 转座噬菌体

52. 能自行转移位置引起突变,但不带有任何已知与插入功能无关的基因区域的转位因子是_____。

53. 能自行转移位置引起突变,除携带与转位有关的基因外,还携带一些其他基因的转位因子是_____。

54. 染色体以外游离于胞质中可通过接合转移的基因的是_____。

问题 55～58

A. F 质粒　　　　　　　　B. Vi 质粒

C. Col 质粒　　　　　　　D. R 质粒

E. 接合性质粒

55. 产生大肠菌素的质粒是_____。

56. 编码细菌性菌毛的质粒是_____。

57. 带有耐药基因的质粒是_____。

58. 编码细菌毒力的质粒是_____。

X 型题

59. 关于质粒的叙述,正确的是_____。

A. 是细菌染色体外的遗传物质　B. 能在胞质中自行复制

C. 不能自行丢失与消除　　　　D. 是细菌生命活动所必需的结构

E. 可在细菌间转移

60. 关于噬菌体的叙述,正确的是_____。

A. 是感染某些微生物的病毒　　B. 由蛋白质和核酸组成

C. 只在活细胞内增殖　　　　　D. 含有 DNA 和 RNA 两种核酸

E. 有严格的宿主特异性

61. 噬菌体的复制周期包括_____。

A. 吸附　　　　B. 穿入　　　　C. 生物合成　　　D. 成熟和释放　　E. 细菌溶解

62. 关于转位因子,下列描述正确的是_____。

A. 是细菌基因组中能改变自身位置的 DNA 序列

B. 可从染色体的一个位置转移到另一个位置

C. 可在染色体与质粒、质粒与质粒之间进行转移

D. 插入序列和转座子均属于转位因子

E. 转位因子的转移可引起细菌基因突变和基因转移

63. 细菌的耐药机制包括_____。
A. 染色体突变　　　　　　B. 获得外源性耐药基因
C. 钝化酶的产生　　　　　D. 药物作用靶位的改变
E. 抗菌药物透过性的改变

64. 细菌耐药性的防治原则和措施主要包括_____。
A. 加强对抗菌药物的管理
B. 加强细菌耐药性形成与扩散机制及其对策的研究
C. 正确判断细菌的药物敏感性
D. 妥善处理细菌的耐药菌株
E. 严格执行隔离、消毒制度

65. 对于细菌染色体的描述正确的是_____。
A. 是细菌主要的遗传物质
B. 一条双螺旋环状 DNA 分子
C. 染色体外包裹有核膜并附着于中介体上
D. 含有内含子
E. 绝大多数基因为单拷贝形式,重复序列较真核细胞少

66. 细菌的遗传物质包括_____。
A. 核质　　B. 质粒　　C. 转位因子　　D. 中介体　　E. 核糖体

67. 电子显微镜下,噬菌体的形态有_____。
A. 蝌蚪形　　B. 微球形　　C. 棒形　　D. 砖形　　E. 丝形

68. 溶原性细菌的特点是_____。
A. 能正常繁殖,不产生噬菌体,但能将产噬菌体的能力传递给后代
B. 溶原状态有时自发地终止
C. 能抵抗相应噬菌体的侵袭作用
D. 溶原性细菌某些性状可发生改变
E. 能产生细菌素

69. 下列细菌中,产生毒素与噬菌体有关的是_____。
A. 大肠埃希菌　　　　　　B. 白喉棒状杆菌
C. 金黄色葡萄球菌　　　　D. 破伤风梭菌
E. 肉毒梭菌

70. 噬菌体用于细菌的鉴定和分型是由于噬菌体_____。
A. 能诱导细菌变异　　　　B. 可寄生于细菌内
C. 感染细菌具有种型特异性　　D. 能裂解细菌
E. 能使细菌成为溶原状态

71. 噬菌体的应用包括_____。
A. 分子生物学研究的重要工具　B. 细菌的鉴定和分型
C. 检测标本中的未知细菌　　D. 用于治疗某些局部感染性疾病
E. 用于追踪传染源

72. S-R 变异可伴有的变异类型是 _____。
A. 抗原变异　　B. 毒力变异　　C. 结构变异　　D. 耐药性变异
E. 生化反应的变异

二、名词解释

1. 质粒　　　　　　　　　2. 转位因子
3. 噬菌体　　　　　　　　4. 毒性噬菌体
5. 温和噬菌体　　　　　　6. 前噬菌体
7. 溶原性细菌　　　　　　8. 多重耐药性
9. 转座子　　　　　　　　10. 卡介苗

三、问答题

1. 试述质粒 DNA 的特征。
2. 简述噬菌体的主要生物学特性。
3. 噬菌体与宿主菌的相互关系怎样？各具有何医学意义？
4. 简述 L 型细菌的形成、特点及临床意义。
5. 试述细菌遗传变异的实际意义。
6. 试述细菌的耐药发生机制。
7. 试述细菌耐药性质粒传递耐药性的方式。

【参考答案】

一、选择题

1. E　2. C　3. B　4. D　5. A　6. B　7. B　8. A　9. C　10. C　11. D　12. C
13. D　14. D　15. C　16. B　17. D　18. A　19. D　20. C　21. C　22. B　23. B
24. E　25. E　26. D　27. C　28. A　29. A　30. E　31. A　32. D　33. B　34. C
35. D　36. B　37. B　38. B　39. E　40. E　41. E　42. C　43. C　44. C　45. D
46. A　47. B　48. A　49. B　50. E　51. D　52. B　53. C　54. D　55. C　56. A
57. D　58. B　59. ABE　60. ABCE　61. ABCD　62. ABCDE　63. ABCDE
64. ABCDE　65. ABE　66. ABC　67. ABE　68. ABCD　69. BCE　70. ABCD
71. ABCDE　72. ABCE

（石琳熙）

第6章 细菌的感染与免疫

学 习 要 点

掌握：① 正常菌群的概念及其主要致病条件；② 侵袭力的概念；③ 内、外毒素的主要区别；④ 细菌全身感染的类型。

熟悉：① 细菌感染的类型；② 抗胞外菌、抗胞内菌感染免疫的特点；③ 医院内感染的概念。

了解：① 侵袭力的组成；② 细菌感染的来源及传播途径；③ 医院内感染的危险因素及其防控措施。

【内容提要】

一、正常菌群与机会致病菌

正常菌群大量存在于人体，但正常时对人体是无害的。正常菌群的主要致病条件包括异位寄生、不恰当使用抗生素、宿主免疫功能低下等。

在正常情况下不致病，特定条件下可以致病的细菌，可称为条件致病菌（机会致病菌）。机会致病菌是正常菌群在特定条件下转变而成的。

二、细菌的致病性

1. 侵袭力　　构成细菌侵袭力的结构和成分包括黏附素、侵袭性物质、荚膜、微菌落和细菌生物膜等。

微菌落和细菌生物膜：微菌落是肉眼看不见的一个细菌克隆，在细菌定植部位，微菌落之间靠细菌分泌的胞外多糖和黏性物质相互联系形成生物膜，是一种细菌的保护性生长方式，比单个细菌更有利于逃避宿主免疫系统的清除和攻击，可以促进细菌在不利环境下的生存。如果生物膜出现部分脱落，细菌可以扩散到其他部位。

2. 细菌毒素　　是细菌产生的可对机体造成损害的毒性物质，分为外毒素和内毒素，两者在来源、性质、致病性和免疫性等方面具有明显不同的特点。

三、抗细菌感染免疫

1. 固有免疫　　由屏障结构、吞噬细胞和体液中的杀菌物质组成。

2. 适应性免疫　　包括体液免疫和细胞免疫。

四、细菌感染的类型

感染的发生、发展和结局是宿主和致病菌相互作用的复杂过程，表现形式多样，常可分为隐性感染、显性感染、带菌状态等。显性感染指感染发生后，机体出现了临床症状和体征，包括急性感染、慢性感染；局部感染、全身感染等，其中全身感染是指致病菌或其毒性代谢产物通过血液循环进行扩散，出现了全身性症状，一般病情危重。

五、医院内感染

医院内感染是指患者在住院期间发生的感染。细菌是医院内感染的主要病原体,而且耐药菌感染相当多,引起医院内感染的细菌多数是患者本身的正常菌群。在我国,医院内感染以肺部感染多见,其次为尿路感染、术后伤口感染和败血症等。

【双语词汇】

bacterial infection	细菌感染
abnormal habitation	异位寄生
pathogenicity	致病性
virulence	毒力
invasiveness	侵袭力
microcolony	微菌落
bacterial biofilm	细菌生物膜
bacterial toxin	细菌毒素
exotoxin	外毒素
endotoxin	内毒素
exogenous infection	外源性感染
endogenous infection	内源性感染
sexually transmitted diseases,STD	性传播性疾病
inapparent infection	隐性感染
apparent infection	显性感染
generalized infection;systemic infection	全身感染
toxemia	毒血症
endotoxemia	内毒素血症
bacteremia	菌血症
septicemia	败血症
pyemia	脓毒血症
extracellular bacteria	胞内菌
intracellular bacteria	胞外菌
nosocomial infection	医院内感染
normal microbiota	正常微生物群
normal flora	正常菌群
flora disequilibrium	菌群失调
dysbacteriosis	菌群失调症

【知识拓展】

细 菌 生 物 膜

在自然界中,98%以上的细菌都是以群体方式存在的。细菌生物膜的基本概念是指细菌在生长过程中附着于非生物或生物表面、由自身产生的胞外聚合物(主要为胞外多糖、胞外蛋白和胞外 DNA)及其基质网包裹的有三维结构的菌细胞群体,是一种与浮游(单个)菌细胞相对应的特殊生存方式,细菌以微菌落的形式分布在生物膜中,生物膜内的细菌对抗生素和宿主免疫系统的抗性很强,一旦在医源性生物材料表面或机体内形成,往往引起久治不愈和反复发作的感染。

　　人类的许多慢性和难治性感染疾病如慢性呼吸道感染、慢性泌尿系统感染、慢性骨髓炎、感染性心内膜炎、肺结核、中耳炎、前列腺炎、牙周炎等都与细菌生物膜的形成相关,由此衍生出了生物膜病(bacterial biofilm diseases)的概念。

【习题与测试】

一、选择题

A1 型题

1. 下列与细菌致病性无关的是_____。

A. 荚膜　　　　B. 菌毛　　　　C. 细菌色素　　　D. 脂多糖　　　　E. 磷壁酸

2. 内毒素的毒性中心成分是_____。

A. 特异性多糖　B. 脂质双层　　C. 核心多糖　　　D. 脂质 A　　　　E. 脂蛋白

3. 关于内毒素,下列叙述错误的是_____。

A. 多来源于革兰阴性菌　　　　B. 抗原性不强

C. 化学成分是脂多糖　　　　　D. 耐热

E. 由活菌分泌

4. 关于外毒素的叙述,下列错误的是_____。

A. 多由革兰阳性菌产生　　　　B. 化学成分是蛋白质

C. 耐热　　　　　　　　　　　D. 可制备成类毒素

E. 可刺激机体产生抗毒素

5. 细菌侵入血流并在血中繁殖,称为_____。

A. 毒血症　　　B. 脓毒血症　　C. 病毒血症　　　D. 败血症　　　　E. 菌血症

6. 能引起内毒素休克的细菌成分是_____。

A. 肽聚糖　　　B. 磷壁酸　　　C. LPS　　　　　D. 鞭毛蛋白　　　E. 荚膜多糖

7. 没有正常菌群存在的部位是_____。

A. 腹腔　　　　B. 口腔　　　　C. 尿道　　　　　D. 肠道　　　　　E. 皮肤黏膜

8. 用广谱抗生素后引起葡萄球菌肠炎,称为_____。

A. 重复感染　　B. 隐性感染　　C. 潜伏感染　　　D. 二重感染　　　E. 再感染

9. 正常菌群的有益作用不包括_____。

A. 抗肿瘤作用　　　　　　　　B. 刺激机体的免疫应答

C. 合成维生素　　　　　　　　D. 与外来菌竞争营养物质

E. 刺激补体合成

10. 抗细胞内寄生菌感染的主要免疫因素是_____。

A. 补体　　　　B. 抗体　　　　C. NK 细胞　　　D. T 细胞　　　　E. 巨噬细胞

11. 抗胞外寄生菌感染的主要免疫因素是_____。
    A. 补体 　　　 B. 抗体 　　　 C. NK 细胞 　　 D. T 细胞 　　 E. 巨噬细胞
12. 隐性感染的特点为_____。
    A. 无明显临床症状 　　　　 B. 无传染性
    C. 无病理损伤 　　　　　 D. 无特异免疫力产生
    E. 感染率较低

13. 使机体免疫功能降低的因素不包括使用_____。
    A. 抗菌药物 　 B. 免疫抑制剂 　 C. 激素 　　 D. 细胞毒药物 　 E. 射线照射
14. 类毒素与外毒素的区别在于前者的是_____。
    A. 有抗原性,无毒性 　　　 B. 无抗原性,有毒性
    C. 无抗原性,无毒性 　　　 D. 有抗原性,有毒性
    E. 仅有半抗原性,无毒性

15. 长期口服广谱抗生素引起的腹泻多属于_____。
    A. 外源性感染 　 B. 内源性感染 　 C. 交叉感染 　　 D. 环境感染 　 E. 隐性感染
16. 防止医院内感染蔓延的主要措施是_____。
    A. 消灭传染源 　　　　 B. 保护易感者
    C. 切断传播途径 　　　 D. 消毒灭菌
    E. 合理使用抗生素

17. 革兰阳性菌类似菌毛的结构是_____。
    A. 特异性多糖 　 B. 脂类 　　 C. 肽聚糖 　　 D. 磷壁酸 　　 E. 外膜
18. 下列不参与细菌致病的是_____。
    A. 毒素 　　　 B. 血浆凝固酶 　 C. 热原质 　　 D. 细菌素 　　 E. 透明质酸酶
19. 与非特异性抗菌免疫无关的是_____。
    A. 溶菌酶 　　 B. 中性粒细胞 　 C. 巨噬细胞 　 D. CTL 　　　 E. 单核细胞
20. 完全吞噬指吞噬细胞_____。
    A. 吞噬入侵的全部细菌 　　 B. 反复吞噬细菌
    C. 吞噬的细菌全部被杀死 　 D. 将细菌转移到淋巴结
    E. 在杀伤细菌的同时自身也溶解

A2 型题

21. 男,26 岁,因持续高热入院 2 周,诊断为急性粒细胞性白血病,接受化疗 1 周。现患者口腔内有白色膜状物,最可能的感染的病原菌是_____。
    A. 变异链球菌 　　　　 B. 白色念珠菌
    C. 甲型溶血性链球菌 　 D. 厌氧菌
    E. 白喉棒状杆菌

22. 某幼儿园小班一位小朋友因发热、咽痛就诊,后诊断为白喉。试问对同班小朋友应采取什么紧急预防措施？_____。
    A. 注射白喉类毒素 　　 B. 注射白百破三联疫苗
    C. 注射白喉抗毒素 　　 D. 注射丙种球蛋白

E. 注射抗生素

B 型题

问题 23～25

A. 抗体   B. 溶菌酶

C. 吞噬作用   D. 屏障结构

E. 效应 T 细胞

23. 能中和细菌外毒素的免疫因素是_____。

24. 机体针对胞内菌感染,发挥主要效应作用的是_____。

25. 机体作用于胞外菌感染的主要效应物质是_____。

问题 26～27

A. 隐性感染   B. 显性感染

C. 急性感染   D. 慢性感染

E. 带菌状态

26. 因感染引起的损害较轻,机体不出现临床症状或只出现不明显的临床症状,称_____。

27. 起病突然,病程较短,病愈后,外源性致病菌常从宿主体内消失,称_____。

问题 28～30

A. 黏附素   B. 荚膜

C. 侵袭性物质   D. 微菌落

E. 细菌生物膜

28. 与黏附相关的细菌表面结构或成分,称_____。

29. 细菌分泌的可协助细菌扩散的胞外酶,属于_____。

30. 机体内,在细菌定植部位存在的,肉眼看不见的细菌克隆,称_____。

问题 31～34

A. 交叉感染   B. 内源性感染

C. 医源性感染   D. 外源性感染

E. 隐性感染

31. 由医院内患者或医务人员直接或间接传播引起的感染是_____。

32. 由患者自己体内正常菌群引起的感染是_____。

33. 来源于宿主体外的感染是_____。

34. 在治疗、诊断或预防过程中,因所用器械等消毒不严而造成的感染是_____。

问题 35～38

A. 病原菌   B. 非致病菌

C. 正常菌群   D. 条件致病菌

E. 类毒素

35. 对宿主有致病作用的称_____。

36. 在正常情况下不致病,但在特定条件下可以引起疾病的细菌称_____。

37. 能引起机体产生特异性免疫而又不致病的是_____。

38. 医院内感染的病原体主要是_____。

问题 39～42

A. 细菌毒力   B. 细菌侵入数量

C. 细菌的侵袭力   D. 细菌的毒素

E. 细菌的抗原性

39. 细菌能否引起疾病主要取决于_____。

40. 细菌能否在体内定植、繁殖和扩散主要取决于_____。

41. 细菌能否引起特殊临床表现主要取决于_____。

42. 致病菌对机体有益的作用体现在_____。

X 型题

43. 带菌者包括_____。

A. 健康带菌者   B. 处于潜伏期的患者

C. 恢复期带菌者   D. 病程很长的患者

E. 临床症状不明显的患者

44. 细菌感染的来源包括_____。

A. 患者   B. 带菌者   C. 带菌动物   D. 正常菌群   E. 病畜

45. 吞噬细胞吞噬后,可出现以下结果:_____。

A. 完全吞噬   B. 吞噬的特异性

C. 不完全吞噬   D. 吞噬的记忆性

E. 引起邻近正常组织损伤和炎症反应

46. 预防和控制医院内感染的措施包括_____。

A. 消毒灭菌   B. 隔离   C. 免疫接种   D. 无菌操作

E. 合理使用抗生素

47. 内毒素的主要毒性效应有_____。

A. 发热   B. 白细胞反应   C. 内毒素休克   D. DIC

E. 免疫调节作用

48. 构成细菌毒力的物质有_____。

A. 荚膜   B. 内毒素   C. 类毒素   D. 外毒素   E. 黏附素

49. 决定感染后果的因素有_____。

A. 机体的免疫力   B. 细菌的毒力

C. 细菌的数量   D. 细菌的种类

E. 细菌的染色体

50. 细菌致病性强弱主要取决于_____。

A. 侵袭力   B. 细菌的形态   C. 细菌的毒素   D. 细菌的入侵部位

E. 细菌的基本结构

二、名词解释

1. 侵袭力(invasiveness)   2. 毒血症(toxemia)

3. 内毒素血症(endotoxemia)   4. 菌血症(bacteremia)

5. 败血症(septicemia)   6. 脓毒血症(pyemia)

7. 正常菌群(normal flora)

三、问答题

1. 试述外毒素与内毒素的主要区别。

2. 试述正常菌群的主要致病条件。

3. 机体抗胞外菌感染免疫和抗胞内菌感染免疫各有什么特点?

【参考答案】

一、选择题

1. C 2. D 3. E 4. C 5. D 6. C 7. A 8. D 9. E 10. D 11. B 12. A
13. A 14. A 15. B 16. C 17. D 18. D 19. D 20. C 21. B 22. C 23. A
24. E 25. A 26. A 27. C 28. A 29. C 30. D 31. A 32. B 33. D 34. C
35. A 36. D 37. E 38. C 39. A 40. C 41. D 42. E 43. AC 44. ABCDE
45. ACE 46. ABDE 47. ABCDE 48. ABDE 49. ABCD 50. AC

（孙 玲）

第7章　细菌感染的诊断和防治

━━━━━━━━━━ 学 习 要 点 ━━━━━━━━━━

掌握：病原生物的特异性预防。

熟悉：病原生物的诊断。

了解：病原生物感染的治疗。

【内容提要】

第1节　细菌感染的诊断

细菌感染的诊断,主要包括细菌学诊断和血清学诊断。

一、细菌学诊断

（一）细菌标本的采集原则

标本的正确采集与运送直接影响到检测结果的正确性,应遵循下列原则:

(1) 无菌操作。

(2) 正确取材。

(3) 妥善处理。

(4) 尽快送检。

（二）病原菌检测

(1) 直接涂片检查。

(2) 分离培养。

(3) 生化试验。

(4) 血清学试验。

(5) 动物试验。

(6) 药物敏感试验。

（三）病原菌成分检测

1. 病原菌抗原的检测

2. 病原菌核酸的检测

(1) 核酸杂交技术。

(2) PCR 技术。

(3) 基因芯片技术。

二、血清学诊断

人体受致病菌感染后,其免疫系统被刺激后发生免疫应答而产生特异性抗体。抗体的量常随感染过程而增多,表现为效价(titer)或称滴度的升高。因此,用已知的细菌或其特异性抗原检测患者体液中有无相应特异抗体和其效价的动态变化,可作为某些传染病的辅助诊断。一般采取患者的血清进行试验,故这类方法通常称为血清学诊断(serological diagnosis)。血清学诊断主要适用于抗原性较强的致病菌和病程较长的感染性疾病。

常用于细菌性感染的血清学诊断种类有直接凝集试验;乳胶凝集试验;沉淀试验(梅毒的 VDRL、RPR 试验等);补体结合试验;中和试验和 ELISA 等。ELISA 技术已广泛使用于多种病原体特异性抗体的检测。由于其特异、灵敏、快速,且可自动化检测大量标本,有逐渐替代其他血清学诊断方法之势。

第2节 细菌感染的特异性预防

特异性预防是指应用获得性免疫的原理,给机体注射或服用疫苗、类毒素等免疫原性物质,或通过注射特异性抗体,以达到特异性防治致病菌感染的目的。其方法包括人工主动免疫和人工被动免疫两种。

一、人工主动免疫

人工主动免疫(artificial active immunity)是将疫苗(vaccine)或类毒素接种于人体,使机体产生获得性免疫力的一种防治微生物感染的措施,主要用于预防。

(一) 疫苗

是用各种微生物及其成分制备的用于预防相应传染病的抗原性生物制品。用于人工主动免疫的疫苗包括死疫苗、活疫苗。

1. 死疫苗　　选用免疫原性强的细菌,经人工大量培养后,用理化方法杀死而成。
2. 活疫苗　　用减毒或无毒力的活病原体制成。

表7-1　活疫苗与死疫苗的比较

区　别	活　疫　苗	死　疫　苗
制剂特点	为非正常培养的弱毒或无毒活菌	通过理化方法灭活仍保持免疫原性
接种途径	注射、自然	注射
接种量及次数	量较小,1次	量较大,2~3次
接种反应	可在体内增殖,类似轻型感染或隐性感染	在体内不增殖,可出现发热、全身或局部肿痛等反应
免疫类型及效果	体液和细胞免疫,较好,维持长(1~5年)	体液免疫,较差,维持短(0.5~1年)
毒力回升及安全性	有可能,对免疫缺陷者有危险	不可能,安全性好
疫苗稳定性与保存	相对不稳定,不宜保存,4℃存活2周	相对稳定,易保存,4℃可保存1年以上
生产和成本	生产较复杂,成本高	生产简单,成本低

3. 亚单位疫苗　　根据细菌抗原分析,查明不同致病菌的主要保护性免疫原存在的组分,然后将之制成的疫苗称为亚单位疫苗。

4. DNA 重组疫苗　　通过 DNA 重组技术制备所需的疫苗。例如福氏志贺菌 2a 株与大肠埃希菌 MH 株的杂交株疫苗,带有宋内志贺菌表面抗原质粒的伤寒沙门菌 Ty21a 重组疫苗等。

5. 核酸疫苗　　或称 DNA 疫苗、基因疫苗,是将能编码引起保护性免疫应答的病原体免疫原基因片段和质粒载体直接注射入宿主体以表达目的免疫原,进而诱出保护性体液抗体和以特异性 CTL 为代表的保护性细胞免疫的新型疫苗。

(二) 类毒素

类毒素是将某些细菌的外毒素经 0.3%～0.4%甲醛处理,使其失去毒性仍保留免疫原性的生物制品。常用的类毒素有破伤风类毒素、白喉类毒素等。类毒素可与死疫苗合制成联合疫苗。如目前使用的白、百、破三联疫苗,可同时预防三种疾病。

二、人工被动免疫

当宿主体已受感染,采用人工主动免疫已为时过晚,此时宜行人工被动免疫(artificial passive immunization)。人工被动免疫是注射含有特异性抗体的免疫血清或纯化免疫球蛋白抗体,或细胞因子等细胞免疫制剂,使机体即刻获得特异性免疫,因而作用及时。但这些免疫物质不是患者自己产生,故维持时间短。人工被动免疫主要用于治疗或紧急预防(表 7-2)。

表 7-2　两种人工免疫的比较

区　别	人工主动免疫	人工被动免疫
免疫物质	抗原	抗体或细胞因子等
免疫出现时间	慢,2～4 周	快,立即
免疫维持时间	长,数月至数年	短,2～3 周
主要用途	预防	治疗或紧急预防

1. 抗毒素　一般用细菌类毒素或外毒素多次免疫马匹,待马匹产生高效价抗毒素后采血,分离出血清,提取其免疫球蛋白精制成抗毒素制剂。

2. 抗菌血清　过去曾用于治疗的抗菌血清有抗肺炎链球菌、鼠疫耶氏菌、炭疽芽胞杆菌、百日咳鲍特菌等免疫血清。

3. 免疫球蛋白　免疫球蛋白包括胎盘球蛋白、丙种球蛋白。胎盘球蛋白是从健康产妇的胎盘和婴儿脐带血中提制而成,主要含有丙种球蛋白。从胎盘球蛋白提出的丙种球蛋白,称为胎盘丙种球蛋白;若从正常成人血清中提取的称为人血清丙种球蛋白。

4. 细胞免疫制剂　参与细胞免疫的有关细胞和细胞因子较多,相互间的调控关系复杂。因此,细胞免疫制剂在抗菌感染免疫中的应用不多。

第3节　细菌感染的治疗

临床上细菌感染的治疗主要依赖抗菌药物完成,抗菌药物是指天然或人工合成的具有抗菌或其他活性的化合物。包括微生物合成的抗生素、人工半合成抗生素以及完全由人工合成的抗菌药物。抗菌药物种类极多,在临床抗细菌感染过程中要根据病情正确选择和合理使用抗菌药物以控制感染,应密切关注不同致病菌对抗菌药物产生的耐药性状况以及各种抗菌药物对人体产生的不良反应。

【双语词汇】

artificial active immunity　　　　　　　　　　人工主动免疫

artificial passive immunization	人工被动免疫
conjugated vaccine	偶联疫苗
lymphokine-activated cell	LAK 细胞
serological diagnosis	血清学诊断
titer	效价
vaccine	疫苗

【习题与测试】

一、选择题

A1 型题

1. 下列属于人工被动免疫制剂的是_____。

A. 卡介苗　　　　　　　　B. 百日咳菌苗

C. 转移因子　　　　　　　D. 大肠埃希菌肠毒素多肽疫苗

E. 大肠埃希菌肠毒素基因工程重组疫苗

2. 下列属于人工主动免疫制剂的是_____。

A. 胸腺素　　　　　　　　B. 转移因子

C. 胎盘丙种球蛋白　　　　D. 肺炎球菌荚膜多糖疫苗

E. 破伤风抗毒素

3. 关于抗菌药物联合用药,不正确的说法是_____。

A. 可减轻药物的毒副反应　　B. 减少或延迟耐药菌的出现

C. 可提高疗效　　　　　　　D. 不用于病因未明的严重感染

E. 用于单一抗菌药物不能控制的严重混合感染

4. 在标本的采集与送检中不正确的做法是_____。

A. 严格无菌操作,避免标本被污染

B. 采取局部病变标本处,要严格消毒后采集

C. 标本采集后必须尽快送检

D. 根据不同疾病以及疾病的不同时期采集不同标本

E. 标本作好标记,详细填写化验

5. 下列哪种方法不是测定细菌对药物敏感度的方法? _____。

A. 纸碟法　　B. 小杯法　　C. 凹孔法　　D. 试管法　　E. 电泳法

6. 关于直接涂片染色镜检的叙述,下列哪项是正确的? _____。

A. 适用于所有细菌感染疾病的初步检查

B. 方法简便易行,但均不能快速鉴定细菌

C. 只适用于形态和染色性上具有特征的病原菌

D. 其结果必须结合临床表现方有诊断价值

E. 以上都不是

7. 分离培养细菌一般需多少时间? _____。

A. 8~16 h　　B. 12~16 h　　C. 14~20 h　　D. 16~24 h　　E. 18~24 h

8. 利用细菌生化反应鉴定细菌是根据_____。

A. 细菌酶酶活性差异　　　　　　B. 细菌毒素活性差异

C. 细菌酶含量的差异　　　　　　D. 细菌分解代谢产物的差异

E. 细菌毒素种类的差异

9. 以下描述不正确的是_____。

A. 凡能破坏病毒成分和结构的理化因素均可使病毒灭活

B. 灭活的病毒不能保留其抗原性

C. 灭活的病毒仍可保留红细胞吸附的活性

D. 灭活指病毒已失去传染性

E. 乙型肝炎病毒需加热 $100℃$ 10 min 才能被灭活

10. 目前远期预防病毒感染常用_____。

A. 化学药物　　B. 免疫血清　　C. 减毒活疫苗　D. 单克隆抗体　E. 以上都不是

11. 有关死疫苗的描述不正确的是_____。

A. 接种量大　　　　　　　　　　B. 接种次数较多

C. 介导细胞免疫良好　　　　　　D. 易保存

E. 生产方法简单

12. 目前在传染病的预防接种中,使用减毒活疫苗比使用灭活疫苗普遍,关于其原因下述不正确的是_____。

A. 减毒活疫苗的免疫效果优于灭活疫苗

B. 减毒活疫苗刺激机体产生的特异性免疫的持续时间比灭活疫苗长

C. 减毒活疫苗能在机体内增殖或干扰野生毒株的增殖及致病作用,灭活疫苗则不能

D. 减毒活疫苗可诱导机体产生分泌型 IgA,故适用于免疫缺陷或低下的患者

E. 减毒活疫苗一般只需接种一次即能达到免疫效果,而灭活疫苗需接种多次

13. 白百破三联疫苗的组成是_____。

A. 百日咳类毒素,白喉类毒素,破伤风类毒素

B. 百日咳死疫苗,白喉类毒素,破伤风类毒素

C. 百日咳死疫苗,白喉死疫苗,破伤风类毒素

D. 百日咳活疫苗,白喉活疫苗,破伤风死疫苗

E. 百日咳活疫苗,白喉死疫苗,破伤风死疫苗

14. 使用时要注意防止Ⅰ型超敏反应的免疫制剂是_____。

A. 丙种球蛋白　B. 胎盘球蛋白　C. 抗毒素　　　D. 白细胞介素　E. 干扰素

15. 关于胎盘球蛋白的叙述,错误的是_____。

A. 由健康产妇的胎盘和婴儿脐带中提取制备

B. 一般含 IgM

C. 一般不会引起超敏反应

D. 主要用于麻疹、甲型肝炎和脊髓灰质炎等病毒性疾病的紧急预防

E. 免疫效果不如高效价的特异性免疫球蛋白

16. 关于血清学试验结果分析时错误的是_____。

A. 试验阳性说明机体接触过相应的病原体

B. 单次试验阳性不能完全证明新近感染

C. 试验阴性不能完全排除病原体感染的可能性

D. 试验阳性即有诊断意义

E. 双份血清标本,后者抗体效价比前者高四倍或四倍以上时有诊断意义

17. 不符合脑膜炎球菌送检标本要求的一项是_____。

A. 采集标本注意无菌操作

B. 根据该病原菌主要存在部位

C. 采集标本一般应在使用抗菌药物之前

D. 采集的标本要立即送检

E. 标本送检过程中要立即保持低温和干燥

18. 下列除哪项外,均为革兰染色的意义? _____。

A. 细菌的分类　　　　　　　B. 选择治疗药物

C. 鉴定细菌的依据　　　　　D. 观察细菌结构

E. 与细菌致病性有关

19. 从有正常菌群存在的部位所采取的标本应接种在哪种培养基中分离培养病原菌? _____。

A. 增菌培养基　　　　　　　B. 营养培养基

C. 选择、鉴别培养基　　　　D. 特殊培养基

E. 基础培养基

20. 关于直接涂片镜检的叙述,下列正确的是_____。

A. 适用与所有细菌感染疾病的初步诊断

B. 方法简便易行

C. 只适用于形态和染色性上具有特征的病原菌

D. 其结果必须结合临床表现方有诊断价值

E. 以上都不是

21. 利用细菌生化反应鉴定细菌是根据_____。

A. 细菌酶活性差异　　　　　B. 细菌毒素活性差异

C. 细菌酶含量的差异　　　　D. 细菌毒素种类的差异

E. 细菌分解代谢产物的差异

22. 丙种球蛋白的优点是_____。

A. 来源广　　　　　　　　　B. 易制备

C. 易保存　　　　　　　　　D. 含多种微生物的抗体

E. 免疫效果好

23. 关于血清丙种球蛋白,下列说法正确的是_____。

A. 是从正常人血浆中提取的丙种球蛋白

B. 是从健康产妇的胎盘血液中提制而成

C. 含有种类较单一的抗微生物特异性抗体

D. 经长期进行放、化疗的肿瘤患者不宜使用该制剂

E. 以上都正确

24. 关于药物敏感性试验,下列说法正确的是_____。

A. 药敏试验的结果是指导临床用药的唯一依据

B. 根据药敏试验的结果,应采用抑菌环最大的药物

C. 抑菌环直径为 2.5 cm 属于高度敏感药物

D. 纸片法是根据抑菌环的有无和大小来判定试验菌对该抗菌药物耐药或敏感的

E. 以上说法都正确

25. 检测病原菌抗原的优点是_____。

A. 比分离培养细菌诊断细菌性感染更可靠

B. 即使在发病早期使用了抗生素,标本中的病原菌已被抑制或被杀死,也不影响病原菌抗原的检出

C. 敏感性稍差,标本中需含有大量抗原才能被特异性抗体检出

D. 此类方法更简便、迅速,多数只需几分钟的时间就可观察结果

E. 以上说法均正确

26. 下列关于血清学诊断正确的是_____。

A. 一般适用于抗原性较弱,以及病程较长的传染病诊断

B. 是感染性疾病最重要的诊断依据

C. 不能用于调查人群对某病原体的免疫水平及检测预防接种效果

D. 在血清学诊断中,通常取双份血清

E. 如果抗体效价低,即可否定感染

27. 下列试验中不属于血清学诊断方法的是_____。

A. 肥达试验　　B. 外斐试验　　C. ELISA　　　D. 糖发酵试验　E. 抗 O 试验

28. 死疫苗的特点是_____。

A. 接种次数少　　　　　　　B. 接种剂量小

C. 接种后局部和全身反应不明显　D. 能刺激特异性 CTL 细胞产生

E. 生产方法简单,易保存

29. DPT 三联疫苗是_____。

A. 鼠疫、百日咳、破伤风　　　　B. 白喉、霍乱、破伤风

C. 白喉、百日咳、破伤风　　　　D. 伤寒、霍乱、钩端螺旋体

E. 鼠疫、百日咳、脊髓灰质炎

30. 血清学诊断病毒感染时,应在急性期和恢复期各取一份标本,以比较两份标本的抗体效价,恢复期血清的抗体效价较急性期血清的抗体效价高几倍有诊断意义?_____。

A. 1～2 倍　　B. 2～3 倍　　C. 3～4 倍　　　D. 4 倍以上　　E. 10 倍以上

31. 可用作快速诊断的血清学方法是_____。

A. 中和试验

B. 取双份血清,在二次血清抗体升高 4 倍以上有诊断意义

C. 血凝抑制试验

D. 用 ELISA 法检测特异性 IgM

E. PCR

32. 不属于人工被动免疫方式的是_____。

A. 注射人血清丙种球蛋白 B. 注射胎盘丙种球蛋白

C. 注射免疫核糖核酸 D. 注射胸腺素

E. 通过胎盘从母体获得抗体

33. 有关灭活疫苗的描述不正确的是_____。

A. 投入途径为注射 B. 免疫次数为多次

C. 细胞介导免疫良好 D. 对温度不敏感

E. 不受其他病毒干扰

34. 以下描述正确的是_____。

A. 人工被动免疫接种的物质是抗体

B. 人工被动免疫不能用于治疗

C. 人工主动免疫接种的物质是丙种球蛋白

D. 人工主动免疫主要用于治疗

E. 人工被动免疫主要用于紧急预防

35. 有关人工主动免疫特点的描述不正确的是_____。

A. 给机体输入抗原性物质 B. 免疫接种后 1～4 周出现免疫力

C. 免疫力维持时间较短 D. 使机体产生特异性体液免疫应答

E. 使机体产生特异性细胞免疫应答

36. 关于死疫苗的叙述,下列错误的是_____。

A. 选用免疫原性强的病原体用理化方法灭活而成

B. 较活疫苗易保存 C. 不良反应较大

D. 需要多次小剂量注射 E. 常制成联合疫苗

37. 关于 PCR 技术,下列叙述错误的是_____。

A. 是一种有细胞的分子克隆技术

B. 是一种 DNA 扩增技术

C. 具有快速、灵敏和特异性强等特点

D. 可用于病毒 DNA 片段的检测

E. 也可用于细菌等微生物 DNA 片段的检测

38. 关于人工被动免疫,下列错误的是_____。

A. 直接注射免疫反应产物,使之产生相应免疫力

B. 作用快 C. 维持时间短

D. 可用于紧急预防 E. 也可作为平时预防的方法

39. 下列哪种是活疫苗制剂? _____。

A. 减毒疫苗 B. 基因缺陷型疫苗

C. 化学疫苗 D. DNA 重组疫苗

E. 以上都不是

40. 下列物质不能用于人工被动免疫的是_____。

A. 抗素素　　　B. 结核菌素　　　C. 丙种球蛋白　　D. 抗病毒血清　　E. 转移因子

41. 类毒素是_____。

A. 抗毒素经甲醛处理后的物质

B. 细菌素经甲醛处理后的物质

C. 外毒素经甲醛处理后脱毒而保持抗原性的物质

D. 内毒素经甲醛处理后脱毒而保持抗原性的物质

E. 外毒素经甲醛处理后脱毒并改变了抗原性的物质

42. 关于血清学诊断方法,下列错误的是_____。

A. 伤寒-肥达试验　　　　　　　B. 风湿症-抗"O"试验

C. 斑疹伤寒-外斐试验　　　　　D. 梅毒螺旋体-制动试验

E. 结核-结核菌素试验

43. 均可用抗毒素进行紧急预防的疾病是_____。

A. 破伤风与结核病　　　　　　B. 肠热症与波状热

C. 白喉与痢疾　　　　　　　　D. 白喉与破伤风

E. 猩红热与风湿热

44. BCG 属于_____。

A. 活疫菌　　　B. 死疫菌　　　C. 类毒素　　　D. 抗毒素　　　E. 转移因子

45. 预防伤寒用_____。

A. 活疫菌　　　B. 死疫苗　　　C. 类毒素　　　D. 抗毒素　　　E. 转移因子

46. 白喉治疗用_____。

A. 活疫菌　　　B. 死疫菌　　　C. 类毒素　　　D. 抗毒素　　　E. 转移因子

47. 预防破伤风用_____。

A. 活疫菌　　　B. 死疫菌　　　C. 类毒素　　　D. 抗毒素　　　E. 转移因子

48. 我国规定 1 岁内必须完成的计划免疫是_____。

A. 麻疹疫苗　　　B. 乙脑疫苗　　　C. 流脑疫苗　　　D. 流感疫苗

E. 甲型肝炎疫苗

49. 一般需经 3～4 周培养才能见到有细菌生长的细菌是_____。

A. 结核分枝杆菌　　　　　　　B. 淋病奈瑟菌

C. 空肠弯曲菌　　　　　　　　D. 炭疽杆菌

E. 军团菌

50. 用马血清制备的抗毒素的缺点是_____。

A. 制备较困难　　B. 纯度不高　　C. 产量低　　　D. 可产生变态反应

E. 不易保存

A2 型题

51. 男性,10 岁。右足底被铁锈钉刺伤 10 d。突然出现张口困难,继之出现苦笑面容,角弓反张,声响及触碰患者可诱发上述症状患者神志清楚,不发热。该病致病菌属于_____。

    A. 革兰染色阴性大肠埃希菌　　B. 革兰染色阴性厌氧拟杆菌

    C. 革兰染色阴性变形杆菌　　　D. 革兰染色阳性梭形芽胞杆菌

    E. 革兰染色阳性厌氧芽胞杆菌

52. 该病属于_____。

    A. 毒血症　　B. 菌血症　　C. 败血症　　D. 脓血症　　E. 脓毒血症

53. 对机体威胁最大的是_____。

    A. 肌肉断裂　　B. 骨折　　C. 尿潴留　　D. 持续的呼吸肌痉挛

    E. 营养障碍

B 型题

问题 54～57

    A. 死疫苗　　　　　　　　　B. 活疫苗

    C. 类毒素　　　　　　　　　D. 亚单位疫苗

    E. 核酸疫苗

54. 百日咳杆菌菌苗是_____。

55. 荚膜多糖疫苗是_____。

56. 破伤风类毒素是_____。

57. 卡介苗是_____。

问题 58～62

    A. 抗毒素　　　　　　　　　B. 抗菌血清

    C. 丙种球蛋白　　　　　　　D. 细胞因子

    E. 治疗性疫苗

58. TAT 是_____。

59. 抗炭疽杆菌血清是_____。

60. 胎盘球蛋白是_____。

61. 白细胞介素是_____。

62. 干扰素是_____。

X 型题

63. 病原菌鉴定的一般程序包括_____。

    A. 直接涂片镜检　　　　　　B. 分离培养

    C. 生化试验　　　　　　　　D. 血清学试验

    E. 动物试验

64. 细菌学诊断标本的采集与送检正确做法是_____。

    A. 采集标本时应注意无菌操作,尽量避免杂菌污染

    B. 用于分离的标本均需冷藏快送

    C. 采集标本应在使用抗菌药物之前

    D. 尽可能在疾病早期以及抗菌药物使用前采集标本

    E. 根据病程、病期的不同,采取不同标本

65. 从可疑病例中分离病毒,采集标本时应注意_____。

A. 采集患者急性期标本　　　　B. 采集病变部位的标本

C. 标本应注意冷藏　　　　　　D. 标本应尽快送实验室

E. 如需观测抗体效价的变化,应采集早期与恢复期双份血清

66. 机体对细菌特异性免疫的获得方式包括_____。

A. 显性感染　　B. 隐性感染　　C. 疫苗接种　　D. 婴儿吸吮母乳

E. 注射抗毒素

67. 人工主动免疫的特点包括_____。

A. 免疫物质为抗原　　　　　　B. 免疫物质为抗体

C. 免疫物质为类毒素　　　　　D. 免疫物质为抗毒素

E. 主要用于紧急预防

68. 下列生物制剂可诱发机体产生特异抗体的是_____。

A. 死疫苗　　B. 活疫苗　　C. 类毒素　　D. 抗毒素　　E. 内毒素

69. 减毒活菌苗细菌株可来自_____。

A. 健康带菌者体内分离　　　　B. 自然界中分离

C. 自人工诱导突变株中筛选　　D. 恢复期带菌者体内分离

E. 患者体内分离

70. 以自然感染途径接种疫苗的优点是_____。

A. 可产生细胞免疫　　　　　　B. 可产生体液免疫

C. 便于接种　　　　　　　　　D. 可产生局部免疫

E. 疫苗易保存

71. 下列疾病的预防多使用减毒活疫苗的是_____。

A. 结核病　　B. 炭疽　　C. 霍乱　　D. 鼠疫　　E. 白喉

72. 为提高检出率,避免诊断错误,应遵守标本采集与送检的几项原则是什么?_____。

A. 在疾病的潜伏期采集标本

B. 须严格无菌操作

C. 尽可能在使用抗菌药前采集标本,提高检出率

D. 采集的标本必须尽快送检

E. 多数细菌冷藏送检,某些标本在送检中需注意保温

二、名词解释

1. 活疫苗　　　　　　　　　　2. 死疫苗

3. 类毒素　　　　　　　　　　4. 亚单位疫苗

5. 核酸疫苗　　　　　　　　　6. 基因工程疫苗

7. 生物制品　　　　　　　　　8. 人工主动免疫

9. 人工被动免疫

三、问答题

1. 标本采集与送检时应注意什么?

2. 试比较人工主动免疫和人工被动免疫的不同点。

3. 列表比较活疫苗与死疫苗的区别。

【参考答案】

一、选择题

1. C　2. D　3. D　4. B　5. E　6. C　7. E　8. D　9. B　10. C　11. C　12. D
13. B　14. C　15. B　16. D　17. E　18. D　19. C　20. D　21. E　22. D　23. A
24. D　25. B　26. D　27. D　28. E　29. C　30. D　31. D　32. C　33. C　34. E
35. C　36. D　37. A　38. A　39. A　40. E　41. A　42. E　43. D　44. A　45. B
46. C　47. D　48. A　49. A　50. D　51. E　52. A　53. D　54. A　55. D　56. C
57. B　58. A　59. B　60. C　61. D　62. D　63. ABCDE　64. ACDE　65. ABCDE
66. ABCDE　67. AC　68. ABCDE　69. BC　70. ABCD　71. ABD　72. BCD

（叶吉云）

第8章 球　　菌

学　习　要　点

掌握：葡萄球菌、链球菌、肺炎链球菌、脑膜炎奈瑟菌、淋病奈瑟菌的致病性。

熟悉：致病性球菌的抗原构造，分类；致病性球菌的生物学性状及微生物学检查法。

了解：微生物防治原则。

【内容提要】

一、葡萄球菌

1. 葡萄球菌的生物学性状

（1）形态与染色：革兰阳性，球形，呈葡萄串状排列。

（2）培养特性：营养要求不高，可产生脂溶性色素，致病性葡萄球菌菌落呈金黄色，在血琼脂平板上可产生 β 溶血环。

（3）生化反应：能分解多种糖类，产酸不产气；致病性葡萄球菌能分解甘露醇，触酶试验阳性。

（4）抗原构造：葡萄球菌 A 蛋白（staphylococcal protein A，SPA）能与人及某些哺乳类动物的 IgG 分子 Fc 段发生非特异性结合，与吞噬细胞的 Fc 受体争夺 Fc 段，从而降低了抗体的调理吞噬作用，起到了协助细菌抗吞噬的作用。

（5）分类：按色素、生化反应分为金黄色葡萄球菌、表皮葡萄球菌和腐生葡萄球菌。

（6）抵抗力：较强但易产生耐药性。

2. 致病性

（1）致病物质（表 8-1）。

（2）所致疾病（表 8-2）。

3. 免疫性　　有天然免疫力，但不强。

4. 微生物学检查

（1）直接涂片镜检，根据细菌形态、排列和染色特性可做出初步诊断。

表 8-1　金黄色葡萄球菌的致病物质

毒　　　　素	侵 袭 性 酶
葡萄球菌溶素	凝固酶
毒性休克综合征毒素-1	耐热核酸酶
杀白细胞素	
肠毒素	
表皮剥脱毒素	

表 8 - 2　金黄色葡萄球菌所致疾病

感　染　类　型	所　致　疾　病
侵袭性疾病	局部感染
	全身感染
毒素性疾病	食物中毒
	烫伤样皮肤综合征
	毒性休克综合征
	假膜性肠炎

（2）分离培养鉴定，致病性葡萄球菌鉴定主要依据五项指标，能产生金黄色色素、产生 β 溶血环、凝固酶试验阳性、耐热核酸酶试验阳性和分解甘露醇产酸。

二、链球菌

1. 链球菌的生物学性状

（1）形态与染色：革兰阳性，球形或椭圆形，呈链状排列。

（2）培养特性：营养要求较高，血琼脂平板上可形成溶血环。

（3）生化反应：不分解菊糖，不被胆汁溶解，触酶试验阴性。

（4）抗原构造：M 蛋白与致病性有关。

（5）分类：按溶血现象分类为甲型溶血性链球菌、乙型溶血性链球菌、丙型链球菌（表 8 - 3）。

表 8 - 3　链球菌根据溶血现象分为三类

链　球　菌	溶　血	溶血素	致　病　性
甲型溶血性链球菌	α 溶血	产生	较弱，条件致病菌
乙型溶血性链球菌	β 溶血	产生	强
丙型链球菌	不溶血	不产生	无

2. 致病性　　见表 8 - 4，表 8 - 5。

表 8 - 4　链球菌的致病物质

侵袭性物质	毒　素
脂磷壁酸	致热外毒素
F 蛋白	链球菌溶素
M 蛋白	
透明质酸酶	
链激酶	
链道酶	

表 8 - 5　链球菌所致疾病

疾病类型	疾　病
化脓性感染	蜂窝组织炎、淋巴管炎、扁桃体炎、咽炎等
中毒性疾病	猩红热、链球菌毒素休克综合征
超敏反应性疾病	风湿热、急性肾小球肾炎

3. 免疫性　机体可产生同型免疫。

4. 微生物学检查　抗链球菌溶素 O 试验(antistreptolysin O test，ASO test)，效价大于 400 U 有意义，可用于风湿热及其活动性的辅助诊断。

5. 防治原则　切断传播途径，青霉素 G 治疗。

三、肺炎链球菌

1. 生物学性状

(1) 形态与染色：革兰阳性，菌体呈矛头状，多成双排列，钝端相对，尖端向外，有荚膜。

(2) 培养特性：营养要求较高，需含有血液或血清的培养基，血琼脂培养基上形成 α 溶血。可产生自溶酶。

(3) 生化反应：胆汁溶菌试验阳性。

2. 致病性　见表 8-6。

表 8-6　肺炎链球菌的致病物质及所致疾病

致 病 物 质	作　　用	所 致 疾 病
荚膜	抗吞噬	
肺炎链球菌溶素 O	溶解红细胞，引起发热等	主要为人类大叶性肺炎
脂磷壁酸	黏附	其次为支气管炎
神经氨酸酶	定植、繁殖和扩散	

3. 微生物学检查　见表 8-7。

表 8-7　肺炎链球菌与甲型溶血性链球菌的主要区别

	肺 炎 链 球 菌	甲型溶血性链球菌
溶血现象	α 溶血	α 溶血
胆汁溶菌试验	阳性	阴性
Optochin 试验	阳性	阴性
荚膜肿胀试验	阳性	阴性

四、脑膜炎奈瑟菌和淋病奈瑟菌

见表 8-8。

表 8-8　脑膜炎奈瑟菌和淋病奈瑟菌的特点

	脑 膜 炎 奈 瑟 菌	淋 病 奈 瑟 菌
形态与染色	革兰阴性，肾形	革兰阴性，似咖啡豆
培养特性	巧克力培养基，专性需氧	巧克力培养基，专性需氧
抵抗力	很弱	很弱
致病物质	脂寡糖抗原、荚膜、菌毛	菌毛、外膜蛋白、脂寡糖
所致疾病	流行性脑脊膜炎	成年人为淋病，新生儿为淋菌性结膜炎
传播途径	空气传播	性接触和垂直传播
微生物学检查	标本采集后应保暖保湿，立即送检	标本采集后应保暖保湿，立即送检
防治原则	切断传播途径，注射流脑荚膜多糖疫苗；治疗首选青霉素 G	开展防治性病的知识教育，切断传播途径。治疗选用青霉素

【双语词汇】

coccus	球菌
pyogenic coccus	化脓性球菌
staphylococcus	葡萄球菌属
staphylococcal protein A,SPA	葡萄球菌 A 蛋白
methicillin-resistant *S. aureus*,MRSA	耐甲氧西林金黄色葡萄球菌
toxic shock syndrome toxin 1,TSST‐1	毒性休克综合征毒素‐1
streptococcus	链球菌属
streptococcus hemolyticus	溶血性链球菌
streptokinase,SK	链激酶
streptodornase,SD	链道酶
streptolysin	链球菌溶素
streptolysin O,SLO	链球菌溶素 O
streptolysin S,SLS	链球菌溶素 S
antistreptolysin O test,ASO test	抗链球菌溶血素 O 试验
S. pneumoniae	肺炎链球菌
pneumococcus	肺炎球菌
neisseria	奈瑟菌属
meningococcus	脑膜炎球菌
gonococcus	淋球菌

【习题与测试】

一、选择题

A1 型题

1. 葡萄球菌肠毒素的作用是＿＿＿＿。

A. 直接破坏肠黏膜细胞,导致腹泻

B. 直接毒害肠黏膜细胞,导致腹泻

C. 直接毒害中枢神经,引起食物中毒

D. 通过刺激呕吐中枢而导致呕吐

E. 直接破坏肠壁血管,导致出血性肠炎

2. 下列不由金黄色葡萄球菌引起的疾病是＿＿＿＿。

A. 烫伤样皮肤综合征　　　B. 假膜性肠炎

C. 食物中毒　　　D. 毒性休克综合征

E. 大叶性肺炎

3. 葡萄球菌致急性胃肠炎的致病因素是＿＿＿＿。

A. 杀白细胞素　B. 溶血毒素　　C. 肠毒素　　D. 血浆凝固酶　E. 红疹毒素

4. SPA 在致病中的作用是＿＿＿＿。

A. 抑制吞噬细胞的吞噬作用　　B. 因其有抗原性

C. 是一种毒素   D. 能破坏吞噬细胞

E. 在菌体表面形成保护层

5. 葡萄球菌的培养特性是_____。

A. 营养要求高,必须在血平板上才能生长

B. 均能产生金黄色色素

C. 能分解菊糖产酸

D. 耐盐性强,可在含 10%～15%NaCl 的培养基中生长

E. 专性需氧

6. 关于乙型溶血型链球菌,下列哪项是错误的?_____。

A. 是链球菌属中致病力最强的   B. 感染容易扩散

C. 可引起超敏反应性疾病   D. 产生多种外毒素,故可用类毒素预防

E. 对青霉素敏感

7. 根据抗原结构可将链球菌分 20 个群,其中对人致病的 90% 属于_____。

A. A 群   B. B 群   C. C 群   D. D 群   E. E 群

8. 肺炎链球菌的致病因素主要是_____。

A. 内毒素   B. 外毒素   C. 荚膜   D. 菌毛   E. 侵袭性酶

9. 关于金黄色葡萄球菌,下列说法错误的是_____。

A. 耐盐性强

B. 在血平板上形成完全透明的溶血环

C. 引起局部化脓性感染时病变比较局限

D. 不易产生耐药性,抵抗力强

E. 革兰阳性菌

10. 链激酶、链道酶、透明质酸酶产自下列哪种细菌?_____。

A. 沙门菌   B. 肺炎球菌   C. 淋病奈瑟菌   D. A 族链球菌

E. 金黄色葡萄球菌

11. 自鼻咽拭子中分离出一株细菌,其菌落周围有草绿色溶血环,胆汁溶解试验阳性,最可能是哪种细菌?_____。

A. 乙性溶血型链球菌   B. 甲型溶血型链球菌

C. 绿脓杆菌   D. 副溶血性弧菌

E. 肺炎链球菌

12. 下列细菌感染一般不侵入血流的是_____。

A. 葡萄球菌   B. 淋球菌   C. 脑膜炎球菌   D. 伤寒沙门菌   E. 链球菌

13. 不是鉴定金黄色葡萄球菌的依据为_____。

A. 葡萄状排列的革兰阳性球菌   B. 产生金黄色色素

C. 血平板出现透明溶血环   D. 血浆凝固酶阳性

E. 发酵菊糖

14. SPA 存在于下列哪种细菌?_____。

A. 表皮葡萄球菌   B. 腐生葡萄球菌

C. 金黄色葡萄球菌　　　　D. 乙型溶血性链球菌

E. 甲型链球菌

15. 引起新生儿败血症的主要病原菌是_____。

A. 金黄色葡萄球菌　　　　B. B群链球菌

C. 白喉棒状杆菌　　　　　D. 甲型溶血性链球菌

E. 流感嗜血杆菌

16. 链球菌感染后引起的变态反应性疾病是_____。

A. 产褥热　　B. 风湿热　　C. 猩红热　　D. 波状热　　E. 以上都不是

17. 可增强链球菌扩散能力的致病物质是_____。

A. DNA酶　　B. 红疹毒素　　C. M蛋白　　D. 多糖蛋白　　E. 透明质酸酶

18. 可与IgGFc段结合的细菌表面蛋白是_____。

A. M蛋白　　　　　　　　　B. Vi抗原

C. 葡萄球菌表面蛋白A　　　D. 炭疽杆菌荚膜多糖抗原

E. 大肠埃希菌K抗原

19. 亚急性心内膜炎是一种_____。

A. 葡萄球菌引起的感染　　　B. 衣原体引起的感染

C. 大肠埃希菌引起的感染　　D. 甲型溶血性链球菌引起的感染

E. 乙型溶血性链球菌引起的感染

20. 对淋病奈瑟菌叙述错误的是_____。

A. 为革兰阴性双球菌　　　　B. 菌毛为主要致病物质

C. 分离培养用巧克力血琼脂平板　D. 可引起淋病和新生儿眼结膜炎

E. 抵抗力强

21. 下列不是金黄色葡萄球菌特点的是_____。

A. 血浆凝固酶试验阳性　　　B. 产生溶血素

C. 分解甘露醇　　　　　　　D. 产生耐热核酸酶

E. 胆汁溶解试验阳性

22. 下列病原菌与其传播途径组合错误的是_____。

A. 淋病奈瑟菌——性传播

B. 伤寒沙门菌——消化道传播

C. 引起猩红热的A族链球菌——血行传播

D. 脑膜炎奈瑟菌——呼吸道传播

E. 肺炎链球菌——呼吸道传播

23. 鉴别肺炎球菌与甲型链球菌的试验是_____。

A. 胆汁溶菌试验和菊糖发酵试验

B. 胆汁溶菌试验和甘露醇发酵试验

C. 血浆凝固酶试验和甘露醇发酵试验

D. 血浆凝固酶试验和菊糖发酵试验

E. 乳糖发酵试验和蔗糖发酵试验

24. 对淋病奈瑟菌的叙述,唯一正确的是_____。

A. 主要经呼吸道传播　　　　B. 为革兰阳性球菌

C. 人是淋病奈瑟菌的唯一宿主　D. 淋病奈瑟菌可产生自溶酶

E. 大多无荚膜和菌毛

25. 不是由 A 群链球菌引起的疾病是_____。

A. 亚急性细菌性心内膜炎　　　B. 猩红热

C. 风湿热　　　　　　　　　　D. 急性肾小球肾炎

E. 蜂窝织炎

26. 用于辅助诊断风湿热的抗"O"试验的原理是_____。

A. 溶血反应　　　　　　　　　B. 凝集反应

C. 凝集溶解反应　　　　　　　D. 血凝抑制反应

E. 毒素与抗毒素中和反应

27. 肺炎球菌的生物学性状不包括_____。

A. 能形成脐状菌落　　　　　　B. 能产生自溶酶

C. 有毒株产生荚膜　　　　　　D. 血平板上 α 溶血

E. 极易产生耐药性

28. 对青霉素产生耐药性的最常见细菌是_____。

A. 链球菌　　　　　　　　　　B. 金黄色葡萄球菌

C. 脑膜炎球菌　　　　　　　　D. 淋球菌

E. 白喉杆菌

29. 关于肺炎链球菌的叙述正确的是_____。

A. 产生芽胞和自溶酶　　　　　B. 菌体呈矛头状,成对排列

C. 革兰染色阴性　　　　　　　D. 有鞭毛而有动力

E. 不形成荚膜也有致病性

30. 淋病奈瑟菌的培养要求较高,通常使用的培养基是 _____。

A. 巧克力血琼脂培养基　　　　B. 精制琼脂肉汤培养基

C. 5％葡萄糖肉汤　　　　　　　D. 麦芽糖肉汤

E. 半固体培养基

A2 型题

31. 某患者头痛剧烈,喷射性呕吐,皮肤出血性淤斑。查脑膜刺激征(＋)。培养此病原菌应选用_____。

A. 罗氏培养基　　　　　　　　B. 普通琼脂培养基

C. 巧克力培养基　　　　　　　D. 吕氏培养基

E. 血琼脂平板

32. 某青年近 3 日咳嗽,高热 39℃,咯铁锈色痰,WBC 18.5×10⁹/L,X 射线胸片发现右肺中叶有大片阴影,临床诊断为大叶性肺炎,致病菌可能是_____。

A. 嗜肺军团菌　　　　　　　　B. 肺炎链球菌

C. 肺炎克雷伯菌　　　　　　　D. 肺炎支原体

E. 肺炎衣原体

33. 某单位发生了症状以呕吐为主,腹泻为次的食物中毒,防疫站检查食品等未培养出肠道致病菌。而在炊事员手上查出了化脓感染灶,致病菌可能是_____。

    A. 鼠伤寒沙门菌   B. 产气荚膜梭菌
    C. 金黄色葡萄球菌   D. 肠炎杆菌
    E. 副溶血弧菌

34. 20 岁某青年摘除扁桃体后发热,并出现心力衰竭。采血培养细菌,血平板有草绿色溶血环的小菌落形成,涂片染色为革兰阳性链状排列球菌,诊断为甲型溶血性链球菌引起的心内膜炎。试问下列还有哪种菌能形成草绿色溶血环? _____。

    A. 金黄色葡萄球菌   B. 乙型溶血性链球菌
    C. 表皮葡萄球菌   D. 丙型链球菌
    E. 肺炎球菌

B 型题

问题 35～38

    A. 肺炎链球菌   B. 乙型溶血性链球菌
    C. 金黄色葡萄球菌   D. 流感嗜血杆菌
    E. 肠致病型大肠埃希菌

35. 常引起食物中毒的是 _____。

36. 常引起大叶性肺炎的是 _____。

37. 常引起猩红热的是 _____。

38. 与风湿热有关的细菌是_____。

问题 39～41

    A. 肺炎链球菌   B. 金黄色葡萄球菌
    C. 淋球菌   D. 乙型溶血性链球菌
    E. D 群链球菌

39. 可产生脂溶性色素的是_____。

40. 常成双排列的是_____。

41. 细胞壁中含有 M 蛋白的是_____。

X 型题

42. 引起化脓性感染的革兰阳性球菌有 _____。

    A. 葡萄球菌   B. 链球菌
    C. 肺炎链球菌   D. 脑膜炎奈瑟菌
    E. 淋病奈瑟菌

43. 链球菌所引起的疾病有 _____。

    A. 猩红热   B. 风湿热
    C. 类风湿性关节炎   D. 急性肾小球肾炎
    E. 产褥热

44. 疑为淋病则采集标本时应注意_____。

A. 标本应立即保温
B. 标本应立即保湿
C. 标本应立即冷藏
D. 标本应立即接种至增菌液
E. 标本应置于 $5\%\sim10\%$ CO_2 中培养

45. 金黄色葡萄球菌产生的毒素有 _____。
A. α 溶血素
B. 表皮剥脱毒素
C. 肠毒素
D. TSST-1
E. 血凝素

46. 透明质酸酶的作用是_____。
A. 分解细胞间质中的透明质酸
B. 使化脓病灶扩散
C. 使化脓病灶局限
D. 使细菌易在组织中扩散
E. 保护细菌及抗吞噬

47. 区别甲型溶血性链球菌与肺炎链球菌常用的方法有_____。
A. 抗链球菌溶血素 O 试验
B. 菊糖发酵试验
C. Optochin 试验
D. 荚膜肿胀试验
E. 胆汁溶菌试验

48. 链球菌分类的常用方法是_____。
A. 根据溶血现象和溶血性质
B. 根据菌落特点
C. 显微镜下形态特点
D. 根据抗原构造
E. 生化反应

49. 肺炎链球菌形成荚膜后 _____。
A. 具有抗吞噬作用
B. 具有促进吞噬作用
C. 获得致病性
D. 失去致病性
E. 保护细菌,对机体致病力减低

50. 淋球菌可引起_____。
A. 阴道炎
B. 化脓性结膜炎
C. 子宫颈炎
D. 梅毒
E. 尿道炎

51. 金葡菌引起化脓性感染的特点是_____。
A. 病灶易局限
B. 可引起败血症、脓毒血症
C. 可引起皮肤及脏器感染
D. 可通过多种途径侵入机体
E. 脓液带有黄色且黏稠

52. 链球菌引起的化脓性病灶脓汁稀薄且易扩散,其主要原因是病原菌产生_____。
A. 血浆凝固酶　B. 透明质酸酶　C. 链激酶　　D. 链道酶　　E. 溶血毒素

53. 奈瑟菌属中对人致病的细菌有_____。
A. 脑膜炎奈瑟菌
B. 黏膜奈瑟菌
C. 淋病奈瑟菌
D. 干燥奈瑟菌
E. 金黄奈瑟菌

54. 淋病奈瑟菌的致病物质有_____。

A. 鞭毛 　　 B. 菌毛 　　 C. 荚膜 　　　 D. 外膜蛋白 　　 E. 内毒素

二、名词解释

1. SPA
2. M 蛋白
3. SLO
4. TSST－1
5. 血浆凝固酶

三、问答题

1. 试述金黄色葡萄球菌的致病物质及所致疾病。

2. A 族链球菌产生哪些毒素和酶? 可引起哪些疾病?

3. 如何确定从标本中分离的细菌为葡萄球菌? 怎样确定其有无致病性?

【参考答案】

一、选择题

1. D　2. E　3. C　4. A　5. D　6. D　7. A　8. C　9. D　10. D　11. E　12. B
13. E　14. C　15. B　16. B　17. E　18. C　19. D　20. E　21. E　22. C　23. A
24. C　25. A　26. E　27. E　28. B　29. B　30. A　31. C　32. B　33. C　34. E
35. C　36. A　37. B　38. B　39. B　40. C　41. D　42. ABC　43. ABCDE
44. ABDE　45. ABCD　46. ABD　47. CDE　48. AD　49. AC　50. ABCE
51. ABCDE　52. BCD　53. ABE　54. BDE

(戴书颖)

第9章　肠道杆菌

学 习 要 点

掌握：埃希氏菌,志贺氏菌,沙门氏菌,变形杆菌的致病性。

熟悉：肠道杆菌的抗原构造,分类；肥达氏反应。肠道杆菌的生物学性状,大肠埃希菌在卫生学上的意义。

了解：微生物学检查法。

【内容提要】

一、肠道杆菌的抗原构造、分类、共同生物学特性

肠杆菌科(*Enterobacteriaceae*)细菌是一大群生物学性状相似的革兰阴性杆菌,常寄居在人和动物的肠道内,亦存在于土壤、水和腐物中。其中大多数是肠道的正常菌群,当宿主免疫力降低或细菌移位至肠外部位时可成为条件致病菌而引起疾病；少数为病原菌,例如伤寒沙门菌、志贺菌、致病性大肠埃希菌等；鼠疫耶尔森菌以及土拉热弗朗西斯菌为烈性传染病病原菌。

肠杆菌科细菌种类繁多。根据生化反应、抗原结构、核酸杂交和序列分析,至少分为30 个菌属,120 多个菌种。与医学有关的有埃希菌属、志贺菌属、沙门菌属、克雷伯菌属、变形杆菌属、摩根菌属、枸橼酸菌属、肠杆菌属、沙雷菌属和耶尔森菌属 10 个菌属,25 个以上菌种。

肠杆菌科细菌具有以下共同生物学特性：

1. 形态与结构　　中等大小的无芽胞、多数为周鞭毛、少数有荚膜或包膜、大多有菌毛的革兰阴性杆菌。粪便标本涂片染色无意义。

2. 培养特性　　兼性厌氧或需氧。营养要求不高,在液体培养基中,呈均匀混浊生长。

3. 生化反应　　活泼,常用生化反应区别不同菌属和菌种。乳糖发酵试验在初步选择、鉴别肠杆菌科中致病菌和非致病菌上有重要价值,一般非致病菌能分解乳糖,而致病菌多数不能。

$$乳糖发酵(麦康凯培养基)\begin{cases}致病菌：-无色菌落(如痢疾杆菌)\\非致病菌：\oplus红色菌落\end{cases}$$

4. 抗原结构　　复杂,主要有菌体(O)抗原、鞭毛(H)抗原、荚膜(K)或包膜和菌毛抗原。

5. 抵抗力　　无芽胞,对理化因素抵抗力不强。

6. Ag 构造 $\left\{\begin{array}{l}\text{菌体(O)Ag：LPS(细胞壁脂多糖)}\\\text{鞭毛(H)Ag}\\\text{表面 Ag(K)}\\\text{菌毛 Ag}\end{array}\right.$

7. 致病性　致病物质：① 内毒素。② 少数产生外毒素。③ 侵袭力。④ 传播途径：消化道(粪-口途径)。

二、埃希菌属

1. 诊断　吲哚、甲基红、VP、枸橼酸盐(IMViC)试验结果为"＋＋－－"。

2. 致病性　致病物质具有多种毒力因子,如内毒素、荚膜、Ⅲ型分泌系统等。所致疾病如下：

(1) 肠道外感染：败血症、新生儿脑膜炎、泌尿道感染等。

(2) 肠道感染：五个血清型可引起人类腹泻,又称胃肠炎,ETEC、EIEC、EPEC、EHEC、EAEC,见表9-1。

表 9-1　引起腹泻的大肠埃希菌

菌株	作用部位	疾病与症状	致病机制	常见 O 血清型
ETEC	小肠	旅行者腹泻;婴幼儿腹泻;水样便,恶心,呕吐,腹痛,低热	质粒介导 LT 和(或)ST,大量分泌液体和电解质	6、8、15、25、27、63、78、148、115、153、159
EIEC	大肠	痢疾样腹泻;水样便,继以少量血便,腹痛和发热	质粒介导侵袭和破坏结肠黏膜上皮细胞	28ac、29、112ac、124、136、143、144、152、164、167
EPEC	小肠	婴儿腹泻;水样便,恶心,呕吐,发热	质粒介导黏附和破坏上皮细胞绒毛结构导致吸收受损和腹泻	2、55、86、111、114、119、125、126、127、128、142、158
EHEC	大肠	出血性腹泻、HUS;水样便,继以大量出血,剧烈腹痛,低热或无,可并发血小板减少性紫癜	溶原性噬菌体编码 Stx-Ⅰ或 Stx-Ⅱ,中断蛋白质合成	157、26、111
EAEC	小肠	婴儿腹泻;持续性水样便,呕吐,脱水,低热	质粒介导聚集性黏附上皮细胞,阻止液体吸收	3、42、44、86

3. 卫生细菌学检查　大肠菌群数在每升饮水中不得超过 3 个;细菌总数：100 ml 水不得超过 5 个。

三、志贺氏菌属

1. 特点　无鞭毛,无动力。

2. 志贺氏菌属的分类　见表9-2。

表 9-2　志贺氏菌属的分类

菌种	群型	亚型	甘露醇	鸟氨酸脱羧酶
痢疾志贺菌	A	1~10	8a, 8b, 8 c	－	－
福氏志贺菌	B	1~6,x,y 变种	1a、1b、2a、3a、3b、3c、4a、4b	＋	－
鲍氏志贺菌	C	1~18		＋	－
宋内志贺菌	D	1		＋	＋

3. **致病性** 致病物质有侵袭力、内毒素和外毒素。

4. **所致疾病** 志贺菌感染有急性和慢性两种类型。

5. **快速诊断法** 免疫荧光菌球法、协同凝集试验、胶乳凝集试验和分子生物学方法。

四、沙门菌属

1. 概述

（1）Ag 构造与分类：分为 O - Ag 与 H - Ag。

1）O - Ag：分 67 种，42 组，对人致病为 A - E 组。

2）H - Ag：分 2 463 个血清型。

（2）引起人类疾病的主要沙门菌

8种 { 伤寒沙门菌、甲型副伤寒沙门菌、肖氏沙门菌、希氏沙门菌——主要感染人。
鼠伤寒沙门菌、猪霍乱沙门菌、肠炎沙门菌、鸭沙门菌——人畜共患病原体

2. 生物学性状

（1）培养与生化反应：

1）乳糖发酵（－），选择鉴别培养基呈无色菌落。

2）伤寒沙门菌分解 GS（葡萄糖）：＋ 产酸不产气。

表 9 - 3　主要沙门菌的生化特性

菌　名	葡萄糖	乳糖	甘露醇	H_2S	靛基质	VP	甲基红	枸橼酸盐	动力
甲型副伤寒沙门菌	⊕	－	⊕	－/＋	－	－	＋	＋	＋
肖氏沙门菌	⊕	－	⊕	＋＋＋	－	－	＋	±	＋
鼠伤寒沙门菌	⊕	－	⊕	＋＋＋	－	－	＋	＋	＋
希氏沙门菌	⊕	－	⊕	＋	－	－	＋	＋	＋
猪霍乱沙门菌	⊕	－	⊕	＋/－	－	－	＋	＋	＋
伤寒沙门菌	＋	－	＋	－/＋	－	－	＋	－	＋
肠炎沙门菌	⊕	－	⊕	＋＋＋	－	－	＋	－	＋

⊕：产酸、产气；＋：产酸；－：阴性

（2）Ag 构造：

1）O - Ag→机体→Ab（IgM）。

2）H - Ag→机体→Ab（IgG）。

3）Vi - Ag：毒力 Ag（用于诊断带菌者）。

3. 致病性

（1）致病物质：

1）侵袭力：侵袭素、Vi - Ag。

2）内毒素。

3）肠毒素：与 ETEC 产生的肠毒素类似。

（2）所致疾病：

1）**肠热症（伤寒与副伤寒）**：致病菌及所致疾病。伤寒沙门菌→伤寒，甲型副伤寒沙门菌、肖氏、希氏沙门菌→副伤寒。

2）为胞内寄生菌感染，Mφ 吞噬后，由耐酸应答基因（*atr*）介导并产生过氧化氢酶，超氧化物歧化酶保护细菌。

3）两次菌血症（初期及极期）。

4）临床表现：持续高热、相对缓脉、肝脾肿大、玫瑰疹等。

（3）食物中毒（胃肠炎）：鼠伤寒沙门菌、猪霍乱沙门菌、肠炎沙门菌引起。

（4）败血症。

（5）无症状带菌者。

4. 免疫性　　肠热症病后，可获得牢固的细胞免疫。

5. 微物学检查

（1）标本：根据病情、病程采取标本。

1）食物中毒：吐、泻物，可疑食物。

2）败血症：血液。

3）肠热症：据病程不同取材。

第 1 周：血、（＋）率为 80％。

第 2～3 周：粪便、尿、玫瑰疹渗出液。

整个病程：骨髓（＋）率＞90％。

（2）分离鉴定程序。

血、穿刺液──→肉汤增菌──→其他标本选择鉴别培养基──无色菌落──→生化反应──→血清学鉴定

（3）血清学诊断：肥达（Widal）试验。

1）原理：Ag‑Ab 定量凝集反应。

用已知伤沙门菌菌体（O）Ag 和鞭毛（H）Ag，以及引起副伤寒的甲型副伤寒沙门菌、肖氏沙门菌和希氏沙门菌 H‑Ag 的诊断菌液与受检血清作试管或微孔板凝集试验，测定受检血清中有无相应 Ab 及其效价试验。

2）用途：协助诊断肠热症。

3）结果判断及注意事项：

A. 正常值：一般是伤寒沙门菌 O 凝集效价≥1：80，H 凝集效价≥1：160，引起副伤寒的沙门菌 H 凝集效价≥1：80 时才有诊断价值。

B. 动态观察：在病程中的每周复查。若效价逐次递增或恢复期效价比初次≥4 倍者始有意义。

C. O 与 H 抗体的诊断意义：

a. O、H 凝聚效价均超过正常值，则肠热症的可能性大。

b. 两者均低，患病可能性小。

c. 若 O 不高，H 高，有可能是预防接种或非特异性回忆反应。

d. 如 O 高 H 不高，则可能是感染早期或与伤寒沙门菌 O‑Ag 有交叉反应的其他沙门菌感染。

4）必须结合临床表现。

（4）伤寒带菌者的检出：Vi-Ab 效价＞1∶10 有意义。

6. 特异性预防　伤寒、副伤寒死疫苗；伤寒沙门菌 TY21a 口服活疫苗。

五、变形杆菌属

1. 外斐试验　普通变形杆菌 X_{19}、X_2 和 X_K 菌株含有的菌体 O-Ag,可与斑疹伤寒立克次体和恙虫病立克次体的部位 Ag 发生交叉凝集反应,故可用以代替立克次体作为 Ag 与患者血清进行凝集反应,以辅助诊断有关的立克次体病。

2. 致病性　所致疾病。

（1）泌尿道感染。

（2）脑膜炎、腹膜炎、败血症等。

（3）食物中毒。

【双语词汇】

Enterobacter	肠杆菌属
Enterobacteriaceae	肠杆菌科
enterohemorrhagic *E. coli*,EHEC	肠出血型大肠埃希菌
enteroinvasive *E. coli*,EIEC	肠侵袭型大肠埃希菌
enteropathogenic *E. coli*,EPEC	肠致病型大肠埃希菌
enterotoxigenic *E. coli*,ETEC	肠产毒素型大肠埃希菌
enteroaggregative *E. coli*,EAEC	肠集聚型大肠埃希菌
Escherichia	埃希菌属
haemolytic uremic syndrome,HUS	出血性结肠炎和溶血性尿毒综合征
Shigella	志贺氏菌属
dysentery bacterium	痢疾杆菌
Salmonella	沙门菌属
Proteus	变形杆菌

【习题与测试】

一、选择题

A1 型题

1. 关于肠道杆菌的论述,不正确的是_____。

A. 所有肠道杆菌都不形成芽胞

B. 肠道杆菌均为 G^- 杆菌

C. 肠道杆菌中致病菌一般可分解乳糖

D. 肠道杆菌中非致病菌一般可分解乳糖

E. 肠道杆菌中少数致病菌可迟缓分解乳糖

2. 肠道杆菌所没有的一种抗原是_____。

A. M 抗原　　　B. H 抗原　　　C. O 抗原　　　D. K 抗原　　　E. Vi 抗原

3. 鉴别肠道致病菌与非致病菌主要依据_____。

A. 是否发酵葡萄糖 　　　　　　B. 是否分解乳糖

C. 是否具有鞭毛 　　　　　　　D. 是否具有菌毛

E. 是否具有芽胞

4. 我国城市饮水卫生标准是_____。

A. 1 000 ml 水中大肠菌群数不超过 3 个

B. 1 000 ml 水中大肠菌群数不超过 10 个

C. 100 ml 水中大肠菌群数不超过 5 个

D. 100 ml 水中大肠菌群数不超过 30 个

E. 100 ml 水中大肠菌群数不超过 3 个

5. 大肠埃希菌 IMViC 试验结果应是_____。

A. ＋－＋－　　B. －＋－＋　　C. ＋＋－－　　D. －－＋＋　　E. ＋－－－

6. 大肠埃希菌能引起尿路感染的主要原因是_____。

A. 膀胱内正常菌群 　　　　　　B. 分解尿素

C. 可利用 CO_2 作为碳源 　　　D. 具有特殊菌毛

E. 抵抗尿道中抗菌物质

7. 引起婴儿和旅游者腹泻的大肠埃希菌是_____。

A. 肠产毒型大肠埃希菌 　　　　B. 肠致病型大肠埃希菌

C. 肠侵袭型大肠埃希菌 　　　　D. 肠出血型大肠埃希菌

E. 肠集聚型大肠埃希菌

8. 可从尿中排出病原体的疾病是_____。

A. 痢疾 　　　B. 霍乱 　　　C. 伤寒 　　　D. 流脑

E. 急性肾小球肾炎

9. 在固体培养基上呈迁徙生长的细菌是_____。

A. 大肠埃希菌　B. 志贺菌　　C. 伤寒沙门菌　D. 霍乱弧菌　　E. 变形杆菌

10. 引起婴儿腹泻的主要病原菌是_____。

A. 志贺痢疾杆菌 　　　　　　　B. 肠炎杆菌

C. 肠致病性大肠埃希菌 　　　　D. 肠侵袭性大肠埃希菌

E. 丙型副伤寒杆菌

11. 能产生外毒素的志贺菌是_____。

A. 痢疾志贺菌　B. 福氏志贺菌　C. 鲍氏志贺菌　D. 宋氏志贺菌　E. 以上都不是

12. 伤寒杆菌 Vi 抗原变异属于_____。

A. 毒力变异 　　B. 耐药性变异　C. 菌落变异 　　D. 形态变异

E. 对外界抵抗力变异

13. 与立克次体有共同抗原的肠道杆菌是_____。

A. 沙门菌的某些菌株 　　　　　B. 志贺菌的某些菌株

C. 埃希菌的某些菌株 　　　　　D. 变形杆菌的某些菌株

E. 克雷伯菌的某些菌株

14. 分解葡萄糖产酸产气、不分解乳糖、产生 H_2S,动力试验＋、尿素酶试验－,可能是下列肠道菌中的_____。

A. 大肠埃希菌　B. 伤寒沙门菌　C. 志贺菌　　D. 变形杆菌

E. 肖氏沙门菌(乙型副伤寒杆菌)

15. 主要流行的肠出血性大肠埃希菌的 O 血清型是_____。

A. O6　　　　B. O25　　　C. O157　　　D. O111　　　E. O158

16. 关于伤寒与副伤寒沙门菌致病特点的说法,正确的是_____。

A. 潜伏期,可在肠系膜淋巴结繁殖

B. 不引起菌血症　　　C. 发病 2 周内没有第二次菌血症

D. 不侵犯肝、脾、肾等器官　　E. 患病后机体获得的免疫力不强

17. 志贺菌属常引起_____。

A. 阿米巴痢疾　B. 细菌性痢疾　C. 慢性肠炎　　D. 假膜性肠炎　E. 肠热症

18. 机体抗伤寒的免疫主要依赖于_____。

A. 体液免疫　　　　　　B. 补体的作用

C. 中性粒细胞的吞噬作用　　D. 抗生素的使用

E. 细胞免疫

19. 肠热症患者发病 1 周内,检出伤寒沙门菌阳性率最高的方法是_____。

A. 尿培养　　　B. 血培养　　C. 粪便培养　　D. 痰培养　　　E. 胆汁培养

20. 肠热症并发症之一是肠穿孔,其原因是_____。

A. 细菌的直接作用　　　　B. 肠梗阻所致

C. 肠壁淋巴组织发生超敏反应　D. 毒素的直接作用

E. 胃酸过多所致

21. 肥达反应的原理是_____。

A. 凝集反应,用已知抗体测未知抗原

B. 凝集反应,用已知抗原测未知抗体

C. 间接凝集反应

D. 协同凝集反应

E. 沉淀反应

22. 下列细菌中,无动力的菌属是_____。

A. 沙门菌属　　　　　　B. 弧菌属

C. 大肠埃希菌属　　　　　D. 变形杆菌属

E. 志贺菌属

23. 关于大肠埃希菌的特性,下列叙述错误的是_____。

A. 多数菌株有周身鞭毛　　B. 多有普通菌毛和性菌毛

C. 分解乳糖产酸　　　　D. IMViC 试验为"＋＋ －－"

E. 为肠道正常菌群,无致病作用

24. 志贺菌属不具有的物质是_____。

A. 内毒素　　　B. 外毒素　　　C. O抗原　　　D. 菌毛　　　　E. H 抗原

25. 目前筛选伤寒带菌者的方法是检测血清的_____。

A. O 抗体　　　B. H 抗体　　　C. K 抗体　　　D. Vi 抗体　　　E. M 抗体

26. 关于志贺菌抗原结构与分类的叙述,下列哪项是错误的? _____。

A. K 抗原无分类学意义

B. O 抗原是分类的依据

C. O 抗原有群特异性和型特异性两种

D. H 抗原是分类的指标之一

E. 志贺菌属可分为 4 群 40 多个血清型

27. 关于肠道杆菌的特性,下列哪项是错误的? _____。

A. 均为 G⁻杆菌,多数有鞭毛、菌毛

B. 能分解多种糖类,并具有鉴定作用

C. 多由消化道传播致病

D. 致病物质均为内毒素

E. 营养要求低,有氧或兼性厌氧环境下均可生长

28. 肠道杆菌的微生物学检查中,下列哪项无意义? _____。

A. 生化反应　　　　　　　B. 血清学反应

C. 细菌分离培养　　　　　D. 形态学检查

E. 动力观察

29. 痢疾杆菌根据群特异性抗原不同分为 4 群,下列哪项不属 4 群之中? _____。

A. 痢疾志贺菌　B. 志贺菌属　　C. 福氏志贺菌　D. 鲍氏志贺菌　E. 宋内志贺菌

30. 下列症状中,其中不是伤寒的表现的是_____。

A. 持续高热(稽留热)　　　B. 相对缓脉

C. 表情淡漠　　　　　　　D. 皮肤出现玫瑰疹

E. 口腔黏膜出现柯氏斑

31. ETEC 所产生的不耐热肠毒素的致病机制是_____。

A. 抑制蛋白质合成中的延长因子 2

B. 抑制内毒素脱毒　　　　C. 作用于肠壁自主神经

D. 激活腺苷酸环化酶　　　E. 封闭乙酰胆碱的释放

32. 志贺菌的志贺毒素不具有的生物学活性的是_____。

A. 细胞毒性　B. 肠毒素性　C. 神经毒性　D. 肾毒性　　　E. 肝细胞毒性

33. 志贺菌的抗感染免疫在消化道黏膜表面主要的抗体类型是_____。

A. IgM　　　　B. IgG　　　　C. IgD　　　　D. IgE　　　　E. SIgA

34. 痢疾志贺菌在人体内产生侵袭力,还产生_____。

A. 肠毒素　　　　　　　　B. 外毒素

C. 内毒素　　　　　　　　D. 内毒素和外毒素

E. 霍乱样毒素

35. 初步将志贺菌从肠道致病菌中鉴别出来的生化反应方法是_____。

A. 菊糖发酵试验　　　　　B. 尿素分解试验

C. 胆汁溶解试验　　　　　　　D. 肥达试验

E. 双糖铁培养基接种试验

36. 肥达试验阳性开始于病程的_____。

A. 第 1 周　　　B. 第 2 周　　　C. 第 3 周　　　D. 第 4 周　　　E. 第 5 周

37. 伤寒的并发症常发生在_____。

A. 病程第 1 周　　　　　　　　B. 病程第 2 周

C. 病程第 2～3 周　　　　　　　D. 病程第 3 周

E. 病程第 4 周

38. 辅助诊断伤寒可用_____。

A. 肥达试验　　　　　　　　　B. 抗 O 试验

C. 结核菌素试验　　　　　　　D. 外斐试验

E. 血浆凝固酶试验

39. 沙门菌属分类的主要依据是_____。

A. 染色性　　　B. 毒素类型　　　C. 溶血现象　　　D. 生化反应　　　E. 抗原构造

40. 机体抗伤寒沙门菌主要依赖_____。

A. 抗生素　　　B. 体液免疫　　　C. 细胞免疫　　　D. 补体　　　　E. 中性粒细胞

41. 卫生细菌学中作为饮水、食品等粪便污染指标的细菌是_____。

A. 痢疾志贺菌　　　　　　　　B. 霍乱弧菌

C. 蜡样芽胞杆菌　　　　　　　D. 大肠埃希菌

E. 伤寒沙门菌

42. 确定伤寒杆菌带菌者的指标是_____。

A. 血清 Vi 抗体效价超过 1∶10

B. 粪便或尿液细菌分离培养阳性

C. O 与 H 抗体的凝集价均超过正常值

D. O 抗体的凝集价超过正常值

E. H 抗体的凝集价超过正常值

43. 可引起菌血症的肠道菌是_____。

A. 痢疾志贺菌　B. 霍乱弧菌　　C. 肠炎沙门菌　D. 大肠埃希菌　E. 伤寒沙门菌

44. 根据生化反应和以下哪项的不同,将志贺菌属分为 4 个血清群: _____。

A. O 抗原　　　B. K 抗原　　　C. H 抗原　　　D. O、H 抗原　　　E. Vi 抗原

45. 伤寒沙门菌"O"抗原刺激机体产生的抗体是_____。

A. IgG　　　B. IgM　　　C. IgA　　　D. IgE　　　E. IgD

46. 下列哪种生化反应大肠埃希菌呈阳性?_____。

A. 脲酶试验　　　　　　　　　B. 苯丙氨酸脱氨酶试验

C. 枸橼酸盐利用试验　　　　　D. 吲哚试验

E. 硫化氢生成试验

47. 志贺菌属中能缓慢发酵乳糖的为_____。

A. 痢疾志贺菌　B. 福氏志贺菌　C. 鲍特志贺菌　D. 宋内志贺菌　E. 以上均可

48. 肠道杆菌中有荚膜无鞭毛,呈黏液状的为_____。

A. 沙门菌　　B. 克雷伯菌　　C. 大肠埃希菌　D. 沙雷菌　　E. 变形杆菌

49. 对痢疾患者做微生物学检查,下列哪项是错误的?_____。

A. 分离培养细菌,作生化鉴定

B. 取粪便标本分离培养

C. 取黏液性或脓血性粪便涂片,革兰染色镜检

D. 取标本接种于肠道选择培养基培养

E. 最后做血清学鉴定

50. 关于痢疾志贺菌正确的是_____。

A. 易入血引起败血症

B. 菌毛是致病的重要因素

C. 不能引起休克

D. 福氏痢疾杆菌因能产生外毒素故引起的痢疾比较严重

E. 我国以志贺痢疾杆菌感染多见

51. 肥达试验有诊断价值的抗体效价,通常是_____。

A. O 凝集价≥1∶40,H 凝集价≥1∶40

B. O 凝集价≥1∶80,H 凝集价≥1∶160

C. O 凝集价≥1∶40,H 凝集价≥1∶160

D. O 凝集价≥1∶160,H 凝集价≥1∶80

E. O 凝集价≥1∶80,H 凝集价≥1∶80

52. 下列试验中,哪项试验可鉴别沙门菌与志贺菌?_____。

A. 动力试验　　　　　　B. 尿素分解试验

C. 甘露醇发酵试验　　　D. 甲基红试验

E. 枸橼酸盐利用试验

53. 下列正确的是_____。

A. A 群——志贺　　　　B. B 群——福氏

C. C 群——鲍氏　　　　D. D 群——宋内

E. 以上均正确

54. 志贺菌的志贺毒素不具有以下生物学毒性_____。

A. 有肾毒性　　B. 有肝毒性　　C. 有神经毒性　D. 有肠毒性　　E. 有心肌毒性

55. 伤寒慢性带菌者的致病菌检出率高的标本是 _____。

A. 血液　　　B. 粪便液　　　C. 胆汁　　　　D. 痰　　　　E. 尿液

56. 志贺菌属中易转为慢性、病程迁延的是 _____。

A. 痢疾志贺菌　B. 鲍氏志贺菌　C. 福氏志贺菌　D. 宋内志贺菌　E. 以上均是

57. 引起肠道疾病的无动力细菌是_____。

A. 沙门菌　　　　　　　B. 霍乱弧菌

C. 副溶血性弧菌　　　　D. 痢疾杆菌

E. 肠产毒性大肠埃希菌

58. 致病性大肠埃希菌致病特点是_____。

　　A. 只引起肠道感染　　　　　B. 不引起泌尿生殖器感染

　　C. 内外毒素同时致病　　　　D. 外毒素可引起严重的毒血症

　　E. 不引起败血症

59. 我国卫生标准规定：瓶装汽水、果汁等饮料每 100 ml 中大肠埃希菌不得超过_____。

　　A. 3 个　　　　B. 5 个　　　　C. 10 个　　　　D. 50 个　　　　E. 100 个

60. 急性中毒型菌痢的主要临床表现有_____。

　　A. 全身中毒症状　　　　　B. 剧烈呕吐

　　C. 腹泻、腹痛　　　　　　D. 相对缓脉

　　E. 脓血便

61. 伤寒患者进行粪便培养致病菌的最佳时间是_____。

　　A. 潜伏期末　　　　　　B. 发病 1～4 d

　　C. 发病 5～10 d　　　　D. 发病 2～3 周

　　E. 发病 4 周后

A2 型题

62. 某人在参加一次聚餐 3 d 后,突然出现发热、腹痛和腹泻,腹泻,始为水样便,1 天后转变为黏液脓血便,并有里急后重感。根据以上症状应考虑的疾病和检查方法是_____。

　　A. 伤寒;取脓血便进行免疫荧光检测

　　B. 葡萄球菌食物中毒;取剩余食物分离致病菌

　　C. 沙门菌食物中毒;取剩余食物分离致病菌

　　D. 霍乱;取脓血便直接镜检

　　E. 细菌性痢疾;取脓血便分离肠道致病菌

63. 29 岁女性,发热 1 周,食欲不振、乏力、腹胀、腹泻、脾肿大。外周血白细胞偏低,起病后曾服退热药及磺胺药,发热仍不退,临床怀疑为伤寒病。为进一步确诊,首选应做的检查是_____。

　　A. 肥达反应　　B. 血培养　　　C. 尿培养　　　D. 粪便培养　　E. 骨髓培养

64. 某患者,因近 3 日腹泻腹痛前来就诊。述有里急后重感,便内有脓血;试问如进一步确诊进行微生物学检查时,应取材_____。

　　A. 血液　　　B. 尿　　　C. 脓血便　　　D. 血清　　　E. 胃液

65. 某患者因发热而入院。疑患伤寒。肥达反应结果是 TO 1∶80;TH 1∶40,PA(－),PB(－),两周后再次做肥达反应,其结果是 TO 1∶160,TH 1∶320,PA 1∶40,PB 1∶40,试问此患可能是_____。

　　A. 伤寒早期　　B. 伤寒感染期　　C. 伤寒恢复期　　D. 曾注射预防疫菌

　　E. 来自疫区健康者

B1 型题

问题 66～67

A. 不耐热肠毒素　　　　　　B. 耐热肠毒素

C. 志贺样毒素　　　　　　　D. 定植因子

E. 脂多糖

66. 能黏附于肠黏膜细胞的致病物质为 _____。

67. 能致机体体温持续升高的致病物质是_____。

问题 68～69

A. 定植因子　　　　　　　　B. 肠毒素

C. 志贺毒素　　　　　　　　D. 脂多糖

E. K 抗原

68. 能导致 Vero 细胞病变的物质是 _____。

69. 有抗吞噬作用的物质为 _____。

问题 70～74

A. 肠产毒型大肠埃希菌　　　B. 肠致病型大肠埃希菌

C. 肠侵袭型大肠埃希菌　　　D. 肠出血型大肠埃希菌

E. 肠集聚型大肠埃希菌

70. 引起婴幼儿和旅游者腹泻的病原菌是 _____。

71. 引起婴幼儿腹泻,且不产生肠毒素的病原菌是 _____。

72. 引起血性腹泻的病原菌是 _____。

73. 侵犯较大儿童和成人,引起痢疾样腹泻的病原菌是_____。

74. 引起婴儿持续性腹泻的病原菌是 _____。

问题 75～78

A. 第 1 周　　　　　　　　　B. 第 2～3 周

C. 恢复期　　　　　　　　　D. 第 1～3 周

E. 数月以后

75. 肠热症患者的血培养标本采集应在_____。

76. 肠热症患者的骨髓培养标本采集应在_____。

77. 肠热症患者的小便、粪便标本采集应在_____。

78. 肥达氏反应测定的抗体效价达高峰是在_____。

问题 79～82

A. 肠热症可能性小　　　　　B. 肠热症可能性大

C. 肠热症早期或交叉反应　　D. 预防接种或非特异性回忆反应

E. 细胞免疫功能低下

79. 肥达试验 O、H 凝集效价均高于正常,说明_____。

80. 肥达试验 O、H 凝集效价均低于正常,说明_____。

81. 肥达试验 O 凝集效价高,H 凝集效价低于正常,说明_____。

82. 肥达试验 O 凝集效价低,H 凝集效价高于正常,说明_____。

问题 83～85

A. O157　　　　　　　　　　B. O158

C. O159　　　　　　　　　D. O152

E. O167

83. ETEC 的常见血清型是 _____。

84. EHEC 的常见血清型是 _____。

85. EPEC 的常见血清型是 _____。

问题 86~89

A. LT(不耐热肠毒素)　　　B. ST(耐热肠毒素)

C. SLT(志贺样毒素)　　　　D. CFA(定居因子)

E. LPS(脂多糖)

86. 能黏附于肠道黏膜的致病物质是 _____。

87. 能引起体温持续升高的致病物质是 _____。

88. 导致溶血性尿毒综合征 HUS 概率增大的致病物质是 _____。

89. 能引起霍乱样腹泻且不耐热的致病物质是 _____。

X 型题

90. 大肠埃希菌的主要抗原有 _____。

A. M 蛋白　　B. K 抗原　　C. O 抗原　　D. H 抗原　　E. Vi 抗原

91. 下列能引起胃肠炎的大肠埃希菌中,哪些类型的作用部位在小肠? _____。

A. ETEC　　B. EIEC　　C. EPEC　　D. EHEC　　E. EAEC

92. 属于大肠埃希菌的生化反应是 _____。

A. 发酵葡萄糖产酸产气　　　B. 发酵葡萄糖产酸不产气

C. 发酵乳糖　　　　　　　　D. IMViC 试验结果为"++--"

93. 大肠菌群指数中的大肠菌群包括下列哪些肠道杆菌? _____。

A. 埃希菌属　　B. 枸橼酸菌属　　C. 艰难梭菌　　D. 脆弱类杆菌　　E. 肠杆菌属

94. 痢疾志贺菌在双糖管中的反应有 _____。

A. 分解乳糖　　　　　　　　B. 分解葡萄糖产酸不产气

C. 有动力　　　　　　　　　D. 不分解乳糖

95. 伤寒沙门菌双糖管反应是 _____。

A. 发酵葡萄糖产酸产气　　　B. 发酵葡萄糖产酸不产气

C. 不发酵乳糖　　　　　　　D. 有动力

E. 无动力

96. 在 SS 平板上,菌落呈无色半透明的细菌有 _____。

A. 伤寒沙门菌　　B. 志贺菌　　C. 变形杆菌　　D. 其他沙门菌　　E. 大肠埃希菌

97. 伤寒沙门菌的感染可导致 _____。

A. 潜伏感染　　　　　　　　B. 肠热症

C. 无症状带菌者　　　　　　D. 胃肠炎(食物中毒)

E. 斑疹伤寒

98. 人类沙门菌感染的疾病类型有 _____。

A. 风湿热　　B. 沙眼　　C. 胃肠炎　　D. 败血症　　E. 肠热症

99. 能导致人类腹泻的大肠埃希菌菌株类型有_____。

A. 肠侵袭型大肠埃希菌　　　　B. 肠产毒型大肠埃希菌

C. 肠致病型大肠埃希菌　　　　D. 肠出血型大肠埃希菌

E. 肠集聚型大肠埃希菌

100. 关于肠道杆菌的特性,下列叙述正确的是_____。

A. 均为革兰阳性菌　　　　　　B. 形态学无鉴别意义

C. 均无芽胞,但都有菌毛、鞭毛　D. 均可产生外毒素

E. 生化反应活泼,能分解多种糖类

101. 伤寒杆菌生化反应中,下述正确的有_____。

A. 发酵乳糖　　　　　　　　　B. 不发酵乳糖

C. 发酵葡萄糖产酸产气　　　　D. 发酵葡萄糖产酸不产气

E. 不发酵葡萄糖

102. 细菌性痢疾的典型临床表现有_____。

A. 发热　　　B. 腹痛　　　C. 里急后重　　　D. 黏液性脓血便

E. 相对缓脉

103. 志贺毒素的生物学作用有_____。

A. 神经毒性　　B. 细胞毒性　　C. 肠毒性　　　D. 内毒素毒性　E. 痉挛毒性

104. 对大肠埃希菌的叙述,正确的有_____。

A. 是人体的正常菌群

B. 有 O、K、H 三种抗原

C. 是条件致病菌

D. 能产生肠毒素的才是致病性大肠埃希菌

E. 某些大肠埃希菌菌株可导致腹泻

105. 痢疾患者做大便细菌学检查,正确方法是_____。

A. 应在使用抗生素之前采样

B. 采取后立即送检

C. 应取带脓血或黏液的粪便

D. 不能及时送检时,应将标本保存于 30% 甘油缓冲盐水中

106. 伤寒的并发症有_____。

A. 肝炎　　　B. 心律失常　　C. 肾衰竭　　　D. 肠出血　　　E. 肠穿孔

107. 肥达试验可协助下列哪些疾病的诊断?_____。

A. 斑疹伤寒　　B. 伤寒　　　C. 甲型副伤寒　D. 乙型副伤寒　E. 结核病

二、名词解释

1. 大肠菌群指数　　　　　　2. IMViC 试验

3. 不耐热肠毒素(LT)　　　　4. 志贺毒素

5. 肥达试验　　　　　　　　6. Vi 抗原

7. 外斐试验　　　　　　　　8. 肠热症

三、问答题

1. 试述肠杆菌科细菌的共同生物学特性。

2. 试述引起腹泻的大肠埃希菌的菌株、作用部位、所致疾病与症状、致病机制和常见血清型。

3. 试述肥达试验的原理、用途、结果判断注意事项。

4. 简述伤寒沙门菌细菌学检测程序。

【参考答案】

一、选择题

1. C 2. A 3. B 4. A 5. C 6. D 7. A 8. C 9. E 10. C 11. A
12. A 13. D 14. E 15. C 16. A 17. B 18. E 19. B 20. C 21. B 22. E
23. E 24. E 25. D 26. D 27. D 28. D 29. B 30. E 31. D 32. D 33. E
34. D 35. E 36. B 37. C 38. A 39. E 40. C 41. D 42. A 43. E 44. A
45. B 46. D 47. D 48. B 49. C 50. B 51. B 52. A 53. E 54. C 55. C
56. C 57. D 58. C 59. B 60. A 61. D 62. E 63. B 64. C 65. B 66. D
67. E 68. C 69. E 70. A 71. B 72. D 73. C 74. E 75. A 76. D 77. B
78. C 79. B 80. A 81. C 82. D 83. C 84. A 85. B 86. D 87. E 88. C
89. A 90. BCD 91. ACE 92. ACD 93. ABE 94. BD 95. BCD 96. ABCD
97. BC 98. CDE 99. ABCDE 100. BE 101. BD 102. ABCD 103. ABC
104. ABCE 105. ABCDE 106. DE 107. BCD

（王　玲）

第10章 分枝杆菌属

【内容提要】

一、分枝杆菌属特点

菌体细长微弯,有分支生长的趋势。特点：① 细胞壁含有大量的脂类;② 菌体不易着色,不易脱色,故采用抗酸染色(acid-fast bacilli);③ 致病性与菌体成分有关,形成慢性肉芽肿性病变;④ 培养要求高,生长缓慢(周期 18 h);⑤ 可分为三大类：结核分枝杆菌、非结核分枝杆菌、麻风分枝杆菌。

二、结核分枝杆菌

(一) 生物学特性

1. 特性　　细长微弯,抗酸染色阳性。

2. 培养特性　　专性需氧,37C° pH 6.4～7.0,营养要求高,生长缓慢,一代需 18 h。罗氏培养基,一般 3～4 周可见菌落,表面干燥呈颗粒、结节或花菜状。液体培养基中结核分枝杆菌菌体相连呈索状(因子),有利于形成皱褶的菌膜。

3. 生化反应　　不发酵糖,结核分枝杆菌热触酶试验阴性,非结核分枝杆菌阳性。

4. 抵抗力　　较强。① 抗干燥,抗酸碱,抗化学消毒剂;② 对湿热和紫外线、脂溶剂敏感;③ 对抗结核药(链霉素、异烟肼、利福平等)敏感,但易产生耐药性。可总结为"四怕"和"四不怕",见下表。

四　　　　怕	四　　不　　怕
乙醇	干燥
湿热	酸(3% HCl 或 6% H_2SO_4) 碱(4% NaOH) 有抵抗力
紫外线	碱性染料
抗结核药物(链霉素、异烟肼、利福平等)	常用抗生素如青霉素等

5. 变异性　　结核杆菌多种性状可发生变异。分为：① 形态变异：在异烟肼、溶菌酶等作用下形成 L 型(多形性)。② 菌落变异：R－S 型变异,性状典型→不典型,毒力减弱。③ 毒力变异：毒力增强或减弱。毒力减弱多见,典型例子是卡介苗：1908 年两位科

学家将有毒的牛型分枝杆菌接种在含甘油、胆汁、马铃薯的培养基中,经 13 年 230 代传代获得的减毒菌株,即卡介苗(Bacilli Calmette-Guerin,BCG)沿用至今。

(二) 致病性和免疫性

1. **致病物质**　无侵袭性酶,不含内毒素,也不产生外毒素。菌体成分(荚膜、黏附、侵入、保护细菌),其致病性主要由于:① 细菌繁殖引起炎症;② 菌体成分;③ 代谢产物毒性作用;④ 抗体对菌体成分产生免疫病理损伤。

(1) 脂质(lipid):与毒力关系密切,包括:① 索状因子(糖脂—分枝菌酸＋海藻糖)索状因子(cord factor)可破坏线粒体膜,引起肉芽肿性病变。② 磷脂(phosphatide)可促进单核细胞浸润,形成结核结节及干酪样坏死。③ 蜡质 D(wax－D)具有佐剂作用,促进超敏反应的发生。④ 硫酸脑苷脂(sulfatide)抗吞噬;分枝菌酸(mycolic acid)。

(2) 蛋白质:有抗原性、本身无毒,如结核菌素;蛋白质＋蜡质 D——迟发型变态反应;组织坏死、全身中毒症状;结核结节形成。

(3) 多糖(polysaccharide):结合成化合物。

(4) 分枝杆菌生长素(mycobactin):脂溶性铁螯合剂。

2. **所致疾病**

(1) 传染源:开放性肺结核患者口痰。

(2) 传播途径:呼吸道、消化道、皮肤黏膜。

(3) 临床类型:肺部感染和肺外感染。

(4) 肺部感染:多见,包括原发感染和原发后感染(继发感染)。

1) 原发感染(primary tuberculosis):常见于儿童(外源性感染),肺内原发灶→渗出性炎症→原发综合征(X 射线下哑铃状结构)→超敏反应→干酪样坏死→结核结节→全身播散→粟粒样结核。特点:特异免疫没有建立,故局部病变,但易扩散。

$$结局\begin{cases} 机体抵抗力强\quad 形成结核结节→纤维化→钙化→自愈 \\ (但病灶内常有细菌的潜伏) \\ 机体抵抗力差\begin{cases}活动性肺结核→干酪样坏死 \\ 全身播散→粟粒样结核\end{cases}\end{cases}$$

2) 原发后结核(post-primary tuberculosis,继发感染):常见于成人(原发病灶导致内源性感染;吸入结核菌导致外源性感染),特点:局部病变重,但不易扩散,一般局限于肺部,易发生干酪样坏死,可形成空洞和开放性肺结核。

肺外感染:

肠结核,结核性脑膜炎,皮肤结核,肾结核,骨结核等。

3. **免疫性与超敏反应的特点**　① 人体对该菌有较强免疫力(感染率高,发病率低);② 主要是细胞免疫,称为传染免疫(infection immunity)或有菌免疫;③ 细胞免疫与迟发型超敏反应并存。

4. **结核菌素实验**

(1) 原理:根据上述两者同时存在的原理,用结核菌素测定机体能否发生迟发性超敏反应,以判断机体对结核有无免疫力。

(2) 试剂有两种:① 旧结核菌素(OT);② 纯蛋白衍生物(PPD):PPD－C,BCG－

PPD。

（3）方法：前臂皮肤注射。OT、PPD 5 U/0.1 ml，注射于前臂皮内，48～72 h 观察结果。注射部位红肿硬结直径<5 mm 阴性，≥5 mm 阳性，≥15 mm 为强阳性。PPD - C>BCG - PPD（感染 TB）；PPD - C<CG - PPD（接种 BCG）。

红肿硬结直径	结 果 分 析
≥5 mm	阳性，机体细胞免疫功能正常，曾感染（或接种）过结核杆菌，或者注射过 BCG 疫苗
≥15 mm	强阳性，存在活动性结核病灶
阴性	未感染过结核杆菌

（三）微生物学检查
（1）直接涂片染色观察，菌数少时需浓缩集菌。
（2）分离培养鉴定及快速诊断。
（3）动物实验。
（4）核酸检测：PCR。

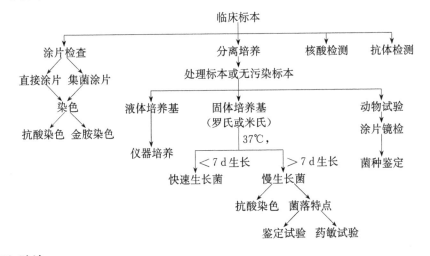

（四）防治
（1）应用卡介苗预防接种。
（2）治疗原则：早期、大量、长期、联合用药。

三、麻风杆菌
（一）生物学特点
（1）其大小、形态、染色均与结核杆菌类似。
（2）目前体外培养尚未成功。
（3）动物模型：犰狳。
（二）致病性与免疫性
人类为唯一宿主和唯一传染源，致病因素不清。

1. **传染源**　患者（瘤型麻风患者通过皮肤黏膜及外分泌液向外排菌）。

2. **传播途径**　皮肤、黏膜、呼吸道及密切接触传播（痰、汗、乳汁、精液、阴道分泌液,家庭内传播多见)。

3. 潜伏期　　2～5 年,长者数 10 年。

4. 特点　　潜伏期长,发病慢,病程长的慢性传染病。

5. 临床类型　　麻风病变可分为四型。

瘤型麻风(lepromatous type)(恶性麻风):① 侵犯部位:皮肤黏膜、神经及内脏病变中大量麻风细胞;② 传染性强:分泌物中大量麻风杆菌——开放性麻风;③ 免疫状态:细胞免疫缺陷,体液免疫正常;④ 病变:肉芽肿,麻风结节(leproma)。⑤ "狮面容",病情严重,逐渐恶化。

结核样型麻风(良性麻风):占 60%～70%。病情缓慢稳定,传染性小,病变发生在皮肤和外周神经,感觉功能障碍。① 侵犯部位:皮肤、周围神经;② 传染性小——病变处少见麻风细胞及麻风杆菌——闭锁性麻风;③ 免疫状态:细胞免疫接近正常(麻风菌素试验阳性);④ 病变:淋巴细胞上皮样细胞,巨噬细胞浸润;⑤ 临床表现:感觉功能障碍:皮肤——边缘清楚的红色斑疹;由于细胞浸润变粗、变硬——可触及外周神经。

界线类:兼具两者的特点。

未定类:前期病变。

(三) 微生物学检查

(1) 直接涂片,结合病史可诊断。

(2) 病理:麻风细胞(胞质呈泡沫状,麻风杆菌)。

(3) 麻风菌素试验(lepromin test)。

(四) 防治原则

预防(BCG)。砜类药物(如:氨苯砜)、利福平、氯苯吩嗪。

【双语词汇】

Mycobacterium	分枝杆菌属
M. tuberculosis	结核分枝杆菌
acid-fast bacilli	抗酸杆菌
acid-fast stain	抗酸染色
primary pulmonary tuberculosis	原发性肺结核
secondary pulmonary tuberculosis	继发性肺结核
infectious immunity	感染性免疫
Koch phenomenon	郭霍现象
old tuberculin (OT)	旧结核菌素
purified protein derivative(PPD)	纯蛋白衍生物
nontuberculosis mycobacteria	非结核分枝杆菌
M. laprae	麻风分枝杆菌
leproma	麻风结节
tuberculosis skin test(TST)	结核菌素试验

【知识拓展】

γ-干扰素释放试验

　　γ-干扰素释放试验(Interferon-gamma release assay，IGRA)是一种用于结核杆菌感染的体外免疫检测的新方法。

　　IGRA 利用结核分枝杆菌而非牛分枝杆菌 BCG 株系表达的抗原刺激外周血单核产生 IFN-γ。检测结果在血样采集后 12～18 h 得出，报告结果分为阳性、阴性和不确定。大型临床研究显示，在高质量实验室中不确定结果的发生率仅为 2%～4%，因此获得有意义结果的概率均超过 96%。在 2011 年以前，全球只有澳大利亚和英国两种 γ 干扰素释放试验(IGRA)试剂盒被批准用于临床检测，2011 年 7 月，国内首款由海口 VTI 生物研究院研发生产的 IGRA 试剂盒(A. TB)正式获国家食品药品监督管理局批准。

　　IGRA 具有多方面优势：患者无须返回获取检测结果，并且实验室质量控制几乎可确保每次均可获得有意义的结果。IGRA 的主要操作局限为其费用远高于结核菌素皮肤试验(TST)。然而，大部分研究提示，在大型结核控制项目的背景之下 IGRA 具有较好的成本效益。IGRA 的估计敏感性和特异性较高，可以大大减少潜伏性结核假阳性患者的医疗花费。

　　因为具有高敏感性和高特异性，并且不受卡介苗和大多数非致病分枝杆菌的影响，IGRA 在结核诊断中的意义正在被越来越多的临床实验所证实，尤其对于像中国这样普遍接种卡介苗的结核高负担国家，更具有重要意义。

【习题与测试】

一、选择题

A1 型题

1. 分枝杆菌属最主要的特点是_____。

A. 无特殊结构　　　　　　　B. 能分枝生长

C. 一般不易着色　　　　　　D. 胞壁含大量脂质

E. 不产生内外毒素

2. 下列细菌中生长速度最慢的是_____。

A. 大肠埃希菌　　　　　　　B. 霍乱弧菌

C. 结核分枝杆菌　　　　　　D. 乙型链球菌

E. 脑膜炎球菌

3. 结核分枝杆菌常用的培养基是_____。

A. 罗氏培养基　B. 庖肉培养基　C. 巧克力平板　D. 吕氏血清斜面培养基

E. SS 培养基

4. 关于结核分枝杆菌生物学特性的叙述，错误的是_____。

A. 专性需氧　　　　　　　　B. 抗酸染色阳性

C. 培养的菌落呈颗粒、结节状　D. 耐酸碱性强

E. 耐盐性强

5. 与结核杆菌抗酸性有关的成分是_____。

A. 分枝菌酸　　B. 磷脂　　　C. 蜡脂 D　　D. 索状因子　　E. 结核菌素

6. 区别结核分枝杆菌与非结核分枝杆菌有重要意义的试验是_____。

A. 乳糖发酵试验　　　　　B. 锡克试验

C. 热触酶试验　　　　　　D. 结核菌素试验

E. 毒力鉴定试验

7. 卡介苗的制备是利用结核杆菌的哪种变异？_____。

A. 形态　　　B. 菌落　　　C. 耐药性　　　D. 抗原性　　　E. 毒力

8. 病后获得感染免疫的细菌为_____。

A. 霍乱弧菌　　B. 结核杆菌　　C. 破伤风梭菌　　D. 白喉杆菌　　E. 痢疾杆菌

9. 卡介苗的性质属于_____。

A. 死菌苗　　　B. 类毒素　　　C. 抗毒素　　　D. 抗生素　　　E. 减毒活疫苗

10. 结核杆菌所致疾病最常见的是_____。

A. 肺结核　　　B. 淋巴结核　　C. 肾结核　　　D. 肠结核　　　E. 结核性胸膜炎

11. 不是通过内毒素或外毒素为致病物质的细菌是

A. 白喉杆菌　　　　　　　B. 伤寒杆菌

C. 结核分枝杆菌　　　　　D. 霍乱弧菌

E. 产气荚膜梭菌

12. 下列对结核分枝杆菌的免疫特点叙述正确的是_____。

A. 以体液免疫为主　　　　B. 属于感染免疫

C. 体液和细胞免疫并重　　D. 不能通过人工主动免疫获得

E. 细胞免疫与Ⅰ型超敏反应同时建立

13. 卡介苗的接种对象主要是_____。

A. 结核菌素试验阳性者　　B. 成年人

C. 严重结核患者　　　　　D. 新生儿和结核菌素试验阴性的儿童

E. 细胞免疫功能低下的患者

14. 能从痰液中检出具有临床诊断意义的细菌是_____。

A. 表皮葡萄球菌　　　　　B. 结核分枝杆菌

C. 白喉杆菌　　　　　　　D. 脑膜炎奈氏菌

E. 脆弱类杆菌

15. 下列哪组细菌均属于胞内寄生菌？_____。

A. 伤寒杆菌、痢疾杆菌　　B. 伤寒杆菌、结核杆菌

C. 破伤风梭菌、结核杆菌　D. 炭疽杆菌、结核杆菌

E. 霍乱弧菌、白喉杆菌

16. 鉴别非结核分枝杆菌有无致病性的试验是_____。

A. 热触酶试验　　　　　　B. 乳糖发酵试验

C. 抗煮沸试验　　　　　　D. 乳化试验

E. 触酶试验

17. 结核杆菌胞壁中脂质含量高与下列特性无关的是_____。

A. 免疫性　　　B. 致病性　　　C. 生长特性　　D. 抵抗力　　　E. 染色性

18. 下列关于结核杆菌形态染色方面的特点,错误的是_____。

A. 细长略弯的杆菌　　　　　　B. 菌体外有荚膜

C. 一般染色不易着色　　　　　D. 一般用抗酸染色法

E. Albert 染色后可见异染颗粒

19. 结核杆菌的微生物学诊断方法不正确的是_____。

A. 标本直接涂片镜检　　　　　B. 血清学试验测抗体

C. 动物试验　　　　　　　　　D. 分离培养鉴定

E. PCR 技术鉴定结核杆菌的 DNA

20. 目前麻风病的微生物学诊断主要依靠_____。

A. 在鼻黏膜或皮损处取材,用抗酸性染色后检查

B. 麻风菌素试验　　　　　　　C. 测血清中麻风杆菌特异性抗体

D. 分离培养　　　　　　　　　E. 动物试验

A2 型题

21. 某女青年因咳嗽发热就诊。拍胸片发现右肺有片状阴影,结核菌素试验红肿直径大于 2.0 cm,试问该患者可能是_____。

A. 机体对结核无免疫能力　　　B. 结核病恢复期

C. 结核病活动期　　　　　　　D. 注射过卡介苗

E. 结核病早期

22. 20 岁男性患者咳嗽数周。一个月前开始感到疲劳,食欲减少,发热 2 周后咳痰中带血丝,体重减轻。体温 38℃,非急性面容,右上肺有啰音,WBC $11×10^9/L$,多形核 63%,临床怀疑患肺结核,下列处置中错误的是_____。

A. 做结核菌素试验　　　　　　B. 痰浓缩集菌涂片进行抗酸染色

C. 胸部 X 射线拍片　　　　　　D. 痰结核杆菌培养

E. 痰培养物接种豚鼠进行动物实验

23. 一男性患者一个月前感到疲劳、食欲减少、发烧咳嗽、咳痰带血丝,取咳痰行抗酸染色,镜下见到红色细长弯曲、分枝的杆菌,试问该细菌是_____。

A. 白喉杆菌　　　　　　　　　B. 克雷伯肺炎杆菌

C. 炭疽杆菌　　　　　　　　　D. 结核杆菌

E. 流感杆菌

24. 一名未接种过卡介苗的健康中年人,做结核菌素试验是阳性,下列解释不正确的是_____。

A. 需要接种卡介苗　　　　　　B. 不需要接种卡介苗

C. 对结核病有免疫力　　　　　D. 细胞免疫功能正常

E. 感染过结核杆菌

B1 型题

问题 25～28

A. 分枝菌酸　　　　　　　　B. 结核菌素

C. 索状因子　　　　　　　　D. 蜡质 D

E. 磷脂

25. 与结核杆菌毒力密切有关的物质是_____。

26. 具有免疫佐剂作用的物质为_____。

27. 用于测定机体细胞免疫功能的物质是_____。

28. 与结核杆菌抗酸染色性有关的物质是_____。

问题 29～31

A. 霍乱弧菌　　　　　　　　B. 结核杆菌

C. 破伤风梭菌　　　　　　　D. 肉毒梭菌

E. 痢疾杆菌

29. 耐碱不耐酸的细菌是_____。

30. 耐酸又耐碱的细菌是_____。

31. 抗酸染色阳性的细菌是_____。

问题 32～34

A. 肥达试验　　　　　　　　B. 抗 O 试验

C. 结核菌素试验　　　　　　D. 锡克试验

E. 神奈川试验

32. 能辅助诊断肠热症的试验是_____。

33. 测定机体对结核杆菌有无免疫力的试验是_____。

34. 风湿热的辅助诊断试验是_____。

问题 35～37

A. 蛋白质　　　　　　　　　B. 多糖

C. 脂质　　　　　　　　　　D. 肽聚糖

E. 核酸

35. 结核菌素的性质属于_____。

36. 结核杆菌能在巨噬细胞内长期存活是因该菌含大量_____。

37. 青霉素能诱导结核杆菌 L 型形成是作用于_____。

问题 38～40

A. 结核菌　　　　　　　　　B. 麻风杆菌

C. 两者均是　　　　　　　　D. 两者均不是

38. 侵入细胞内,可使胞质呈泡沫状的细菌是_____。

39. 可在人工培养基上生长繁殖的细菌是_____。

40. 属于细胞内寄生的细菌有_____。

问题 41～44

A. 非结核分枝杆菌　　　　　B. 结核杆菌

C. 两者均是　　　　　　　　D. 两者均不是

41. 通过生化反应,热触酶试验阴性的细菌是_____。

42. 通过生化反应,热触酶试验阳性的细菌是_____。

43. 属于抗酸性细菌是_____。

44. 能形成芽胞的细菌有_____。

X 型题

45. 分枝杆菌属中细菌具有的特点是_____。

A. 胞壁含大量脂质　　　　　　B. 有分枝生长趋势

C. 抗酸染色阳性　　　　　　　D. 有芽胞

E. 不产生毒素

46. 结核杆菌在液体培养基中生长后形成皱褶的菌膜浮于液面是由于_____。

A. 有菌毛黏附　B. 有鞭毛运动　C. 专性需氧　　D. 含脂质量多

E. 液面营养更丰富

47. 对于结核杆菌抵抗力的叙述,正确的有_____。

A. 耐干燥,在干燥痰内可存活 6～8 d

B. 煮沸即被杀死　　　　　　　C. 对紫外线敏感

D. 对酸碱有抵抗力　　　　　　E. 对抗结核药物易产生耐药性

48. 结核杆菌可发生的变异有_____。

A. 形态　　　B. 毒力　　　C. 菌落　　　D. 免疫原性　　E. 耐药性

49. 抗感染以细胞免疫起主要保护作用的细菌是_____。

A. 结核杆菌　B. 霍乱弧菌　C. 伤寒杆菌　D. 白喉杆菌　E. 痢疾杆菌

50. 结核菌素试验阳性可能为_____。

A. 已感染过结核杆菌　　　　　B. 曾作过 OT 试验

C. 接种过卡介苗　　　　　　　D. 已患有结核病

E. 机体细胞免疫功能正常

51. 结核菌素试验阴性可能为_____。

A. 未感染过结核杆菌　　　　　B. 对结核杆菌无特异性免疫

C. 感染初期　　　　　　　　　D. 严重的结核病患者

E. 获得性细胞免疫功能低下

52. 麻风杆菌感染人类的途径有_____。

A. 破损皮肤　B. 呼吸道　C. 破损黏膜　D. 密切接触　E. 消化道

53. 麻风杆菌的防治原则有_____。

A. 开展普查　　　　　　　　　B. 定期检查密切接触者

C. 早期诊断　　　　　　　　　D. 早期隔离

E. 联合用药进行彻底治疗

54. 培养结核杆菌的罗氏培养基的作用有_____。

A. 营养作用　B. 选择作用　C. 可长期培养　D. 因含脂质生长因子而刺激生长

E. 鉴别作用

55. 结核分枝杆菌侵入机体的途径有_____。

A. 呼吸道　　B. 消化道　　C. 胎盘途径　D. 破损的皮肤　E. 性传播

56. 结核分枝杆菌生物学特性包括_____。

A. 抗酸染色阳性,呈红色
B. 专性需氧,生长缓慢

C. 菌落表面粗糙并呈菜花状
D. 耐酸碱,抗干燥

E. 革兰染色阴性

57. 能在吞噬细胞内寄生的细菌有_____。

A. 结核分枝杆菌
B. 伤寒沙门菌

C. 肺炎链球菌
D. 布氏菌

E. 螺旋体

58. 结核分枝杆菌可发生的变异有_____。

A. 形态变异　　B. 菌落变异　　C. 毒力变异　　D. 耐药性变异　　E. 细胞膜变异

59. 结核菌素试验是测定机体对结核分枝杆菌_____。

A. 有无特异性体液免疫
B. 有无特异性细胞免疫

C. 对结核有无免疫力
D. 有无迟发型变态反应

E. 耐药性

60. 结核菌素试验阳性有可能是_____。

A. 接种过卡介苗
B. 已感染过结核分枝杆菌

C. 患肿瘤
D. 机体细胞免疫功能正常

E. 病毒感染

61. 关于结核杆菌抵抗力的叙述,正确的是_____。

A. 耐干燥,在干燥痰内可存活 6～8 d

B. 对湿热敏感,60℃30 min 可杀死之

C. 对紫外线敏感,直接日光照射数小时可被杀灭

D. 对酸碱有抵抗力

E. 对抗结核药物易产生耐药性

62. 下列皮肤试验属于 IV 型超敏反应的是_____。

A. TAT 皮肤试验
B. 锡克试验

C. 结核菌素试验
D. 麻风菌素试验

E. 布氏菌素试验

63. 下列能引起脑膜炎的细菌是_____。

A. 结核杆菌　　B. 麻风杆菌　　C. 痢疾杆菌　　D. 大肠埃希菌

E. 流感嗜血杆菌

64. 结核菌素试验阴性可能是_____。

A. 原发感染早期
B. 用免疫抑制剂者

C. 体液免疫功能低下者
D. 未感染过结核分枝杆菌

E. 细胞免疫功能低下的结核病患者

65. 结核分枝杆菌的原发感染的特点包括_____。

A. 多发生于肺部
B. 主要表现为淋巴管炎和淋巴结炎

C. 主要表现为粟粒性肺炎
D. 初次感染,机体缺乏特异性免疫力

66. 麻风分枝杆菌引起人类感染的途径有_____。

A. 破损皮肤　　　B. 呼吸道　　　C. 破损黏膜　　　D. 密切接触　　　E. 肠道

67. 麻风杆菌主要侵犯部位是_____。

A. 皮肤　　　　B. 黏膜　　　　C. 周围神经　　　D. 淋巴结、脾、肝

E. 肾、骨骼

二、名词解释

1. 感染免疫

2. 结核菌素试验

3. 麻风细胞

4. 抗酸杆菌

5. 卡介苗（BCG）

6. 传染性免疫

三、问答题

1. 简述结核杆菌的生物学性状。

2. 试述结核杆菌的免疫性。

3. 简述结核分枝杆菌脂质成分在致病中的作用。

4. 试述结核菌素试验原理、方法结果判断及意义。

5. 简答卡介苗定义及应用对象及效果。

6. 试述抗酸染色的原理和方法以及结果。

【参考答案】

一、选择题

1. D　2. C　3. A　4. E　5. A　6. C　7. E　8. B　9. E　10. A　11. C　12. B　13. D　14. B　15. B　16. C　17. A　18. E　19. B　20. A　21. C　22. E　23. D　24. E　25. C　26. D　27. B　28. A　29. A　30. B　31. B　32. A　33. C　34. B　35. A　36. C　37. D　38. B　39. A　40. C　41. B　42. A　43. C　44. D　45. ABCE　46. CD　47. BCDE　48. ABCDE　49. AC　50. ACDE　51. ABCDE　52. ABCD　53. ABCDE　54. ABCD　55. ABD　56. ABCD　57. ABD　58. ABCD　59. BCD　60. ABD　61. BCDE　62. CDE　63. ADE　64. ABDE　65. ABD　66. ABCD　67. ABC

（柳爱华）

第11章 厌氧性细菌

学习要点

掌握：厌氧性细菌的特点、分类和致病性。

熟悉：厌氧性细菌的感染特点，无芽胞厌氧菌生物学性状，致病性，防治原则。

了解：厌氧性细菌微生物学检查及防治原则。

【内容提要】

厌氧性细菌（anaerobic bacteira）是一群必须在无氧环境下才能生长繁殖的细菌，广泛分布于自然界和机体中。根据能否形成芽胞，厌氧性细菌可分为厌氧芽胞梭菌属和无芽胞厌氧菌两大类。

一、厌氧芽胞梭菌属

（一）破伤风梭菌

G^+，菌体细长，有周边鞭毛，芽胞正圆，比菌体粗，位于菌体顶端，使细菌呈鼓槌状，为本菌的典型特征。严格厌氧。大多生化反应阴性。芽胞抵抗力强。

破伤风梭菌由伤口侵入人体。伤口窄而深（如刺伤），形成厌氧微环境有利于破伤风梭菌局部繁殖，是感染的重要条件。破伤风梭菌无侵袭力，仅在局部繁殖，其致病作用完全有赖于繁殖过程所产生的毒素。破伤风梭菌产生的痉挛毒素（tetanospasmin）是引起破伤风的主要致病物质。该毒素可阻止抑制性神经介质的释放，使肌肉活动的兴奋与抑制失调，导致骨骼肌出现强烈痉挛。破伤风潜伏期 7～14 天，典型的症状有苦笑面容、牙关紧闭及角弓反张等。可因植物性神经系统功能紊乱，产生心律不齐、血压波动和大量出汗造成脱水。

破伤风防治：① 远期预防：注射破伤风类毒素进行人工主动免疫的特异性预防；② 紧急预防：正确处理创口及清创扩创，防止厌氧微环境的形成，是重要的非特异性防治措施。同时立即注射破伤风抗毒素（tetanus antitoxin，TAT）以获得被动免疫。TAT 注射前，必须先作皮肤试验。若皮试阳性可采用脱敏注射法。使用 TAT 要遵循早期、足量原则，一旦毒素与细胞受体结合，抗毒素便不能中和其毒性作用。③特异性治疗：包括使用抗毒素和抗生素两方面。

（二）产气荚膜梭菌

G^+，粗大杆菌，芽胞椭圆形，小于菌体，位于菌体次极端。无鞭毛。在体内有明显的荚膜。厌氧培养，但不十分严格。在血琼脂平板上，多数菌株有双层溶血环。本菌代谢十分活跃，在牛奶培养基中可见"汹涌发酵"现象。

产气荚膜梭菌能产生 10 余种外毒素和侵袭性酶，其中 α 毒素最重要，在气性坏疽的形成中起主要作用。此外,部分菌株还能产生肠毒素,引起腹泻。所以产气荚膜梭菌所致疾病有气性坏疽和食物中毒。气性坏疽的致病条件与破伤风梭菌相同。潜伏期短,一般仅为 8～48 h,使该病发展迅速,病情险恶。临床表现为局部剧痛、组织水肿、气肿,触摸有捻发感,当毒素和组织坏死的毒性产物被吸收入血,引起毒血症甚至休克。产气荚膜梭菌的某些菌株可产生肠毒素引发食物中毒,因食入被大量污染的食物而引起,临床表现为剧烈腹痛、腹胀、水样腹泻、便血。一般 1～2 d 后自愈,但年老体弱者可致死亡。

防治原则:及时处理伤口,消除厌氧微环境,预防性的使用抗生素可防止大多数感染。对局部感染应尽早施行扩创手术,切除感染和坏死组织,必要时截肢以防止病变扩散。有条件可使用 α 抗毒素血清进行治疗,近年来,高压氧舱治疗气性坏疽可使血液和组织中的氧含量提高 15 倍,能部分抑制厌氧菌的生长。

(三) 肉毒梭菌

G+,粗短杆菌,芽胞呈椭圆形,粗于菌体,位于次极端,使细胞呈网球拍状,有鞭毛,无荚膜。

肉毒梭菌产生一种剧烈的神经外毒素——肉毒毒素,是主要的致病物质。肉毒毒素经胃肠吸收入血后,作用于外周胆碱能神经,抑制神经肌肉接点处神经介质乙酰胆碱的释放,导致弛缓性麻痹。所致疾病主要是食物中毒,肉毒中毒的临床表现不同于其他食物中毒,消化道症状很少见,主要表现为神经末梢麻痹。如复视、斜视、眼睑下垂等眼肌麻痹症状,吞咽、咀嚼困难、口干、口齿不清等咽部肌肉麻痹症状,进而膈肌麻痹、呼吸困难,直至呼吸停止导致死亡。6 个月以内的婴儿,因其肠道的特殊环境及缺乏能拮抗肉毒梭菌的正常菌群,食入被肉毒梭菌污染的食品后,产生的毒素被吸收而致病。症状与肉毒毒素食物中毒类似,称为婴儿肉毒病,表现为吞咽困难,吸乳、啼哭无力,全身肌张力下降。肉毒梭菌也可感染伤口产生毒素而发生中毒,症状与食物肉毒中毒相似,称为创伤肉毒中毒。

预防肉毒梭菌感染主要是要加强食品卫生管理和监督。对疑患者应尽早根据症状作出诊断,加强护理和对症治疗同时,迅速注射抗毒素,降低病死率。

二、无芽胞厌氧菌

无芽胞厌氧菌是一大类寄生于人和动物体内的正常菌群,包括 G+ 和 G- 的球菌和杆菌。在人体正常菌群中占有绝对优势,是其他非厌氧性细菌 10～1 000 倍。在某些特定状态下,这些厌氧菌作为条件致病菌可导致内源性感染,甚至会危及生命。下表是与人类疾病相关的主要无芽胞厌氧菌:

类　别	染色性	常见菌属	主要分布部位
球菌	革兰阳性	消化链球菌属 消化球菌属 厌氧链球菌属	肠道 肠道 口腔
	革兰阴性	韦荣菌属	口腔
杆菌	革兰阳性	丙酸杆菌属 放线菌属 真杆菌属 双歧杆菌属 乳杆菌属	皮肤 上呼吸道、肠道 肠道 肠道 肠道

（续表）

类　别	染色性	常见菌属	主要分布部位
	革兰阴性	类杆菌属 梭杆菌属 普雷沃菌属 卟啉单胞菌属	口腔、肠道 口腔、肠道 口腔 口腔

【双语词汇】

anaerobic bacteira	厌氧性细菌
Clostridum	厌氧芽胞梭菌属
C. tetani	破伤风梭菌
tetanospasmin	破伤风痉挛毒素
tetanus antitoxin，TAT	破伤风抗毒素
C. perfringens	产气荚膜梭菌
C. botulinum	肉毒梭菌

【习题与测试】

一、选择题

A1 型题

1. 能增强厌氧芽胞梭菌属对恶劣环境条件抵抗力的主要因素是_____。

A. 菌毛　　B. 鞭毛　　C. 荚膜　　D. 芽胞　　E. 内毒素

2. 目前所知毒性最强的毒素是_____。

A. 破伤风痉挛毒素　　B. 肉毒毒素

C. 卵磷脂酶　　D. 炭疽毒素

E. 鼠疫毒素

3. 破伤风梭菌感染的重要条件为_____。

A. 细菌芽胞污染伤口　　B. 菌群失调

C. 伤口的厌氧微环境　　D. 细菌繁殖体污染伤口

E. 机体免疫力低下

4. 应用破伤风抗毒素治疗破伤风,其目的是_____。

A. 抑制破伤风梭菌生　　B. 阻止细菌产生毒素

C. 中和进入血液中的外毒素　　D. 中和游离于神经细胞外的外毒素

E. 中和结合在神经细胞上的外毒素

5. 紧急预防破伤风最好注射_____。

A. 破伤风类毒素　　B. 破伤风抗毒素

C. 丙种球蛋白　　D. 抗生素

E. 破伤风死菌苗

6. 产气荚膜梭菌可产生多种外毒素,其中最重要的是_____。

A. α 毒素　　　　B. β 毒素　　　　C. ε 毒素　　　　D. κ 毒素　　　　E. ι 毒素

7. 对于破伤风痉挛毒素的特性,下列说法错误的是_____。

A. 属神经毒素　　　　　　　　B. 化学性质为蛋白质

C. 该毒素可被肠道蛋白酶所破坏 D. 是引起破伤风的主要致病物质

E. 该毒素毒性最强,对人致死量小于 $0.1\,\mu g$

8. 属于破伤风梭菌形态染色方面的特性是_____。

A. 有荚膜　　　　　　　　　　B. 无鞭毛

C. 菌体呈竹节状排列　　　　　D. 菌体呈鼓槌状

E. 芽胞正圆形,位于菌体次极端

9. 注射 TAT 的目的是_____。

A. 对易感人群进行常规预防

B. 杀灭伤口中繁殖的破伤风梭菌

C. 对可疑破伤风患者治疗及紧急预防

D. 主要用于儿童的预防接种

E. 中和与神经细胞结合的毒素

10. 以神经外毒素致病的细菌是_____。

A. 肉毒梭菌　　　　　　　　　B. 产气荚膜梭菌

C. 链球菌　　　　　　　　　　D. 霍乱弧菌

E. 金黄色葡萄球菌

11. 下列细菌在牛奶培养基上培养时能产生"汹涌发酵"现象的是_____。

A. 破伤风梭菌　　　　　　　　B. 产气荚膜梭菌

C. 肉毒梭菌　　　　　　　　　D. 大肠埃希菌

E. 霍乱弧菌

12. 能引起食物中毒,但很少有胃肠炎症状的细菌是_____。

A. 肉毒梭菌　　　　　　　　　B. 产气荚膜梭菌

C. 肠炎沙门菌　　　　　　　　D. 副溶血性弧菌

E. 金黄色葡萄球菌

13. 肉毒梭菌的芽胞特点是_____。

A. 椭圆形,位于菌体顶端　　　B. 椭圆形,位于菌体次极端

C. 正圆形,位于菌体顶端　　　D. 正圆形,位于菌体次极端

E. 椭圆形,小于菌体

14. 破伤风痉挛毒素作用于 _____。

A. 肠黏膜上皮细胞　　　　　　B. 红细胞

C. 神经细胞　　　　　　　　　D. 中性粒细胞

E. 白细胞

15. 肉毒毒素作用的主要部位是_____。

A. 肠上皮细胞　　　　　　　　B. 脊髓前角运动细胞

C. 脑神经细胞　　　　　　　D. 胃黏膜细胞

E. 外周胆碱能神经

16. 下列细菌中不是厌氧性细菌的是_____。

A. 破伤风梭菌　B. 脆弱类杆菌　C. 肉毒梭菌　　D. 艰难梭菌　　E. 肺炎链球菌

17. 血平板上形成双层溶血环的细菌是_____。

A. 葡萄球菌　　B. 肺炎球菌　　C. 破伤风杆菌　D. 产气荚膜杆菌

E. 白喉杆菌

A2 型题

18. 新生儿出生 8 天,因吞咽困难,全身抽搐,四肢痉挛入院,经询问有不洁断脐史,该患儿最有可能考虑以下哪种疾病?_____。

A. 肉毒毒素中毒　　　　　　B. 破伤风

C. 脑瘫　　　　　　　　　　D. 新生儿肺炎

E. 流脑

19. 可疑肉毒毒素中毒的患者,为明确诊断应采集的标本是_____。

A. 患者吃剩的食物　　　　　B. 伤口的渗出液

C. 患者的脑脊液　　　　　　D. 患者的血液

E. 患者的尿液

20. 患者,男,48 岁,建筑工人,因铁钉深刺脚部造成外伤送至医院,首先应考虑给予注射_____。

A. 破伤风类毒素　　　　　　B. 破伤风减毒活菌苗

C. 百-白-破三联疫苗　　　　D. 丙种球蛋白

E. 破伤风抗毒素

21. 某妇女下腹部疼痛,阴道有大量黄、无血、无气味的分泌物,一周前曾做过经阴道结扎术。检查时,从阴道穹后部穿刺,得 20 ml 带血、恶臭的脓性物,厌氧培养出 G⁻ 杆菌。请问该化脓感染的病原体可能是下列哪项?_____。

A. 大肠埃希菌　B. 绿脓杆菌　　C. 变形杆菌　　D. 脆弱类杆菌　E. 肉毒杆菌

B1 型题

问题 22~24

A. 产气荚膜梭菌　　　　　　B. 破伤风梭菌

C. 肉毒梭菌　　　　　　　　D. 金黄色葡萄球菌

E. 痢疾杆菌

22. 引起气性坏疽的细菌是_____。

23. 能引起食物中毒的厌氧菌是_____。

24. 通过产生痉挛毒素致病的细菌是_____。

问题 25~27

A. 霍乱弧菌　　　　　　　　B. 炭疽杆菌

C. 肉毒梭菌　　　　　　　　D. 破伤风梭菌

E. 产气荚膜梭菌

25. 不能形成芽胞的细菌是_____。

26. 有芽胞且位于菌体顶端的细菌是_____。

27. 有荚膜的细菌是_____。

问题 28～29

A. 炭疽病   B. 气性坏疽

C. 食物中毒   D. 烫伤样皮肤综合征

E. 破伤风

28. 产气荚膜梭菌和肉毒梭菌均可引起_____。

29. 破伤风梭菌可引起_____。

问题 30～31

A. 菌体细长,芽胞圆形位于菌体顶端   B. 革兰阳性粗大杆菌,芽胞小于菌体

C. 粗短杆菌,芽胞椭圆形,呈"网球拍"状   D. 菌体细长稍有弯曲,可见分枝状

E. 粗大杆菌,两端平齐,芽胞位于菌体中央

30. 肉毒梭菌的形态特征是_____。

31. 破伤风梭菌的形态特征是_____。

X 型题

32. 下列属于专性厌氧菌的是_____。

A. 炭疽芽胞杆菌   B. 肉毒梭菌

C. 白喉棒状杆菌   D. 肺炎链球菌

E. 脆弱类杆菌

33. 厌氧芽胞梭菌的共同特点是_____。

A. 产生外毒素   B. 无荚膜

C. 革兰阳性芽胞杆菌   D. 专性厌氧

E. 致病性强

34. 关于破伤风梭菌的特性,下列正确的是_____。

A. 有芽胞与鞭毛   B. 繁殖体对青霉素敏感

C. 本菌代谢活跃   D. 菌体呈鼓槌状

E. 可产生外毒素

35. 产生嗜神经毒素的厌氧菌有_____。

A. 艰难梭菌   B. 肉毒梭菌   C. 霍乱弧菌   D. 破伤风梭菌   E. 结核杆菌

36. 关于产气荚膜梭菌的致病性,下列正确的是_____。

A. 可引起坏死性肠炎

B. 可导致食物中毒

C. 致病因素为荚膜、鞭毛、毒素和酶

D. 以组织气肿、水肿、坏死为主要病理表现

E. 可引起严重的创伤感染

37. 无芽胞厌氧菌的致病条件是_____。

A. 正常菌群失调

B. 局部形成厌氧微环境

C. 由于机械或病理损伤,使细菌侵入非正常寄居部位

D. 机体免疫力减退

E. 常继发于严重的传染病

38. 无芽胞厌氧菌的感染特点是_____。

A. 大多为化脓性感染　　　　B. 分泌物黏稠,有恶臭

C. 主要引起内源性感染　　　　D. 长期使用氨基糖苷类抗生素无效

E. 标本涂片可见细菌,但普通培养无细菌生长

39. 产气荚膜梭菌的培养特点是_____。

A. 血平板上双层溶血环

B. 厌氧培养

C. 牛奶培养基中产生"汹涌发酵"现象

D. 代谢活跃,能分解多种糖

E. 分离培养用 SS 培养基

40. 关于破伤风抗毒素的有关说法,下列正确的是_____。

A. 可中和破伤风痉挛毒素

B. 仅对游离的痉挛毒素有阻断作用

C. 注射前必须先做皮试,防止超敏反应

D. 破伤风病后可产生大量 TAT

E. 破伤风抗毒素主要用于紧急预防和治疗破伤风

二、名词解释

1. 厌氧性细菌　　　　　　2. "汹涌发酵"现象

3. TAT　　　　　　　　　4. 破伤风痉挛毒素

三、问答题

1. 简述破伤风梭菌的感染条件、主要致病物质及防治原则。

2. 简述破伤风梭菌的致病机制。

3. 请列举无芽胞厌氧菌的感染特征。

【参考答案】

一、选择题

1. D　2. B　3. C　4. D　5. B　6. A　7. E　8. D　9. E　10. A　11. B　12. A
13. B　14. C　15. E　16. E　17. D　18. B　19. A　20. E　21. D　22. A　23. C
24. B　25. A　26. D　27. E　28. C　29. E　30. C　31. A　32. BE　33. ACDE
34. ABCDE　35. BD　36. ABCDE　37. ABCD　38. ABCDE　39. ABCD
40. ABCDE

(王　峰)

第12章 其他病原菌

学习要点

掌握：① 炭疽芽胞杆菌、布鲁氏菌、鼠疫耶尔森菌的致病性。② 霍乱弧菌的生物型。

熟悉：炭疽芽胞杆菌、布鲁氏菌、鼠疫耶尔森菌的生物学性状及防治原则。

了解：炭疽芽胞杆菌、布鲁氏菌、鼠疫耶尔森菌的微生物学检查法。

【内容提要】

本章节内容包括了其他革兰阳性菌和其他革兰阴性菌、弧菌属和弯曲菌属以及放线菌等内容。

其他革兰阳性菌主要包括芽胞杆菌属、棒状杆菌属、李斯特菌属等细菌；其他革兰阴性菌主要包括布鲁氏菌属、耶尔森菌属、军团菌属、嗜血杆菌属、假单胞菌属、螺杆菌属、鲍特菌属、气单胞菌属等细菌。

一、芽胞杆菌属

是一群需氧、能形成芽胞的革兰阳性大杆菌。本属中主要的致病菌为炭疽芽胞杆菌，是引起动物和人类炭疽病的病原菌；蜡状芽胞杆菌的某些菌株可产生肠毒素，引致食物中毒；其他大多为腐生菌，主要以芽胞形式存在于土壤、水和尘埃中，一般不致病。

炭疽芽胞杆菌（B. anthracis）俗称炭疽杆菌，是引起人类、各种家畜和野生动物炭疽病（anthrax）的病原菌。菌体平直，两端平截，呈竹节状排列，芽胞位于菌体中央。在含青霉素的培养基中，可形成串珠反应，与其他需氧芽胞杆菌区别。芽胞抵抗力强大。

其主要致病物质是荚膜和炭疽毒素。炭疽毒素是造成感染者致病和死亡的主要原因，毒性作用直接损伤微血管内皮细胞，增加血管通透性而形成水肿。由于有效循环血量不足，微循环障碍导致感染性休克和 DIC，甚至致死。

此菌主要通过消化道传染，也可经呼吸道及皮肤创伤或通过吸血昆虫传播。人因接触患病动物或受染毛皮而引起皮肤炭疽，皮肤炭疽最为多见。感染炭疽后可获得持久性免疫力。

微生物学检查可根据炭疽病型采取不同标本，取标本时需注意个人防护。

预防的重点是家畜感染的防治和牧场的卫生防护，病畜应严格隔离或处死深埋。炭疽减毒活疫苗皮上划痕接种进行特异性预防。

二、布鲁氏菌属

布鲁菌属（Brucella）细菌是一类人畜共患传染病的病原菌。本属使人致病的有牛布鲁菌、羊布鲁杆菌、猪布鲁杆菌和犬布鲁杆菌，在我国流行的主要是羊布鲁菌病，其次为牛布鲁菌病。

布鲁菌为革兰阴性小球杆菌或短杆菌。主要致病物质是内毒素。感染家畜引起母畜流产;病畜表现为睾丸炎、附睾炎、乳腺炎、子宫炎等。人类对布鲁菌易感,通过接触病畜及其分泌物或接触被污染的畜产品,经皮肤、黏膜、眼结膜、消化道、呼吸道等不同途径感染。该菌侵入机体后可反复形成菌血症,使患者的热型呈波浪式,临床上称为波浪热。感染易转为慢性,在全身各处引起迁徙性病变,伴随发热、关节痛和全身乏力等症状,体征有肝、脾大。

布鲁菌为胞内寄生菌,免疫以细胞免疫为主。细胞免疫和Ⅳ型超敏反应所导致的免疫保护及病理损害,在慢性与反复发作的病程中往往交织存在。

血液是最常用的标本,急性期血培养阳性率高达70%。

免疫接种以畜群为主,疫区人群也应接种减毒活疫苗(104 M 株疫苗皮上划痕接种)。

三、鼠疫耶尔森菌属

耶尔森菌属(Yersinia)细菌属于肠杆菌科,本属细菌通常先引起啮齿动物、家畜和鸟类等动物感染,人类通过接触动物、被节肢动物叮咬或食入污染食物等途径感染。

鼠疫耶尔森菌(Y. pestis)俗称鼠疫杆菌,是鼠疫的病原菌。鼠疫是一种自然疫源性的烈性传染病。法定甲类烈性传染病,其传染性极强。人类鼠疫是被疫鼠的鼠蚤叮咬而受染,或因直接接触、剥食了感染鼠疫的动物(旱獭、绵羊等)。

该菌革兰阴性,两端钝圆,两极浓染,卵圆形短小杆状,有荚膜,无鞭毛,无芽胞。在化脓或溃疡性病灶及腐败材料中可见菌体膨大成球形,且着色不佳,或见到着色极浅的细菌轮廓,称菌影。

毒力很强,少数几个细菌即可使人致病。其致病性主要与 F1 抗原、V-W 抗原、外膜抗原及内毒素等相关。临床常见有腺鼠疫、肺鼠疫和败血症型鼠疫。死亡患者的皮肤常呈黑紫色,故有"黑死病"之称。

感染后能获得牢固免疫力。灭鼠灭蚤是切断鼠疫传播环节,消灭鼠疫源的根本措施。应用 EV 无毒株生产活菌疫苗,皮下、皮内接种或皮上划痕进行特异性预防。

四、弧菌属和弯曲菌属

弧菌属(Vibrio)细菌是一大群菌体短小,弯曲成弧形的革兰阴性菌,广泛分布于自然界,以水中最多。与人类感染有关的以霍乱弧菌、副溶血性弧菌最为重要。

霍乱弧菌是引起霍乱的病原体。霍乱为我国的甲类法定传染病,人类是霍乱弧菌的唯一易感者。该菌革兰染色阴性,呈弧形或逗点状,有菌毛,无芽胞,菌体一端有一根单鞭毛,运动非常活跃。若取患者米泔水样粪便或培养物作悬滴观察,可见穿梭样或流星状运动。

霍乱弧菌有耐热的 O 抗原和不耐热的 H 抗原。根据 O 抗原不同,现已有 155 个血清群,其中 O1 群、O139 群引起霍乱。O1 群霍乱弧菌根据其菌体抗原由 3 种抗原因子 A、B、C 组成,又可分为 3 个血清型:小川型(Ogawa)、稻叶型(Inaba)和彦岛型(Hikojima)。根据表型差异,O1 群霍乱弧菌的每一个血清型还可分为 2 个生物型:古典生物型(classical biotype)和 El Tor 生物型(El Tor biotype)。

霍乱肠毒素是重要致病物质,是已知的致泻毒素中最为强烈的毒素,为肠毒素的典型代表。典型病例一般在吞食细菌后 2~3 d 突然出现剧烈腹泻和呕吐,在疾病最严重时,每小时失水量可高达 1 L,排出如米泔水样腹泻物。如未经治疗处理,患者病死率高达 60%,若及时给患者补充液体及电解质,病死率可小于 1‰。愈后机体可获得牢固免疫力。

【双语词汇】

Bacillus	芽胞杆菌属
B. *anthracis*	炭疽芽胞杆菌
anthrax	炭疽病
Cytotoxin associated gene A,CagA	细胞毒素相关蛋白 A
murine toxin,MT	鼠毒素
Corynebacterium	棒状杆菌属
diphtherotoxin	白喉毒素
B. *cereus*	蜡样芽胞杆菌
Kanagawa phenomenon,KP	神奈川现象
C. *diphtheriae*	白喉棒状杆菌
C. *ulcerans*	溃疡棒状杆菌
C. *acnes*	痤疮棒状杆菌
C. *urelyticum*	溶脲棒状杆菌
C. *vaginale*	阴道棒状杆菌
C. *pseudodiphtheriticum*	假白喉棒状杆菌
C. *xerosis*	结膜干燥棒状杆菌
Listeria	李斯特菌属
Listeriolysin O	李斯特溶素 O
Brucella	布鲁菌属
Brucellin	布鲁菌素
B. *abortus*	牛布鲁菌
B. *melitensis*	羊布鲁杆菌
B. *suis*	猪布鲁杆菌
B. *canis*	犬布鲁杆菌
Yersinia	耶尔森菌属
Y. *pestis*	鼠疫耶尔森菌
Yersinia outer membrane proteins,Yop	耶尔森外膜蛋白
Y. *enterocolitica subsp. ente*	小肠结肠炎耶尔森菌小肠结肠炎亚种
Y. *pseudotuberculosis subsp pseudo-tuberculosis*	假结核耶尔森菌假结核亚种
Legionella	军团菌属
ghost	菌影
Haemophilus	嗜血杆菌属
H. *influenzae*	流感嗜血杆菌
P. *pseudomallei*	类鼻疽假单胞菌

P. fluorescens	荧光假单胞菌
P. aeruginosa	铜绿假单胞菌
Pseudomonas	假单胞菌属
Helicobacter	螺杆菌属
Helicobacter pylori，Hp	幽门螺杆菌
Bordetella	鲍特菌属
B. pertussis	百日咳鲍特菌
B. parapertussis	副百日咳鲍特菌
B. bronchiseplica	支气管败血鲍特菌
Aeromonas	气单胞菌属
A. caviac	豚鼠气单胞菌
A. hydrophila subsp. hydrophila	嗜水气单胞菌嗜水亚种
Vibrio	弧菌属
V. cholerae	霍乱弧菌
Campylobacter	弯曲菌属
C. jejuni	空肠弯曲菌
V. parahemolyticus	副溶血性弧菌
Actinomyces	放线菌属
adenylcyclase toxin	腺苷酸环化酶毒素
A. israelii	衣氏放线菌
A. naeslundii	内氏放线菌
A. odontolyticus	龋齿放线菌
A. viscous	黏液放线菌
A. bovis	牛放线菌
Actinomyces	放线菌属
N. asteroides	星形诺卡菌
Nocardia	诺卡菌属
original endotoxin protein，OEP	原内毒素蛋白
pneumolysin	肺炎链球菌溶素
polymyxin	多粘菌素
satellite phenomenon	卫星现象
Vacuolating cytotoxin A，VacA	空泡毒素 A

【习题与测试】

一、选择题

A1 型题

1. 人类最常见的炭疽病是_____。

A. 肺炭疽　　　B. 肠炭疽　　　C. 炭疽败血症　D. 脑炭疽　　　E. 皮肤炭疽

2. Ascoli 沉淀反应用于诊断 _____。

A. 波状热　　　B. 炭疽　　　C. 猩红热　　　D. 破伤风　　　E. 鼠疫

3. 控制炭疽芽孢杆菌毒力的物质是 _____。

A. 染色体　　B. 噬菌体　　C. 质粒　　　D. 侵袭性酶　　E. 毒素

4. 菌体呈卵圆形,两端浓染的细菌是_____。

A. 炭疽杆菌　　　　　　　B. 白喉棒状杆菌

C. 结核分枝杆菌　　　　　D. 鼠疫杆菌

E. 伤寒沙门

5. 鼠疫杆菌产生的鼠毒素与一般外毒素的区别是 _____。

A. 化学成分是脂多糖　　　　B. 不可用甲醛脱毒及制备类毒素

C. 免疫动物不能产生抗毒素　　D. 由质粒控制

E. 菌细胞裂解或自溶才能释放

6. 鼠疫杆菌对血管内皮细胞有毒性的菌体成分是 _____。

A. F1 抗原　　B. V 抗原　　C. W 抗原　　D. V 和 W 抗原的结合物

E. MT

7. 下列哪项,不是白喉杆菌的特性? _____。

A. 形态特征有异染颗粒　　　B. 产生外毒素引起心肌炎

C. 用抗毒素可以进行预防　　D. 锡克试验阳性说明机体有了免疫力

E. 只有携带有棒状杆菌噬菌体的白喉杆菌才能产生外毒素

8. 患者鼻咽部分离出一株白喉杆菌,要确诊为白喉还需要_____。

A. 做血清学试验鉴定细菌　　B. 接种于吕氏血清斜面

C. 接种于亚碲酸钾培养基　　D. 接种于 Elek 平板作毒力测定

E. 涂片,做 Albert 染色观察异染颗粒

9. 白喉杆菌的形态特点是具备_____。

A. 异染颗粒　　B. 硫磺颗粒　　C. 内基小体　　D. 原体　　　E. 始体

10. 白喉棒状杆菌的形态特点不正确的是 _____。

A. 革兰染色阳性　　　　　B. 排列呈 V、L 形

C. 特殊染色后可见鞭毛　　D. 排列呈歪斜的栅栏状

E. 胞质中有嗜碱性颗粒

11. 吕弗血清培养基适宜培养的细菌是_____。

A. 破伤风梭菌　B. 腊肠杆菌　C. 炭疽杆菌　　D. 白喉杆菌　　E. 结核杆菌

12. 人畜共患病不包括_____。

A. 波浪热　　　B. 肠热症　　C. 莱姆病　　　D. 钩端螺旋体　E. 鼠疫

13. O139 群霍乱弧菌与 O1 群霍乱弧菌的区别在于 _____。

A. 形态　　　　　　　　　B. 产生的肠毒素

C. 患者以成人多见　　　　D. 在 TCBS 琼脂培养基呈黄色菌落

E. 所致临床表现

14. 机体感染下列哪种病原菌后能获得牢固持久免疫力? _____。

A. 流感杆菌　　B. 大肠埃希菌　C. 痢疾杆菌　　D. 肺炎链球菌　E. 霍乱弧菌

15. 关于霍乱的叙述错误的是＿＿＿＿。

A. 属于烈性传染病　　　　　B. 人类是霍乱弧菌的唯一易感者

C. 痊愈后,少数患者可长期带菌　D. 病后的免疫力短暂

E. 接种霍乱死菌苗可增强人群的特异性免疫力

16. 关于霍乱弧菌正确的说法是＿＿＿＿。

A. 有周鞭毛,运动十分活泼　　B. 耐酸不耐碱

C. 需氧菌　　　　　　　　　　D. 只有 H 抗原

E. G⁺菌

17. 能致人类食物中毒的病原菌是＿＿＿＿。

A. 霍乱弧菌　　　　　　　　　B. 副溶血性弧菌

C. 溶血性链球菌　　　　　　　D. 志贺痢疾菌

E. 肺炎双球菌

18. 霍乱弧菌生长繁殖的最适宜 pH 范围是＿＿＿＿。

A. 4.0～6.0　B. 8.8～9.0　C. 7.2～7.6　D. 6.0～7.0　E. 2.0～5.0

19. 霍乱弧菌的主要致病物质是＿＿＿＿。

A. 肠毒素　　B. 内毒素　　C. 鞭毛　　　D. 菌毛　　　E. 荚膜

20. 霍乱弧菌的主要致病物质不包括＿＿＿＿。

A. 鞭毛　　　　　　　　　　　B. 菌毛

C. 毒素共调菌毛　　　　　　　D. 外毒素

E. 内毒素

21. 弧菌主要分布在＿＿＿＿。

A. 空气　　　B. 水　　　C. 土壤　　　D. 人体肠道　E. 动物肠道

22. 鉴定幽门螺杆菌的重要依据为＿＿＿＿。

A. 定居于黏膜层中

B. 运动活泼、生化反应活泼

C. 产生大量尿素酶,分解尿素为氨

D. 革兰阴性无芽胞菌

E. 以上都不是

23. 百日咳免疫特点不包括＿＿＿＿。

A. 免疫力持久　　　　　　　　B. 可产生多种特异性抗体

C. 细胞免疫其主要作用　　　　D. 抵抗再感染的主要因素是 SIgA

E. 母体血清 IgG 可保护新生儿不受感染

24. 百日咳鲍特菌主要侵袭部位是＿＿＿＿。

A. 口腔黏膜　B. 扁桃腺　　C. 咽喉黏膜　D. 气管、支气管的纤毛上皮

E. 肺组织

25. 下列毒素和酶中,非绿脓杆菌所产生的是＿＿＿＿。

A. 绿脓杆菌外毒素 A　　　　　B. 蛋白分解酶

C. 杀白细胞素   D. 肠毒素

E. 红疹毒素

26. 绿脓杆菌的特征是_____。

A. 专性厌氧

B. 具有周鞭毛的革兰阴性菌

C. 在液体培养基中形成菌膜,菌液呈蓝绿色

D. 对青霉素等多种抗生素敏感

E. 只引起创伤感染

27. 细菌与所致疾病组合错误的是 _____。

A. 绿脓杆菌-烧伤感染   B. 幽门螺杆菌-B 型胃炎

C. 军团菌-军团菌病   D. 百日咳杆菌-百日咳

E. 流感杆菌-流感

28. 对绿脓杆菌特征的错误叙述是 _____。

A. 菌体一端有鞭毛   B. 氧化酶试验阳性

C. 可产生脂溶性色素   D. 抵抗力强且对多种抗生素耐药

E. 通过接触引起医源性传播

29. 下列细菌中属条件致病菌的是_____。

A. 金黄色葡萄球菌   B. 伤寒沙门菌

C. 霍乱弧菌   D. 绿脓杆菌

E. 结核分枝杆菌

30. 目前控制军团菌肺炎流行措施是 _____。

A. 对医院供水系统和喷雾治疗器定期监测和消毒

B. 给免疫抑制患者服用免疫增强剂

C. 注射亚单位疫苗

D. 流行期间给易感者注射青霉素

E. 流行期间用乳酸熏蒸消毒居室空气

31. 下列病原体可引起脑膜刺激征及出现脓性脑脊液的是_____。

A. 流感嗜血杆菌   B. 群链球菌

C. 新型隐球菌   D. 金黄色葡萄球菌

E. 肺炎双球菌

32. 对军团菌的错误描述是_____。

A. 广泛存在于各种水环境   B. 可寄生在单核吞噬细胞内

C. 是引起医源性肺炎的常见病原 D. 治疗首选红霉素

E. 对外界环境抵抗力低

33. 对军团菌致病性的错误叙述是_____。

A. 通过气溶胶吸入感染   B. 机体抵抗力低下是发病重要因素

C. 胞内寄生性是重要致病因素 D. 抗吞噬作用与 LPS 有关

E. 抗吞噬作用与荚膜有关

34. 关于幽门螺杆菌的特征正确的是_____。

A. 归属于弯曲菌属　　　　　B. 革兰阴性杆菌,无鞭毛

C. 需氧生长,营养要求高　　D. 耐干燥

E. 与 B 型胃炎、消化道溃疡及胃癌有关

35. 可寄生在巨噬细胞内的细菌是_____。

A. 布氏杆菌　　　　　　　　B. 金黄色葡萄球菌

C. 肺炎链球菌　　　　　　　D. 破伤风梭菌

E. 炭疽杆菌

36. 感染动物后引起母畜流产的病原体是_____。

A. 布鲁菌　　　　　　　　　B. 炭疽芽孢杆菌

C. 鼠疫杆菌　　　　　　　　D. 钩端螺旋体

E. 空肠弯曲菌

37. 布氏杆菌的致病物质是_____。

A. 芽胞　　　B. 荚膜　　　C. 鞭毛　　　D. 血浆凝固酶　E. 链激酶

38. 引起波浪热的主要原因是_____。

A. 反复形成败血症　　　　　B. 细菌容易变异

C. 细菌有较特殊的内毒素　　D. 细菌在胞内繁殖,抗体和药物难起直接作用

E. 反复形成菌血症,细菌内毒素刺激体温调节中枢

39. 食入未经消毒的羊奶,最有可能引起的病是_____。

A. 结核　　　B. 波浪热　　　C. 破伤风　　　D. 肉毒中毒　　E. 伤寒

40. 布氏杆菌与结核杆菌的区别是_____。

A. 可在巨噬细胞内生长　　　B. 致病性与超敏反应有关

C. 可通过血流播散　　　　　D. 具有较强的繁殖扩散能力

E. 具有荚膜

41. 布氏杆菌引起的疾病是_____。

A. 波状热　　　B. 肠热症　　　C. 猩红热　　　D. 炭疽

E. 流行性出血热

42. 下述对放线菌正确的描述为_____。

A. 多数可致人类疾病　　　　B. 多以分裂方式繁殖、有菌丝

C. 形成菌丝及孢子的真核生物　D. 必须在活的细胞中才能生长繁殖

E. 感染细胞内可形成包涵体

43. 预防放线菌所致龋齿及牙周病的方法不正确的是_____。

A. 注意口腔卫生　　　　　　B. 隔离患者以防传染

C. 牙病及早修补　　　　　　D. 对患者应进行外科清创

E. 大剂量青霉素较长时间治疗

44. 在放线菌感染的病灶组织及脓样物质中,肉眼可见黄色小颗粒,其实质是_____。

A. 异染颗粒　　　　　　　　B. 组织中形成的菌落

C. 包涵体   D. 质粒

E. 孢子

45. 放线菌引起的化脓性感染其脓液特征是_____。

A. 黏稠,呈金黄色   B. 稀薄,呈血水样

C. 稀薄,呈蓝绿色   D. 稀薄,呈暗黑色

E. 可见到硫磺样颗粒

46. 衣氏放线菌感染最常见部位是_____。

A. 肠道   B. 中枢神经系统

C. 骨和关节   D. 面颈部软组织

E. 肺部

47. 衣氏放线菌引起的感染类型属于_____。

A. 潜伏感染   B. 隐性感染   C. 急性感染   D. 外源性感染   E. 内源性感染

48. 放线菌在机体组织中形成的菌落是_____。

A. 硫磺样颗粒   B. 细菌 L 型

C. 荷包蛋样菌落   D. 黑色菌落

E. 绒毛样菌落

49. 分离放线菌应使用_____。

A. 沙保培养基   B. 罗氏培养基

C. 碱性蛋白胨水   D. BCYE 培养基

E. SS 琼脂

50. 放线菌感染的病变部位可见_____。

A. 异染颗粒   B. 质粒   C. 硫磺样颗粒   D. 内含颗粒   E. 营养颗粒

51. 可引起内源性感染,好发部位为颈部和颜面部的病原体是_____。

A. 衣原体   B. 真菌   C. 放线菌   D. 支原体   E. 立克次体

52. 放线菌与龋齿和牙周炎有关,能产生一种黏性很强的物质,这种物质是_____。

A. 6-去氧太洛糖   B. 荚膜

C. 普通菌毛   D. 顶端结构

E. 鞭毛

53. 放线菌生长时,对气体的要求是_____。

A. 专性需氧   B. 专性厌氧

C. 需加 30%CO_2 D. 微需氧或厌氧

E. 兼性厌氧

54. 下列有关放线菌的说法,错误的是_____。

A. 革兰阳性丝状菌   B. 引起内源性感染

C. 导致化脓性炎症   D. 病后产生牢固的体液免疫

E. 诊断可靠查找硫磺样颗粒

55. 对人致病性较强的主要放线菌为_____。

A. 衣氏放线菌   B. 放线菌   C. 内氏放线菌   D. 黏液放线菌   E. 龋齿放线菌

56. 诺卡菌属引起的感染多为_____。

A. 内源性感染　　　　　　B. 蚊虫叮咬感染

C. 动物的咬伤　　　　　　D. 外源性感染

E. 接触感染

57. 诺卡菌广泛存在于_____。

A. 口腔　　B. 土壤　　C. 皮肤　　D. 肠道　　E. 水

58. 放线菌感染后的免疫是_____。

A. 无免疫力　　　　　　　B. 细胞免疫为主

C. 体液免疫为主　　　　　D. SIgA 免疫为主

E. IgG 抗体免疫为主

A2 型题

59. 某男童 3 岁半,发热、咽痛、呼吸困难急诊入院。查体:体温 38.5℃,咽部充血,扁桃体充血肿大,表面见一层灰白色膜。心率 108 次/分。实验室检查:WBC 24×10⁹/L,初步诊断为白喉,试问正确治疗原则是_____。

A. 注射白喉抗毒素　　　　B. 注射丙种球蛋白及青霉素

C. 注射白喉抗毒素及抗生素　D. 注射白喉类毒素及抗生素

E. 注射青霉素或红霉素

60. 某集体食堂发生食物中毒,数十人出现呕吐、腹泻,呈水样便,调查后认定与吃新鲜海米拌凉菜有关,请问致病菌可能是_____。

A. 副溶血弧菌　B. 肠炎杆菌　　C. 鼠伤寒杆菌　D. 产气荚膜杆菌

E. 空肠弯曲菌

61. 患儿 2 岁,男,高热一天后因抽搐急诊入院。代诉感冒 2 d,入院前一天高热嗜睡。查体:颈项强直征阳性,体温 40℃,WBC 17×10⁹/L,腰穿脑脊液细胞数 4×10⁹/L,中性粒细胞占 89%,诊断为细菌性脑膜炎。细菌培养时发现在预加的金葡菌菌落周围生长旺盛,呈卫星现象。革兰染色为 G⁻杆菌。请问致病菌可能是_____。

A. 肺炎克雷伯菌　　　　　B. B 群链球菌

C. D 群链球菌　　　　　　D. 流感杆菌

E. 绿脓杆菌

B1 型题

问题 62～66

A. 抑制细胞蛋白质的合成　　B. 封闭抑制性神经元,导致肌肉痉挛

C. 阻断乙酰胆碱的释放

D. 激活腺苷酸环化酶,使胞内 cAMP 上升,促进肠黏膜分泌功能增强

E. 刺激呕吐中枢及肠壁,导致呕吐和腹泻

62. 霍乱肠毒素致病机制是_____。

63. 破伤风痉挛毒素致病机制是_____。

64. 肉毒毒素致病机制是_____。

65. 白喉毒素致病机制是_____。

66. 肠产毒性大肠埃希菌致病机制是 _____。

问题 67~69

A. 内毒素　　　　　　　B. 溶血素

C. 肠毒素　　　　　　　D. 卵磷脂酶

E. TSST-1

67. 霍乱弧菌的致病因素是_____。

68. 伤寒杆菌的致病因素是_____。

69. 副溶血性弧菌的致病因素是_____。

问题 70~73

A. 流感嗜血杆菌　　　　B. 百日咳鲍特菌

C. 空肠弯曲菌　　　　　D. 绿脓杆菌

E. 幽门螺杆菌

70. 常引起小儿的化脓性脑膜炎的细菌是_____。

71. 常引起以痉挛咳嗽为特征的呼吸道传染病的细菌是_____。

72. 与 B 型胃炎和消化道溃疡等有密切关系的细菌是_____。

73. 主要引起婴幼儿急性肠炎、集体食物中毒的细菌是_____。

问题 74~76

A. 通过气溶胶吸入引起肺部感染

B. 通过飞沫传播引起气管和支气管炎症

C. 通过接触引起医源性感染

D. 由于口腔黏膜损伤引起面、颈部软组织化脓性感染

E. 通过食入不洁食物引起外周神经麻痹

74. 嗜肺军团菌_____。

75. 百日咳杆菌 _____。

76. 绿脓杆菌 _____。

问题 77~78

A. 炭疽芽孢杆菌　　　　B. 布鲁菌

C. 肉毒梭菌　　　　　　D. 鼠疫杆菌

E. 破伤风梭菌

77. 可以产生外毒素的革兰阴性菌是_____。

78. 由鼠蚤传播的细菌是_____。

X 型题

79. 对炭疽杆菌致病性的正确叙述是_____。

A. 荚膜的抗吞噬作用使该菌易于在体内生长

B. 致死因子可抑制细胞的生长

C. 水肿因子可激活细胞的分泌功能

D. 炭疽毒素各成分可独立发挥毒性作用

E. 炭疽毒素主要损害为血管的内皮细胞

80. 有关炭疽杆菌描述正确的是_____。

A. 绝对需氧　　　　　　　　B. 常造成草食性动物的感染

C. 其荚膜成分为多糖体　　　D. 有芽孢

E. 引起人畜共患病

81、鼠疫耶氏菌的主要致病因素有_____。

A. 芽孢　　　B. 鼠毒素　　C. 痉挛毒素　　D. V/W 抗原　　E. 神经氨酸酶

82. 下列为鼠疫杆菌特点的是_____。

A. 两端浓染，G⁻性短杆菌　　B. 不能在人工培养基上生长

C. 致病物质主要是鼠疫毒素　　D. 以鼠蚤为媒介由鼠传染给人

E. 临床类型分腺鼠疫、败血症鼠和肺鼠疫等

83. 炭疽芽孢杆菌的主要致病因素有_____。

A. 透明质酸酶　　　　　　　B. 炭疽毒素

C. 荚膜　　　　　　　　　　D. 肠毒素

E. 芽孢

84. 炭疽毒素的组成不包括_____。

A. 外膜蛋白　　　　　　　　B. 菌体多糖抗原

C. 保护性抗原　　　　　　　D. 致死因子

E. 水肿因子

85. 动物源性的细菌不包括_____。

A. 肉毒梭菌　　B. 鼠疫耶氏菌　C. 破伤风梭菌　D. 布氏菌

E. 炭疽芽孢杆菌

86. 下列描述中白喉棒状杆菌感染的特点有_____。

A. 是棒状杆菌属中唯一能引起人类白喉的病原菌

B. 传染源包括白喉患者和带菌者　C. 侵入鼻咽部黏膜生长繁殖

D. 在局部繁殖后入血　　　　　E. 早期致死原因是假膜脱落引起的窒息

87. 霍乱弧菌的致病物质有_____。

A. 鞭毛　　　B. 菌毛　　　C. 肠毒素　　　D. 外毒素　　　E. 透明质酸酶

88. 关于副溶血性弧菌的致病性，下列哪些是正确的？_____。

A. 食入未煮熟的海产品感染　　B. 潜伏期为 72 h

C. 主要致病物质为耐热溶血毒素　D. 主要症状为腹痛、腹泻、呕吐、发热等

E. 病后免疫力不强

89. 对放线菌的描述正确的是_____。

A. 病后可产生特异性抗体抵抗再感染

B. 为条件致病菌，引起内源性感染

C. 临床表现主要是形成慢性肉芽肿并伴瘘管形成

D. 诊断可取分泌物查找硫磺样颗粒，压片镜检

E. 革兰阳性、非抗酸菌

90. 关于放线菌正确的是_____。

A. 有细长菌丝　　　　　　B. 革兰阴性菌

C. 抗酸染色阳性　　　　　D. 属厌氧菌或微需氧菌

E. 属原核细胞型微生物

二、名词解释

1. 神奈川现象　　　　　　2. 异染颗粒

3. 硫磺样颗粒　　　　　　4. 串珠试验

三、问答题

1. 简述炭疽芽孢杆菌的主要致病机制及防治原则。

2. 简述霍乱弧菌的致病过程。

【参考答案】

一、选择题

1. E　2. B　3. C　4. D　5. E　6. D　7. C　8. D　9. A　10. C　11. D　12. B
13. C　14. E　15. D　16. C　17. B　18. B　19. A　20. E　21. B　22. C　23. E
24. D　25. E　26. C　27. E　28. C　29. D　30. A　31. A　32. E　33. E　34. E
35. A　36. A　37. B　38. E　39. B　40. E　41. A　42. B　43. B　44. B　45. E
46. D　47. E　48. A　49. A　50. C　51. C　52. A　53. D　54. B　55. A　56. D
57. B　58. B　59. C　60. A　61. D　62. E　63. B　64. C　65. A　66. D　67. C
68. A　69. B　70. A　71. B　72. E　73. C　74. A　75. B　76. C　77. D　78. D
79. ABCE　80. ABDE　81. ABD　82. ACDE　83. BC　84. AB　85. AC　86. ABCE
87. ABCD　88. ACDE　89. BCDE　90. ACDE

（庞文毅）

第13章 特殊原核细胞型微生物

学 习 要 点

掌握：① 支原体的概念,肺炎支原体、脲原体的致病性。支原体与细菌L型的区别；② 立克次体的概念,普氏立克次体、莫氏立克次体的致病性；③ 衣原体的性状,沙眼衣原体、肺炎衣原体的致病性；④ 螺旋体分类,钩端螺旋体,梅毒螺旋体、疏螺旋体的致病性。

熟悉：① 支原体的生物学特点。泌尿生殖道感染支原体的概述；② 立克次体的感染特点,立克次体生物学性状,外斐反应；③ 衣原体的生活周期,抗原构造,衣原体的生物学特点；④ 螺旋体的感染特点,钩端螺旋体分型,防治原则。微生物学检查法。

了解：支原体、立克次体、衣原体及螺旋体的微生物学检查,防治原则。

【内容提要】

第1节 支 原 体

一、支原体的概念

支原体是一类无细胞壁、能在无生命培养基中生长繁殖的最小的原核细胞型微生物。

二、支原体与细菌L型生物学性状的区别

生物学性状	支 原 体	细 菌 L 型
菌落	油煎蛋状,0.1~0.3 mm	油煎蛋状,0.5~1.0 mm
形态与大小	多种形态,0.2~0.3 μm	多种形态,0.6~1.0 μm
细胞壁	无	缺乏或无
细胞壁缺失的原因	物种遗传特性	基因型或表型变异
细胞膜	1/3 为胆固醇	不含胆固醇
培养特性	需要胆固醇	需要高渗

三、肺炎支原体

形态呈高度多形性,营养要求高。肺炎支原体在5% CO_2条件下生长较好,最适培养温度为36~37℃。固体培养基上形成典型的油煎蛋状菌落。肺炎支原体主要引起呼吸道外源性感染,经飞沫传播。致病物质包括P1蛋白、糖脂抗原、荚膜和一些毒性代谢产物如核酸酶、过氧化氢和超氧阴离子等。所致疾病为支原体肺炎,此病的病理变化以间质性肺炎为特征,故又称原发性非典型肺炎。以体液免疫为主,细胞免疫也有作用。常用红霉素、多西环素、螺旋霉素等抗生素治疗。

四、溶脲脲原体

球形为主,微需氧,营养要求高。耐酸。溶脲脲原体的致病性可能与其产生的侵袭性酶和毒性产物有关,主要通过性接触传播。

第2节 立 克 次 体

一、立克次体的概念

立克次体是一类严格细胞内寄生、以节肢动物为传播媒介、革兰阴性原核细胞型微生物。

二、常见立克次体、所致疾病和流行环节

属	群	种	所致疾病	传播媒介	储存宿主
立克次体属	斑疹伤寒斑点热群	普氏立克次体	流行性斑疹伤寒	人虱	人
		斑疹伤寒立克次体	地方性斑疹伤寒	鼠蚤	啮齿类
东方体属	恙虫病群	恙虫病东方体	恙虫病	恙螨	啮齿类
埃立克体属		查菲埃立克次体	人单核细胞埃立克体病	蜱	啮齿类

三、立克次体的共同特点

① 有细胞壁,大小介于细菌和病毒之间,形态多样,但以球杆状为主,革兰阴性;② 严格细胞内寄生,以二分裂方式繁殖;③ 含有 DNA 和 RNA 两种核酸;④ 以节肢动物为传播媒介或储存宿主;⑤ 对多种抗生素敏感,但磺胺类药物可刺激其生长繁殖。

四、外斐反应

某些立克次体与普通变形杆菌一些菌株有共同的耐热多糖抗原,可利用这些菌株代替立克次体抗原检测患者血清中相应立克次体抗体,可用于立克次体病的辅助诊断,称为外斐反应。

主要立克次体与普通变形杆菌菌株抗原交叉现象

立 克 次 体	普通变形杆菌菌株		
	OX_{19}	OX_2	OX_K
普氏立克次体(R. prowazekii)	+++	+	−
斑疹伤寒立克次体(R. tiphi)	+++	+	−
恙虫病立克次体(R. tsutsugamushi)	−	−	+++

五、普氏立克次体

普氏立克次体是流行性斑疹伤寒(又称虱传斑疹伤寒)的病原体。呈多形态性,在感染细胞胞质内分散存在,以二分裂方式繁殖。致病物质主要有内毒素、磷脂酶 A 和微荚膜。所致疾病为流行性斑疹伤寒。患者是普氏立克次体的储存宿主及唯一的传染源,传播媒介为人虱,传播方式为虱-人-虱。普氏立克次体为严格细胞内寄生,抗感染以细胞免疫为主,体液免疫为辅。患者病后可获得牢固的免疫力,与斑疹伤寒立克次体感染有交叉免疫。

六、斑疹伤寒立克次体

斑疹伤寒立克次体是地方性斑疹伤寒的病原体。斑疹伤寒立克次体主要的储存宿主是啮齿类动物,以鼠蚤或鼠虱为主要媒介在鼠间传播。人群中传播的媒介是人虱。抗感

染免疫以细胞免疫为主,体液免疫为辅。

七、恙虫病东方体

恙虫病东方体是恙虫病的病原体。恙虫病东方体呈多形性,在感染细胞内密集分布于胞质内近核旁。恙虫病是一种自然疫源性疾病,主要在啮齿动物中传播。鼠类为主要传染源,恙螨是恙虫病东方体的储存宿主和传播媒介。人类被携带恙虫病东方体的恙螨幼虫叮咬后,侵入人体的恙虫病东方体先在局部组织细胞内繁殖,然后经淋巴系统侵入血流后播散至全身各组织和器官。恙虫病东方体主要在小血管内皮细胞内繁殖,以出芽方式释放,一般不破坏细胞。毒素样物质是主要致病因子,可引起发热、头痛等全身中毒症状及全身各组织脏器血管炎。叮咬处先出现红斑样皮疹,然后形成水泡,水泡破裂后发生溃疡,周围红润,上覆黑色痂皮,即皮肤焦痂,是恙虫病的特有体征。以细胞免疫为主,病后可获得较牢固的免疫力。

第 3 节 衣 原 体

一、衣原体的概念

衣原体是一类在真核细胞内寄生、有独特发育周期、能通过细菌滤器的原核细胞型微生物。

二、衣原体的特征

① 革兰阴性,具有细胞壁,圆形或椭圆形体,大小 $0.2\sim0.5\ \mu m$;② 含有 DNA 和 RNA;③ 严格真核细胞内寄生,有独特的发育周期,二分裂方式繁殖;④ 含有核糖体,能进行多种代谢,因缺乏供代谢所需的能量来源,故表现为严格的细胞内寄生;⑤ 对多种抗生素敏感,特别是四环素和红霉素。

三、衣原体的发育周期

衣原体的繁殖过程呈现为两种形态:原体和始体。原体无繁殖能力,主要存在于细胞外,具有感染性。始体主要存在于细胞内,若在细胞外则很快死亡,故无感染性。原体首先吸附于易感上皮细胞,然后在受体介导下通过内吞作用进入细胞。细胞内的原体一般在 $8\sim12$ h 发育成始体,随后始体开始以二分裂方式繁殖,$30\sim45$ h 分裂后的始体发育为子代原体,$48\sim72$ h 感染细胞破裂释放子代原体。

四、三种致病性衣原体的比较

性 状	沙眼衣原体	肺炎嗜衣原体	鹦鹉热嗜衣原体
原体形态	圆或椭圆	梨形	圆或椭圆
自然宿主	人和小鼠	人	鸟类和人以外哺乳动物
包涵体糖原	+	—	—
血清型	19	1(TWAR 株)	6
对人类所致疾病	沙眼、性传播疾病、幼儿肺炎	肺炎(以青少年为主)	主要引起动物宿主感染,偶尔传染人引起肺炎等
对磺胺敏感性	敏感	不敏感	不敏感

五、沙眼衣原体

沙眼衣原体是引起人类沙眼的病原体,也是引起非淋菌性尿道炎最常见的病原体,还可引起性病淋巴肉芽肿。沙眼主要通过眼—手—眼途径或直接及间接接触传播。包涵体结膜炎临床上分新生儿包涵体结膜炎和成人包涵体结膜炎两种。前者经产道感染,引起急性化脓性结膜炎。后者经眼—手—眼途径或者接触污染的游泳池水,引起滤泡性结膜炎。沙眼衣原体所致性传播疾病:① 非淋菌性尿道炎:性接触传播,是引起非淋菌性尿道炎最主要的病原体。② 性病性淋巴肉芽肿:性接触传播,人是性病性淋巴肉芽肿衣原体的自然宿主,以女性感染多见。沙眼衣原体肺炎多见于婴儿。沙眼衣原体为胞内寄生的病原体,以细胞免疫为主。

第4节　螺　旋　体

一、螺旋体的概念

螺旋体是一类细长、柔软、弯曲呈螺旋状、运动活泼的原核细胞型微生物。

二、钩端螺旋体

螺旋细密、规则,一端或两端呈钩状。运动活泼,常使菌体呈 C、S 或 8 字形。钩端螺旋体的最外层为外膜,其内为螺旋状的肽聚糖层和细胞膜包绕的圆柱状原生质。具有类似细菌外毒素和内毒素的致病物质。钩端螺旋体病是一种人畜共患传染病。接触污染钩端螺旋体的疫水是感染主要途径,钩端螺旋体也可通过胎盘垂直感染胎儿。临床上根据损伤脏器的不同相应分为流感伤寒型、肺出血型、黄疸出血型、肾衰竭型等。隐性感染或病后可获得对同型钩端螺旋体的持久免疫力,以体液免疫为主。

三、梅毒螺旋体

梅毒螺旋体是引起人类梅毒的病原体。梅毒是性传播疾病(STD)中危害性较严重的一种。有 8~14 个致密而规则的小螺旋,两端尖直。运动活泼。电镜下观察,有细胞壁和细胞膜。梅毒螺旋体有很强侵袭力包括荚膜样物质与透明质酸酶。梅毒中出现的组织破坏和病灶,主要是患者对该螺旋体感染的免疫损伤所致。自然情况下,梅毒螺旋体只感染人类,人是梅毒的唯一传染源。梅毒有先天性和获得性两种,前者从母体通过胎盘传染胎儿,后者主要经性接触传播。获得性梅毒,临床上分为三期。梅毒的免疫是传染性免疫。在梅毒免疫中,细胞免疫比体液免疫重要。

四、伯氏疏螺旋体

伯氏疏螺旋体是莱姆病的病原体。引起莱姆病的疏螺旋体有 3 个种:伯氏疏螺旋体、伽氏疏螺旋体和埃氏疏螺旋体。莱姆病是一种自然疫源性传染病。储存宿主主要是野生和驯养的哺乳动物。主要传播媒介是硬蜱。其致病物质有黏附素等侵袭力和内毒素等。人被疫蜱叮咬后,伯氏疏螺旋体在局部繁殖。经 3~30 d 潜伏期,在叮咬部位可出现一个或数个慢性移行性红斑。开始时为红色斑疹或丘疹,随后逐渐扩大形成一片大的圆形皮损,外缘有鲜红边界,中央呈退行性变,故似一红环;也可在皮损内形成几圈新的环状红圈,似枪靶形。皮损逐渐扩大,可达直径 5~50 cm。一般经 2~3 周,皮损自行消退,偶留有斑痕与色素沉着。早期尚可有乏力、头痛、发热、肌痛等。未经治疗的莱姆病患者,约 80% 可发展至晚期,时间快慢不一,快的在发病后 1 周内出现,慢的可超过 2 年。晚期主要表现为慢性关节炎、慢性神经系统或皮肤异常。莱姆病患者的个体差异明显,轻者可为亚临床感染或仅累及一个系统,重者可同时出现皮肤、神经系统、关节、心脏等多脏器损害。

【双语词汇】

Mycoplasma	支原体
M. pneumoniae	肺炎支原体
M. hominis	人型支原体
M. genitalium	生殖器支原体
U. urealyticum	溶脲脲原体
primary atypical pneumonia	原发性非典型肺炎
Rickettsia	立克次体
Well-Felix reaction	外斐反应
R. prowazekii	普氏立克次体
B. typhi	斑疹伤寒立克次体
O. tsutsugamushi	恙虫病东方体
Chlamydia	衣原体
elementary body,EB	原体
initial body	始体
inclusion body	包涵体
Chlamydia trachomatis	沙眼衣原体
Spirochete	螺旋体
Treponema. pallidum	梅毒螺旋体
B. burgdorferi	伯氏疏螺旋体
erythema chronicum migrans,ECM	慢性移行性红斑
B. recurrentis	回归热疏螺旋体

【习题与测试】

一、选择题

A1 型题

1. 能在无生命培养基上生长繁殖的最小的原核细胞型微生物是_____。

A. 细菌　　　　B. 衣原体　　　C. 支原体　　　D. 立克次体　　　E. 病毒

2. 关于支原体的生物学性状,下述错误的是_____。

A. 无细胞壁　　　　　　　　　B. 能通过滤菌器

C. 呈多形性　　　　　　　　　D. 有独特生活周期

E. 细胞膜中胆固醇含量高

3. 支原体与细菌的不同点是_____。

A. 无细胞壁　　　　　　　　　　B. 含有两种核酸

C. 含有核糖体　　　　　　　　　D. 细胞核无核膜及核仁,仅有核质

E. 能在人工培养基上生长

4. 支原体与病毒的相同点是_____。

A. 能在无生命培养基上生长繁殖

B. 个体微小,能通过滤菌器　　　C. 胞膜中含大量胆固醇

D. 对抗生素敏感　　　　　　　　E. 有两种核酸

5. 关于肺炎支原体,下述错误的是_____。

A. 是原发性非典型性肺炎的病原体

B. 主要经呼吸道传播　　　　　　C. 侵入人体后靠顶端结构吸附于细胞表面

D. 病理变化以间质性肺炎为主　　E. 首选青霉素治疗

6. 立克次体与细菌的主要区别是_____。

A. 有细胞壁和核糖体　　　　　　B. 含有 DNA 和 RNA 两种核酸

C. 以二分裂方式繁殖　　　　　　D. 严格的细胞内寄生

E. 对抗生素敏感

7. 地方性斑疹伤寒的传播媒介是_____。

A. 蜱　　　　B. 蚊　　　　C. 鼠蚤　　　　D. 恙螨　　　　E. 鼠虱

8. 普氏立克次体主要的传播途径是_____。

A. 呼吸道　　　　　　　　　　　B. 消化道

C. 虱叮咬后入血　　　　　　　　D. 蚤叮咬后入血

E. 性接触

9. 由立克次体引起的疾病是_____。

A. 梅毒　　　　B. 沙眼　　　　C. 莱姆病　　　　D. 性病淋巴肉芽肿

E. 恙虫病

10. 与立克次体有共同抗原成分的细菌是_____。

A. 痢疾志贺菌　B. 大肠埃希菌　C. 绿脓杆菌　　D. 变形杆菌　　E. 产气杆菌

11. 有关衣原体发育周期的描述不正确的是_____。

A. 原体具有感染性　　　　　　　B. 始体在发育周期中无感染性

C. 始体较原体大,有致密的核质　D. 始体在空泡内以二分裂形式繁殖形成子代原体

E. 衣原体每个发育周期需要 20～40 h

12. 有关衣原体的描述不正确的是_____。

A. 沙眼衣原体是专性细胞内寄生,自然宿主是人和小鼠

B. 沙眼衣原体含有 DNA 和 RNA 两种核酸

C. 沙眼衣原体包涵体中无糖原存在,而肺炎衣原体包涵体有糖原存在

D. 沙眼衣原体对氨基糖苷类抗生素(如链霉素)不敏感

E. 沙眼衣原体主要引起眼结膜炎与泌尿生殖道炎症

13. 有关沙眼衣原体致病性的描述正确的是_____。

A. 沙眼生物变种的 14 个血清型均可引起沙眼

B. 沙眼生物变种 A、B、Ba、C 四个血清型可引起包涵体结膜炎

C. 沙眼生物变种 A、B、Ba、C 四个血清型可引起泌尿生殖道感染

D. 性病淋巴肉芽肿生物变种(LGV)可引起性病淋巴肉芽肿

E. 沙眼生物变种 D-K 血清型可引起沙眼

14. 培养钩端螺旋体的最佳温度是_____。

A. 37℃ B. 35℃ C. 28℃ D. 24℃ E. 20℃

15. 人畜共患的螺旋体病是_____。

A. 钩端螺旋体病 B. 梅毒

C. 回归热 D. 雅司病

E. 奋森咽喉炎

16. 关于钩端螺旋体病的描述,错误的是_____。

A. 人主要是通过接触钩端螺旋体污染的水或土壤而被感染

B. 钩端螺旋体致病与其产生的内毒素样物质有关

C. 钩端螺旋体可进入血液引起钩端螺旋体血症

D. 钩端螺旋体病可累及全身多个脏器

E. 钩端螺旋体病患者病后可获得以细胞免疫为主的特异性免疫力

17. 下列观察螺旋体最好的方法是_____。

A. 革兰染色法 B. 抗酸染色法

C. Giemsa 染色法 D. 暗视野显微镜法

E. 悬滴法

18. 与梅毒螺旋体特征不符合的一项叙述是_____。

A. 菌体有致密而规律的螺旋,两端尖直

B. 用普通染料不易着色 C. 菌体的鞭毛样结构与动力有关

D. 用人工培养基不能生长 E. 抵抗力弱,加热 50℃ 5 min 即死亡

19. 关于梅毒螺旋体致病性与免疫性的描述,错误的是_____。

A. 人是梅毒的唯一传染源

B. 梅毒螺旋体是通过内毒素和外毒素致病

C. 一、二期梅毒传染性强,而对机体的破坏性小

D. 三期梅毒传染性小,而对机体的破坏性大

E. 梅毒的免疫力为感染性免疫

20. 梅毒患者出现一期临床症状,检查梅毒螺旋体的最适标本是_____。

A. 局部淋巴结抽出液 B. 梅毒疹渗出液

C. 下疳渗出液 D. 动脉瘤组织

E. 脊髓痨组织

21. 以下病原体抵抗力最弱的是_____。

A. 钩端螺旋体 B. 梅毒螺旋体

C. 普氏立克次体 D. 恙虫病东方体

E. 真菌

22. 关于梅毒,下列错误的是_____。

A. 病原体是螺旋体 B. 病后可获得终身免疫

C. 可通过性接触或通过垂直传播 D. 人是唯一传染源

E. 治疗不及时易成慢性

23. 关于钩端螺旋体,下列错误的是_____。

A. 鼠类和猪是主要传染源

B. 病后可获得对同型钩体较牢固的免疫力

C. 血中钩体消失后,肾内可存留较长时间

D. 钩体有较强的侵袭力,可通过正常或破损的皮肤黏膜侵入机体

E. 发病一周内可取尿作为实验室检测的标本

24. 关于支原体的特性,下列错误的是_____。

A. 呈多形态性,培养形成"油煎蛋样"菌落

B. 是能在无生命培养基中生长繁殖的最小微生物

C. 对青霉素敏感

D. 培养支原体的 pH 不低于 7.0

E. 没有细胞壁

25. 支原体与 L 型细菌的最主要区别是 _____。

A. 缺乏细胞壁 B. 具有 DNA 和 RNA 两种核酸

C. 可通过细菌滤器 D. 培养时形成油煎蛋样菌落

E. 形态结构不因有无青霉素等诱因而改变

26. 引起人类原发性非典型肺炎(PAP)的病原体是 _____。

A. 肺炎链球菌 B. 肺炎支原体 C. 嗜肺军团菌 D. 流感病毒 E. 溶脲脲原体

27. 关于肺炎支原体的致病性,下列错误的是_____。

A. 是支原体肺炎的病原体 B. 主要经呼吸道传播

C. 其顶端结构吸附于细胞表面 D. 一般不侵入细胞和血流

E. 治疗应首选青霉素

28. 流行性斑疹伤寒的传播媒介是_____。

A. 蜱 B. 虱 C. 蚊 D. 蚤 E. 螨

29. 衣原体与病毒的相似点是_____。

A. 含两类核酸 B. 有核蛋白体

C. 二分裂繁殖 D. 专性细胞内寄生

E. 对多种抗生素敏感

30. 衣原体细胞外的感染型是_____。

A. 始体 B. 原体 C. 内基小体 D. 革兰阳性圆形体

E. 革兰阴性圆形体

31. 关于立克次体的特点,下列错误的是_____。

A. 大小介于细菌与病毒之间 B. 专性细胞内寄生

C. 以节肢动物为传播媒介 D. 可引起人畜共患疾病

E. 对抗生素不敏感

32. 有独特发育周期的微生物是_____。

A. 衣原体　　　B. 立克次体　　　C. 支原体　　　D. 螺旋体　　　E. 病毒

A2 型题

33. 男,20 岁,持续发热 7 d 入院,伴畏寒、周身酸痛、乏力、鼻、食欲减退。体查:巩膜明显黄染,胸前区可见出血点,肝肋下 1 cm,脾未扪及。实验室检查:WBC $10×10^9$/L, N 0.75,L 0.25,尿胆红素＋,尿胆原＋,尿蛋白＋＋,尿镜检 WBC 0～3/HP,血清总胆红素 100 $μmol$/L,ALT 150 U/L,最可能的诊断是_____。

A. 急性病毒性肝炎　　　　　B. 流行性出血热

C. 钩体病　　　　　　　　D. 流行性感冒

E. 革兰阴性杆菌败血症

34. 男,25 岁,农民,发热、乏力、周身酸痛、食欲减退 6 d,眼黄 2 d 入院。体查:体温 38.7℃,结膜充血,巩膜中度黄染,肝肋下 2 cm,脾未及。实验室检查:WBC $13×10^9$/L, N 0.70,L 0.30,ALT128 U/L,TBIL 62 $μmol$/L,尿蛋白＋,尿镜检细胞少许。最可能的诊断是_____。

A. 急性病毒性肝炎　　　　　B. 钩体病

C. 流行性出血热　　　　　　D. 伤寒

E. 疟疾

35. 钩体病患者,肌注青霉素 40 万 U 15 min 后突然出现畏寒、寒战、高热,血压 83/60 mmHg,呼吸急促,脉搏 130 次/分,双肺可闻湿啰音。首先应考虑哪种可能?_____。

A. 青霉素过敏反应　　　　　B. 钩体病合并肺部感染

C. 钩体病合并疟疾　　　　　D. 青霉素治疗后赫氏反应

E. 钩体病合并败血症

36. 男,30 岁,农民,急起畏寒,高热伴全身酸痛,乏力,入院。病程第 5 天出现面色苍白,心悸,烦躁不安,气促,双肺有干湿啰音,X 射线检查有散在性片状阴影,呈融合趋势。实验室检查:WBC $14×10^9$/L,N 0.78,L0.22,尿蛋白＋,尿 RBC0～5 个/HP。最可能的诊断是_____。

A. 流行性出血热　　　　　　B. 大叶性肺炎

C. 钩体病　　　　　　　　　D. 流行性感冒

E. 伤寒并发支气管肺炎

37. 男,18 岁,农民,突起畏寒、高热、头痛、全身酸痛 3 d,于 8 月 6 日入院。体查:体温 39.5℃,脉搏 110 次/分,神志欠清,结膜充血,颈有抵抗感,左侧腹股沟可扪及一直径 1.5 cm 大的淋巴结,双腓肠肌压痛特别明显,克氏征(＋),巴氏征(－)。血象:WBC $13×10^9$/L,N 0.78,L0.22。脑脊液:压力增高,蛋白 0.6 g/L,WBC $300×10^6$/L,以淋巴细胞为主。尿蛋白＋,红细胞少许。最可能的诊断是_____。

A. 流行性脑脊髓膜炎　　　　B. 流行性乙型脑炎

C. 钩体病　　　　　　　　　D. 中毒性菌痢

E. 结核性脑膜炎

38. 某班学生 7 月 25 日到农村收割水稻,8 月 1 日至 8 月 5 日连续有 7 名学生发病,均有发热、畏寒、乏力、周身酸痛、小腿痛,重者不能行走,结膜充血,2 人轻咳,痰中带血丝,3 人腹股沟淋巴结肿大。体查:WBC($7\sim13$)$\times10^9$/L,尿蛋白微量至$+$。最可能的诊断是_____。

    A. 流行性感冒   B. 流行性出血热

    C. 钩体病   D. 沙门菌属感染

    E. 支气管肺炎

39. 男,40 岁,农民,因畏寒、发热、乏力、周身酸痛 4 d,呼吸困难、吐血痰 1 d 入院。体查:体温 39.4℃,脉搏 132 次/分,呼吸 36 次/分,结膜充血,右侧腹股沟可扪及一 1.5 cm$\times$2.0 cm 大的淋巴结,有压痛,双肺均可闻及较大的湿啰音。血象:WBC 12$\times$$10^9$/L,N 0.75,L 0.25。尿蛋白$+$,镜检红白细胞少许。下列处理较为合适的是_____。

    A. 青霉素$+$哌替啶$+$氢化可的松$+$毛花苷 C

    B. 青霉素$+$安定$+$氢化可的松$+$毛花苷 C

    C. 青霉素$+$异丙嗪$+$氢化可的松$+$酚磺乙胺

    D. 青霉素$+$异丙嗪$+$毛花苷 C$+$酚磺乙胺

    E. 青霉素$+$氢化可的松$+$毛花苷 C$+$酚磺乙胺

40. 女,30 岁,农民,因发热、全身酸痛、乏力 5 d 入院。体查:结膜明显充血,腓肠肌压痛,心肺($-$),肝脾未及。血象:WBC 9$\times$$10^9$/L,N 0.70,L0.30。尿蛋白微量,钩体显凝试验($-$)。下列正确的是_____。

    A. 青霉素 G 40 万 U,肌肉注射,每日 3 次

    B. 青霉素 G 首剂 160 万 U,肌注,然后改 40 万 U,每日 3 次

    C. 青霉素 G 首剂 480 万 U,快速静滴,然后改 40 万 U,肌注,每日 2$\sim$3 次

    D. 四环素 0.5 g,每日 4 次

    E. 庆大霉素 8 万 U,肌注,每日 3 次

41. 男,32 岁,农民,畏寒、发热,周身酸痛、乏力 2 d,结膜充血。血象:WBC 12$\times$$10^9$/L,N 0.75,L0.25。尿蛋白微量,镜检红白细胞少许。肌注青霉素 G 80 万 U,30 min 后出现畏寒、寒战,体温 39.8℃,2 h 后大汗、热退。最可能的诊断是_____。

    A. 流行性感冒   B. 上呼吸道感染

    C. 钩体病   D. 支气管肺炎

    E. 流行性出血热

42. 男,30 岁,农民,因发热、周身酸痛、极度乏力 2 d,呼吸困难半天入院。体查:体温 39.5℃,脉搏 120 次/分,呼吸 30 次/分,血压 100/70 mmHg,急性重病容,结膜充血,双肺可闻及湿啰音,腓肠肌有压痛。血象:WBC 12$\times$$10^9$/L,N 0.80,L 0.20。尿蛋白$+$。下列措施不妥当的是_____。

    A. 抽血培养   B. 大剂量青霉素

    C. 异丙嗪镇静   D. 氢化可的松静滴

E. 毛花苷 C 静推

43. 男,28 岁,农民,畏寒,发热,乏力,身痛,发病后第 6 天出现黄疸且持续加深,同时出现尿少和黑便,烦躁。体查:巩膜深度黄染,肝右肋下 1.5 cm,压痛,脾未扪及,血清总胆红素 150 μmol/L,ALT>200 U,尿蛋白++,显凝试验 1:400(+),正确的处理方案是_____。

    A. 青霉素+注射用奥美拉唑钠+输新鲜血浆+肝脑清

    B. 青霉素+注射用奥美拉唑钠+安定+维生素 K

    C. 青霉素+哌替啶+维生素 K+输新鲜血

    D. 青霉素+注射用奥美拉唑钠+维生素 K+苯巴比妥

    E. 青霉素+注射用奥美拉唑钠+氯丙嗪+异丙嗪

44. 某地区 8 月中旬有一批青壮年视力障碍,追溯于 1 个月前,因当地暴雨成灾,这些患者均为军人,曾参加过抗洪抢险工作,疑为钩体所致,为了明确诊断最好的检查是_____。

    A. 眼底检查   B. 送血培养+药敏

    C. 乳胶凝集试验   D. 显凝试验

    E. 间接荧光抗体染色

45. 男,23 岁,农民,稽留高热 4 d,伴畏寒、头痛、身痛。体查:体温 39.7℃,巩膜可疑黄染,结合膜充血,腋下可见出血点,肝右肋下 1.5 cm,腹股沟可扪及蚕豆、黄豆大淋巴结 3~5 个,血象:WBC 14.2×10⁹/L,N 0.80,L 0.20,尿胆红素+,尿胆原+,TBIL 25 μmol/L,ALT 104 U。患者近 1 个月来每日在小河游泳一次,本例诊断可能为_____。

    A. 败血症   B. 伤寒

    C. 钩端螺旋体病   D. 疟疾

    E. 病毒性肝炎,急性黄疸型

46. 男,25 岁,因高热、全身肌肉疼痛 7 d,尿黄 3 d,入院。体查:眼结合膜充血,巩膜轻度黄染。肝右肋下 1.5 cm,血象:WBC 8.9×10⁹/L,N 0.70,尿蛋白+,TBIL 62 μmol/L,ALT 140 U,肥达反应:O 1:40,H 1:320,显凝试验 1:400;外斐反应:OX19 1:40,根据以上资料考虑的疾病是_____。

    A. 斑疹伤寒   B. 病毒性急性黄疸型甲型肝炎

    C. 钩端螺旋体病   D. 肾综合征出血热

    E. 伤寒

47. 男,54 岁,农民,因畏寒,发热,全身痛 4 d,在坚持劳动过程中突感呼吸急促,嘴唇发绀,被送往当地医院。诊断为钩体病肺大出血先兆患者,血压 80/56 mmHg,此时除卧床休息、抗生素及镇静剂治疗外,最重要的处理还有_____。

    A. 止血剂   B. 输血   C. 氢化可的松   D. 升压药   E. 垂体后叶素

48. 男,41 岁,农民,左侧肢体运动障碍、发音困难 6 d,无头痛,无意识障碍或精神异常。体查:左侧上下肢肌力Ⅱ度,左侧鼻唇沟较右侧浅,伸舌向右偏,脑膜刺激征阴性,巴氏征可疑,血象:WBC 12.2×10⁹/L,N 0.78,患者于 1 个月前曾发热 7 d,当地有类似发热患者流行。本例最可能的诊断是_____。

A. 结核性脑膜炎　　　　　　　B. 脑栓塞

C. 颅内肿瘤　　　　　　　　　D. 散发性病毒性脑炎

E. 钩体病并发闭塞性脑动脉炎

B 型题

问题 49～50

A. 波摩那群　　　　　　　　　B. 黄疸出血群

C. 犬群　　　　　　　　　　　D. 流感伤寒群

E. 七日热群

49. 我国分布最广的钩体菌群是_____。

50. 毒力最强的钩体菌群是_____。

问题 51～53

A. 流感伤寒型　　　　　　　　B. 肾衰竭型

C. 肺大出血型　　　　　　　　D. 黄疸出血型

E. 脑膜脑炎型

51. 钩体病中以急性肾衰竭为主要死亡原因的临床类型是_____。

52. 钩体病病情发展迅速,可导致窒息死亡的临床类型是_____。

53. 流行期间钩体病最常见的临床类型是_____。

问题 54～55

A. 口服庆大霉素　　　　　　　B. 肌注青霉素

C. 口服乙胺嘧啶　　　　　　　D. 皮下注射钩体多价菌苗

E. 肌注免疫球蛋白

54. 夏秋季对高度疑为已受钩体感染者应采取的预防性措施是_____。

55. 对于免疫缺乏者,应采取预防钩体病的措施是_____。

X 型题

56. 关于莱姆病,下列正确的是_____。

A. 由伯氏疏螺旋体引起

B. 蚊虫叮咬为传播媒介　　　C. 慢性游走性红斑为早期临床表现

D. 该病的发生主要为夏季　　　E. 主要发生在林区,被称为林区工人的职业病

57. 螺旋体与细菌的共同点是_____。

A. 可以具有运动能力

B. 属于原核细胞型微生物

C. 能在体外人工培养基上生长繁殖

D. 革兰染色是为观察所采用的最常用染色方法

E. 对抗生素敏感

58. 致病性螺旋体包括_____。

A. 钩端螺旋体　　　　　　　　B. 梅毒螺旋体

C. 伯氏疏螺旋体　　　　　　　D. 回归热螺旋体

E. 奋森螺旋体

59. 关于肺炎支原体,下述正确的是_____。

A. 是原发性非典型性肺炎的病原体

B. 主要经呼吸道传播

C. 在呼吸道黏膜表面寄生,借助末端的棒状结构吸附于宿主细胞上

D. 与肺炎链球菌引起的典型肺炎不同

E. 抗生素治疗有效

60. 在体外人工培养基上培养可形成"油煎蛋样菌落"的是_____。

A. 衣原体　　　B. 支原体　　　C. 螺旋体　　　D. 立克次体　　　E. 细菌 L 型

61. 可引起肺炎的病原体包括_____。

A. 肺炎衣原体　B. 肺炎支原体　C. 肺炎双球菌　D. 肺炎杆菌　　E. 嗜肺军团菌

62. 立克次体的共同特点是_____。

A. 以节肢动物为传播媒介　　　B. 大多为人畜共患的病原体

C. 专性细胞内寄生　　　　　　D. 以二分裂方式繁殖

E. 对抗生素敏感

63. 沙眼衣原体可引起下列哪些疾病?_____。

A. 沙眼　　　　　　　　　　　B. 包涵体结膜炎

C. 泌尿生殖道感染　　　　　　D. 性病淋巴肉芽肿

E. 衣原体肺炎

64. 下列属于衣原体的特性的是_____。

A. 具有类似革兰阴性菌的细胞

B. 以二分裂方式进行繁殖　　　C. 能在体外人工培养基上进行生长繁殖

D. 具有独特发育周期　　　　　E. 对多种抗生素敏感

65. 关于沙眼,下列正确的是_____。

A. 侵害部位是眼结膜

B. 由沙眼衣原体的 A、B、Ba、C 血清型引起

C. 主要经眼-眼或眼-手-眼直接或间接途径传播

D. 不会导致性病

E. 沙眼不会导致失明

二、名词解释

1. 支原体　　　　　　　　　　2. 立克次体
3. 衣原体　　　　　　　　　　4. 外斐反应
5. 原体　　　　　　　　　　　6. 硬下疳

三、问答题

1. 比较支原体与细菌 L 型的主要区别。

2. 肺炎支原体与解脲脲原体各能引起何种疾病?

3. 简述引起我国三种主要立克次体病病原体的主要传播媒介及所致疾病。

4. 简述外斐反应的原理及意义。

5. 立克次体有哪些重要特点?

6. 简述莱姆病螺旋体的致病特点。

【参考答案】

一、选择题

1. C 2. D 3. A 4. B 5. E 6. B 7. C 8. C 9. E 10. D 11. C 12. C 13. D 14. B 15. A 16. E 17. D 18. C 19. B 20. C 21. B 22. B 23. E 24. C 25. E 26. B 27. E 28. B 29. D 30. B 31. E 32. A 33. C 34. B 35. D 36. C 37. C 38. C 39. B 40. A 41. C 42. B 43. A 44. D 45. C 46. C 47. C 48. E 49. A 50. B 51. D 52. C 53. A 54. B 55. D 56. ACDE 57. ABCE 58. ABCD 59. ABCDE 60. BE 61. ABCDE 62. ABCDE 63. ABCDE 64. ABDE 65. ABCE

(李　莉)

第14章 真 菌

学 习 要 点

掌握：皮肤与皮下组织感染真菌、深部感染真菌、机会致病性真菌的生物学性状，致病性。

熟悉：真菌培养。皮肤与皮下组织感染真菌、主要深部感染真菌的感染特点，微生物学检查法。

了解：真菌的主要生物学性状，感染与免疫及防治原则。皮肤与皮下组织感染真菌的防治原则。

【内容提要】

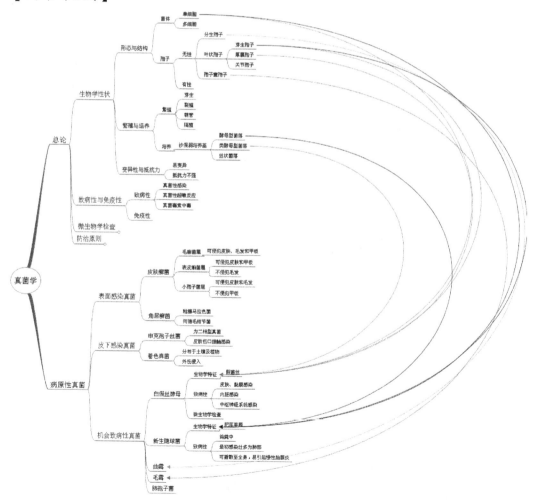

【双语词汇】

fungus	真菌
hypha	菌丝
spore	孢子
mold	真菌
yeast	酵母

【习题与测试】

一、选择题

A1 型题

1. 真菌区别于细菌的本质特征是_____。

A. 有多种繁殖方式　　　　　　B. 对抗生素不敏感

C. 能导致人类疾病　　　　　　D. 具有包括核膜、核仁在内的高度分化的细胞核

E. 没有细胞壁

2. 下列微生物中,哪种不是真菌? _____。

A. 新生隐球菌　B. 曲霉　　　C. 白假丝酵母　D. 链霉菌　　　E. 毛癣菌

3. 真菌细胞不具有的结构或成分是_____。

A. 内质网　　　B. 细胞核　　　C. 线粒体　　　D. 核糖体　　　E. 叶绿素

4. 真菌细胞壁的主要成分是_____。

A. 多糖　　　　B. 磷壁酸　　　C. 肽聚糖　　　D. 脂多糖　　　E. 以上都不是

5. 真菌细胞壁特有的成分是_____。

A. 糖苷类　　　B. 糖蛋白　　　C. 胆固醇　　　D. 几丁质　　　E. 纤维素

6. 真核微生物细胞质中核糖体沉降系数为_____。

A. 50S　　　　B. 60S　　　　C. 70S　　　　D. 80S　　　　E. 90S

7. 关于真菌,下列叙述不正确的是_____。

A. 具有肽聚糖,对头孢菌素敏感　B. 按有性或无性方式繁殖

C. 细胞壁含 75% 多糖　　　　　D. 一般致病真菌大都列入半知菌亚门

E. 真菌在生长发育过程中表现多种形态特征

8. 培养真菌常用的培养基是_____。

A. 巧克力色培养基　　　　　　B. 沙保弱培养基

C. 罗氏固体培养基　　　　　　D. 碱性培养基

E. 伊红-美蓝培养基

9. 下列对营养要求最低的微生物是_____。

A. 细菌　　　　B. 螺旋体　　　C. 立克次体　　　D. 支原体　　　E. 真菌

10. 培养真菌的最适宜 pH 是_____。

A. pH 1　　　　B. pH 3　　　　C. pH 5　　　　D. pH 7　　　　E. pH 9

11. 病原性真菌在沙保弱培养基上生长出典型菌落需培养_____。

A. 1～2 d　　　B. 1～4 d　　　C. 1～2 周　　　D. 1～4 周　　　E. 1～2 个月

12. 关于酵母型菌落与类酵母型菌落的区别在于后者_____。

A. 生长较快　　　　　　　　B. 是单细胞真菌

C. 形成假菌丝　　　　　　　D. 菌落不光滑

E. 菌落有色素

13. 假菌丝是由哪种孢子延长而形成的?_____。

A. 小分生孢子　B. 大分生孢子　C. 芽生孢子　　D. 厚膜孢子　　E. 接合孢子

14. 双相性真菌在培养基上形成酵母型菌落的培养温度是_____。

A. 25℃　　　B. 28℃　　　C. 35℃　　　D. 37℃　　　E. 41℃

15. 真菌的繁殖形式不包括_____。

A. 芽生　　　B. 裂殖　　　C. 萌管　　　D. 隔殖　　　E. 复制

16. 关于真菌孢子描述错误的是_____。

A. 是真菌的休眠状态　　　　B. 不耐热

C. 一条菌丝上可长出多个孢子　D. 是真菌的繁殖方式

E. 大部分真菌既能形成有性孢子,又能形成无性孢子

17. 关于真菌的繁殖体,不正确的是_____。

A. 孢囊孢子为有性孢子　　　B. 分生孢子为无性孢子

C. 繁殖方式多种多样　　　　D. 有无性孢子和有性孢子

E. 繁殖能力一般都较强

18. 与真菌繁殖无关的是_____。

A. 气生菌丝　B. 营养菌丝　C. 生殖菌丝　D. 菌丝体　E. 假菌丝

19. 关于真菌孢子的特点,下列哪项是正确的?_____。

A. 对热抵抗力强　　　　　　B. 抗吞噬

C. 是真菌的休眠方式　　　　D. 一条菌丝只能产生一个孢子

E. 分为无性孢子和有性孢子

20. 下述属于真菌有性孢子的是_____。

A. 孢囊孢子　B. 子囊孢子　C. 厚膜孢子　D. 关节孢子　E. 分生孢子

21. 下述属真菌无性孢子的是_____。

A. 担孢子　　B. 接合孢子　C. 子囊孢子　D. 孢囊孢子　E. 卵孢子

22. 酵母型真菌与类酵母型真菌的繁殖方式为_____。

A. 复制　　　B. 二分裂　　　C. 裂殖　　　D. 隔殖　　　E. 芽生

23. 下列属于真菌的是_____。

A. 结核分枝杆菌、毛癣、着色真菌

B. 白假丝酵母、新生隐球菌、金黄色葡萄球菌

C. 曲霉、卡氏肺孢子菌、小孢子癣菌

D. 毛霉、絮状表皮癣菌,梅毒螺旋体

E. 申克孢子丝菌、淋病奈瑟菌、卡氏枝孢霉

24. 关于真菌的抵抗力,正确的是_____。

A. 对干燥、阳光和紫外线有较强的抵抗力

B. 对一般消毒剂有较强的抵抗力

C. 耐热,60℃ 1 h不能被杀死

D. 对抗细菌的抗生素敏感

E. 灰黄霉素、制霉菌素可抑制真菌生长

25. 真菌孢子加热到多少摄氏度1 h将死亡? _____。

    A. 20℃   B. 40℃   C. 60℃   D. 80℃   E. 100℃

26. 与真菌无关的疾病是_____。

    A. 内源性感染   B. 外源性感染   C. 脓毒血症   D. 超敏反应   E. 毒素中毒

27. 真菌性疾病不包括_____。

    A. 皮肤癣   B. 脑膜炎   C. 超敏反应   D. 机会性感染   E. 内毒素血症

28. 下列与原发性肝癌发病有关的是_____。

    A. 青霉素   B. 灰黄霉素   C. 两性霉素   D. 头孢菌素   E. 黄曲霉毒素

29. 目前真菌感染的防治措施不包括_____。

    A. 注意清洁卫生   B. 提高机体免疫力

    C. 预防真菌性食物中毒   D. 合理使用疫苗

    E. 使用抗真菌药物

30. 常用于真菌检查的染色法是_____。

    A. 革兰染色法   B. 抗酸染色法

    C. 乳酚棉蓝染色法   D. 美蓝染色法

    E. 镀银染色法

31. 鉴定多细胞真菌主要应用的检查方法是_____。

    A. 革兰染色后镜检   B. 墨汁负染后镜检

    C. 血清学检查   D. 生化反应检查

    E. 小培养检查菌丝和孢子

32. 血清学诊断在下列哪种真菌感染中有应用价值? _____。

    A. 白假丝酵母   B. 红色毛癣菌

    C. 申克孢子丝菌   D. 新生隐球菌

    E. 曲霉

33. 浅部真菌最适生长温度是_____。

    A. 28℃   B. 32℃   C. 35℃   D. 37℃   E. 41℃

34. 关于皮肤癣菌的描述,错误的是_____。

    A. 一种皮肤癣菌只引起一种癣病   B. 多因接触感染

    C. 可致体癣、手足癣、甲癣   D. 沙保弱培养基上形成丝状菌落

    E. 可根据菌落、菌丝和孢子的特点鉴定皮肤癣菌

35. 主要引起表面感染的病原性真菌是_____。

    A. 秕康马拉癣菌   B. 絮状表皮癣菌

    C. 白假丝酵母   D. 铁锈色小孢子菌

E. 申克孢子丝菌

36. 能引起汗斑的真菌是_____。

A. 秕糠马拉癣菌　　　　　　B. 絮状表皮癣菌

C. 申克孢子丝菌　　　　　　D. 须毛癣菌

E. 曲霉菌

37. 皮肤癣菌易侵犯表皮、毛发和指甲等是与其哪种特性有关？_____。

A. 嗜氧气　　　B. 嗜油脂　　　C. 嗜角质蛋白　D. 体表温度适宜其生长

E. 这些部位易通过接触传染

38. 不能侵害甲板的皮肤癣菌是_____。

A. 红色毛癣菌　　　　　　　B. 石膏样毛癣菌

C. 须毛癣菌　　　　　　　　D. 絮状表皮癣菌

E. 犬小孢子菌

39. 不能侵犯毛发的皮肤癣菌属是_____。

A. 红色毛癣菌　　　　　　　B. 石膏样毛癣菌

C. 须毛癣菌　　　　　　　　D. 絮状表皮癣菌

E. 犬小孢子菌

40. 表皮癣菌属不能引起哪种癣病？_____。

A. 股癣　　　B. 须癣　　　C. 甲癣　　　　D. 足癣　　　　E. 手癣

41. 关于皮肤癣菌的致病特点，错误的是_____。

A. 一种皮肤癣菌可引起不同部位感染

B. 同一部位感染也可由不同皮肤癣菌引起

C. 常侵犯角质蛋白丰富的部位

D. 主要侵犯皮肤、毛发和指（趾）甲

E. 为机会致病性真菌

42. 诊断癣病时，常先将毛发、甲屑等标本作哪种处理？_____。

A. 用 10% KOH 溶解消化　　B. 用 10% NaOH 溶解消化

C. 用 10% H_2SO_4 溶解消化　　D. 用 10% HCl 溶解消化

E. 用 95% 酒精溶解消化

43. 引起着色真菌病的真菌不包括_____。

A. 卡氏枝孢霉　　　　　　　B. 裴氏着色真菌

C. 紧密着色真菌　　　　　　D. 申克孢子丝菌

E. 嗜脂色霉

44. 常感染农民、园艺工、花店员工，引起孢子丝菌病的病原体是_____。

A. 糠状鳞斑癣菌　　　　　　B. 红色毛癣菌

C. 卡氏肺孢子菌　　　　　　D. 申克孢子丝菌

E. 新生隐球菌

45. 不属于条件性真菌的是_____。

A. 白假丝酵母　　B. 曲霉　　　C. 毛霉　　　D. 表皮癣菌　　E. 新型隐球菌

46. 白假丝酵母引起感染的主要原因是_____。

A. 产生侵袭性酶　　　　　　B. 侵入数量多

C. 对抗生素不敏感　　　　　D. 易产生耐药变异

E. 机体免疫力下降

47. 白假丝酵母形成的孢子是_____。

A. 芽生孢子　　B. 孢子囊孢子　　C. 小分生孢子　　D. 关节孢子　　E. 大分生孢子

48. 能产生假菌丝的真菌是_____。

A. 皮肤癣菌　　　　　　　　B. 申克孢子丝菌

C. 着色真菌　　　　　　　　D. 白假丝酵母

E. 曲霉

49. 白假丝酵母容易产生厚膜孢子的培养基是_____。

A. MH 培养基　　　　　　　B. SS 培养基

C. 玉米粉培养基　　　　　　D. 罗氏培养基

E. 麦康凯培养基

50. 白假丝酵母侵入机体引起感染的主要原因是_____。

A. 致病力增强　　　　　　　B. 对抗生素不敏感

C. 易产生耐药变异　　　　　D. 机体免疫力下降

E. 侵入数量多

51. 艾滋病患者常见的机会致病性真菌感染是_____。

A. 体癣　　　B. 鹅口疮　　　C. 结核　　　D. 梅毒

E. 孢子丝菌下疳

52. 白假丝酵母引起的疾病是_____。

A. 皮肤癣病　　B. 阴道炎　　C. 肿瘤　　　D. 真菌毒素中毒

E. 汗斑

53. 与白假丝酵母无关的疾病是_____。

A. 鹅口疮　　　B. 阴道炎　　　C. 食物中毒　　D. 内脏感染

E. 中枢神经系统感染

54. 引起鹅口疮的病原体是_____。

A. 新生隐球菌　　　　　　　B. 石膏样小孢子菌

C. 口腔链球菌　　　　　　　D. 白假丝酵母

E. 表皮葡萄球菌

55. 白假丝酵母所致鹅口疮多见于_____。

A. 初生婴儿　　B. 幼儿　　　C. 儿童　　　D. 青少年　　　E. 成年人

56. 在白假丝酵母的鉴定中有诊断意义的真菌孢子是_____。

A. 大分生孢子　　B. 小分生孢子　　C. 孢子囊孢子　　D. 关节孢子　　E. 芽生孢子

57. 关于白假丝酵母,下述错误的是_____。

A. 在玉米粉培养基上可长出假菌丝

B. 在沙氏培养基上形成酵母样菌落

C. 在营养丰富培养基上长出菌丝体

D. 属于机会致病性真菌

E. 好感染皮肤潮湿、皱褶的部位

58. 哪种病原体常用墨汁染色法检查？_____。

A. 沙眼衣原体　　　　　　B. 白假丝酵母菌

C. 皮肤丝状菌　　　　　　D. 新生隐球菌

E. 钩端螺旋体

59. 新生隐球菌不具有的特点是_____。

A. 为单细胞真菌　　　　　B. 引起癣病

C. 形成肥厚的胶质样荚膜　D. 出芽繁殖

E. 在沙保弱培养基上形成酵母型菌落

60. 新生隐球常用的染色方法是_____。

A. 革兰染色　　B. 抗酸染色　　C. 棉兰染色　　D. Giemsa 染色　E. 墨汁染色

61. 关于新生隐球菌生物学性状的描述,错误的是_____。

A. 菌体为酵母样细胞　　　B. 有肥厚的荚膜

C. 在 25℃和 37℃均能生长　D. 以芽生方式繁殖

E. 可形成假菌丝

62. 新生隐球菌的主要传播方式是_____。

A. 鸽子-咯痰-飞沫传播　　B. 患者-粪便-消化道传播

C. 患者-粪便-破损皮肤传播　D. 患者-库蚊-叮咬传播

E. 鸽子-粪便-呼吸道传播

63. 不属于新生隐球菌致病特点的是_____。

A. 原发感染常在肺部　　　B. 荚膜是重要的致病物质

C. 多数感者症状不明显　　D. 经消化道进入人体

E. 经呼吸道吸入而感染

64. 最易侵犯脑组织的真菌是_____。

A. 红色毛癣菌　　　　　　B. 犬小孢子癣菌

C. 新生隐球菌　　　　　　D. 申克孢子丝菌

E. 卡氏肺孢菌

65. 新生隐球菌引起的主要疾病是_____。

A. 流行性脑脊髓膜炎　　　B. 慢性脑膜炎

C. 流行性乙型脑炎　　　　D. 心内膜炎

E. 心肌炎

66. 关于新生隐球菌的特点,错误的是_____。

A. 多数是外源性感染　　　B. 主要经呼吸道传播

C. 菌体外有肥厚的荚膜　　D. 鸽子可能是其自然宿主

E. 不易侵犯中枢神经系统

67. 关于新生隐球菌错误的是_____。

    A. 菌体外周有厚荚膜   B. 用墨汁负染后镜检

    C. 常引起慢性脑膜炎   D. 菌体为单细胞

    E. 在沙氏培养基上形成类酵母型菌落

68. 黄曲霉毒素与哪种肿瘤关系最密切？ _____ 。

    A. 原发性肺癌 B. 口腔癌   C. 原发性肝癌 D. 食道癌   E. 胃癌

A2 型题

69. 某成年女患者,因病长期卧床,近日于腹股沟、会阴部出现湿疹样改变,有痒感,取材镜检可见菌丝。请问最好使用哪种药物进行治疗？ _____ 。

    A. 盐酸小檗碱   B. 青霉素

    C. 异烟肼   D. 二性霉素 B

    E. 拉米夫定

70. 某患者,放疗数周后出现中枢神经刺激症状,伴发热 38℃,颈项强直,查脑脊液轻度混浊,淋巴细胞增多,蛋白含量增多。若分离培养其脑脊液中可能存在的病原体,最好使用哪种培养基？

    A. 营养琼脂   B. LB 琼脂

    C. 麦康凯培养基   D. 伊红-美兰培养基

    E. 沙保弱培养基

71. 某中年妇女因外阴瘙痒、灼痛,白带增多,呈白色豆渣样。就诊。因治疗其他疾病长期应用广谱抗生素,微生物学检查结果为：阴道分泌物标本革兰染色后镜检可见有假菌丝的单细胞菌体,玉米培养基培养形成丰富的假菌丝和厚膜孢子。引起感染的病原菌是_____ 。

    A. 淋病奈瑟菌 B. 梅毒螺旋体 C. 解脲脲原体 D. 白假丝酵母

    E. 生殖器支原体

72. 某成年女性艾滋病患者。连续 6 d 出现持续性头痛,3 d 前出现发热,今日头痛加重,出现昏迷,检查可见颈项强直,脑脊液轻度混浊,对脑脊液标本进行墨汁负染色后镜检,见大量有厚荚膜的圆形或椭圆形的菌体,引起感染的最可能的病原菌是_____ 。

    A. 钩端螺旋体 B. 白假丝酵母 C. 新生隐球菌 D. 金黄色葡萄球菌

    E. 脑膜炎奈瑟菌

73. 某 42 岁男患者,园丁。近半年来间断性咯血 4 次,无咳嗽。常规 X 射线胸片和 CT 发现右肺上叶圆形小结节,直径为 9 mm,内缘有一气体影,局部胸膜有粘连牵拉,增强后病灶不强化。CT 引导下穿刺活检,镜下见有隔菌丝、孢子梗顶端膨大的顶囊及分生孢子。请问感染该患者的真菌可能是_____ 。

    A. 卡氏肺孢菌   B. 白假丝酵母菌

    C. 新生隐球菌   D. 曲霉

    E. 卡氏枝孢霉

B1 型题

问题 74~76

    A. 芽生孢子   B. 分生孢子

C. 厚膜孢子   D. 关节孢子

E. 孢子囊孢子

74. 白假丝酵母的繁殖方式是产生_____。

75. 毛霉的繁殖方式是产生_____。

76. 曲霉的繁殖方式是产生_____。

问题 77～80

A. 致病性真菌感染   B. 机会致病性真菌感染

C. 真菌超敏反应性疾病   D. 真菌中毒症

E. 真菌毒素诱发肝癌

77. 体癣是由于_____。

78. 与黄曲霉毒素相关的肿瘤是_____。

79. 真菌性瘙痒症及湿疹属于_____。

80. 艾滋病患者出现的肺孢子菌肺炎属于_____。

81. 毒青霉黄变米中毒属于_____。

问题 82～85

A. 申克孢子丝菌   B. 白假丝酵母

C. 新生隐球菌   D. 曲霉

E. 卡氏肺孢子菌

82. 可形成假菌丝是_____。

83. 有肥厚荚膜是_____。

84. 为双相型真菌是_____。

85. 兼具原虫和真菌的特点是_____。

问题 86～88

A. 小孢子癣菌   B. 糠秕马拉色菌

C. 新生隐球菌   D. 烟曲霉

E. 白假丝酵母

86. 导致花斑癣的是_____。

87. 导致头癣的是_____。

88. 导致鹅口疮的是_____。

问题 89～91

A. 发癣   B. 鹅口疮

C. 孢子丝菌性下疳   D. 慢性脑膜炎

E. 肺曲霉病

89. 可由皮肤癣菌引起的疾病是_____。

90. 可由烟曲霉引起的疾病是_____。

91. 可由新生隐球菌引起的疾病是_____。

问题 92～96

A. 癣病   B. 食物中毒

C. 慢性脑膜炎 　　　　　　D. 肢体象皮肿

E. 鹅口疮

92. 毛癣菌属可引起_____。

93. 黄曲霉菌可引起_____。

94. 新生隐球菌感染可引起_____。

95. 着色真菌感染后可引起_____。

96. 白假丝酵母可引起_____。

X 型题

97. 下列哪些是真菌的特征? _____。

A. 细胞壁含几丁质 　　　　　B. 对青霉素敏感

C. 胞内有叶绿体 　　　　　　D. 可为单细胞或多细胞

E. 具有包括核膜、核仁在内的高度分化的细胞核

98. 与细菌比较,真菌有哪些特性? _____。

A. 生长缓慢　　　B. 耐热　　　　C. 耐酸　　　　D. 有 80S 核糖体

E. 有典型的细胞核

99. 与细菌芽孢相比,真菌孢子具有的特征包括_____。

A. 对热稳定 　　　　　　　　B. 对环境的抵抗力强

C. 是繁殖结构 　　　　　　　D. 能长出芽管

E. 是休眠形式

100. 属于真菌孢子的是_____。

A. 子囊孢子　　B. 分生孢子　　C. 孢子囊孢子　D. 关节孢子　　E. 厚膜孢子

101. 叶状孢子分为下列哪几种? _____。

A. 芽生孢子　　B. 关节孢子　　C. 孢子囊孢子　D. 分生孢子　　E. 厚膜孢子

102. 适于真菌生长的条件是_____。

A. pH 偏碱 　　　　　　　　B. pH 偏酸

C. 加入两性霉素 B 　　　　　D. 沙保弱培养基

E. 有氧

103. 真菌毒素对人类的危害有_____。

A. 致癌作用　　B. 慢性中毒　　C. 致畸作用　　D. 急性中毒　　E. 超敏反应

104. 皮肤癣菌可分为哪几个属? _____。

A. 毛癣菌　　　B. 鳞斑癣菌　　C. 表皮癣菌　　D. 小孢子菌　　E. 皮炎癣菌

105. 表皮癣菌属可引起哪些癣病? _____。

A. 甲癣　　　　B. 股癣　　　　C. 体癣　　　　D. 须癣　　　　E. 手足癣

106. 皮下组织感染真菌引起 _____。

A. 皮肤癣　　　B. 着色真菌病　C. 曲霉病　　　D. 孢子丝菌性下疳

E. 脑膜炎

107. 白假丝酵母可以引起_____。

A. 鹅口疮　　　B. 阴道炎　　　C. 支气管炎　　D. 肠炎　　　　E. 脑膜炎

108. 白假丝酵母常存在于_____。

A. 皮肤　　　　B. 口腔　　　　C. 肠道　　　　D. 阴道　　　　E. 血液

109. 婴儿易形成鹅品疮的原因是_____。

A. 年幼体弱　　　　　　　　B. 未接种疫苗

C. 因吸奶口腔黏膜易损伤而感染　D. 口腔正常菌群未建立

E. 人工喂养的乳品中易污染白假丝酵母

110. 能引起脑膜炎的真菌有_____。

A. 奥杜盎小孢子癣菌　　　　B. 新生隐球菌

C. 白假丝酵母菌　　　　　　D. 红色毛癣菌

E. 申克孢子丝菌

二、名词解释

1. 真菌(fungus)　　　　　　2. 菌丝体(mycelium)

3. 孢子(spore)　　　　　　4. 类酵母型菌落(yeast like type colony)

5. 真菌中毒症(mycotoxicosis)

三、问答题

1. 谈谈真菌的形态结构特征和培养特性。

2. 比较真菌孢子与细菌芽胞的区别。

3. 简述皮肤癣菌所致疾病的名称、主要感染原因和微生物学诊断方法。

4. 试述申克孢子丝菌的致病性、实验室检查法及防治原则。

5. 试述白假丝酵母感染的微生物检查方法及结果分析。

6. 简述两种常见的能引起深部感染的机会致病性单细胞真菌的致病性。

7. 抗生素过度治疗引起的菌群失调性肠炎的主要病原体是什么？写出分离鉴定的主要步骤？

8. 试述新生隐球菌感染的微生物学诊断方法和防治原则。

9. 试述曲霉的生物学性状、致病性及微生物检查原则。

【参考答案】

一、选择题

1. D　2. D　3. E　4. A　5. D　6. D　7. A　8. B　9. E　10. C　11. D　12. C
13. C　14. D　15. E　16. A　17. A　18. E　19. E　20. B　21. D　22. E　23. C
24. E　25. C　26. C　27. E　28. E　29. D　30. C　31. E　32. D　33. A　34. A
35. A　36. A　37. C　38. E　39. D　40. B　41. E　42. A　43. D　44. D　45. D
46. E　47. A　48. D　49. C　50. D　51. B　52. B　53. C　54. D　55. A　56. E
57. C　58. D　59. B　60. E　61. E　62. E　63. D　64. C　65. B　66. E　67. E
68. C　69. D　70. E　71. D　72. C　73. D　74. A　75. E　76. B　77. A　78. E
79. C　80. B　81. D　82. B　83. C　84. A　85. E　86. B　87. A　88. E　89. A

90. E　91. D　92. A　93. B　94. C　95. D　96. E　97. ADE　98. ACDE　99. CD
100. ABCDE　101. ABE　102. BDE　103. ABDE　104. ACD　105. ABCE
106. BD　107. ABCDE　108. ABCD　109. AD　110. BC

（宣　群）

第15章 病毒概述

第1节 病毒的基本性状

学 习 要 点

掌握：病毒的基本特征、结构、化学组成及功能；病毒的增殖特点、干扰现象。

熟悉：理化因素对病毒的影响、病毒的遗传变异。

了解：病毒的分类。

【内容提要】

一、病毒的概念

病毒(virus)是一类形体微小、结构简单，只含有一种遗传物质，专性活细胞内寄生的非细胞型微生物。因体积微小，必须用电子显微镜放大几万至几十万倍后方可观察。结构简单，没有完整的细胞结构，仅有一种核酸(RNA 或 DNA)作为其遗传物质。

病毒体(virion)是指具有完整、典型的形态结构，并有感染性的成熟病毒颗粒，是病毒在细胞外的结构形式。

二、病毒的结构、化学组成及功能

1. 病毒体的结构 可分为基本结构和辅助结构。

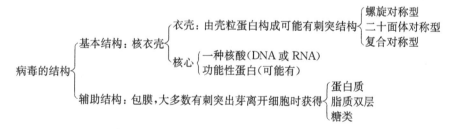

仅具有基本结构的病毒体，被称为裸病毒(naked virion)，具有包膜结构的病毒被称为包膜病毒。

2. 病毒的化学组成及功能

化学组成	种 类		功 能
核 酸	DNA 或者 RNA		大小差异大，携带全部遗传信息，具有感染性，仅有一种核酸类型，可将病毒分为两大类
蛋白质	结构(非功能性)蛋白	衣壳蛋白	又称壳粒，构成衣壳，保护核心，参与感染，表达抗原

（续表）

化学组成	种 类			功 能	
蛋白质	结构(非功能性)蛋白	包膜蛋白	基质蛋白	有利于核衣壳出芽时识别糖蛋白	包膜参与病毒体的构成,保护核衣壳
			糖蛋白	主要的表面抗原,识别宿主受体,参与感染	
		刺突		参与感染,具有免疫原性	
	非结构(功能性)蛋白(含酶类或非酶类蛋白)			参与病毒增值,转化宿主细胞,抗细胞因子或抗细胞凋亡作用等	
脂质	磷脂、糖脂、胆固醇等			构成脂质双层,维持包膜病毒的完整性	
其他	丁二胺等多胺及某些金属阳离子			对病毒核酸的构型产生影响	

三、病毒的复制

1. **复制周期**　从病毒进入宿主细胞开始,经过基因组复制,到释放出子代病毒,称为一个复制周期(replication circle)。

2. **病毒的复制**

第一阶段:吸附(Adsorption)几分钟到十几分钟	早期为非特异性吸附	病毒可利用静电力接近细胞
	晚期为特异性吸附	病毒表面的配体位点与细胞表面的特异性受体相结合
第二阶段:穿入(Penetration)三种方式	融合(fusion)	包膜病毒采用,病毒包膜和细胞膜发生融合,将核衣壳释放至细胞质
	胞饮(viropexis)或吞饮(endocytosis)	部分包膜病毒及多数裸病毒采用,细胞膜内陷形成类似吞噬泡,包裹着病毒进入细胞质
	直接穿入	裸病毒采用,病毒体直接穿过细胞膜,完整的进入胞质
第三阶段:脱壳(uncoating)	不同病毒,过程不同;痘病毒外(脱壳酶),多数病毒在进入胞质时就在溶酶体作用下释放出基因组	
第四阶段:生物合成(biosynthesis)亦称为隐蔽期(eclipse)	双链DNA病毒	复制位置:细胞核(除痘病毒) 复制过程:1. 双链解链,早期转录、翻译功能蛋白 2. 晚期复制子代 DNA,转录、翻译结构蛋白
	单链DNA病毒	复制位置:细胞核 复制过程:1. 先合成母链的互补链形成中间复制体 2. 双链解链、复制,得到两条双链 DNA 链 3. 含亲代 DNA 链的双链复制子代 DNA 链,而不含亲代链的双链转录和翻译非结构蛋白及结构蛋白
	单正链RNA病毒	复制位置:胞质 复制过程:1. 单正链 RNA 可作为 mRNA 翻译 RNA 多聚酶 2. 在酶辅助下合成亲代 RNA 的互补链,形成中间复制体 3. 双链 RNA 解链复制子代核酸并翻译子代蛋白
	单负链RNA病毒	复制位置:胞质 复制过程:1. 病毒自带 RNA 酶,先合成亲代 RNA 的互补链,形成中间复制体 2. 双链 RNA 解链复制子代核酸并翻译子代蛋白

（续表）

第四阶段： 生物合成 （biosynthesis） 亦称为隐蔽期 （eclipse）	双链 RNA 病毒	复制位置：胞质 复制过程：1. 双链解链，早期转录、翻译功能蛋白 　　　　　2. 晚期复制子代 RNA，转录、翻译结构蛋白
	反转录病毒	复制位置：细胞核及胞质 复制过程：1. 两条单正链 RNA 分别以自己为模板合成互补的 DNA 链 　　　　　2. 亲代 RNA 链降解，留下单链 DNA 　　　　　3. 以 DNA 链为模板合成互补链，形成双链 DNA 　　　　　4. 双链 DNA 进入细胞核与宿主基因整合，成为前病毒 　　　　　5. 双链解链并复制子代 RNA，并且转录、翻译子代蛋白
第五阶段： 装配与释放 （assembly and release）	装配	不同病毒装配的位置不同；裸病毒装配为核衣壳后即成为病毒体，包膜病毒离 开细胞时装配包膜
	释放	裸病毒：以裂解方式释放 包膜病毒：以出芽方式释放，出芽时获得包膜

3. **干扰现象**　两种病毒感染同一细胞或机体时，发生一种病毒抑制另一种病毒复制的现象，称为干扰现象（interference）。

规律：先感染抑制后感染的病毒；灭活的病毒干扰有感染活性的病毒；缺陷病毒抑制完整病毒。

机制：① 宿主细胞表面的受体被结合或细胞发生了代谢途径的变化。② 首先感染的病毒消耗了生物合成需要的原料和养分。③ 干扰素（IFN）的产生使得后进入机体的病毒难以进行复制、增殖。

四、病毒的遗传与变异

1. **病毒的遗传**　目前，病毒遗传学推进到分子遗传学研究水平，主要是对病毒的全长基因组作克隆与核苷酸测序。其目的为：① 了解病毒的基因组结构；② 了解基因甚至是单一核苷酸改变的意义；③ 推导编码蛋白的基因；④ 表达和纯化基因编码的蛋白产物以研究病毒蛋白。

2. **病毒的变异**

病毒的 变异	基因突变：病 毒基因组核酸 顺序上的变化	点突变： 仅是一个核苷酸的改变	发生突变的病毒被称为突变株，突变基因 所控制的表型也发生相应改变。突变具有 随机性、低频性和可逆性等特性。
		染色体畸变： 成百上千个核苷酸的缺失或易位	
	基因重组与重 配：发生单个 病毒或两个病 毒间较大范围 的碱基变化	基因重组： 两种不同病毒的 DNA 发生交换	基因重组与重配可产生不同于亲代的、变 异可遗传的子代。
		基因重配： 两种不同病毒的 RNA 发生交换	

基因的重组与重配可发生于：① 两个具有感染活性的病毒之间；② 两个被灭火的病毒之间；③ 灭活病毒与未灭活病毒之间。

目前，病毒的变异现象已被人类利用于疫苗研制、疾病诊断及治疗等方面。

五、理化因素对病毒的影响

病毒的灭活 用物理、化学方法使病毒失去感染性,称为病毒的灭活(inactivation)。

物理因素	温度	大多数病毒耐冷不耐热 加热 60℃经 30 min 或 100℃数秒钟可使大多数病毒灭活
	酸碱度	病毒适宜的 pH 多大在 6~8 之间 酸、碱环境均可破坏病毒核酸及蛋白
	射线	γ射线、X 射线、高能量粒子等可使核苷酸链发生致死性断裂 紫外线可抑制病毒 DNA 或 RNA 的复制
化学因素	脂溶剂	脂溶剂可使病毒的包膜脂质溶解而使病毒失去吸附能力
	消毒剂	常见消毒剂可破坏包膜脂质或蛋白成分从而使病毒灭活
	中草药	柴胡、板蓝根等中草药对某些病毒有一定的抑制作用

六、病毒的分类

病毒分类的方法很多,常见原则是:① 按核酸类型与结构分类;② 病毒体的形状和大小;③ 病毒体的形态结构;④ 对脂溶剂的敏感性等。

七、卫星病毒和类病毒

卫星病毒(satellite virus):是一类只有 500~2 000 个核苷酸,需借助其他病毒辅助才能感染细胞的单链 RNA 病毒。

类病毒(viroids):很小的杆状 RNA 分子,由 200~400 个核苷酸组成,有二级结构,无包膜或衣壳。在细胞核内增殖,利用宿主细胞的 RNA 多聚酶Ⅱ进行复制。

朊粒(prion):曾一度归属于非寻常病毒的致病因子;但经近年深入研究,不少学者认为不宜列入病毒范畴,其生物学地位待定。

【双语词汇】

virus	病毒
virion	病毒体
nanometer, nm	纳米
nucleocapsid	核衣壳
core	核心
genome	基因组
capsid	衣壳
capsomere	壳粒
icosahedral symmetry	20 面体对称型
helical symmetry	螺旋对称型
complex symmetry	复合对称型
naked virion	裸病毒
envelope	包膜
budding	出芽

peplomere	包膜子粒
spike	刺突
envelope virus	包膜病毒
parvovirus	微小病毒
replication circle	复制周期
Adsorption	吸附
Penetration	穿入
Uncoating	脱壳
Biosynthesis	生物合成
Assembly and Release	装配与释放
fusion	融合
viropexis	胞饮
endocytosis	吞饮
eclipse	隐蔽期
provirus	前病毒
interference	干扰现象
ORF	开放读码框
gene mutation	基因突变
genetic recombination	基因重组
genetic reassortment	重配
multiplicity reactivation	多重复活
cross reactivation	交叉复活
phenotype mixing	表型混合
genotype mixing	基因型混合
complementation	互补
enhancement	增强
inactivation	灭活
satellite virus	卫星病毒
viroids	类病毒
virusoid	拟病毒
prion	朊粒

【习题与测试】

一、选择题

A1 型题

1. 病毒的个体微小,其测量单位是_____。

A. m　　　　B. cm　　　　C. mm　　　　D. pm　　　　E. nm

2. 目前,世界上一半以上的流行性疾病由以下哪一种微生物引起的?_____。

A. 病毒　　　　　B. 细菌　　　　　C. 衣原体　　　　D. 支原体　　　　E. 真菌

3. 感染动物的病毒形态多数为下列哪种？_____。

A. 杆形　　　　　B. 球形　　　　　C. 砖形　　　　　D. 蝌蚪形　　　　E. 弹状

4. 病毒的增殖方式是_____。

A. 二分裂法　　B. 有丝分裂　　C. 减数分裂　　　D. 复制方式　　　E. 芽生方式

5. 关于病毒复制，以下说法正确的是_____。

A. 细胞内外均可进行　　　　　　　B. 不影响宿主细胞的功能

C. 依赖宿主的细胞器　　　　　　　D. 单正链 RNA 病毒直接携带复制相关的酶

E. 子代基因都在细胞核内复制

6. 不属于病毒复制周期的是 _____。

A. 吸附与穿入　B. 脱壳　　　　C. 生物合成　　　D. 扩散　　　　　E. 装配与释放

7. 关于病毒结构叙述错误的是_____。

A. 核酸和衣壳组成核衣壳　　　　　B. 包膜成分完全来自细胞

C. 衣壳由壳粒构成　　　　　　　　D. 病毒包膜表面可有刺突

E. 裸病毒可有刺突

8. 下述功能与病毒蛋白质无关的是_____。

A. 能吸附宿主细胞　　　　　　　　B. 转化宿主细胞

C. 构成病毒的包膜　　　　　　　　D. 耐酸耐碱可保护核酸

E. 具有酶活性

9. 裸病毒所合成的晚期蛋白的功能是_____。

A. 抑制宿主细胞蛋白质的合成　　B. 构成病毒衣壳蛋白

C. 帮助病毒整合　　　　　　　　　D. 抑制宿主细胞核酸的合成

E. 构成病毒的包膜

10. 病毒体的基本结构为_____。

A. 核心　　　　　B. 衣壳　　　　　C. 包膜　　　　　D. 核酸　　　　　E. 核衣壳

11. 下列有关病毒体的概念，错误的是_____。

A. 完整成熟的病毒颗粒　　　　　　B. 细胞外的病毒结构

C. 具有感染性　　　　　　　　　　D. 包括核衣壳结构

E. 整合于宿主基因组中

12. 病毒在宿主细胞内的复制周期过程，正确的描述是_____。

A. 吸附，接合，穿入，生物合成，成熟及释放

B. 吸附，脱壳，穿入，生物合成，成熟及释放

C. 吸附，穿入、脱壳，生物合成，组装、成熟及释放

D. 结合，穿入，脱壳，生物合成，成熟及释放

E. 吸附，结合，脱壳，生物合成，成熟及释放

13. 病毒变异的方式不包括_____。

A. 融合　　　　　B. 染色体畸变　C. 点突变　　　　D. 基因重组　　　E. 基因重配

14. 病毒的特征中，下述哪一项是错误的？_____。

A. 非细胞结构   B. 只含一种核酸

C. 必须在活细胞内增殖   D. 二分裂法繁殖

E. 对干扰素敏感

15. 下述病毒的壳体属于螺旋对称的是 _____。

A. 烟草花叶病毒   B. 腺病毒

C. 轮状病毒   D. 噬菌体

E. HBV

16. 下列关于类病毒的叙述正确的是_____。

A. 含 RNA 或 DNA   B. 具有衣壳结构

C. 不能独立感染宿主   D. 自带核酸酶

E. 胞质区复制

17. 病毒体的核心成分不可能有以下哪项? _____。

A. DNA 和 RNA   B. 只有 DNA   C. 蛋白质   D. DNA 或者 RNA

E. 只有 RNA

18. 包绕着病毒核衣壳的脂质双层结构被称为_____。

A. 衣壳   B. 包膜   C. 壳粒   D. 芽孢   E. 刺突

19. 病毒复制周期的第三个阶段为_____。

A. 侵入   B. 复制   C. 吸附   D. 释放   E. 脱壳

20. 以下哪项是错误的? _____。

A. 具包膜病毒的侵入是通过融合

B. 在溶酶体的作用下病毒脱壳   C. 动物病毒与宿主细胞相吸附是随机的

D. 包膜病毒通过出芽释放   E. 裸病毒通过裂解释放

21. 下面关于病毒的特征,叙述不正确的是_____。

A. 无细胞结构   B. 能进行独立的代谢作用

C. 专性活细胞内寄生   D. 能通过细菌过滤器

E. 只有一种核酸

22. 新现疾病"疯牛病"是下列哪项引起的? _____。

A. 细菌   B. 放线菌   C. 真菌   D. 支原体   E. 朊粒

23. 以下说法正确的是_____。

A. 大部分病毒耐冷也耐热   B. 紫外线不能灭活病毒

C. 射线能灭活病毒   D. 病毒对常见消毒剂抵抗力强

E. 包膜病毒对脂溶剂不敏感

24. 以下关于卫星病毒正确的是_____。

A. 单链 RNA

B. 只感染植物

C. 有较大的基因组

D. 不能直接感染宿主细胞病毒对常见消毒剂抵抗力强

E. 没有干扰现象

25. 关于病毒的变异错误的是_____。

A. 具有不可逆性　　　　　B. 具有随机性

C. 具有低频性　　　　　　D. 可发生于两个被灭火的病毒之间

E. 可发生于灭活病毒与未灭活病毒之间

B1 型题

问题 26～30

A. 核衣壳　　　　　　　B. 壳粒

C. 衣壳　　　　　　　　D. 刺突

E. 包膜

26. 带有宿主细胞成分的是_____。

27. 病毒的基本结构是_____。

28. 裸病毒的结构不包括_____。

29. 具有对称性的结构是_____。

30. 与病毒特异性吸附细胞受体有关的结构是_____。

问题 31～34

A. 细胞核　　　　　　　B. 胞质

C. 细胞核和胞质　　　　D. 细胞膜

E. 核糖体

31. 大部分 RNA 病毒复制的位置是在_____。

32. 反转录病毒复制的位置是在_____。

33. 类病毒复制的位置是在_____。

34. 单正链 RNA 病毒开始复制时首先结合的结构是_____。

问题 35～38

A. dsDNA 病毒　　　　　B. ssDNA 病毒

C. ss(+)RNA 病毒　　　D. ss(-)RNA 病毒

E. 两条 ss(+)RNA 病毒

35. 亲代基因既是基因组又可做 mRNA 的病毒是_____。

36. 和人类基因组复制过程最类似的是_____。

37. 最有可能有整合过程的病毒是_____。

38. 反转录病毒的核酸特征是_____。

问题 39～40

A. 吸附阶段　　　　　　B. 穿入阶段

C. 脱壳阶段　　　　　　D. 生物合成阶段

E. 装配、成熟和释放阶段

39. 也可以被称为隐蔽期的是_____。

40. 具有特异性识别过程的是_____。

X 型题

41. 包膜病毒的结构由下列哪几项组成?_____。

A. 核衣壳　　　B. 细胞壁　　　C. 包膜　　　D. 细胞膜

E. 核质

42. 下列属于病毒特点的是_____。

A. 耐冷不耐热　　　　　　　B. 低温或冷冻真空可保存病毒

C. 甲醛可灭活病毒　　　　　D. 抗生素对病毒有抑制作用

E. 有包膜的病毒对脂溶剂敏感

43. 病毒复制的主要阶段有_____。

A. 吸附　　　B. 穿入　　　C. 脱壳　　　D. 生物合成

E. 装配、成熟和释放

44. 病毒结构蛋白的功能包括_____。

A. 参与病毒核酸的复制　　　B. 保护核酸

C. 参与感染　　　　　　　　D. 抑制细胞功能

E. 表达病毒抗原

45. 衣壳的常见的对称类型有_____。

A. 蝌蚪对称型　　　　　　　B. 子弹对称型

C. 20 面体对称型　　　　　　D. 螺旋对称型

E. 复合对称型

46. 反转录病毒的复制具有以下哪些特点?_____。

A. 两条单负链 RNA

B. 核心结构有反转录酶　　　C. 不会随细胞分裂进入子代细胞

D. 一定会整合到宿主基因组中　E. 作为 RNA 病毒,它在胞质区完成整个复制过程

47. 出现干扰现象可能的原因有_____。

A. 宿主细胞表面的受体被结合

B. 干扰素中和了后感染的病毒

C. 首先感染的病毒消耗了生物合成需要的原料和养分

D. 细胞发生了代谢途径的变化

E. 细胞产生了抗病毒蛋白

二、名词解释

1. 病毒(virus)　　　　　　　　　2. 病毒体(virion)

3. 朊粒(prion)　　　　　　　　　4. 干扰现象(interference)

5. 卫星病毒(satellite virus)　　　6. 类病毒(viroids)

7. 灭活(inactivation)

三、问答题

1. 病毒结构由哪几部分组成? 各部分主要功能是什么?

2. 请问病毒侵入宿主细胞进行复制的周期由哪五个阶段构成?

3. 病毒的变异有哪几种类型?

4. 简述干扰现象的基本规律

【参考答案】
一、选择题
1. E 2. A 3. B 4. D 5. C 6. D 7. B 8. D 9. B 10. E 11. E 12. C
13. A 14. D 15. E 16. C 17. A 18. B 19. E 20. C 21. B 22. E 23. C
24. A 25. A 26. E 27. A 28. E 29. C 30. D 31. B 32. D 33. A 34. E
35. C 36. A 37. E 38. E 39. D 40. A 41. AC 42. ABCE 43. ABCDED
44. BCE 45. CDE 46. BD 47. ACDE

第 2 节　病毒的感染与免疫

学 习 要 点

掌握：病毒的感染途径、类型。

熟悉：抗病毒免疫。

了解：病毒的发病机制。

【内容提要】

一、病毒的感染

1. 概念

(1) 病毒感染(viral infection)：是指病毒侵入体内并在靶器官细胞中增殖，与机体发生相互作用的过程。

(2) 病毒性疾病(viral disease)：是指病毒感染机体后，造成组织器官损伤，并且出现相应的临床症状和体征变化。

(3) 由于病毒感染机体后往往存在一点的潜伏期，因此，病毒感染及病毒性疾病并不能等同。

2. 病毒的感染途径　根据病毒扩散与机体关系的不同，可将病毒的传播分为两个阶段，而不同病毒在不同阶段的播散途径也有所不同。

传播阶段	传播方式及途径		传播媒介	举　　例
第一阶段：体外播散	水平传播：宿主间直接或间接传播	呼吸道	空气、飞沫或皮屑	流感病毒、麻疹病毒等
		消化道	污染水或食品	某些肝炎病毒、轮状病毒
		眼、泌尿生殖道	接触、游泳池、性行为	HIV、疱疹病毒1、2型等
		输血、注射、手术等	污染的血制品、医疗器械等	乙肝病毒、丙肝病毒、巨细胞病毒等
		破损皮肤	昆虫叮咬、动物抓咬	脑炎病毒、狂犬病毒等

（续表）

传播阶段	传播方式及途径		传播媒介	举 例
第一阶段：体外播散	垂直传播：亲代经由某些特殊传播给子代（胎儿或新生儿）	生殖细胞	感染的精卵细胞或受精卵	乙肝病毒等
		胎盘	病毒经血液穿过胎盘	麻疹病毒、巨细胞病毒等
		产道	母血、羊水、阴道分泌物等	人类免疫缺陷病毒、疱疹病毒、乙型肝炎病毒等
		哺乳	含有病毒的乳汁	HIV、巨细胞病毒等
第二阶段：体内播散	局部播散		病毒仅侵犯组织局部	普通流感病毒等
	血液播散		病毒入血播散	脊髓灰质炎病毒等
	神经播散		病毒沿神经播散	水痘-带状疱疹病毒

3. **病毒感染的类型** 机体感染病毒后,如不引起临床症状称为隐性感染或亚临床感染(inapparent or subclinical infection)。如果出现临床症状则称为显性感染或感染性疾病(apparent infection or infectious disease)。根据临床症状的长短,可分为急性与慢性感染等。

病毒的持续性感染(persistent viral infection)是病毒感染中的一种重要类型。病毒感染机体后持续存在,时间可达数月甚至数十年。感染者可出现症状,也可成为无症状传染源,有些可发展为慢性进行性疾病,最终引发自身免疫病或与肿瘤发生相关。持续性病毒感染可大致分为四种:

(1)慢性感染(chronic infection)显性或隐性感染后,病毒未完全清除,持续存在血液或组织中并不断排出体外,可出现症状,也可无症状。感染全过程中可被分离培养或检测到病毒。

(2)潜伏性感染(latent infection)经隐性或显性感染后,病毒基因存在于一定的组织或细胞中,但并不能产生有感染性的病毒体,在某些条件下病毒可被激活而急性发作。急性发作期可以检测出病毒的存在。

(3)慢发病毒感染(slow virus infection)病毒感染后有很长的潜伏期,此期间既不能分离出病毒也无症状,经数年或数十年后,出现进行性疾病,并导致死亡。

(4)急性病毒感染的迟发并发症(delayed complication after acute viral infection)是种特殊的潜伏感染,患者经过急性感染后,进入很长的潜伏期,期间无临床症状、不能分离病毒,一旦发病,病情进展较快直至死亡。

4. **感染成功的基本条件** 病毒能否致病的主要条件包括病毒的数量、感染能力、适合的感染途径及宿主机体的易感性(种属特异性、免疫力)等。

二、病毒的致病作用

1. **病毒使细胞发生的变化**

(1)溶细胞型感染:急性感染常见,其机制有:① 病毒在宿主细胞内复制增殖,并且一次释放大量子代病毒,细胞被裂解而死亡。② 病毒的增殖使细胞的新陈代谢功能紊乱而造成细胞病变或死亡。③ 感染使细胞溶酶体膜的通透性增高,释放其中的水解酶引起细胞自溶。

（2）稳定状态感染：常见于有包膜的病毒，因出芽过程相对缓慢，所以细胞短时间内不会死亡。但出芽的过程往往引起细胞膜的某些改变，例如：① 细胞膜表达病毒抗原被免疫系统攻击。② 细胞膜早破坏引起细胞融合导致病毒扩散。由于病毒长期的破坏和机体的免疫应答，受感染的细胞仍然会死亡。

（3）细胞凋亡：病毒可激活细胞的凋亡程序，使细胞死亡。

（4）包涵体的形成：某些受病毒感染的细胞内，用普通光学显微镜可看到有与正常细胞结构和着色不同的圆形或椭圆形斑块，称为包涵体（inclusion body）。其位置可在胞质内、细胞核内或者两者都有。目前认为其形成的原因有三种可能：① 病毒颗粒的聚集体；② 病毒增殖留下的痕迹；③ 病毒感染引起的细胞反应物。故可作为诊断依据和鉴定病毒的参考。

（5）细胞增生与细胞转化和病毒基因组的整合：有少数病毒感染细胞后可促进细胞的 DNA 合成，有引发细胞肿瘤性病变的可能。

2. **病毒引起的免疫病理损伤**　　免疫系统在攻击受感染细胞清除病毒的同时也可能导致机体损伤，甚至可能出现免疫功能的异常。免疫病理损伤的主要机制包括：① 细胞膜上可能出现病毒的抗原成分，引发体液免疫；或者由于免疫复合物沉积引起Ⅲ型超敏反应。② 细胞膜上的病毒抗原也可引起细胞免疫。③ 病毒可引起外周血淋巴细胞对特异性抗原及丝裂原的反应减弱，出现免疫抑制。④ 某些病毒以免疫细胞为感染对象，直接导致免疫细胞大量损伤，引发免疫缺陷。⑤ 病毒损伤宿主细胞，使细胞的隐蔽抗原暴露，或者病毒蛋白结合细胞形成新抗原，或者由于细胞表面存在共同抗原等导致自身免疫损伤。

三、抗病毒免疫

抗病毒免疫是固有免疫及特异性免疫共同作用的过程。

1. **固有免疫**　　固有免疫抗病毒的机制除与抗其他微生物相同外，干扰素与自然杀伤细胞（NK 细胞）占有突出的地位。机体对抗病毒入侵的最早应答是诱生干扰素以及对病毒感染细胞的杀伤作用。

（1）干扰素：干扰素（interferon，IFN）是多种细胞在病毒等干扰素诱生剂作用后产生的一种具抗病毒、抗肿瘤和免疫调节三大功能的糖蛋白。干扰素的作用具有广谱性、间接性及种属特异性，且只具有抑制病毒作用而无杀灭病毒的作用。

人类干扰素的分类

名　称	主要来源	类型	主　要　作　用
IFN-α	白细胞	Ⅰ型	刺激细胞合成抗病毒蛋白；活化巨噬细胞及 NK 细胞等免疫细胞；促进多数细胞 MHC Ⅰ类分子的表达；以抗病毒作用为主
IFN-β	成纤维细胞		
IFN-γ	T 细胞产生	Ⅱ型	发挥抗病毒的作用；诱导多种细胞表达 MHC Ⅱ类分子；促进巨噬细胞表达 Fc 受体，协同诱导肿瘤坏死因子；以调节免疫应答为主

（2）NK 细胞　　NK 细胞的杀伤作用既不受 MHC 限制也不依赖抗体。在抗病毒免疫中，NK 细胞主要受到干扰素的激活而发挥效应。被感染细胞病变的细胞膜是 NK 细胞识别的靶点。NK 细胞杀伤靶细胞的主要机制为：① 通过释放穿孔素而溶解靶细

胞。② 释放肿瘤坏死因子,使靶细胞溶解坏死。③ 活化靶细胞的核酸内切酶,降解细胞基因组 DNA,而引起细胞凋亡。

NK 细胞的杀伤作用出现早,而且是非特异性的,对病毒感染的细胞均有杀细胞作用。

通过干扰素与 NK 细胞的相互作用,可达到以下目的:① 感染早期即可抑制病毒的复制。② 刺激邻近细胞产生抗病毒蛋白,可限制病毒在细胞间扩散。③ NK 细胞被激活后,发挥杀伤病毒感染细胞的作用,更有利于清除病毒。

但如病毒的感染不能被非特异免疫所抑制,则伴随病毒的继续增殖,机体的特异性免疫将随后发挥抗病毒作用。

2. 获得性免疫 病毒的各种结构蛋白以及少数 DNA 多聚酶都是良好的抗原,可别在体内诱导细胞及体液免疫以达到清除病毒的目的,中和性抗体还能预防再次感染。活化 T 细胞所分泌的多种细胞因子如 IFN - γ、TNF 等也对清除病毒有利。

(1) 病毒抗原的加工与递呈

抗原类型	来源	降解区域	递呈分子	递呈对象	应答类型
内源性抗原	病毒在宿主胞质区合成	在胞质区被蛋白酶体降解	MHC I 类分子	CD8$^+$T 细胞	细胞免疫
外源性抗原	病毒蛋白被吞噬细胞捕捉	在吞噬体内被溶酶体酶降解	MHC II 类分子	CD4$^+$T 细胞	体液免疫

(2) 体液免疫作用:抗病毒抗体除了可根据重链分类以外,还能根据功能分为中和抗体及非中和抗体。

中和抗体是指能与病毒结合,并消除病毒的感染能力的抗体,在杀灭细胞外的游离病毒中起主要作用。其机制为:① 改变病毒表面构型,或与病毒表面可识别细胞受体的配体分子相结合,阻止病毒吸附并侵入易感细胞。② 形成免疫复合物,使病毒更容易被巨噬细胞所吞噬、清除或改变抗原递呈途径。③ 包膜病毒激活补体后能导致病毒裂解。④ 通过 ADCC 作用能裂解与破坏病毒感染的细胞。但在体内,ADCC 的抗病毒作用所占地位尚未最终确定。

有些病毒抗原并不直接暴露于病毒表面,故相应抗体无中和作用,但有时具有诊断价值,例如病毒的抗核心蛋白抗体。

无论是否具备中和能力,IgM 都是最早出现(感染后 3～5 d 在血清中出现)的抗体,可作为早期诊断的指标。因其分子质量大,不能通过胎盘,所以如在新生儿血中测得被动特异性 IgM 抗体,可诊断为宫内感染。

IgG 类抗体随后出现,并随不同病毒种类而持续时间长短不等。它可通过胎盘,新生儿可具有来自母体的中和抗体而得到约 6 个月的被动免疫保护期。

经黏膜感染并在黏膜上皮细胞中复制的病毒,可在局部黏膜固有层的浆细胞中诱生 IgA 类抗体,并以 SIgA 的形式分泌至黏膜表面。可中和黏膜表面的病毒抗原形成大分子,阻止病毒的局部黏膜入侵。因此 SIgA 是局部免疫的重要分子。

由于抗体不能穿过细胞膜进入胞质,因此无法清除已感染至细胞内的病毒。

(3) 细胞免疫作用:对细胞内的病毒,机体主要通过 CD8$^+$CTL 及 CD4$^+$Th1 细胞释放的淋巴因子发挥抗病毒作用。

CTL 一般出现于病毒感染后 7 d 左右,当 CTL 活性开始表现则 NK 细胞活性逐步降低。其杀伤性作用具有病毒特异性,其过程可总结为:① CTL 特异地识别与 MHC 分子结合靶细胞表面的病毒抗原特异肽段。② CTL 接触靶细胞后被激活,发生极化。③ CTL 释放穿孔素及颗粒酶等细胞毒素,使细胞穿孔并启动凋亡程序,最终细胞坏死或凋亡。在多数病毒感染中,CTL 被认为是使病毒感染恢复的主要机制。

Th 细胞有四个亚型:Th1、Th2、Th17 及 Treg。Th1 细胞主要分泌 IL-2 和 IFN-γ 等细胞因子,一方面促进干细胞分化为巨噬细胞,另一方面促进 CTL 的增殖和分化,在抗病毒感染中起重要作用。Th2 类型可分泌 IL-4,IL-5 和 IL-10 等细胞因子,主要辅助 B 细胞以体液免疫方式抗病毒。Th17 是近年来发现的新亚型,可加强组织炎症反应。

【双语词汇】

viral infection	病毒感染
viral disease	病毒性疾病
horizontal transmission	水平传播
vertical transmission	垂直传播
local spread	局部传播
local infection	局部感染
hematogenous spread	血液播散
viremia	病毒血症
neural spread	神经播散
inapparent infection	隐性感染
subclinical infection	亚临床感染
apparent infection	显性感染
infectious disease	感染性疾病
persistent viral infection	持续性感染
chronic infection	慢性感染
latent infection	潜伏性感染
slow virus infection	慢发病毒感染
delayed complication after acute viral infection	急性病毒感染的迟发并发症
SSPE	亚急性硬化性脑炎
multiple sclerosis	多发性硬化症
scrapie	羊瘙痒病
CJD	人克雅病
Kuru	库鲁病
steady state infection	稳定状态感染
inclusion body	包涵体
Negri body	内基小体
aberration	失常式整合

transformation	转化
interferon，IFN	干扰素
neutralizing antibody	中和抗体
nonneutralizing antibody	非中和抗体

【习题与测试】

一、选择题

A1 型题

1. 干扰素的抗病毒作用机制是_____。

A. 干扰病毒的吸附   B. 干扰病毒的脱壳

C. 干扰病毒的穿入   D. 直接杀灭病毒

E. 诱导病毒感染细胞产生抗病毒蛋白

2. 主要不是经输血传播的病毒是 _____。

A. 乙型肝炎病毒   B. 人免疫缺陷病毒

C. 乙型脑炎病毒   D. 丙型肝炎病毒

E. 巨细胞病毒

3. 不能经垂直传播的病毒是 _____。

A. 风疹病毒   B. 巨细胞病毒

C. 乙型肝炎病毒   D. 单纯疱疹病毒

E. 脊髓灰质炎病毒

4. 关于干扰素的特性,下列错误的是_____。

A. 病毒感染后早期出现   B. 抗病毒有种属特异性

C. 具有直接杀病毒作用   D. 具有广谱抗病毒作用

E. 属于非特异性免疫因素

5. 最易引起胎儿畸形的病毒是_____。

A. 流感病毒   B. 埃可病毒   C. 甲肝病毒   D. 轮状病毒   E. 风疹病毒

6. 以下哪项不是病毒感染对宿主细胞的直接作用? _____。

A. 杀细胞感染   B. 细胞融合   C. 整合感染   D. 自身免疫   E. 形成包涵体

7. 关于影响病毒致病作用的因素,下列错误的是_____。

A. 病毒对组织器官的亲嗜性   B. 病毒对宿主细胞的杀伤作用

C. 病毒引起的免疫性病理损伤   D. 机体接受抗生素的剂量与种类

E. 机体对病毒的免疫力

8. 干扰素抗病毒的作用机制是_____。

A. 干扰病毒的出芽   B. 诱导抗病毒蛋白质的产生

C. 干扰病毒的整合   D. 直接干扰病毒 mRNA 的转录

E. 干扰病毒的释放

9. 主要经消化道传播的病原体是 _____。

A. HIV   B. HBV   C. HAV   D. EBV   E. HPV

10. 孕妇感染哪种病毒可引起胎儿先天性畸形的是_____。

A. 流感病毒　　　　　　　B. 鼻病毒

C. 脊髓灰质炎病毒　　　　D. 风疹病毒

E. 甲肝病毒

11. 均以粪-口途径传播的微生物是_____。

A. 甲型肝炎病毒-脊髓灰质炎病毒

B. 乙型肝炎病毒-破伤风杆菌

C. 布氏杆菌-新型肠道病毒

D. 流行性乙型脑炎病毒-麻风杆菌

E. 戊型肝炎病毒-淋球菌

12. 目前已在全世界灭绝的病毒是_____。

A. HIV　　　　B. HBV　　　　C. 天花病毒　　　　D. 脊髓灰质炎病毒

E. HPV

13. 细胞融合有利于病毒的是_____。

A. 吸附　　　　B. 脱壳　　　　C. 扩散　　　　D. 复制　　　　E. 释放

14. 抗体对病毒的中和作用主要是_____。

A. 抑制病毒生物合成　　　　B. 诱导干扰素产生

C. 阻止病毒与靶细胞相互作用　　D. 中和病毒毒素

E. 杀伤细胞内的病毒

15. 病毒感染早期发挥抗病毒功效的细胞是_____。

A. 巨噬细胞　　　　　　　B. 自然杀伤细胞

C. 中性粒细胞　　　　　　D. 树突状细胞

E. 淋巴细胞

A2 型题

16. 一人在影院观看电影时不时咳嗽,后诊断为病毒感染所致。之后影院中多为观众均出现头痛、发热、咳嗽等症状,请问该病毒最可能的传播方式是_____。

A. 经呼吸道　　B. 经消化道　　C. 直接接触　　D. 经血液　　E. 蚊虫叮咬

17. 一中年男性患者感到肋间瘙痒、疼痛,并且有水疱沿肋间生长,经诊断为带状疱疹。请问该病毒最有可能的播散方式为_____。

A. 血液播散　　B. 神经播散　　C. 体液播散　　D. 局部播散　　E. 淋巴播散

18. 某初中生因在街边小摊吃了烧烤后出现黄疸、肝区压痛、食欲下降等症状,经诊断为病毒感染所致。还病毒最有可能的传播方式是_____。

A. 经呼吸道　　B. 经消化道　　C. 直接接触　　D. 经血液　　E. 蚊虫叮咬

B1 型题

问题 19～22

A. 病毒经皮肤传播　　　　　B. 病毒经呼吸道传播

C. 病毒经消化道传播　　　　D. 病毒经血液播散

E. 病毒经胎盘或产道传播

19. 流行性感冒病毒的传播方式是_____。

20. 属于病毒的垂直传播方式的是_____。

21. 脊髓灰质炎病毒可以引发牢固免疫记忆是因为_____。

22. 甲型肝炎病毒一般采取的传播方式是_____。

问题 23～25

A. 隐性感染　　　　　　　B. 慢发感染

C. 急性感染　　　　　　　D. 不感染

E. 慢性感染

23. HAV 以青少年为主要感染对象,起病较急,但不会发展为_____。

24. HIV 的感染类型是典型的_____。

25. 如果细胞表面缺乏特异性的受体,病毒与细胞接触后的结果是_____。

问题 26～30

A. HIV　　　　　　　　　B. HBV

C. HAV　　　　　　　　　D. EBV

E. HPV

26. 主要经消化道传播的病原体是_____。

27. 最易形成慢发病毒感染的病原体是_____。

28. 最易形成潜伏感染的病原体是_____。

29. 最易形成慢性感染的病原体是_____。

30. 最可能引起宫颈癌的病原体是_____。

X 型题

31. 病毒干扰现象的实际意义是_____。

A. 同时接种多种病毒疫苗可以更快获得免疫力

B. 患有病毒性疾病时应暂停预防接种

C. 同时接种多种病毒疫苗可节省人力物力

D. 避免同时接种有干扰作用的两种病毒疫苗

E. 无须考虑是否患病

32. 干扰素的作用特点是_____。

A. 直接性　　B. 广谱性　　C. 间接性　　　D. 种属特异性　　E. 非特异性

33. 防止病毒血行扩散的有效的物质是_____。

A. IgE　　　　　B. sIgA　　　　　C. IgG　　　　　D. IgA　　　　　E. IgM

34. 能经垂直传播的病毒是_____。

A. 风疹病毒　　　　　　　B. 巨细胞病毒

C. 乙型肝炎病毒　　　　　D. 单纯疱疹病毒

E. 脊髓灰质炎病毒

35. 关于影响病毒致病作用的因素,正确的是_____。

A. 病毒对组织器官的亲嗜性　　B. 病毒对宿主细胞的杀伤作用

C. 病毒引起的免疫性病理损伤　　D. 机体接受抗生素的剂量与种类

E. 机体对病毒的免疫力

36. 抗体抗病毒的机制包括 _____。

A. 在补体参与下裂解病毒

B. 阻止病毒吸附易感细胞　　C. 增强干扰素的抗病毒作用

D. 促进吞噬细胞对病毒的吞噬　E. 阻止病毒穿过血-脑屏障

37. 病毒在宿主之间的传播可通过_____。

A. 胎盘或产道传播　　　　　　B. 沿神经传播

C. 血行传播　　　　　　　　　D. 血液和医源性传播

E. 消化道传播

二、名词解释

1. 垂直传播（vertical infection）　　2. 水平传播（horizontal transmission）

3. 病毒的慢性感染（chronic infection）　4. 病毒的潜伏性感染（latent infection）

5. 慢发病毒感染（slow virus infection）　6. 急性病毒感染的迟发并发症（delayed complication after acute viral infection）

7. 神经播散（neural spread）

三、简答题与论述题

1. 简述试述病毒感染的致病机制。

2. 简述病毒感染的类型。

3. 干扰素分几类？各类干扰素分别由哪种细胞产生？

4. 何谓干扰素？试述其抗病毒特点及抗病毒机制。

【参考答案】

一、选择题

1. E　2. C　3. E　4. C　5. E　6. D　7. D　8. B　9. C　10. D　11. A　12. C　13. C　14. C　15. B　16. A　17. B　18. B　19. B　20. E　21. D　22. C　23. E　24. B　25. D　26. C　27. A　28. D　29. B　30. E　31. BD　32. BCE　33. CE　34. ABCD　35. ABCE　36. ABD　37. DE

第3节　病毒感染的检查法与防治

学 习 要 点

掌握：病毒感染诊断标本的采集与运送、病毒分离培养方法。

熟悉：病毒感染的防治原则。

了解：常用的血清学诊断方法。

【内容提要】

一、病毒感染的检查法

1. **标本的采集与送检**　在采集、送检标本的时候除严格无菌操作外,还应该注意:患者的病程、采集时间、部位、送检速度、温度、是否需要抗生素处理等。如果采集血清,除以上要求外,还应注意血清的保存和对照。

2. **病毒的分离培养与鉴定**

(1) 病毒的培养:需要在活细胞、活组织或者活动物体中进行。

(2) 病毒的鉴定:鉴定的方法包括:细胞病变效应(cytopathic effect,CPE)、红细胞吸附、蚀斑形成(plaque)等方法。

3. **病毒感染的快速诊断**　常用手段包括:免疫荧光或免疫酶标记技术、利用已知抗原测血清抗体、免疫印迹法、核酸检测、多聚酶链反应等。

二、病毒感染的防治

1. **病毒的感染的预防**

(1) 人工主动免疫:常用有:灭活疫苗、减毒活疫苗、基因工程疫苗、核酸疫苗以及其他类型的疫苗。

(2) 人血清免疫球蛋白:可用于被动预防甲肝、麻疹、脊髓灰质炎病毒的一种紧急措施。

2. **病毒感染的治疗**　抗病毒治疗一方面选用抑制病毒复制的药物或制剂,常见如阿昔洛韦(acyclovir,商品名阿昔洛韦)、丙氧鸟苷(ganciclovir,DHPG)及 3TC 等。另一方面需提高机体的免疫应答,促进消灭病毒感染细胞。例如某些细胞因子及单克隆抗体的应用。目前还有学者根据病毒基因组设计了抗病毒基因的新治疗方法。

【双语词汇】

cytopathic effect,CPE	细胞病变效应
plaque	蚀斑
PFU	蚀斑形成单位
acyclovir	阿昔洛韦
ganciclovir, DHPG	丙氧鸟苷

【知识拓展】

核 酸 疫 苗

核酸疫苗的优点为便于制备、贮存与运输,可诱生体液和细胞免疫、免疫应答维持时间持久等。但核酸疫苗在小动物中与大动物中诱生免疫应答效果不完全一致,若用于人体,注射的核酸量极大,且需证明其安全性,如不引起自身免疫应答,不发生病毒核酸基因整合等。由于核酸疫苗可诱生 CTL,而 CTL 被认为是清除病毒的主要机制,因此是一种具有重要发展前景的疫苗。有些病毒的核酸疫苗,在人体已作为预防性疫苗进行了临床研究;在动物模型中已证实核酸疫苗具有治疗效果。

【习题与测试】

一、选择题

A1 型题

1. 病毒的增殖过程结束后,用光学显微镜在宿主细胞内可观察到具有鉴别意义的结构是_____。

A. 荚膜　　　　B. 包涵体　　　　C. 芽胞　　　　D. 核糖体　　　　E. 异染颗粒

2. 用减毒活疫苗进行预防接种,可有效控制的病毒性疾病是_____。

A. 狂犬病　　　　B. 小儿麻痹　　　　C. 艾滋病　　　　D. 乙型肝炎　　　　E. 黄热病

3. 病毒人工培养的方法是_____。

A. 组织培养　　　B. 动物接种　　　C. 鸡胚培养　　　D. 细胞培养　　　E. 以上都是

4. 某些受病毒感染的细胞内,用普通光学显微镜可看到有与正常细胞结构和着色不同的圆形或椭圆形斑块状结构称_____。

A. 包涵体　　　　B. 蚀斑　　　　C. 空斑　　　　D. 极体　　　　E. 异染颗粒

5. CPE 于普通光镜下可见_____。

A. 染色质边移　　　　　　　　　B. 膜蛋白被病毒编码蛋白取代

C. 细胞变圆、脱落　　　　　　　D. 膜通透性增加

E. 核仁结构发生变化

6. 关于病毒包涵体的描述以下正确的是_____。

A. 是病毒导致细胞融合的产物

B. 是病毒释放到细胞外的产物　　C. 是病毒在细胞单层上形成的空斑

D. 有些是病毒颗粒的聚集体　　　E. 是病毒一种变异形式

7. 以下属于被动预防的是_____。

A. 接种乙肝疫苗　　　　　　　　B. 吃糖丸预防小儿麻痹症

C. 饲养员预防性接种狂犬疫苗　　D. 被手术刀划破手的医生接种免疫球蛋白

E. 接种牛痘

8. 以下哪项不能用于病毒培养?_____。

A. 灵长类　　　　　　　　　　　B. 鸡胚

C. 营养琼脂培养基　　　　　　　D. 组织培养

E. 细胞培养

X 型题

9. 病毒常用的培养方法有下列哪些?_____。

A. 细胞培养　　　　　　　　　　B. 鸡胚接种

C. 动物接种　　　　　　　　　　D. 细胞培养基接种

E. 沙氏培养基接种

10. 下列检测病毒的方法中,用于检查病毒抗原的是_____。

A. 直接免疫荧光　　　　　　　　B. RIA

C. 反向间接血凝(RPHA)　　　　D. EIA

E. 血凝抑制试验

二、名词解释

1. CPE   2. 红细胞吸附实验

三、问答题

1. 请谈一谈标本的采集与送检应注意哪些问题?

2. 简述病毒感染快递诊断的方法有哪几种?

3. 简述治疗病毒性疾病有哪些制剂?

【参考答案】

一、选择题

1. B 2. B 3. E 4. A 5. C 6. D 7. D 8. C 9. ABCD 10. ABCD

（李 珺）

第16章 呼吸道病毒

学 习 要 点

掌握：流感病毒的生物学特性,变异与流行的关系;麻疹病毒的致病性、与 SSPE 的关系及特异性预防;SARS 病毒的传播途径。

熟悉：常见的呼吸道病毒的种类;风疹病毒感染与胎儿先天畸形的关系。

了解：腮腺炎病毒、呼吸道合胞病毒。

【内容提要】

一、流行性感冒病毒

(一) 生物学性状

1. **形态与结构** 多呈球形,从患者体内初次分离的病毒常呈丝状,有包膜。流感病毒的核酸为分片段的 RNA,甲、乙型有 8 个片段,丙型有 7 个片段。此特点使病毒在复制中易发生基因重组,导致新病毒株的出现。包膜上有两种刺突,一种是血凝素(HA),与病毒吸附和穿入宿主细胞有关;另一种是神经氨酸酶(NA),具酶活性,有利于成熟病毒的释放。

2. **抗原结构与分型** ① 核心抗原:位于病毒的核心,该抗原稳定,很少发生变异。根据此抗原不同,把流感病毒分为甲、乙、丙三型。② 表面抗原:位于病毒表面,即 HA 与NA,此抗原不稳定,经常发生变异。甲型流感病毒根据 HA 和 NA 的抗原性不同又可分为若干亚型。如亚甲型、亚洲甲型和香港甲型等。乙型、丙型流感病毒未发现亚型。

3. **病毒变异与流行的关系** 甲型流感病毒最易发生抗原性变异,变异的物质基础是 HA 和 NA,两者可同时变异,也可单独变异。流感病毒变异有两种形式:① 抗原漂移:由点突变造成,抗原变异幅度小,属量变,每 2~5 年出现一个新的变异株,抗原漂移一般只引起中、小流行;② 抗原转换:由基因组发生重排引起,抗原变异幅度大,属质变,形成了新的亚型。抗原转换往往引起大流行,甚至世界大流行。这是因为变异的病毒可逃避宿主已建立的特异性免疫力。

(二) 致病性与免疫性

流感病毒主要经飞沫通过呼吸道传播,传染性强,传播迅速。病毒在呼吸道上皮细胞增殖,引起细胞变性、坏死、脱落、局部黏膜充血、水肿等。潜伏期 1~4 d,患者突然出现发热、全身肌肉酸痛等全身症状和头痛、鼻塞、流涕、咽痛、咳嗽等局部症状。流感患者全身症状较局部症状明显,病毒不入血,全身症状与机体产生的干扰素和免疫细胞释放的细胞因子有关。年老体弱者和婴幼儿可并发肺炎。病后可获得对同型病毒的免疫力,一般维持 1~2 年。免疫的物质基础主要是呼吸道产生特异性 SIgA。

二、麻疹病毒

麻疹病毒是引起麻疹的病原体。6个月至5岁为易感年龄,无免疫力者均易感,隐性感染极少见,病后获牢固的免疫力。自广泛应用麻疹减毒活疫苗以来,发病率大幅度下降,但出现发病年龄推迟的现象。

病毒颗粒呈球形,核酸为单股负链RNA,有包膜。包膜上有放射状排列的刺突,由血凝素(H)和融合因子(F)组成。麻疹病毒抗原性稳定,只有一个血清型,急性期患者为传染源。通过飞沫直接传播或通过鼻咽腔分泌物污染玩具、用具,感染易感人群。潜伏期约10~14 d,病毒感染后形成两次病毒血症。患者的前驱症状有高热、畏光、鼻炎、结膜炎、咳嗽等。发热2天后,口颊黏膜可出现koplik斑(科氏斑),对早期诊断是具有一定的意义。再经过1~2 d,全身皮肤相继出现斑丘疹。麻疹最严重的并发症为脑炎,最常见的并发症为肺炎,晚期神经系统并发症为亚急性硬化性全脑炎(SSPE),患者大脑功能发生渐进性衰退,最后昏迷死亡。应用麻疹减毒活疫苗是最有效的预防措施,初次接种在8月龄,7岁进行再次接种。

三、腮腺炎病毒

腮腺炎病毒是流行性腮腺炎的病原体,多感染学龄儿童,好发于冬春季。病毒呈球形,核酸为单股负链RNA,有包膜,仅一个血清型。传染源为急性期患者,通过飞沫或鼻咽分泌物污染食具、玩具传播,潜伏期10~14 d。病毒首先在呼吸道上皮细胞及局部淋巴结内增殖,然后引起病毒血症,再经血流侵入腮腺或其他器官。患者表现为发热,一侧或两侧腮腺肿大、疼痛。青春期感染者,男性易合并睾丸炎,可导致男性不育,女性可合并卵巢炎,还有少数患者出现无菌性脑膜炎或获得性耳聋等。腮腺炎病后或隐性感染可获牢固持久的免疫力。

四、风疹病毒

风疹病毒是风疹的病原体,冬春季节发病。病毒呈球形,核酸为单股正链RNA,有包膜,只有一个血清型。

病毒经呼吸道侵入,经3周的潜伏期后,患者出现类似麻疹样症状,但较轻。患者一般有发热、身后及枕下淋巴结肿大,随之面部出现浅红色的斑丘疹,迅速遍及全身。风疹病程短,并发症少,风疹病毒感染最严重的危害是孕妇感染后引起的胎儿先天性感染。孕妇若在妊娠4个月内感染风疹病毒,可引起胎儿畸形或先天性风疹综合征。患儿出生后表现为先天性心脏病、先天性耳聋、白内障及其他风疹综合征,如黄疸性肝炎、肺炎、脑膜炎等。病后可获得持久免疫力。接种风疹病毒减毒活疫苗是有效的预防措施,接种对象为风疹病毒抗体阴性的育龄妇女。此外,风疹病毒抗体阴性的孕妇如接触风疹患者,应立即注射大剂量丙种球蛋白紧急预防。

五、呼吸道合胞病毒

呼吸道合胞病毒(RSV)是引起婴幼儿下呼吸道感染的最常见病毒,在成人和较大儿童则引起上呼吸道感染。

病毒呈球形,核酸为单股负链RNA,有包膜。RSV可经飞沫通过呼吸道传播,也可由污染的手、物品接触眼或鼻黏膜感染,冬季流行,每个人几乎都在4岁前受到过感染。

病毒感染局限于呼吸道,不引起病毒血症。较大儿童和成人则主要表现为上呼吸道感染。另外,RSV 也是医院内感染的重要病原体。

六、冠状病毒

冠状病毒经飞沫传播,主要引起普通感冒,表现为上呼吸道轻度炎症,若已有呼吸道感染,则可使病情急剧加重,甚至引起肺炎。各年龄组均可发病,但以婴幼儿为主。病后虽可产生抗体,但免疫力不强,再感染仍可发生。

现已知引起 SARS 的病毒是一种新型冠状病毒,其基因组具有冠状病毒的所有生物学特征,但与已知冠状病毒存在明显的差异,所以将其归为冠状病毒的一个新组,命名为 SARS 相关冠状病毒(SARS-CoV)。

SARS 患者可通过呼吸道分泌物、粪便及尿液排出病毒,主要通过大的飞沫侵入鼻或肺黏膜而传播,具感染性的物质如粪便或尿液产生的气溶胶被吸入后,其中的病毒侵入黏膜也可导致感染的传播,是否还存在呼吸道之外的传播途径尚无定论。SARS 起病急,潜伏期 1~12 d,发病后快则 1 d,慢则 7~10 d,都发展为肺炎。患者表现为发热、干咳或咳痰、胸闷伴憋气、胸痛、呼吸困难等,还有的患者伴有腹泻。

SARS 的预防主要是严密隔离患者和严格的消毒,在疫情控制后坚持监测。SARS 的治疗主要是采取综合性支持疗法和对症治疗,目前尚未发现有肯定疗效的抗 SARS 病毒药物。

【双语词汇】

adenovirus	腺病毒
coronavirus	冠状病毒
mumps virus	腮腺炎病毒
measles virus	麻疹病毒
influenza virus	流感病毒
rubella virus	风疹病毒
antigenic drift	抗原漂移
antigenic shift	抗原转换
nucleoprotein,NP	核蛋白
hemagglutinin,HA	血凝素
neuraminidase,NA	神经氨酸酶
ribonucleoprotein,RNP	核糖核蛋白
congenital rubella syndrome,CRS	先天性风疹综合征
severe acute respiratory syndrome,SARS	急性呼吸综合征
subacute sclerosing panencephalitis,SSPE	亚急性硬化性全脑炎

【知识拓展】

与呼吸道感染相关的新病毒

呼吸道感染是人类最常见的疾病之一,是幼儿和儿童住院的首位原因。它主要由病毒引起,且病原学复杂,现已明确为人类致病原有呼吸道合胞病毒(RSV),流感病毒,副流感病毒型,鼻病毒,腺病毒等,但仍有近一半的上呼吸道感染和 1/3 的下呼吸道感染病因不明。提示可能存在尚未发现的病毒病原,近年来新发现一些与呼吸道感染密切相关的病毒病原,如新型多瘤病毒,人偏肺病毒(hMPV),新型冠状病毒 UL63.UKN1 和 SARS-相关冠状病毒等。在新发现的这些病毒中 hMPV 是引起儿童呼吸道感染的第二大原因,仅次于 RSV,它是新发现呼吸道病毒中唯一已证明为人类病原体的病毒。其感染与 RSV 有很多相同点,但人类对 hMPV 的了解并不完全。已确认的 5 种冠状病毒 HCoV-2291,HCoV-OC43,SARS-CoV,HCoV-UL63,HKU1。除 SARS-CoV 外,其余 4 种病毒引起的症状较轻,而且临床表现无特异性,但在婴幼儿,老人和免疫缺陷者中致严重的临床症状,甚至危及生命。有研究表明冠状病毒还可能与肠道疾病和中枢神经系统疾病有关。

【习题与测试】

一、选择题

A1 型题

1. 急性呼吸道感染的主要病原体是_____。

A. 细菌　　　B. 真菌　　　C. 病毒　　　D. 衣原体　　　E. 螺旋体

2. 呼吸道病毒是指_____。

A. 以呼吸道为传播途径的病毒

B. 引起呼吸道局部病变的病毒

C. 主要以呼吸道为侵入门户,进入血流引起全身症状的病毒

D. 主要以呼吸道为侵入门户,引起呼吸道局部病变而不引起全身症状的病毒

E. 主要以呼吸道为侵入门户,引起呼吸道局部病变或伴有全身症状的病毒

3. 最易发生变异的病毒是_____。

A. 流感病毒　　　　　　　B. 麻疹病毒

C. 呼吸道合胞病毒　　　　D. 脊髓灰质炎病毒

E. 腮腺炎病毒

4. 流行性感冒的病原体是_____。

A. 流感杆菌　　　　　　　B. 流感病毒

C. 鼻病毒　　　　　　　　D. 呼吸道合胞病毒

E. 脑膜炎球菌

5. 流感病毒分型的依据是_____。

A. 血凝素　　　　　　　　B. 神经氨酸酶

C. 核蛋白和 M 蛋白　　　　D. 基质蛋白

E. RNP

6. 决定流感病毒型别的是_____。

A. HA+NA　　B. NP　　　　C. MP　　　　D. RNP　　　　E. NP+MP

7. 甲型流感病毒抗原小幅度变异称为_____。

A. 溶原性转换　B. 抗原性转换　C. 抗原性漂移　D. H－O 变异　E. W－V 变异

8. 甲型流感病毒易发生变异的主要原因是_____。

A. RNA 由于分节段因而易于发生重组

B. HA、NA 在包膜上易受化学因素的影响

C. HA、NA 都是糖蛋白,化学性质不稳定

D. HA、NA 和相应抗体结合导致变异

E. HA、NA 之间易发生基因重排

9. 发生流感大流行最主要的原因是_____。

A. 病毒抗原结构复杂　　　　B. 抗原性漂移

C. 抗原性转变　　　　　　　D. 病毒型别较多

E. NP 抗原易发生改变

10. 关于流感病毒 NA 的特性,下列不正确的是_____。

A. 由 4 条糖基化多肽组成　　B. 具酶活性

C. 具抗原性　　　　　　　　D. 其作用有利于病毒的释放和扩散

E. 能凝集多种红细胞

11. 关于流感病毒的特点,下列不正确的是_____。

A. 属于正黏病毒　　　　　　B. 具有神经氨酸酶刺突

C. 不易发生抗原性变异　　　D. 具有分节段的 RNA

E. 具有植物血凝素刺突

12. 下列病毒中不能引起持久免疫的病毒是_____。

A. 流感病毒　　　　　　　　B. 麻疹病毒

C. 脊髓灰质炎病毒　　　　　D. 流行性乙型脑炎病毒

E. 腮腺炎病毒

13. 诊断流感最常用的血清学方法是_____。

A. 血凝试验　　B. 中和试验　　C. PCR 试验　　D. 血凝抑制试验

E. ELISA 试验

14. 分离鉴定流感病毒最常用的方法是_____。

A. 小鼠接种　　B. 兔接种　　C. 鸡胚接种　　D. 细胞培养

E. 组织器官接种

15. 分离流感病毒可采用患者的_____。

A. 咽漱液　　　B. 小便　　　C. 粪便　　　D. 血清　　　E. 脑脊液

16. 感染机体不入血仅在局部增殖的病毒是_____。

A. 麻疹病毒　　B. 风疹病毒　　C. 腮腺炎病毒　D. 流感病毒　　E. 疱疹病毒

17. 普通感冒的主要病原体是_____。

A. 流感病毒　　B. 副流感病毒　C. 腺病毒　　　D. 鼻病毒

E. 呼吸道合胞病毒

18. 下列哪种病毒不属于有包膜的 RNA 病毒的是_____。

A. 流感病毒　　B. 风疹病毒　　C. 鼻病毒　　　D. 腮腺炎病毒　E. 麻疹病毒

19. 疫苗预防病毒感染最有效果的是_____。

A. 流感病毒感染　　　　　　　B. 鼻病毒感染

C. 副流感病毒感染　　　　　　D. 麻疹病毒感染

E. SARS 冠状病毒感染

20. SSPE 的病原体是_____。

A. 麻疹病毒　　B. 腮腺炎病毒　　C. HIV　　　　D. EB 病毒　　　E. ECHO 病毒

21. 由麻疹病毒引起的 SSPE 是_____。

A. 慢性感染　　　　　　　　　B. 潜伏感染

C. 慢发病毒感染　　　　　　　D. 亚临床感染

E. 急性感染的迟发并发症

22. 柯氏(Koplik)斑对下列哪种病毒感染有诊断意义？_____。

A. 流感病毒　　B. 麻疹病毒　　C. 腮腺炎病毒　D. 巨细胞病毒

E. 人类免疫缺陷病毒

23. 关于麻疹病毒的特性,下列错误的是_____。

A. 属于正黏病毒科　　　　　　B. 含血凝素,但无神经氨酸酶

C. 刺突具有溶血素活性　　　　D. 对灵长类动物细胞敏感

E. 抗原性稳定,只有 1 个血清型

24. 关于副黏病毒的共性,下列错误的是_____。

A. 病毒体比正黏病毒大

B. 包膜上的 F 蛋白与感染有关　　C. 核酸是一条完整的单负股 RNA

D. 抗原性稳定,不易变异　　　　　E. 可垂直传播致胎儿畸形

25. 儿童患流行性腮腺炎时常见的并发症是_____。

A. 脑膜炎　　　B. 肺炎　　　　C. 肝炎　　　　D. 肾炎

E. 睾丸炎或卵巢炎

26. 目前引起婴幼儿支气管肺炎最常见的病毒是_____。

A. 鼻病毒　　　　　　　　　　B. 副流感病毒

C. 呼吸道合胞病毒　　　　　　D. SARS 冠状病毒

E. 腮腺炎病毒

27. 关于呼吸道合胞病毒的特性,下列不正确的是_____。

A. 是婴幼儿呼吸道感染的主要病因

B. 为有包膜的 RNA 病毒　　　C. 可在细胞内增殖形成合胞病变

D. 对温度和 PH 变化敏感　　　E. 同时也可引起消化道感染

28. 无包膜 DNA 病毒是_____。

A. 腺病毒　　　B. 鼻病毒　　　C. 冠状病毒　　　D. 麻疹病毒　　　E. 风疹病毒

29. 关于腺病毒所致疾病,下列错误的是_____。

A. 病毒性肺炎　　　　　　　　B. 流行性角结膜炎

C. 咽峡炎　　　　　　　　　　D. 先天性畸形

E. 小儿腹泻

30. 孕妇感染后可引起胎儿先天性畸形的病毒是_____。

    A. 流感病毒   B. 鼻病毒   C. 麻疹病毒   D. 冠状病毒   E. 风疹病毒

31. 孕妇在什么时期感染风疹病毒,胎儿患先天性风疹综合征的发病率最高?_____。

    A. 孕期 20 周内   B. 分娩前 1 周

    C. 分娩前 1 个月   D. 胎儿出生时

    E. 孕期最后 3 个月

32. 孕妇在什么时期感染风疹病毒,胎儿患先天性风疹综合征的发病率最高?_____。

    A. 孕期 4 个月内   B. 分娩前 1 周

    C. 分娩前 1 个月   D. 胎儿出生时

    E. 孕期最后 3 个月

33. 被列入我国计划免疫的疫苗是_____。

    A. 流感疫苗   B. 麻疹疫苗   C. 风疹疫苗   D. SARS 疫苗   E. 腮腺炎疫苗

34. 关于呼吸道病毒及其所致疾病的叙述,下列错误的是_____。

    A. 当流感病毒发生抗原性转换时,往往引起流感大流行

    B. 机体病后对同型流感病毒有免疫力,但因病毒抗原性易变,故人体反复感染而患病

    C. 人体一般不会第 2 次患麻疹

    D. 成人普通感冒 50% 由鼻病毒引起

    E. 风疹疫苗的接种对象是育龄妇女和学龄儿童

A2 型题

35. 25 岁女性,妊娠 15 周,昨夜发热,今朝颜面部及周身出现皮疹,查体皮疹为粟粒大红色丘疹,两侧耳后可触及数个淋巴结,风疹病毒抗体效价 8 倍。最合适的处置方法是_____。

    A. 给予抗生素进行治疗   B. 注射免疫球蛋白制剂

    C. 给予干扰素进行治疗   D. 立即采取中止妊娠措施

    E. 2 周后再检查抗体效价

36. 某幼儿园 2 岁女孩,突然因高热、上呼吸道卡他症状,继而出现全身红色皮疹而入院。印象诊断是麻疹。试问对接触过的幼儿应注射_____。

    A. 麻疹疫苗   B. 丙种球蛋白   C. 干扰素   D. 青霉素   E. 内毒素

37. 25 岁女性,妊娠 15 周,近日出现全身粟粒大小红色丘疹,伴耳后淋巴:结肿大,印象诊断是风疹。该病最严重的危害是_____。

    A. 激活潜伏感染   B. 诱发肿瘤形成

    C. 造成免疫低下   D. 导致胎儿畸形

    E. 形成慢性感染

B1 型题

问题 38~40

    A. 单股负链 RNA(-ssRNA)基因序列突变

B. 核糖核蛋白(RNP)和基质(M)蛋白的抗原性

C. 包膜 HN 糖蛋白刺突的抗原性

D. 包膜 F 蛋白和 G 蛋白的抗原性

E. 包膜血凝素(HA)刺突和神经氨酸酶(NA)刺突的抗原性

38. 流感病毒分型的依据是 _____。

39. 流感病毒分亚型的依据是 _____。

40. 甲型流感病毒亚型变异根源是 _____。

问题 41～42

A. 禽流感病毒由鸡传给人

B. 猪流感病毒由人传给猪

C. 雪貂感染人流感病毒

D. 表达血凝素(HA)和神经氨酸酶(NA)的基因片段发生点突变,是抗原性发生量变

E. 表达 HA 和 NA 的基因片段发生大幅度突变或称质变,形成新毒株

41. 抗原性转换(antigenic shift)是_____。

42. 抗原性漂移(antigenic drift)是_____。

问题 43～46

A. 核蛋白   B. 血凝素

C. M 蛋白   D. 副黏病毒的 F 蛋白

E. 腺病毒的五邻体

43. 具有膜融合作用的是_____。

44. 构成流感病毒内膜的是_____。

45. 具有细胞毒性的是_____。

46. 构成流感病毒核衣壳的是_____。

问题 47～50

A. (一)ssRNA,不分节段   B. (一)ssRNA,分节段

C. (＋)ssRNA,不分节段   D. dsRNA,分节段

E. dsDNA

47. 腺病毒的核酸类型是_____。

48. 鼻病毒的核酸类型是_____。

49. 麻疹病毒的核酸类型是_____。

50. 风疹病毒的核酸类型是_____。

问题 51～56

A. 流感病毒   B. 麻疹病毒

C. 腮腺炎病毒   D. 风疹病毒

E. 呼吸道合胞病毒

51. 易合并睾丸炎和卵巢炎的病毒是_____。

52. 最容易发生抗原性变异的病毒是_____。

53. 能形成慢发病毒感染的病毒是_____。

54. 引起医院内感染的重要病原体是_____。

55. 致胎儿畸形最常见的病毒是 _____。

56. 婴幼儿细支气管炎和细支气管肺炎的病原体是 _____。

问题 57～58

A. 抗原性漂移　　　　　B. 抗原性转换
C. 溶原性转换　　　　　D. 细胞病变效应
E. 耐药性变异

57. 流感的中小型流行的原因是流感病毒 _____。

58. 病毒的基因重组可导致_____。

X 型题

59. 呼吸道病毒包括_____。

A. 流感病毒　　B. 腮腺炎病毒　C. 风疹病毒　　D. 巨细胞病毒
E. SARS 冠状病毒

60. 呼吸道病毒的特点是_____。

A. 主要以呼吸道传播
B. 均为有包膜的 RNA 病毒　　C. 除呼吸道局部病变外,还可导致全身症状
D. 各种病毒培养特性差别很大　E. 机体免疫力不牢固,可反复感染

61. 流感病毒的特性是_____。

A. 核酸为分节段的单负股 RNA
B. 包膜上有血凝素和神经氨酸酶,其抗原性易变
C. 血凝素的相应抗体是主要保护性抗体
D. 神经氨酸酶的活性能破坏血凝作用
E. 初次分离病毒最好将标本接种鸡胚羊膜腔

62. 与流感病毒分型及分亚型有关的抗原是_____。

A. HA　　　　B. NA　　　　C. MP　　　　D. NP　　　　E. RNP

63. 流感大流行的原因是_____。

A. 抗原变异幅度大　　　　B. 病毒株表面抗原结构改变
C. 形成新亚型　　　　　　D. 人群对变异毒株缺少免疫力
E. 以上都不是

64. 流感血清学诊断常用的方法有_____。

A. 血凝试验　　B. 中和试验　　C. ELISA 试验　D. 血凝抑制试验
E. 抗 O 试验

65. 能形成病毒血症的病毒是_____。

A. 流感病毒　　B. 麻疹病毒　　C. 腮腺炎病毒　D. 风疹病毒　　E. 鼻病毒

66. 麻疹病毒的特性是_____。

A. 有血凝素,能凝集红细胞　　B. 感染率高,但发病率低
C. 能形成病毒　　　　　　　　D. 能形成迟发并发症
E. 机体免疫力牢固

67. 关于麻疹病毒叙述正确的是_____。

A. 属 DNA 病毒　　　　　　　　B. 病后免疫力持久

C. 接种疫苗可预防　　　　　　　D. 与 SSPE 发生有关

E. 抵抗力强

68. 麻疹病毒的传播途径有_____。

A. 飞沫传播　　B. 血液传播　　C. 消化道传播　　D. 经用具、玩具传播

E. 垂直传播

69. 病后可获得持久免疫的病毒病有_____。

A. 麻疹　　　　　　　　　　　　B. 流感

C. 流行性腮腺炎　　　　　　　　D. 风疹

E. SARS

70. 目前我国列入计划免疫预防疾病的疫苗有_____。

A. 麻疹疫苗　　　　　　　　　　B. 风疹疫苗

C. 乙型肝炎疫苗　　　　　　　　D. 腮腺炎疫苗

E. 流感疫苗

71. 流感病毒 HA 的特性是_____。

A. 由 3 条糖蛋白肽链组成三聚体

B. 具有免疫原性

C. HA 必须断裂为 HA1 及 HA2 后,才具有感染性

D. HA1 具有膜融合活性,也是感染性的关键所在

E. 相应抗体为血凝抑制抗体和中和抗体

72. 能引起普通感冒的病毒有_____。

A. 鼻病毒　　B. 冠状病毒　　C. 流感病毒　　D. 副流感病毒　E. 禽流感病毒

73. 副流感病毒的特性有_____。

A. 分 5 个型别　　　　　　　　　B. 主要引起类似流感样症状

C. 病后免疫力较强　　　　　　　D. 用减毒活疫苗特异预防

E. 机体免疫保护主要靠 SIgA 的作用

74. 关于呼吸道合胞病毒的特性,正确的是_____。

A. 是婴幼儿病毒性肺炎的最主要病原体

B. 病毒分离阳性即可确诊　　　C. 病毒抵抗力比其他呼吸道病毒弱

D. 组织培养能形成多核巨细胞　E. 目前尚无特异性防治方法

75. 能引起肺炎的病毒是_____。

A. 呼吸道合胞病毒　　　　　　　B. SARS 冠状病毒

C. 柯萨奇病毒　　　　　　　　　D. 流感病毒

E. 麻疹病毒

76. 能发生垂直感染的病毒有_____。

A. 麻疹病毒　　B. 风疹病毒　　C. 巨细胞病毒　　D. 人类免疫缺陷病毒

E. 流感病毒

二、名词解释

1. 血凝素　　　　　　　　　2. 神经氨酸酶
3. SARS 冠状病毒　　　　　　4. 抗原性转变
5. 抗原性漂移　　　　　　　6. 亚急性硬化性全脑炎

三、问答题

1. 简述流行性感冒病毒的形态结构及主要结构成分的功能。
2. 试述流感病毒的致病过程和免疫学特点。
3. 简述麻疹的致病性和免疫性,并制订预防策略和措施。
4. 简述风疹病毒的致病特点和免疫性,阐述预防育龄妇女风疹病毒感染的重要性及主要预防措施。

【参考答案】

一、选择题

1. C　2. E　3. A　4. B　5. C　6. E　7. C　8. A　9. C　10. E　11. C　12. A
13. D　14. C　15. D　16. D　17. D　18. C　19. D　20. A　21. E　22. B　23. A
24. E　25. A　26. C　27. E　28. A　29. D　30. E　31. A　32. A　33. B　34. E
35. E　36. B　37. D　38. B　39. E　40. A　41. E　42. D　43. D　44. C　45. E
46. A　47. E　48. C　49. A　50. C　51. C　52. A　53. B　54. E　55. D　56. E
57. A　58. B　59. ABCE　60. ACD　61. ABCDE　62. ABCD　63. ABCD
64. BCD　65. BCD　66. ACDE　67. BCD　68. AD　69. ACD　70. ACD
71. ABCE　72. ABD　73. ABE　74. ABCDE　75. ABCD　76. BCD

（杨九骈）

第17章 肠道病毒

学 习 要 点

掌握：肠道病毒种类,共性,致病性。

熟悉：脊髓灰质炎病毒致病特点,病毒致病的机制;柯萨奇病毒、ECHO病毒、轮状病毒的致病特点。

了解：微生物学检查法,防治原则。

【内容提要】

一、肠道病毒的种类

肠道病毒属于小RNA病毒科,有67个血清型,具体见表17-1。

表17-1 肠道病毒的分类

病 毒	血 清 型
脊髓灰质炎病毒(Polio. V.)	1、2、3
柯萨奇病毒(Cox. V.)	A组:1~22、24;B组:1~6
埃可病毒(ECHO. V.)	1~9、11~27、29~33
新肠道病毒	68、69、70、71

二、肠道病毒的共性

(1)病毒体呈球形,直径24~30 nm,20面体立体对称结构,无包膜。

(2)病毒衣壳由60个壳粒组成,每个壳粒由四种病毒多肽组成。VP1、VP2和VP3存在于衣壳表面,带有中和抗原位点,VP1与病毒吸附有关。

(3)基因组为单正链RNA,病毒RNA具有感染性。

(4)多数在易感细胞中增殖,迅速产生明显的CPE。

(5)对理化因素抵抗较强,耐酸(pH为3~9时稳定)、耐脂溶剂,可抵抗胃酸、蛋白酶和胆汁的作用,在污水和粪便中可存活数月;对湿热(56℃ 30 min)、紫外线敏感;各种氧化剂,如高锰酸钾、过氧化氢溶液、含氯石灰等可用于消毒。

(6)主要经粪口途径传播,隐性感染为主。病毒在肠道中增殖,却引起多种肠道外疾病。

三、肠道病毒的致病性

(1)90%以上肠道病毒感染为隐性感染或只出现轻微的上呼吸道感染或流感样症状。

(2)传染源:患者或无症状带毒者。

(3)主要经粪-口途径传播。

(4)夏秋季是主要流行季节。

（5）致病机制：

1）肠道病毒以上呼吸道、咽喉和肠道为侵入门户，先在局部黏膜和咽、扁桃体等淋巴组织和肠道集合淋巴结中初步增殖，然后释放入血，形成第一次病毒血症。

2）扩散至带有相应受体的靶组织，在靶组织中再次增殖后，引起第二次病毒血症和临床症状。表达脊髓灰质炎病毒受体的组织较少，因此限制了病毒的感染范围。柯萨奇病毒、埃可病毒和新肠道病毒识别的受体分布较广，由他们引起的疾病谱也较复杂。

（6）病毒在肠道中增殖，却很少引起肠道疾病。

（7）不同型别的病毒可引起相同的临床疾病；同一型别病毒亦可引起几种不同的临床疾病。

四、脊髓灰质炎病毒的致病特点

（1）所致疾病：脊髓灰质炎。

（2）病毒侵犯脊髓前角运动神经细胞，导致迟缓性肢体麻痹，多见于儿童，又称小儿麻痹症。

（3）90％以上感染者表现为隐性感染，仅表现为不典型的流感样症状，可迅速恢复。

（4）在1％～2％的患者，病毒侵袭中枢神经系统和脑膜，产生非麻痹性脊髓灰质炎或无菌性脑膜炎，患者有颈背强直、肌痉挛等症状。

（5）仅有0.1％～2％的患者产生严重结局，包括暂时性肢体麻痹，永久性弛缓性肢体麻痹，甚至极少数患者出现延髓麻痹，导致呼吸、循环衰竭死亡。

（6）脊髓灰质炎病毒野毒株的感染已显著减少，但要重视疫苗相关麻痹型脊髓灰质炎病例的危害。

五、脊髓灰质炎病毒的致病机制

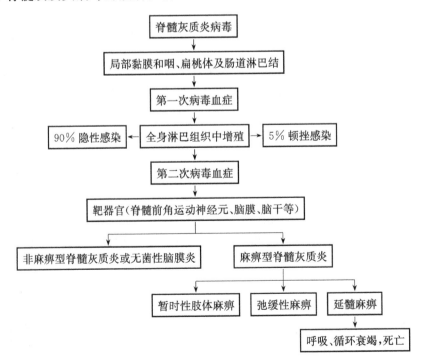

六、脊髓灰质炎病毒疫苗的比较

表 17 - 2　脊髓灰质炎病毒两种疫苗的比较

项　　目	活疫苗（OPV）	死疫苗（IPV）
接种方法	口服糖丸	肌肉注射
抗体产生	血清抗体、分泌抗体	血清抗体
细胞免疫	有	无
间接免疫	通过接种者粪便排毒可扩大免疫范围	无
稳定性	差,保存时间短、需冷藏	易于保存
副反应	毒力回复可引起疫苗相关脊髓灰质炎	
免疫效果	可阻断野毒株传播,免疫效果持久	不能阻断野毒株,血清抗体水平会下降
适用人群	免疫功能不全者禁忌	包括免疫功能不全者均可使用

七、柯萨奇病毒、埃可病毒、新型肠道病毒引起的临床综合征

表 17 - 3　柯萨奇病毒、埃可病毒、新型肠道病毒引起的临床综合征及相关的病毒血清型

临床综合征	柯萨奇病毒		埃可病毒	新型肠道病毒
	A 组	B 组		
无菌性脑膜炎	2,4,7,9,10.	1,2,3,4,5.	4,6,9,11,16,30.	70,71.
肌无力和麻痹	7,9.	2,3,4,5.	2,4,6,9,11,30.	71.
皮疹、黏膜疹	4,5,6,9,10,16.	2,3,4,5.	2,4,5,6,9,11,16,18,25.	
心包膜炎、心肌炎	4,16.	2,3,4,5.	1,6,8,9,19.	
流行性肌痛、睾丸炎	9.	1,2,3,4,5.	1,6,9.	
呼吸道疾病	9,16,21,24.	1,3,4,5.	4,9,11,20,25.	
结膜炎	24.	1,5.	7.	70.
全身性感染(婴儿)		1,2,3,4,5.	3,6,9,11,14,17,19.	
疱疹性咽峡炎	2,6,8,10,16.			
手足口病	4,5,9,10,16.	2,5.		71.

八、轮状病毒的致病特点

（1）传播途径：主要经粪口途径,也可通过呼吸道传播。

（2）传染源：患者和无症状带毒者。

（3）A 组轮状病毒是婴幼儿重症腹泻（秋季腹泻）的主要病原体,病毒 NSP4 蛋白有肠毒素样作用,引发肠液过度分泌。潜伏期 24～48 h,突然起病,发热、水样腹泻、呕吐和脱水。症状一般为自限性,可完全恢复,以对症治疗为主,若不及时治疗可导致死亡。

（4）B 组轮状病毒可在年长儿童和成人中产生暴发流行。

（5）C 组轮状病毒对人的致病性类似 A 组,但发病率很低。

（6）D～G 组只引起动物腹泻。

【双语词汇】

Enterovirus	肠道病毒
Picornaviridae	小核糖核酸病毒科
Poliovirus,Polio	脊髓灰质炎病毒

Coxsackie virus	柯萨奇病毒
enteric cytopathogenic human orphan virus,ECHO	人肠道致细胞病变孤儿病毒(简称埃可病毒)
New Enterovirus	新肠道病毒
Polyprotein	多聚蛋白
Dense	D(致密)抗原
Corelers	C(无核心)抗原
inactivated poliomyelitis vaccine,IPV	脊髓灰质炎灭活疫苗
oral poliomyelitis vaccine,OPV	脊髓灰质炎减毒活疫苗
Vaccine associated paralytic poliomyelitis,VAPP	疫苗相关麻痹型脊髓灰质炎
Rotavirus	人类轮状病毒
Reoviridae	呼肠病毒科

【习题与测试】

一、选择题

A1 型题

1. 不属于肠道病毒共同特点的是_____。

A. 为裸露的小核糖核酸病毒　　B. 耐酸,耐乙醚

C. 核酸有感染性　　D. 只在肠道增殖并引起腹泻

E. 可侵犯神经系统及其他组织

2. 肠道病毒的共同特性不包括_____。

A. 形态为球形,20 面体立体对称,无包膜

B. 耐乙醚、耐酸,对紫外线抵抗力强

C. 不同肠道病毒可引起相同症状,同一种病毒可引起不同临床表现

D. 核酸类型为单正股 RNA

E. 衣壳上的 VP1、VP2、VP3 位于病毒体表面,是与中和抗体 Fab 段结合发生免疫反应的部位

3. 不是肠道病毒共同特征的一项是_____。

A. 属于小 RNA 病毒科

B. 可引起肠道外症状,如脑膜炎等

C. 病毒在肠道内增殖并从粪便排出

D. 病毒基因组 RNA 不具有传染性

E. 为二十面体立体对称的无包膜球形颗粒

4. 下列哪种病毒不属于肠道病毒?_____。

A. 脊髓灰质炎病毒　　B. 柯萨奇病毒

C. ECHO 病毒　　D. EB 病毒

E. 肠道病毒 70 型

5. 肠道病毒在下列哪种标本中不能分离到_____。

A. 咽拭子　　　B. 粪便　　　　C. 小便　　　　D. 血液　　　　E. 脑脊液

6. 对人的致病性尚未肯定的肠道病毒是_____。

A. 柯萨奇病毒　　　　　　　B. 埃可病毒

C. 人类轮状病毒　　　　　　D. 肠道病毒 69 型

E. 肠道病毒 70 型

7. 肠道病毒不会引起的疾病是_____。

A. 脊髓灰质炎　　　　　　　B. 急性出血性结膜炎

C. 心肌炎　　　　　　　　　D. 无菌性脑膜炎

E. 流行性乙型脑炎

8. 肠道病毒对下述哪种物质敏感?_____。

A. 胃酸　　　B. 75%乙醇　　C. 蛋白酶　　　D. 氧化剂　　　E. 胆盐

9. 肠道病毒可以引起感染细胞的是_____。

A. 吸附红细胞　　　　　　　B. 出现包涵体

C. 形成多核巨细胞　　　　　D. 裂解死亡

E. 增生并转化

10. 下列理化因素中,能灭活肠道病毒的是_____。

A. 75%乙醇　　　　　　　　B. 0.3~0.5 mg/L 氯

C. 苯酚(苯酚)　　　　　　　D. 乙醚

E. 去污剂

11. 下列理化因素中,不可灭活肠道病毒的是_____。

A. 紫外线　　　B. 脂溶剂　　　C. 氧化剂　　　D. 56℃,30 min　E. 0.3%甲醛

12. 肠道病毒的核酸类型是_____。

A. ssDNA　　　B. dsDNA　　　C. dsRNA　　　D. ss(+)RNA　E. ss(-)RNA

13. 肠道病毒衣壳的壳粒数目是_____。

A. 24　　　　　B. 30　　　　　C. 48　　　　　D. 60　　　　　E. 80

14. 肠道病毒与鼻病毒的区别在于_____。

A. 核酸类型　　　　　　　　B. 是否有包膜

C. 对乙醚的耐受性　　　　　D. 病毒形态

E. 在氯化铯中的浮力密度

15. 小儿麻痹症的病原体是_____。

A. 脊髓灰质炎病毒　　　　　B. 乙型脑炎病毒

C. 单纯疱疹病毒　　　　　　D. 麻疹病毒

E. EB病毒

16. 脊髓灰质炎病毒多引起_____。

A. 隐性或轻症感染　　　　　B. 瘫痪型感染

C. 延髓麻痹型感染　　　　　D. 慢性感染

E. 迁延性感染

17. 脊髓灰质炎病毒的感染方式是_____。

A. 经媒介昆虫叮咬   B. 经口食入

C. 经呼吸道吸入   D. 经血液输入

E. 经皮肤接触

18. 脊髓灰质炎患者的传染性排泄物主要是_____。

A. 鼻咽分泌物   B. 血液   C. 粪   D. 尿   E. 唾液

19. 主要经粪-口传播的疾病是_____。

A. 黄热病   B. 森林脑炎   C. 乙型肝炎   D. 登革热   E. 脊髓灰质炎

20. 能耐受脂溶剂的病毒为_____。

A. 流感,副流感病毒   B. 风疹病毒

C. 脊髓灰质炎病毒   D. 呼吸道合胞病毒

E. 麻疹病毒

21. 与口服脊髓灰质炎减毒活疫苗注意事项不符的是_____。

A. 注意疫苗是否失效   B. 勿用热开水和母乳送服

C. 疫苗在运输途中要注意冷藏   D. 为避免其他肠道病毒干扰,宜在冬季服用

E. 需连续服 3 次,每次间隔 1 年

22. 脊髓灰质炎病毒的致病特点不包括_____。

A. 传播方式主要是粪-口途径   B. 可形成 2 次病毒血症

C. 多表现为显性感染   D. 易侵入中枢神经系统造成肢体痉挛性瘫痪

E. 易感者多为 5 岁以下幼儿

23. 不属脊髓灰质炎病毒免疫特点的是_____。

A. 抗原性稳定,感染后机体免疫力牢固

B. 肠道局部 SIgA 可阻止野毒株的入侵

C. 血清 IgG 可阻止病毒入侵中枢神经系统

D. 只有显性感染才能获得免疫力

E. SIgA 可通过初乳传递给新生儿

24. 关于脊髓灰质炎减毒活疫苗,错误的概念是_____。

A. 疫苗株不耐热,储存和运输中必须冷藏,口服接种应以凉开水送服

B. 脊髓灰质炎病毒分 3 个血清型,接种 1 型疫苗可预防所有 3 个血清型脊髓灰质炎

C. 冬季肠道疾病较少,对疫苗的干扰作用小,故适于冬季接种

D. 接种疫苗后通过自然途径感染机体,因此可产生局部分泌型 IgA 和血清 IgG 抗体

E. 疫苗株有回复突变为野毒株的可能

25. 预防脊髓灰质炎病毒感染主要的中和抗体是_____。

A. IgG   B. IgA   C. IgM   D. SIgA   E. IgE

26. 脊髓灰质炎病毒主要侵犯_____。

A. 三叉神经节   B. 脑神经节

C. 脊髓前角神经细胞   D. 神经肌肉接头

E. 海马回锥体细胞

27. OPV 的优点不包括_____。

A. 易于接种

B. 局部产生 SIgA　　　　C. 能通过粪便排出体外,有利于扩大免疫人群

D. 易于运输和保存　　　　E. 免疫效果好

28. WHO 提出全球消灭脊髓灰质炎的时间是 _____。

A. 1990 年　　　B. 1995 年　　　C. 2000 年　　　D. 2005 年　　　E. 2010 年

29. 脊髓灰质炎病毒排出体外主要通过 _____。

A. 鼻分泌物　　B. 眼分泌物　　C. 粪便　　　　D. 小便　　　　E. 飞沫

30. 关于脊髓灰质炎病毒的特点,下列正确的是 _____。

A. 是有包膜的 RNA 病毒　　　B. 病后不能获得持久免疫力

C. 主要以粪-口途径传播　　　D. 临床类型以麻痹型多见

E. 只有 1 个血清型

31. 关于脊髓灰质炎病毒的特性,下列错误的是 _____。

A. 主要经粪口途径传播　　　B. 分为Ⅰ、Ⅱ、Ⅲ三个型别

C. 各型病毒之间无共同抗原　　D. 主要感染脊髓运动神经细胞

E. 口服减毒活疫苗可进行预防

32. 关于脊髓灰质炎的预防措施,下列错误的是 _____。

A. 搞好患者排泄物消毒,加强饮食卫生,保护水源

B. 用脊髓灰质炎减毒活疫苗　　C. 接种脊髓灰质炎灭活疫苗

D. 注射丙种球蛋白　　　　E. 防鼠灭鼠

33. 三型脊髓灰质炎减毒活疫苗一般不宜同时服用,其原因是 _____。

A. 疫苗易恢复为有毒力病毒

B. 病毒量太多,易产生免疫麻痹

C. 病毒间发生干扰现象,致免疫失败

D. 病毒间相互作用,致免疫原性改变

E. 病毒易被灭活

34. 预防脊髓灰质炎进行人工自动免疫的主要对象是 _____。

A. 青壮年　　　　　　　B. 野外工作者

C. 5 岁以内的儿童　　　　D. 林区工人

E. 未患过该病者

35. 预防脊髓灰质炎的特异措施是 _____。

A. 消毒患者排泄物,搞好水和饮食卫生

B. 服用 OPV　　　　　C. 注射 MMR

D. 注射胎盘球蛋白或丙种球蛋白 E. 注射成人全血

36. Sabin 疫苗是指 _____。

A. 脊髓灰质炎减毒活疫苗　　　B. 脊髓灰质炎火活疫苗

C. 卡介苗　　　　　　　D. 乙型肝炎疫苗

E. 麻疹减毒活疫苗

37. 脊髓灰质炎多见于 _____。

A. 儿童　　　　　B. 青壮年　　　　C. 孕妇　　　　　D. 农民　　　　　E. 制革工人

38. 口服脊髓灰质炎减毒活疫苗的优点不包括_____。

A. 疫苗病毒随粪便排出,扩大了免疫范围

B. 可刺激机体产生血清中和抗体 IgG

C. 口服方便,儿童易于接受

D. 疫苗病毒在肠道增殖,产生局部 SIgA 可以阻断野毒株的感染

E. 易保存不需冷藏

39. 关于脊髓灰质炎减毒活疫苗,下列错误的是 _____。

A. 可刺激肠黏膜产生 SIgA　　　B. 可刺激血液中产生 IgG

C. 秋冬季节服用效果最佳　　　　D. 避免各型疫苗间的干扰

E. 可在室温下长期保存

40. 口服脊髓灰质炎减毒活疫苗的初服年龄为_____。

A. 新生儿　　　B. 2 个月龄　　　C. 4 个月龄　　　D. 6 个月龄　　　E. 8 个月龄

41. 脊髓灰质炎密切接触者应严密观察_____。

A. 5 d　　　　　B. 10 d　　　　　C. 15 d　　　　　D. 20 d　　　　　E. 40 d

42. 脊髓灰质炎早期诊断主要依靠_____。

A. 中和试验　　　　　　　　　B. 补体结合试验

C. 粪便病毒分离　　　　　　　D. 脑脊液检查

E. 双份血清抗体测定

43. 均以粪-口途径传播的微生物是_____。

A. 甲型肝炎病毒-脊髓灰质炎病毒

B. 乙型肝炎病毒-破伤风杆菌

C. 狂犬病病毒-流行性出血热病毒

D. 流行性乙型脑炎病毒-麻风杆菌

E. 布氏杆菌-新型肠道病毒

44. 引起秋季腹泻最常见的病原菌是_____。

A. 腺病毒　　　B. 轮状病毒　　　C. 埃可病毒　　　D. 冠状病毒　　　E. 柯萨奇病毒

45. 病毒性肠炎的主要病原为_____。

A. 肠道病毒　　　B. 轮状病毒　　　C. 冠状病毒　　　D. 诺如病毒

E. 星状和杯状病毒

46. 引起婴幼儿急性胃肠炎的主要病原体是_____。

A. 新型肠道病毒　　　　　　　B. 志贺菌

C. Norwalk 病毒　　　　　　　D. 轮状病毒

E. 大肠埃希菌

47. 婴幼儿腹泻最常见的病原是_____。

A. 柯萨奇病毒　B. 埃可病毒　　　C. 轮状病毒　　　D. 腺病毒　　　　E. 呼肠病毒

48. 轮状病毒的命名是因其_____。

A. 光学显微镜下可见其轮状包涵体

B. 具有双层衣壳,形似车轮辐条状

C. 是首先发现该病毒者的人名

D. 反复周期性地引起婴幼儿急性胃肠炎

E. 病毒体呈现扁平形

49. 轮状病毒的致泻机制是_____。

A. 小肠黏膜细胞 cGMP 水平升高,导致体液平衡紊乱

B. 小肠黏膜细胞 cAMP 水平升高,导致小肠细胞分泌过度

C. 病毒直接损伤小肠黏膜细胞,导致电解质紊乱,大量水分进入肠腔

D. 病毒作用于肠壁神经系统,使肠功能紊乱

E. 以上都不是

50. 下列不是轮状病毒的特性的是_____。

A. 为 RNA 病毒   B. 电镜下呈车轮状形态

C. 主要经粪-口途径传播   D. 可引起急性出血性结膜炎

E. 可引起婴幼儿腹泻

51. 关于轮状病毒的特性,下列错误的是_____。

A. 只有具有双层衣壳结构的完整病毒颗粒才有感染性

B. A 组轮状病毒为引起婴幼儿急性胃肠炎的主要病原体

C. 胰酶处理可增强其感染性

D. 致泻机制是肠黏膜上皮细胞的过度分泌

E. 机体特异性免疫主要靠肠道局部 SIgA

52. 下列哪种病毒直接电镜观察有特征?_____。

A. 脊髓灰质炎病毒   B. 柯萨奇病毒

C. 人类轮状病毒   D. 埃可病毒

E. 甲型肝炎病毒

53. 引起疱疹性咽峡炎的肠道病毒主要是_____。

A. 脊髓灰质炎病毒   B. 柯萨奇病毒 A 组

C. 柯萨奇病毒 B 组   D. 埃可病毒

E. 轮状病毒

54. 最常引起病毒性心肌炎的是_____。

A. 脊髓灰质炎病毒   B. 柯萨奇病毒

C. 新型肠道病毒 70 型   D. 埃可病毒

E. 轮状病毒

55. 最常引起儿童疱疹性咽炎的是_____。

A. 新型肠道病毒   B. 埃可病毒

C. 柯萨奇病毒 Λ 组   D. 单纯疱疹病毒

E. 柯萨奇病毒 B 组

56. 柯萨奇病毒的主要传播途径是_____。

A. 呼吸道   B. 消化道

C. 蚊虫叮咬   D. 血液和血制品

E. 母婴传播

57. 柯萨奇病毒分 A、B 两组的依据是_____。

A. 中和试验   B. 补体结合试验

C. 对人的致病特征   D. 对新生小鼠的致病特征

E. 血凝试验

58. 关于柯萨奇病毒,下列叙述不正确的是_____。

A. 为小 RNA 病毒科的肠道病毒

B. 核酸为单负股 RNA

C. 根据其对新生小鼠致病特征的不同分为 A、B 组

D. B 组病毒可在多种细胞中增殖

E. A 组病毒对新生乳鼠敏感,大多数不易在胞内增殖

59. 柯萨奇病毒 A 组引起的疾病不包括_____。

A. 疱疹性咽峡炎   B. 无菌性脑膜炎

C. 结膜炎   D. 新生儿全身性感染

E. 皮疹、黏膜疹

60. 关于柯萨奇病毒的特点,下列叙述不正确的是_____。

A. 是无包膜的 RNA 病毒

B. 根据其对新生小鼠的致病性,将 A 组分为 24 个型别

C. 主要以粪-口途径传播

D. 能引起人类的多种疾病

E. 有些型别具有血凝性质

61. 急性出血性结膜炎的病原是_____。

A. 肠道病毒 70 型   B. 埃可病毒

C. 腺病毒   D. 肠道病毒 69 型

E. 柯萨奇病毒

62. 下列哪组病毒都通过粪-口途径传播? _____。

A. 脊髓灰质炎病毒、甲型肝炎病毒、ECHO 病毒、柯萨奇病毒

B. 腺病毒、流感病毒、脊髓灰质炎病毒、ECHO 病毒

C. 柯萨奇病毒、甲型肝炎病毒、麻疹病毒、EB 病毒

D. 冠状病毒、腮腺炎病毒、ECHO 病毒、柯萨奇病毒

E. EB 病毒、ECHO 病毒、脊髓灰质炎病毒、柯萨奇病毒

63. 手足口病的病原是_____。

A. 风疹病毒   B. 单纯疱疹病毒

C. 水痘-带状疱疹病毒   D. 柯萨奇病毒

E. 肠道病毒 70 型

A2 型题

64. 男性患儿,6 个月,腹泻伴呕吐 2 d。大便每日十余次,呈蛋花汤样,伴呕吐,每日

4～5次,有低热,无咳嗽、喘息等,无寒战、抽搐。血白细胞 $8.5×10^9$/L、血 Na^+ 132 mmol/L、K^+ 3.7 mmol/L,HCO_3^- 17 mmol/L,大便常规镜检白细胞 0～1/HP,脂肪球＋＋,上述症状常见于下列哪种情况_____。

    A. 秋季腹泻　　B. 手足口病　　C. 细菌性痢疾　D. 伤寒　　　　E. 生理性腹泻

    A4 型题

男性患儿,7个月,腹泻伴呕吐3 d。3 d前无诱因患儿出现腹泻,大便每日10余次,为黄色稀水样便,伴呕吐,每日 4～5次,有低热,无咳嗽、喘息等,无寒战、抽搐。曾口服蒙脱石散、利巴韦林治疗无明显好转。就诊当日精神不振,尿量减少。体格检查:T37.80℃ P120次/分 R28次/分 神志清,精神不振,皮肤弹性湿度差,前囟、眼窝凹陷,四肢稍凉。毛发光泽,咽稍红。颈无抵抗。双侧呼吸动度对称,双肺叩诊清音,未闻及啰音。心界不大,心律齐,未闻及杂音。腹平软,未触及异常包块,肝脾未触及。血白细胞 $7.5×10^9$/L、血 Na^+ 136 mmol/L、K^+ 3.9 mmol/L、HCO_3^- 16 mmol/L,大便常规镜检白细胞 0～1/HP,脂肪球＋＋。

    65. 该组症状常见于哪种微生物感染引起_____。

    A. 脊髓灰质炎病毒　　　　　　B. 新肠道病毒

    C. 霍乱弧菌　　　　　　　　　D. 大肠埃希菌

    E. 轮状病毒

    66. 该患儿目前的主要治疗方法是_____。

    A. 口服轮状病毒减毒活疫苗

    B. 抗生素治疗

    C. 及时输液补充血容量,纠正电解质平衡等支持治疗

    D. 注射免疫球蛋白

    E. 禁食

    67. 针对该患者下列护理措施不正确的是_____。

    A. 对患儿常用物品进行消毒　　B. 对患儿粪便进行妥善处理

    C. 绝对禁食　　　　　　　　　D. 喂食口服补液盐

    E. 加强患儿手、口及臀部清洁护理

    B 型题

    问题 68、69

    A. 中和试验　　　　　　　　　B. 宿主范围

    C. 对新生小鼠的致病性　　　　D. 血凝试验

    E. 抵抗力

    68. 脊髓灰质炎病毒的分型依据是_____。

    69. 柯萨奇病毒的分组依据是_____。

    问题 70～72

    A. 风疹病毒　　　　　　　　　B. 麻疹病毒

    C. 冠状病毒　　　　　　　　　D. ECHO 病毒

    E. 轮状病毒

    70. 属于小 RNA 病毒科的是_____。

71. 引起胎儿先天性畸形的是_____。

72. 能引起 SSPE(亚急性硬化性全脑炎)的是_____。

问题 73~76

A. 疱疹性咽峡炎的常见病原   B. 小儿麻痹症的病原

C. 急性出血性结膜炎的病原   D. 婴幼儿腹泻的主要病原

E. 心肌炎和心包炎的主要病原

73. 柯萨奇病毒 B 组是_____。

74. 轮状病毒是_____。

75. 柯萨奇病毒 A 组是_____。

76. 肠道病毒 70 型是_____。

问题 77~80

A. 脊髓灰质炎病毒   B. 柯萨奇病毒

C. 埃可病毒   D. 人类轮状病毒

E. 新肠道病毒

77. 电镜检有特征的是_____。

78. 流行性胸痛的常见病原体的是_____。

79. 特异预防效果好的是_____。

80. 能导致急性出血性结膜炎的是_____。

问题 81~83

A. 完整双链 RNA   B. 分节段双链 RNA

C. 单正链 RNA   D. 分节段单负链 RNA

E. 分节段单正链 RNA

81. 肠道病毒的基因组为_____。

82. 轮状病毒的基因组为_____。

83. 流感病毒的基因组为_____。

问题 84~87

A. 血凝素   B. 双层衣壳

C. 反转录酶   D. 融合细胞的特点

E. 嗜神经细胞特性

84. 脊髓灰质炎病毒具有_____。

85. 腺病毒具有_____。

86. 麻疹病毒具有_____。

87. 轮状病毒具有_____。

问题 88~91

A. 在细胞培养中形成 CPE   B. 凝集人类 O 型红细胞

C. 对热较稳定   D. 所致疾病有季节性和地方性

E. 提取核酸进行聚丙烯酰胺凝胶电泳有鉴定意义

88. 脊髓灰质炎病毒_____。

89. 埃可病毒_____。

90. 轮状病毒_____。

91. Norwalk 病毒_____。

问题 92～94

　A. 柯萨奇病毒　　　　　　　B. 埃可病毒

　C. 脊髓灰质炎病毒　　　　　D. 轮状病毒

　E. 肠道病毒 70 型

92. 可通过疫苗有效预防_____。

93. 人类肠道致细胞病变孤儿病毒是_____。

94. 可用被动免疫紧急预防_____。

问题 95～96

　A. 隐性感染　　　　　　　　B. 急性感染

　C. 潜伏感染　　　　　　　　D. 顿挫感染

　E. 慢性感染

95. 脊髓灰质炎病毒最主要的感染类型是_____。

96. 轮状病毒的常见感染类型是_____。

X 型题

97. 肠道病毒属包括_____。

　A. 脊髓灰质炎病毒　　　　　B. 轮状病毒

　C. 柯萨奇病毒　　　　　　　D. ECHO 病毒

　E. 风疹病毒

98. 肠道病毒感染实验室检查可采用的标本有_____。

　A. 鼻咽拭子　　B. 粪便　　　C. 血液　　　　D. 脑脊液　　　　E. 心包液

99. 肠道病毒可引起的疾病包括_____。

　A. 普通感冒　　　　　　　　B. 肌肉疼痛麻痹

　C. 心肌炎　　　　　　　　　D. 肺炎

　E. 脑炎

100. 可引起无菌性脑膜炎的病原包括_____。

　A. 脊髓灰质炎病毒　　　　　B. 埃可病毒

　C. 柯萨奇病毒　　　　　　　D. 轮状病毒

　E. 疱疹病毒

101. 预防肠道病毒感染的措施包括_____。

　A. 粪便用酸消毒　　　　　　B. 隔离患者

　C. 接种疫苗　　　　　　　　D. 饮用水用氯消毒

　E. 口服抗生素

102. 可从粪便中排出的病毒包括_____。

　A. 甲型肝炎病毒　　　　　　B. 腺病毒

　C. 脊髓灰质炎病毒　　　　　D. 埃可病毒

E. 轮状病毒

103. 下列病毒可引起病毒血症的是_____。

A. 乙型脑炎病毒   B. 柯萨奇病毒

C. 轮状病毒   D. 腺病毒

E. ECHO 病毒

104. 可造成中枢神经系统感染的肠道病毒有_____。

A. 风疹病毒   B. 麻疹病毒   C. ECHO 病毒   D. 柯萨奇病毒

E. 流行性乙型脑炎病毒

105. 肠道病毒可引起的疾病有_____。

A. 无菌性脑膜炎   B. 小儿麻痹症

C. 手足口病   D. 流行性出血热

E. 急性出血性心肌炎

106. 脊髓灰质炎病毒致病特征有_____。

A. 粪-口途径传播   B. 5 岁以下儿童易感

C. 多数为隐性感染   D. 两次病毒血症

E. 可引起肢体迟缓性麻痹

107. 抗脊髓灰质炎病毒再感染的免疫因素主要有_____。

A. 细胞免疫   B. 血清抗体 IgG

C. 血清抗体 IgM   D. 血清抗体 IgA

E. 肠黏膜局部抗体 sIgA

108. 口服脊髓灰质炎减毒活疫苗可达到下列哪些免疫效应_____。

A. 产生血清中和抗体   B. 阻断病毒向中枢神经系统扩散

C. 阻止病毒侵入血流   D. 增强吞噬细胞吞噬功能

E. 刺激肠道局部产生 sIgA

109. 关于脊髓灰质炎病毒的特性,下列正确的是_____。

A. 核酸类型为单正股 RNA

B. 对紫外线、干燥敏感,在污水或粪便中可存活数月

C. 感染机体能形成二次病毒血症

D. 病后免疫力不牢固,仍需口服糖丸疫苗

E. 感染后均会引起脊髓灰质炎

110. 口服脊髓灰质炎减毒活疫苗的优点是_____。

A. 疫苗病毒随粪便排出,扩大了免疫范围

B. 产生良好的体液免疫,包括 SIgA 和 IgG

C. 口服方便,儿童易于接受

D. 只服一次即可,血清抗体阳转率可达 100%

E. 不会引起疫苗相关麻痹型脊髓灰质炎

111. 口服脊髓灰质炎减毒活疫苗应注意_____。

A. 疫苗是否失效   B. 勿用母乳和开水送服

C. 运输途中应冷藏　　　　　　D. 宜在冬季服用

E. 需连续服用 3 次,每次间隔 1 年

112. 人类轮状病毒具有以下哪些特性?_____。

A. 为呼肠病毒科的成员之一

B. 基因组为双股 RNA,由 11 个基因片段组成

C. 耐酸、耐碱、耐乙醚,但对热力抵抗力差

D. A 组最为常见,是引起婴幼儿急性胃肠炎的病原体

E. 负染后在电镜下观察,病毒外形呈车轮状

113. 柯萨奇病毒的特性包括_____。

A. 衣壳呈 20 面体立体对称,无包膜

B. 常通过血清补体结合试验判断病因

C. 临床表现呈多样化

D. 感染机体可形成病毒血症

E. 仅通过粪-口途径传播

114. 柯萨奇病毒可致的人类疾病有_____。

A. 心肌炎　　　B. 胸痛　　　　C. 疱疹性咽炎　D. 手足口病

E. 无菌性脑膜炎

115. 下列病毒属于粪-口途径传播的是_____。

A. 柯萨奇病毒　　　　　　　　B. 腺病毒

C. 麻疹病毒　　　　　　　　　D. 埃可病毒

E. 脊髓灰质炎病毒

116. 核酸分节段的病毒有_____。

A. 埃可病毒　　B. 轮状病毒　　C. 流感病毒　　D. 呼肠病毒　　E. 麻疹病毒

二、名词解释

1. 肠道病毒(enterovirus)
2. 感染性核酸
3. Salk 疫苗(inactivated polio vaccine,IPV)
4. Sabin 疫苗(live oral polio vaccine,OPV)

三、问答题

1. 简述肠道病毒在生物学性状方面的共同特点。
2. 肠道病毒的致病性有何特点?
3. 肠道病毒可引起哪些疾病?
4. 轮状病毒和肠道病毒属病毒有何不同?
5. 脊髓灰质炎病毒的致病性和免疫性有何特点?
6. 请说明肠道病毒属病毒的基因组结构及其主要基因片段的功能。
7. 请介绍对脊髓灰质炎的预防策略和措施。

【参考答案】

一、选择题

1. D 2. B 3. D 4. D 5. C 6. D 7. E 8. D 9. D 10. B 11. B 12. D
13. D 14. E 15. A 16. A 17. B 18. C 19. E 20. C 21. E 22. C 23. D
24. B 25. D 26. C 27. D 28. C 29. C 30. C 31. C 32. E 33. C 34. C
35. B 36. A 37. A 38. E 39. E 40. B 41. D 42. B 43. A 44. B 45. B
46. D 47. C 48. B 49. C 50. D 51. D 52. C 53. B 54. B 55. C 56. B
57. D 58. B 59. D 60. B 61. A 62. A 63. D 64. A 65. E 66. C 67. C
68. A 69. C 70. D 71. A 72. B 73. E 74. D 75. A 76. C 77. D 78. B
79. A 80. E 81. C 82. B 83. D 84. E 85. A 86. D 87. B 88. A 89. B
90. E 91. C 92. C 93. B 94. C 95. A 96. B 97. ACD 98. ABCDE
99. ABCDE 100. ABCE 101. BCD 102. ABCDE 103. ABDE 104. CD
105. ABC 106. ABCDE 107. BE 108. ABCDE 109. ABC 110. ABC
111. ABCD 112. ABCDE 113. ACD 114. ABCDE 115. ADE 116. BCD

(刘云霞)

第 18 章　肝 炎 病 毒

学 习 要 点

掌握：肝炎病毒的类型,甲、乙型肝炎病毒的生物学性状,致病性,微生物学检查,防治原则。

熟悉：病毒感染特点。丙型,丁型,戊型肝炎病毒致病的机制。

了解：微生物学检查,防治原则。

【内容提要】

一、肝炎病毒的概念

以肝细胞为靶细胞的引起病毒性肝炎的病毒,目前已发现 7 型：甲（HAV）、乙（HBV）、丙（HCV）、丁（HDV）、戊（HEV）、庚（HGV）、TTV。

二、各型肝炎病毒的特点

甲、戊型——消化道传播——急性肝炎

乙、丙、丁型——血液传播——急慢性肝炎——与肝硬化、肝癌相关

三、甲型肝炎病毒（HAV）

（1）属小 RNA 病毒科,直径 27 nm,呈 20 面立体对称,无包膜。

（2）HAV 的致病性。

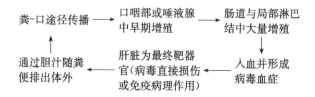

（3）甲肝的诊治：

1）感染早期可检测血清中的抗-HAV IgM,流行病学调查可检测抗-HAV IgG。

2）隔离患者,注意饮食卫生,接种甲肝疫苗预防。

四、乙型肝炎病毒（HBV）

1. 生物学特征

（1）大球形颗粒,Dane 颗粒,即完整的 HBV 病毒体,$\varphi 42$ nm

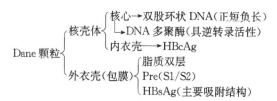

（2）抵抗力：对外环境抵抗力极强,对低温/干燥/紫外线、醚、氯仿、酚均有耐受性。不被 70%酒精灭活。高压蒸汽灭菌法、100℃ 10 min、环氧乙烷、0.5%过氧乙酸、5%次氯酸钠、3%漂白粉可灭活 HBV 但可保存其抗原性。

2. 致病性和免疫性

（1）流行病学：携带者和患者为主要传染源;血液途径、性传播和垂直传播是主要传播途径。

（2）致病性：HBV 对受染肝细胞无直接损害作用,以免疫病理损伤为主,包括感染致免疫应答低下,免疫逃逸,细胞介导病理损伤等致感染慢性化甚至导致肝硬化、肝癌发生。

（3）免疫性：抗-HBs 中和抗体和 Tc 细胞介导的细胞免疫是机体对 HBV 有效的免疫。

3. 微生物学检查　乙肝五项是 HBV 感染最常用的筛查方法。

（1）HBsAg 是机体感染 HBV 后最先出现的血清学指标,是 HBV 感染的指标之一。

（2）抗-HBs 是 HBV 的特异性中和抗体,抗-HBs 的出现表示机体对乙型肝炎有免疫力,常显示患者已恢复或痊愈,抗-HBs 效价高者预后更好。

（3）HBeAg 阳性提示 HBV 在体内复制,有较强的传染性,如转为阴性,表示病毒停止复制。若持续阳性提示患者有发展为慢性肝炎的可能。

（4）抗-HBe 阳性表示 HBV 复制能力减弱,传染性降低,机体已获得一定的免疫力。变异株除外。

（5）抗-HBc IgM 阳性,则提示仍有病毒复制,患者具有强传染性。抗-HBc IgG 在血中持续时间较长,是感染过 HBV 的标志,检出低滴度的抗-HBc IgG 提示既往感染,滴度高提示急性感染。

4. 防治　基因工程乙肝疫苗接种为有效的主要预防措施。干扰素和核苷类似物为主要治疗药物。

五、丙型肝炎病毒（HCV）

（1）40~60 nm 球形有包膜、单正链 RNA 病毒。

（2）传播途径似 HBV,无症状 HCV 携带者和慢性丙肝者多见,是引起输血后慢性肝炎和肝硬化的主要原因,免疫力不牢固。

（3）HCV RNA 或 anti-HCV IgM 检测是主要诊断手段;因 HCV 免疫原性不强及变异,目前尚无可用疫苗。

六、丁型肝炎病毒（HDV）

（1）HDV 是一种缺陷病毒,由 HBsAg 构成其外壳,为 35~37 nm、单负链环状 RNA 病毒。

（2）只能感染 HBsAg 阳性的患者,一旦乙肝患者感染了 HDV,尤其是在慢性乙肝的基础上感染,容易发展成为重度慢性乙肝、重型肝炎,甚至肝硬化。

（3）诊断为检测抗-HDV、HDV-RNA;丁型肝炎传播途径与乙型肝炎相似。传播途径和防治原则似 HBV。

七、戊型肝炎病毒（HEV）

（1）球形,直径 32~34 nm,单正链 RNA 裸病毒。

（2）主要为粪-口途径传播，由胆汁经粪便排出体外，对肝细胞的直接损伤及免疫病理作用，多表现为急性戊型肝炎，孕妇感染常致流产。

（3）检测抗- HEV IgM 或 HEV RNA 诊断，预防与甲肝类似。

八、庚型肝炎病毒（HGV）

（1）+ssRNA 病毒，主要经血或肠道外传播垂直传播和性传播。受血者、接触血源的医务工作者和静脉注射吸毒者是高危人群。

（2）临床感染可表现为急性和慢性过程。HGV 常与 HCV 重叠感染。病后抗 HGV E2 具有一定保护作用。

（3）诊断主要是血清学方法或 PCR。HGV 是否嗜肝仍不清楚，因为与疾病关系必须将 HBV、HDV、HCV 感染排除后才可确认。

九、TT 型肝炎病毒（TTV）

（1）TTV 为无包膜的单负链环状 DNA 病毒，病毒体呈球形，直径为 30～50 nm。

（2）TTV 可通过多种途径传播，包括通过血液或血制品传播、粪-口传播、唾液传播、精液传播和乳汁传播等。

（3）TTV 致病机制不清，可与 HCV 重叠感染。

（4）PCR 法检测患者血中 TTV‐DNA 诊断。目前，对 TTV 感染尚无特异的预防和治疗方法。

【双语词汇】

HV(hepatitis virus)	肝炎病毒
HAV(hepatitis A virus)	甲型肝病毒
ORF(open reading frame)	开放读码框架
Hepatovirus	肝病毒属
HBV(hepatitis B virus)	乙型肝炎病毒
Hepadnaviridae	肝脱氧核糖核酸病毒科
HBsAg(hepatitis B surface antigen)	乙型肝炎病毒表面抗原
HBcAg(hepatitis B core antigen)	乙型肝炎病毒核心抗原
HBeAg(hepatitis B e antigen)	乙型肝炎病毒 e 抗原
LSP(liver specific protein)	肝特异性脂蛋白抗原
HCC(hepatocellular carcinoma)	原发性肝细胞癌
HBIG(hepatitis B immunoglobulin)	乙型肝炎免疫球蛋白
HCV(hepatitis C virus)	丙型肝炎病毒
Flaviviridae	黄病毒科
Hepacivirus	丙型肝炎病毒属
HDV(hepatitis D virus)	丁型肝炎病毒
Coinfection	联合感染
Superinfection	重叠感染

HEV(hepatitis E virus)	戊型肝炎病毒
HGV(hepatitis G virus)	庚型肝炎病毒
TTV(transfusion transmitted virus)	经血传播的病毒

【习题与测试】

一、选择题

A1 型题

1. 关于甲型肝炎病毒,下述除哪项外均是错误的? _____。
   A. 主要通过粪-口途径感染　　B. 患者为唯一传染源
   C. DNA 病毒　　　　　　　　D. 有三种抗原抗体系统
   E. 经垂直传播

2. 甲型肝炎病毒传染的主要途径是_____。
   A. 呼吸道传播　　　　　　　B. 粪-口途径传播
   C. 虫媒传播　　　　　　　　D. 密切接触
   E. 血液传播

3. 关于 HAV,下列错误的是_____。
   A. 粪-口途径传播　　　　　　B. 传染源主要是患者
   C. RNA 病毒　　　　　　　　D. 检测两对半抗原抗体系统做检测
   E. 长期带病毒者少见

4. 下列哪种病毒有可能用细胞培养分离? _____。
   A. HBV　　　B. HEV　　　C. HCV　　　D. HAV　　　E. HDV

5. 关于 HAV 哪一项是正确的? _____。
   A. 经性途径传播　　　　　　B. 核酸为 RNA,仅有一个血清型
   C. 妊娠后期感染,病死率高　　D. 与原发性肝细胞癌的发生发展有关
   E. 属于黄病毒科

6. 乙型肝炎病毒的核酸类型是_____。
   A. 单股 RNA　　　　　　　　B. 双股 RNA
   C. 双股线状 DNA　　　　　　D. 双股环状 DNA
   E. 单股 DNA

7. 可致慢性肝炎或肝硬化的病毒为_____。
   A. HAV,HBV 和 HCV　　　　B. HBV,HCV 和 HDV
   C. HCV,HDV 和 HEV　　　　D. HDV,HEV 和 HAV
   E. HEV,HAV 和 HBV

8. 可传播乙型肝炎病毒的途径有_____。
   A. 分娩和哺乳　　　　　　　B. 共用牙刷,剃须刀等
   C. 输血,血浆及血液制品　　　D. 性接触
   E. 以上均可

9. 不符合血清 HBsAg(＋),HBeAg(＋)和抗 HBc(＋)的解释是_____。

A. 急性乙型肝炎　　　　　　　B. 慢性乙型肝炎

C. 乙型肝炎恢复期　　　　　　D. 无症状抗原携带者

E. 血清有强传染性

10. 目前最常引起输血后肝炎的是_____。

A. HAV　　　　B. HBV　　　　C. HCV　　　　D. HDV　　　　E. HEV

11. 对 HBcAg 叙述错误的是_____。

A. 存在于 Dane 颗粒的内部　　B. 具有较强抗原性

C. 不易在血循环中检出　　　　D. 相应抗体具有保护作用

E. 可在感染肝细胞膜上表达

12. 可抵抗 HBV 感染的抗体主要是_____。

A. 抗 HBs IgA　　　　　　　　B. 抗 HBs IgG

C. 抗 HBe IgA　　　　　　　　D. 抗 HBc IgM

E. 抗 HBc IgG

13. 属于缺陷病毒的是_____。

A. HAV　　　　B. HBV　　　　C. HCV　　　　D. HDV　　　　E. HEV

14. 血液中不易查到的 HBV 抗原是_____。

A. HBsAg　　　B. HBcAg　　　C. HBeAg　　　D. Pre‐S1　　　E. Pre‐S2

15. 可高度传染乙型肝炎的血液中含有_____。

A. HBsAg、HBcAg、HBeAg　　　B. HBsAg、抗 HBe、抗 HBc

C. HBsAg、抗 HBs、HBeAg　　　D. 抗 HBe、抗 HBs、抗 HBc

E. HBsAg、抗 HBc、HBeAg

16. 关于抗 HBcIgM,正确的叙述是_____。

A. 由 HBV 的表面抗原刺激产生　B. 阳性具有早期诊断价值

C. 有抗 HBV 感染作用　　　　　D. 在血清中可长期存在

E. 阳性表示疾病开始恢复

17. 不必接受 HBIg 被动免疫的人是_____。

A. 母亲为 HBsAg 阳性的新生儿

B. 输入了 HBsAg 阳性血液者　C. 体表破损处沾染了 HBeAg 阳性血清者

D. 无症状的 HBsAg 携带者　　E. 接受了 HBsAg 阳性的器官移植者

18. 孕妇感染后病死率高的病毒是_____。

A. HAV　　　　B. HBV　　　　C. HCV　　　　D. HDV　　　　E. HEV

19. 甲型肝炎病毒属于_____。

A. 嗜肝 DNA 病毒属　　　　　B. 嗜肝 RNA 病毒属

C. 肠道病毒属 72 型　　　　　D. 嵌杯病毒科

E. 黄病毒科

20. 下列不是甲型肝炎特征的一项为_____。

A. 甲肝病毒随患者粪便排出体外,可污染水源,食物,海产品(毛蚶等),食具等,而引起甲型肝炎的暴发,流行及散发

B. HAV 主要经粪-口途径传播,亦可通过输血传播

C. 甲肝的潜伏期为 15~50 d,在血清 ALT 升高后 5~6 d 开始从患者粪便中排病毒

D. HAV 在患者肝组织复制高峰时,肝脏病变并不最严重;或者说患者黄疸最重时,不是 HAV 复制的高峰之时

E. 甲肝患者发病 2 周后,其血清抗——HAV IgG 阳转,其时患者基本停止从粪便排病毒

21. 乙肝病毒基因组含有 S,C,P 和 X 区 4 个开放性读码框架,其中最易发生变异的是_____。

A. X 区
B. P 区
C. S 区的 $PreS$ 基因
D. C 区的 C 基因
E. C 区的 $PreC$ 基因

22. 人体感染乙肝病毒后,很难在其血清中查出的抗原是_____。

A. HBsAg   B. HBcAg   C. HBeAg   D. PreS1   E. PreS2

23. 下列对丙型肝炎病毒(HCV)的致病性与免疫性的描述,下列错误的一项是_____。

A. 大多数 HCV 感染者呈不显性感染,一旦发病,则已是慢性肝炎

B. 肝组织内因长期存在 HCV 而导致淋巴细胞浸润及肝细胞坏死

C. HCV 的抗原可形成免疫复合物,沉积于肾小球基底膜,引起肾小球肾炎

D. HCV 感染可导致肝细胞癌

E. 感染 HCV 后,机体可出现中和抗体,病后免疫力稳固,可预防再次感染 HCV

24. HAV 区别于其他肠道病毒的生物学特性是_____。

A. 形态
B. 大小
C. 结构
D. 对热的抵抗力
E. 目前无法细胞培养

25. HAV 随粪便排出体外最主要的时间是_____。

A. 感染后 1 周内
B. 发病 2 周后
C. 发病前后 2 周内
D. 恢复期
E. 发病后 1 个月

26. Dane 颗粒是指_____。

A. HAV 颗粒
B. 完整的 HBV 颗粒
C. HBV 球形颗粒
D. HBV 管形颗粒
E. 狂犬病病毒包涵体

27. 乙型肝炎病毒的主要传播途径是_____。

A. 消化道传播
B. 血液、血制品传播
C. 蚊虫叮咬
D. 呼吸道传播
E. 直接接触

28. 下列病毒中抵抗力最强的是_____。

A. 脊髓灰质炎病毒
B. 乙型肝炎病毒

C. 乙脑病毒　　　　　　　　D. 单纯疱疹病毒

E. 流感病毒

29. HBsAg 在血清中的最主要存在形式是_____。

A. 小球形颗粒　B. 管形颗粒　　C. Dane 颗粒　　D. 免疫球蛋白　E. 免疫复合物

30. HBV 感染的主要标志是_____。

A. 血中测出 HBsAg　　　　　　B. 血中测出抗- HBs

C. 血中测出 HBcAg　　　　　　D. 血中测出 HBeAg 和抗- HBs

E. 血中测出抗- HBe

31. HBV 的免疫病理机制中包括_____。

A. Ⅰ、Ⅱ型超敏反应　　　　　B. Ⅱ、Ⅲ型超敏反应

C. Ⅰ、Ⅳ型超敏反应　　　　　D. Ⅲ、Ⅳ型超敏反应

E. 以上都不是

32. 与原发性肝癌相关的病毒是_____。

A. HAV　　　　B. HBV　　　　C. HIV　　　　D. EBV　　　　E. HSV - 2

33. 关于 HBV 的叙述下列正确的是_____。

A. 核酸为双股线状 DNA

B. 其 DNA 多聚酶无反转录酶功能

C. 血中测出 HBeAg 是体内 HBV 复制的指标之一

D. 可用减毒活疫苗特异性预防

E. 主要传播方式为粪-口途径

34. 下列病毒为缺陷病毒的是_____。

A. HAV　　　　B. HBV　　　　C. HCV　　　　D. HDV　　　　E. HEV

35. 关于乙型肝炎病毒表面抗原,下列叙述正确的是_____。

A. 有感染性,有抗原性,能产生保护性抗体

B. 无感染性,有抗原性,能产生非保护性抗体

C. 有感染性,有抗原性,能产生非保护性抗体

D. 无感染性,有抗原性,能产生保护性抗体

E. 有感染性,无抗原性,不产生任何抗体

36. 关于 HAV 的叙述,下列错误的是_____。

A. 形态结构与肠道病毒相似　B. 经粪-口传播

C. 只有一个血清型　　　　　　D. 感染易转变成慢性

E. 病后免疫力牢固

37. 关于乙肝病毒 e 抗原,下列不正确的是_____。

A. 是传染性高的指标　　　　　B. 具有抗原性,能诱导人体产生相应抗体

C. 是体内有 HBV 复制的指标　D. 化学成分为可溶性蛋白

E. 存在于 Dane 颗粒的最外层

38. 关于乙型肝炎的叙述,下列错误的是_____。

A. 致病机制主要是 HBV 对肝细胞的直接损伤

B. 感染途径主要是非胃肠道途径和垂直传播

C. 临床表现呈多样性

D. 转为慢性迁延性肝炎的多见

E. 有些可发展为肝硬化或肝癌

39. 关于 HBsAg,下列叙述不正确的是_____。

A. 我国无症状携带者占人口总数的 10% 左右

B. 少数无症状携带者肝脏有病理改变

C. 是最早出现在血清中的抗原

D. 阳性者不能作为献血员

E. 其相应抗体出现表示传染性强

40. 关于 HBeAg 叙述,下列错误的是_____。

A. 由 HBVDNA 的 *PreC* 和 *C* 基因编码

B. 相应抗体对人体有保护作用　　C. 是机体有 HBV 复制的指标

D. 化学成分为可溶性蛋白　　　　E. 在人体血清中,不能与抗- HBc 同时出现

41. 与 HBV 致病机制无关的是_____。

A. HBV 体内增殖抑制 CTL 的活性

B. HBV 的 *PreC* 基因易变异　　C. Ⅰ型超敏反应

D. Ⅳ型超敏反应　　　　　　　　E. Ⅲ型超敏反应

42. 关于丁型肝炎病毒的叙述,下列错误的是_____。

A. 是一种缺陷病毒

B. 其基因组是已知动物病毒中最小的基因组

C. 传播途径与 HBV 相同

D. 其感染常可导致乙型肝炎病毒感染者的症状加重与恶化

E. 其抗原性弱,通常机体不产生相应抗体

43. 肝炎病毒的传播途径不包括_____。

A. 粪-口途径　 B. 血液传播　　 C. 接触传播　　 D. 呼吸道传播　 E. 垂直传播

44. 下列哪种情况不会出现 HBsAg 检测阳性?_____。

A. 急性乙型肝炎的潜伏期和急性期

B. 慢性乙型肝炎患者　　　　　　C. 无症状携带者

D. HBeAg 阳性者　　　　　　　　E. 抗- HBs 阳性者

45. 患者恢复后,仅有低度免疫力的病毒是_____。

A. 甲型肝炎病毒　　　　　　　　B. 乙型肝炎病毒

C. 丙型肝炎病毒　　　　　　　　D. 脊髓灰质炎病毒

E. 麻疹病毒

46. 关于肝炎病毒及其所致疾病的叙述,下列错误的是_____。

A. 甲型肝炎一般不转为慢性

B. 乙型肝炎病毒有致胎儿畸形危险

C. 丙型肝炎病毒主要通过血液和血制品传播

D. 丁型肝炎病毒为 DNA 病毒,必须在 HBV 或其他嗜肝 DNA 病毒辅助下才能复制

E. 戊型肝炎在新疆发生过一次大流行

47. HDV 复制必须有下列哪种病毒存在? _____。

A. HAV　　B. HBV　　C. HCV　　D. HDV　　E. HEV

48. 乙肝病毒感染不引起_____。

A. 急性肝炎　B. 慢性肝炎　C. 重症肝炎　D. 肝豆状核变形

E. 肝细胞癌

49. 关于丙型肝炎病毒和丁型肝炎病毒的描述,不正确的一项是_____。

A. 均为 RNA 型病毒　　　　B. 均需要依赖乙型肝炎病毒完成其病毒复制

C. 均主要为经输血注射途径传播　D. 均可有慢性携带者

E. 均可导致慢性肝炎、肝硬化

50. 关于 HEV 致病性,下列描述中错误的是_____。

A. 人感染 HEV 后可表现为临床型和亚临床型,成人中多见临床型

B. HEV 传播途径与甲型肝炎相似,同为粪-口途径传播为主,且可引起暴发或流行

C. 潜伏期为 10～60 d,多数患者于发病后 6 周即好转并痊愈,不发展成为慢性肝炎

D. 潜伏期末和急性期初的患者粪便排毒量最大,粪便中 HEV 检出率最高

E. 孕妇患戊肝病死率可高达 10%～20%,但病死率高低与其患戊肝时妊娠期的早晚无关

51. 关于病毒性肝炎,下列叙述正确的是_____。

A. 甲型肝炎急性期血中难以检测到特异性 IgM 抗体

B. 乙型肝炎急性期血中可检出抗- HBs

C. 患者血清中检出抗- HBs 和抗- HBe,表示预后较好

D. 患者血清抗- HBc 阳性时,无传染性

E. 献血员 HBsAg(-)即无输血传播病毒性肝炎的危险

52. 关于肝炎病毒与传播途径的组合,下列错误的是_____。

A. HAV—消化道传播　　　　B. HBV—输血和注射

C. HCV—输血和注射　　　　D. HDV—输血和注射

E. HEV—输血和注射

53. HAV 感染者粪便排毒高峰期是_____。

A. 潜伏期早期　B. 潜伏期末期　C. 黄疸期　　D. 转氨酶高峰期

E. 急性末期

54. 甲型肝炎病毒隐性感染后的结局是_____。

A. 免疫力下降时会重复感染　B. 病毒长期潜伏于机体某个部位

C. 成为慢性肝炎　　　　D. 血液中检测不到甲肝病毒

E. 一般不会再感染该病毒

55. 目前唯一用细胞培养获得减毒株的肝炎病毒是_____。

A. HAV　　B. HBV　　C. HCV　　D. HDV　　E. HEV

56. 关于甲型肝炎叙述错误的是_____。

A. 是单股正链 RNA 病毒　　B. 能在体外组织细胞中培养

C. 接种疫苗可特异性预防　　D. 抵抗力弱,对脂溶剂敏感

E. 隐性感染多见

57. HAV 的主要传播途径是_____。

A. 输血　　　　B. 母婴传播　　C. 共用注射器　D. 媒介昆虫　　E. 粪-口

58. 诊断甲型肝炎最实用的病原学检测方法是_____。

A. 免疫电镜法检测粪便标本中病毒颗粒

B. ELISA 法检测血中抗- HAV IgM

C. 取粪便标本作病毒分离培养

D. PCR 检测血液中 HAV RNA

E. 粪便标本中特异性抗原的检测

59. 下列理化因素中,能杀死 HAV 的是_____。

A. 乙醚　　　　　　　　　B. 加热 $60℃$,1h

C. pH3　　　　　　　　　D. 氯仿

E. 加热 $100℃$,5 min

60. 与 HBV 致病机制不相符的叙述是_____。

A. 病毒蛋白对细胞的直接杀伤　B. 病毒抑制机体免疫功能

C. 病毒改变细胞表面抗原　　　D. 免疫复合物引起的 Ⅲ 型超敏反应

E. 病毒基因的整合引起细胞转化

61. 下列哪种途径不是乙型肝炎病毒的重要传播途径?_____。

A. 输血传播　　B. 医源性传播　C. 垂直传播　　D. 接触传播　　E. 粪-口传播

62. 血清中抗- HBs(+),抗- HBc(-),HBsAg(-),最可能是_____。

A. HBV 正在肝内复制　　　B. HBV 携带者

C. 乙型肝炎已变成慢性　　　D. 血清具有传染性

E. 乙型肝炎已痊愈

63. 下列 HBV 的抗体哪一种对机体无保护作用?_____。

A. 抗- HBs　　B. 抗- HBc　　C. 抗- HBe　　D. 抗- Pre - S1

E. 抗- Pre - S2

64. 具有高度传染性的乙肝患者血液中含有_____。

A. HBsAg、HBcAg、HBeAg　　B. HBsAg、抗 HBe、抗 HBc

C. HBsAg、抗 HBs、HBeAg　　D. 抗 HBe、抗 HBs、抗 HBc

E. HBsAg、抗 HBc、HBeAg

65. 关于抗- HBc IgM,正确的叙述是_____。

A. 由 HBV 的表面抗原刺激产生　B. 阳性具有早期诊断价值

C. 有抗 HBV 感染的作用　　　　D. 在血清中可长期存在

E. 阳性表示疾病开始恢复

66. 下列物质中,具有感染性的是_____。

A. 管形颗粒　　B. 小球形颗粒　C. Dane 颗粒　　D. HBeAg　　　E. HBcAg

67. 对乙型肝炎病毒核心抗原的正确叙述是_____。

A. 存在于 HBV 的核心,螺旋对称包绕在核酸外

B. 因抗原性不强故血液循环中不易检测到

C. 由 HBV 的 DNA 多聚酶构成

D. 其相应的 IgM 类抗体阳性可作为早期诊断指标

E. 其相应抗体阳性表示疾病开始恢复

68. HBV 基因组含有四个开放读框(ORF),其中最长的是_____。

A. X 区   B. P 区

C. S 区的 *PreS* 基因   D. C 区的 *C* 基因

E. C 区的 *PreC* 基因

69. 在 HBV 感染中,参与肝细胞损伤的免疫反应包括_____。

A. Ⅰ 型和Ⅱ型超敏反应   B. Ⅱ 型和Ⅲ型超敏反应

C. Ⅰ 型和Ⅳ型超敏反应   D. Ⅱ 型、Ⅲ型和Ⅳ型超敏反应

E. Ⅰ 型、Ⅱ型和Ⅲ型超敏反应

70. 机体感染 HBV 后,提示 HBV 体内复制的血清学或分子生物学标志物不是_____。

A. HBsAg   B. HBeAg

C. 抗- HBcIgM   D. HBV DNA

E. DNA 多聚酶

71. 不属于 HBV 人工自动免疫制剂的是_____。

A. HBV 血源疫苗   B. HBV 亚单位疫苗

C. HBV Ig   D. HBV 基因重组 CHO 疫苗

E. HBV 基因重组酵母型疫苗

72. 对乙肝病毒表面抗原叙述错误的是_____。

A. 三种 HBV 颗粒均含有 HBsAg

B. HBsAg 含有四种亚型

C. 检出 HBsAg 表示患乙型肝炎

D. 检出抗- HBs 表示已获免疫力

E. HBsAg 滴度高,HBeAg 检出率也高

73. 作为乙型肝炎病毒携带者,在血清中检出最重要的指标是_____。

A. HBcAg   B. HBsAg   C. HBeAg   D. 抗 HBe   E. 抗- HBs

74. 接种乙型肝炎病毒疫苗后,获得免疫力的指标是_____。

A. HBcAg   B. HBsAg   C. HBeAg   D. 抗 HBe   E. 抗- HBs

75. HCV 的核酸是_____。

A. +ssRNA   B. dsRNA   C. dsDNA   D. ssDNA   E. −ssRNA

76. 下列哪种病毒可引起病毒性肝炎易于慢性化并占输血后肝炎第一位的是_____。

A. 甲型肝炎病毒   B. 乙型肝炎病毒

    C. 丙型肝炎病毒   D. 巨细胞病毒

    E. 黄热病病毒

77. 在严格选择供血员,排除 HBsAg 携带者情况下,仍发生输血后肝炎,可能由下列哪种病毒引起_____。

    A. 柯萨奇病毒   B. ECHO 病毒

    C. 甲型肝炎病毒   D. HCV

    E. 乙型肝炎病毒

78. 关于丙型肝炎病毒,下列叙述不正确的是_____。

    A. 目前还无法培养

    B. 是输血后肝炎的主要病原体之一

    C. 多为隐性感染,一旦发病,极易发展成慢性过程

    D. 病后可获牢固免疫力

    E. 与肝硬化和肝癌关系密切

79. 目前 HCV 感染的生物学诊断方法主要是_____。

    A. 电镜观察血液中的 HCV 颗粒   B. 取血作病毒的细胞培养

    C. 检测血液中的 HCV 抗原   D. 检测血清中的抗- HCV 抗体

    E. 检测肝细胞中的 HCV RNA

80. HCV 最主要的传播途径是_____。

    A. 消化道   B. 日常生活接触

    C. 血液和血制品   D. 性接触

    E. 母婴传播

81. 目前控制 HCV 传播的主要措施是_____。

    A. 接种疫苗   B. 注射高效价免疫血清

    C. 对献血者进行抗- HCV 筛查   D. 注射丙种球蛋白

    E. 注射干扰素

82. 不符合体内抗- HCV 抗体阳性的解释是_____。

    A. 感染了 HCV,已恢复   B. 血中含 HCV－RNA,有传染性

    C. 急性丙型肝炎   D. 慢性丙型肝炎

    E. HCV 携带者

83. HCV 与 HBV 的不同点是_____。

    A. 主要经血液传播

    B. 可慢性化、转为肝硬化和肝癌

    C. 不能细胞培养

    D. 表面蛋白抗原易变异,其抗体不可抵抗再感染

    E. 抗原携带者为重要传染源

84. HDV 必须随下列哪种病毒共同感染宿主?_____。

    A. HAV   B. HBV   C. HCV   D. HEV   E. HIV

85. HDV 的核酸为_____。

A. 单股正链 RNA   B. 双股 RNA

C. 双股线状 DNA   D. 双股环状 DNA

E. 单股负链 RNA

86. 关于丁型肝炎病毒错误的是_____。

A. 核酸为 RNA   B. 包膜主要为 HBsAg

C. 是缺陷病毒   D. 常与 HBV 共同感染

E. 症状较轻

87. HDV 的复制中,已知需要 HBV 为其提供的主要物质是_____。

A. 复制酶   B. 整合酶   C. 反转录酶   D. 外衣壳蛋白 E. 核蛋白

88. HEV 和 HAV 的不同点是_____。

A. 粪-口途径传播   B. 隐性感染多

C. 一般不转为慢性   D. 潜伏期末至急性期初,粪便排毒最多

E. 患者多为成人,病死率高

89. 目前对 HEV 的预防措施主要是_____。

A. 丙种球蛋白注射   B. 灭活疫苗接种

C. 减毒活疫苗接种   D. 加强血制品的检测

E. 保护水源,切断传播途径

90. 儿童感染戊型肝炎病毒后,常表现为_____。

A. 显性感染   B. 潜伏性感染 C. 隐性感染   D. 病毒携带者 E. 病毒清除

91. 我国流行的 HCV 的基因型主要是_____。

A. Ⅰ型   B. Ⅱ型   C. Ⅲ型   D. Ⅴ型   E. Ⅵ型

92. 关于 HBV 抗原-抗体的检测,下列错误的是_____。

A. 用于乙型肝炎的诊断   B. 用于筛选合格的献血员

C. 选择治疗用药的参考   D. 判断乙型肝炎的预后

E. 调查人群的免疫水平

93. 对 HBV 最敏感的动物是_____。

A. 幼猪   B. 黑猩猩   C. 家兔   D. 豚鼠   E. 鸭

94. 乙型肝炎病毒属于_____。

A. RNA 病毒   B. 肠道病毒 72 型

C. 疱疹病毒   D. 嗜肝 DNA 病毒

E. 巨细胞病毒

95. 某患者血清 HBsAg(＋)、HBeAg(＋),则说明该患者_____。

A. 无传染性   B. 正转向恢复

C. 曾感染过乙肝病毒   D. 对 HBV 具有免疫力

E. 具有很大传染性

96. 某患者食欲缺乏,乏力,血清学检查:抗- HAV IgG(＋),HBsAg(＋),抗- HBc IgM(＋)。可诊断为_____。

A. 甲肝   B. 急性乙肝

C. 乙肝合并甲肝   D. 甲肝合并乙肝

E. 丙肝

97. 区别甲型肝炎与乙型肝炎的主要指标是_____。

A. 临床症状   B. 病毒抗原抗体检测

C. 肝功能检查   D. 潜伏期短

E. 病后免疫力强弱

98. 属于 DNA 病毒的是_____。

A. HAV   B. HBV   C. HCV   D. HDV   E. HEV

A2 型题

99. 某护士在给一位乙型肝炎病毒(HBV)携带者注射时,不慎被患者用过的针头刺伤手指。为预防乙型肝炎病毒感染,应首先采取的措施是_____。

A. 注射抗生素   B. 注射丙种球蛋白

C. 注射乙型肝炎疫苗   D. 注射 HBIg

E. 注射 α-干扰素

100. 某患外科手术时输血 500 ml,近日出现黄疸,并伴肝区痛,食欲缺乏,厌油食等症状。查抗 HCV-IgM(+),最可能的印象诊断是_____。

A. 甲型肝炎   B. 乙型肝炎   C. 丙型肝炎   D. 丁型肝炎   E. 戊型肝炎

101. 一男性静脉吸毒者,10 年前检查 HBsAg(+),近日突发重症肝炎,并于 10 d 内死亡。该患者可能是合并了哪种病毒感染?_____。

A. HAV   B. HCV   C. HDV   D. HEV   E. CMV

102. 某患者,有输血史,近日体检发现血液 HCV-RNA(+)和抗 HCV-IgM(+),最积极有效的处置方法是_____。

A. 卧床休息   B. 注射抗生素

C. 注射丙种球蛋白   D. 注射干扰素

E. 接种疫苗

103. 20 岁男性,喜食毛蚶,一周前突然发病,有畏寒,发热,全身乏力,食欲缺乏,厌油腻,肝区疼痛,尿色渐加深至浓茶状。近日体温降低,巩膜和皮肤出现黄疸,最可能的印象诊断是_____。

A. 甲型肝炎   B. 乙型肝炎   C. 丙型肝炎   D. 丁型肝炎   E. 戊型肝炎

104. 一男性青年,突发高热,黄疸伴肝区痛,厌油,印象诊断为急性黄疸性肝炎。该病主要的传播方式是_____。

A. 呼吸道传播   B. 消化道传播   C. 泌尿道传播   D. 经虫媒传播   E. 经输血传播

105. 某患者,患乙型病毒性肝炎多年,近日病情加重,形成暴发性肝炎,推测可能是合并 HDV 的重叠感染。该病毒属于_____。

A. 类病毒   B. 拟病毒   C. 朊病毒   D. 前病毒   E. 缺陷病毒

B1 型题

问题 106~110

A. HAV   B. HBV

C. HCV　　　　　　　　　D. HDV

E. HEV

106. 属于 DNA 病毒的是_____。

107. 与肝癌、肝硬化关系最密切的是_____。

108. 其基因组最小的是_____。

109. 目前能在细胞培养中增殖的是_____。

110. 属于缺陷病毒的是_____。

问题 111～115

A. HBsAg　　　　　　　　B. HBeAg

C. HBcAg　　　　　　　　D. 抗- HBS

E. 抗- HBc

111. 存在于 Dane 颗粒表面的是_____。

112. 血清中不易监测到的是_____。

113. 对机体具有保护性的是_____。

114. 由 HBV 的 C 基因编码的产物是_____。

115. HBV 复制及强感染性的一个指标是_____。

问题 116～119

A. S 基因　　　　　　　　B. C 基因

C. P 基因　　　　　　　　D. X 基因

E. PreC 和 C 基因

116. HBsAg 的基因为 HBV 的_____。

117. HBcAg 的基因为 HBV 的_____。

118. HBV 与肝癌发生和发展相关的基因是_____。

119. HBeAg 的基因为 HBV 的_____。

问题 120～122

HBsAg	抗- HBs	抗- HBe	抗- HBc	HBeAg
A. +	−	−	−	−
B. −	+	−	−	−
C. +	−	−	+	−
D. −	−	+	+	−
E. −	+	+	−	−

120. 机体对 HBV 有免疫力的指标是_____。

121. 代表乙型肝炎恢复期的指标是_____。

122. 表示乙肝急性期,传染性强的指标是_____。

123. 表示乙型肝炎无症状携带者的指标是_____。

问题 124～128

A. HAV　　　　　　　　　B. HBV

C. HCV　　　　　　　　　D. HDV

E. HEV

124. 孕妇感染后病死率高的是_____。

125. 复制时需要嗜肝 DNA 病毒辅助的是_____。

126. 可用丙种球蛋白和胎盘球蛋白紧急预防的是_____。

127. 可用灭活疫苗和减毒活疫苗预防的是_____。

128. 多感染儿童,以隐性感染为主的是_____。

问题 129~131

A. 仅 HBsAg 阳性   B. 仅血清抗- HBs 阳性

C. HBsAg、HBeAg、抗- HBc 均阳性   D. HBsAg、抗- HBe、抗- HBc 均阳性

E. HBeAg、抗- HBe、抗- HBc 均阳性

129. 感染过乙型肝炎病毒已完全康复者是_____。

130. 所谓"大三阳"是指 _____。

131. 所谓"小三阳"是指 _____。

X 型题

132. 甲型肝炎病毒的特点是_____。

A. 为单股 RNA 病毒   B. 易转成慢性感染

C. 机体形成牢固免疫力   D. 临床病例以成人为主

E. 目前能用细胞体外培养

133. 关于乙肝病毒的叙述,正确的是_____。

A. 是通过首先发现其表面抗原而逐步认识的

B. 在我国有 1 亿多人感染

C. 基因组比其他肝炎病毒大,编码着多种抗原

D. 经血液、血制品传播及母婴传播

E. 病毒增殖直接损害肝细胞,是其主要致病机制

134. HBsAg 在机体血清中的存在形式有_____。

A. 小球形颗粒   B. 管形颗粒   C. Dane 颗粒   D. DIP   E. 包涵体

135. 对 HBV 消毒的方法有_____。

A. 紫外线照射 30 min   B. 70%酒精处理 15 min

C. 100℃煮沸 10 min   D. 高压蒸气灭菌法

E. 0.5%过氧乙酸处理 10 min

136. 不形成慢性感染或病原携带状态的病毒是_____。

A. HAV   B. HBV   C. HCV   D. HDV   E. HEV

137. 关于乙肝病毒的核心抗原,下列正确的是_____。

A. 存在于 Dane 颗粒核心部位   B. 具有抗原性

C. 不易在血循环中监测出   D. 存在于肝细胞核内

E. 产生的抗体具有保护作用

138. 关于肝炎病毒,错误的是_____。

A. 除 HBV 为双链 DNA 病毒外,HAV、HCV、HDV、HEV 都为单链 RNA 病毒

B. HBV 的核酸复制是在宿主细胞核内以半保留方式进行

C. HAV 是唯一能在组织细胞中培养的肝炎病毒

D. 在肝细胞中,HDV 进行与 HCV,HEV 同样的核酸复制

E. HCV 和 HEV 原称为非甲非乙型肝炎病毒,HCV 经肠道传播,HEV 经肠道外途径传播

139. 可经输血传播的病毒是_____。

A. HAV　　　　B. HBV　　　　C. HCV　　　　D. HDV　　　　E. HGV

140. 下列病毒中,属于 RNA 病毒的是_____。

A. HAV　　　　B. HBV　　　　C. HCV　　　　D. HDV　　　　E. HEV

141. 关于 HAV 下列叙述正确的是_____。

A. 核酸有感染性

B. 耐 60℃ 1 h　　　　　　C. 可在多种细胞内复制,但不出现细胞病变

D. 一般只引起急性肝炎　　E. 不会引起癌变

142. 乙肝大三阳时,以下哪些项应为阳性?_____。

A. HBsAg　　B. HBeAg　　C. HBcAg　　D. 抗- HBc　　E. 抗- HBs

143. Dane 颗粒的结构有_____。

A. 外衣壳　　B. 内衣壳　　C. 核心　　D. 核膜　　E. 细胞膜

144. 下列颗粒属于 HBV 的是_____。

A. 大球形颗粒　B. 小球形颗粒　C. 管型颗粒　　D. D 型颗粒　　E. C 型颗粒

145. 患者血清中查到那些病毒成分表示 HBV 正在进行复制,具有传染性的是_____。

A. HBV 的 DNA　　　　　　B. HBV 的 DNA 多聚酶

C. HBeAg　　　　　　　　D. 抗- HBcIgM

E. 抗- HBsAg

146. 乙型肝炎的传播途径有_____。

A. 性接触　　　　　　　　B. 共用牙刷,剃须刀等

C. 分娩和哺乳　　　　　　D. 输血,血浆及血制品

E. 一般日常接触

147. 乙肝血清学"两对半"检查是检查下列哪些?_____。

A. HBsAg　　B. HBeAg　　C. HBcAg　　D. HBsAb　　E. HBcAb

二、名词解释

1. Dane 颗粒　　　　　　　　2. HBsAg

3. HBcAg　　　　　　　　　　4. HBeAg

5. 无症状 HbsAg 携带者　　　　6. 乙肝五项

7. HDV 的联合感染　　　　　　8. HDV 的重叠感染

三、问答题

1. 简述甲型肝炎的传染源及其传播途径。

2. 试述乙型肝炎的血清学主要抗原抗体系统并简述其在疾病诊断中的意义。

3. 简述乙型肝炎病毒的致病性及免疫性。

4. 简述戊型肝炎病毒的致病性及免疫性。

5. 试比较甲型、乙型、丙型、丁型及戊型肝炎的预防措施的异同。

6. 简述甲肝病毒的形态与结构。

7. 简述乙型肝炎病毒的形态结构。

8. 简述乙型肝炎病毒的基因组及其功能。

9. 简述乙型肝炎病毒的抗原组成及其意义。

10. 简述乙型肝炎病毒抗原抗体系统检测的用途。

11. 叙述 HAV 的致病机制和所致疾病。

12. 目前已发现的肝炎病毒有哪些？从传播途径上可将其分为几类？

13. HAV 和 HEV 在生物学性状和致病性与免疫性上有何异同？

14. 肝炎病毒中,可以引起输血后肝炎的有哪些？怎样预防输血后肝炎？

15. 哪些肝炎病毒可以进行预防接种？其所用疫苗属于何种类型？

16. 结合 HBV 的传播途径谈谈怎样预防 HBV 的感染。

17. HBV 感染机体后,可对机体产生哪些影响？

18. HBV 感染导致肝细胞损伤的机制有哪些？

19. 简述 HBV 和 HCV 在致病性和免疫学方面的异同。

20. 简述机体抗 HBV 的免疫机制。

【参考答案】

一、选择题

1. A 2. B 3. D 4. D 5. B 6. D 7. B 8. E 9. C 10. C 11. D 12. B
13. D 14. B 15. E 16. B 17. D 18. E 19. B 20. C 21. E 22. B 23. E
24. D 25. C 26. B 27. B 28. B 29. A 30. A 31. D 32. B 33. C 34. D
35. D 36. D 37. E 38. A 39. E 40. E 41. C 42. E 43. D 44. E 45. C
46. D 47. B 48. D 49. B 50. E 51. C 52. E 53. B 54. E 55. A 56. D
57. E 58. B 59. D 60. A 61. C 62. B 63. B 64. B 65. D 66. B 67. D
68. B 69. D 70. A 71. C 72. C 73. B 74. E 75. A 76. C 77. D 78. D
79. D 80. C 81. C 82. A 83. B 84. B 85. E 86. E 87. D 88. E 89. E
90. C 91. B 92. C 93. B 94. D 95. E 96. B 97. E 98. B 99. D 100. C
101. C 102. D 103. A 104. B 105. E 106. B 107. B 108. D 109. A 110. D
111. A 112. C 113. D 114. C 115. B 116. A 117. B 118. D 119. E 120. B
121. E 122. C 123. A 124. E 125. D 126. A 127. A 128. A 129. B
130. C 131. D 132. ACE 133. ABD 134. ABC 135. CDE 136. AE
137. ABCD 138. BDE 139. BCDE 140. ACDE 141. ABCDE 142. ABD
143. ABC 144. ABC 145. ABCD 146. ABCD 147. ABDE

（吴毓东）

第19章 虫媒病毒与出血热病毒

掌握：① 虫媒病毒的共性，生物学性状，致病性。② 出血热病毒的共性，生物学性状，致病性。

熟悉：① 虫媒病毒感染特点，致病的机制，微生物学检查法。② 出血热病毒感染特点，致病的机制，微生物学检查法。

了解：① 虫媒病毒微生物防治原则。② 出血热病毒微生物防治原则。

【内容提要】

一、虫媒病毒

虫媒病毒(arbovirus)分别归类于披膜病毒科，黄病毒科，布尼亚病毒科和沙粒病毒科的某些成员病毒，是一类通过吸血的节肢动物叮咬易感的脊椎动物而传播的病毒，病毒能够在节肢动物体内增殖，并可经卵传代，因此节肢动物既是病毒的传播媒介，又是储存宿主。

1. 虫媒病毒的生物学性状及共性　　披膜病毒科黄病毒属和甲病毒属除核酸结构和复制方式不同外，其他特性基本相同。

（1）病毒呈球状，直径40～70 nm，基因组为单正链RNA。

（2）衣壳蛋白构成20面体对称。外层为病毒包膜，包膜上有血凝素刺突，对脂溶剂、去氧胆酸钠敏感。包膜镶嵌病毒的糖蛋白。

（3）有较广的宿主范围，能在脊椎动物和非脊椎动物体内增殖，其中节肢动物可长期储存和传播病毒。

（4）病毒致病力强，发病潜伏期短，发病急，病情重；临床表现多样，可引起脑炎、脑膜炎、肝炎、出血热等疾病。

（5）病毒感染具有自然疫源性疾病特征，也是人畜共患病。由于节肢动物的分布、消长和活动与自然环境和季节密切相关，所以即发病具有明显的季节性和地方性。

2. 虫媒病毒致病性　　目前证实，能作为虫媒病毒传播媒介的节肢动物主要有蚊虫、蜱类、白蛉和螨等。带毒节肢动物通过叮咬人或自然界的脊椎动物而传播疾病，并维持病毒在自然界的循环。我国已证实引起疾病流行的主要有4种(表19-1)。

表 19 - 1　我国流行的虫媒病毒及其临床表现

病　毒	主要传播媒介	储存宿主	临床表现	分　布
登革病毒	埃及伊蚊、白蚊伊蚊	人、灵长类动物	发热、疼痛、皮疹、淋巴结肿大、伴有明显出血	热带、亚热带
乙型脑炎病毒	三带喙库蚊	幼猪、鸟类、蚊	高热、频繁呕吐、昏迷、中枢性呼吸衰竭、脑疝	亚洲（热带和亚热带国家和地区）
森林脑炎病毒	硬蜱	蝙蝠、哺乳动物、硬蜱	高热、肌肉麻痹、昏迷致死	俄国、中国
新疆出血热	亚洲玻眼蜱	啮齿类动物、家畜、亚洲玻眼蜱	高热、皮肤潮红有出血点、低血压休克	非洲、中亚、中国新疆

3. 虫媒病毒感染特点

> 感染特点：一般一种病毒只引起一类症状，但有些病毒可以引起多种症状（如基孔肯亚病毒）。其中发热是虫媒病毒感染的最常见症状，也是病毒感染首先表现的症状。

脑炎或脑脊髓炎	无特殊部位的全身性感染	主要表现为肝炎的全身性感染	主要表现为关节炎的全身性感染	主要表现为出血热的全身性感染

4. 虫媒病毒致病机制

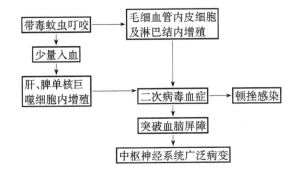

5. 虫媒病毒微生物学检查法

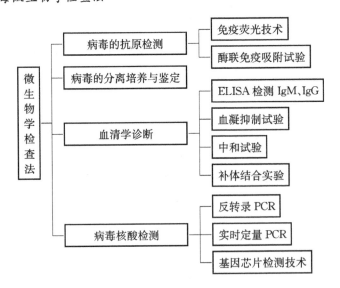

6. 虫媒病毒防治原则

（1）防治原则：一般为对症治疗，防止继发感染等。

（2）防治方法：① 防蚊灭蚊：是预防虫媒病毒的重要环节，减少被吸血昆虫叮咬的机会。② 特异性预防：注射灭活疫苗或减毒疫苗是预防虫媒病毒的最好方法。③ 动物宿主的管理：对宿主动物接种疫苗。

二、出血热病毒

出血热（hemorrhagic fever）是一组综合征的统称而不是一个疾病，引起出血热的病毒种类较多，统称为出血热病毒（hemorrhagic fever virus），它们分属于不同的病毒科，其中一部分出血热病毒属于虫媒病毒。目前在我国已发现的由汉坦病毒、克里米亚-刚果出血热病毒。

1. **出血热病毒的生物学性状及共性**

（1）出血热病毒是由节肢类动物或啮齿类动物传播，在自然状态下，呈多态性，呈卵圆形、圆性或呈分枝状。

（2）有包膜，包膜表面有突起。病毒基因组为单股负链 RNA，病毒对热有中度抵抗力。

（3）实验室常用敏感细胞来分离培养该病毒，病毒在细胞内增殖缓慢，一般不引起可见的细胞病变，需采用免疫学方法进行鉴定。

（4）易感动物有多种，但除了小白鼠乳鼠感染后可发病及致死外，其余均无明显症状。

（5）该病毒引起自然疫源性疾病，动物传给人后，通过人-人传播，造成流行或暴发流行。

2. **出血热病毒致病性**　　世界上人类病毒性出血热共 13 种，根据该病肾脏有无损害，分为有肾损伤及无肾损伤两大类。在中国主要为肾综合征出血热（HFRS），是以发热、出血倾向及肾损伤为主要临床特征的急性病毒性传染病。目前在我国已发现的有汉坦病毒、克里米亚-刚果出血热病毒（又称新疆出血热病毒）（表 19‐2）。

表 19‐2　我国发现的出血热病毒

病　　毒	主要传播媒介	储存宿主	临　床　表　现	分　　布
汉坦病毒	啮齿动物	黑线姬鼠和褐家鼠	发热、疼痛、皮疹、淋巴结肿大、伴有明显出血	热带、亚热带
克里米亚-刚果出血热	亚洲玻眼蜱	啮齿类动物、家畜、亚洲玻眼蜱	高热、皮肤潮红有出血点、低血压休克	非洲、中亚、中国新疆

3. **出血热病毒的感染特点**　　感染病毒的非人灵长类动物和患者是主要是传染源。通常先由被感染的非人灵长类将病毒传给人，然后再由患者传染给其他健康人，传染性极强。该病毒的传播具有明显的地区性和季节性，与鼠类的分布与活动密切相关。

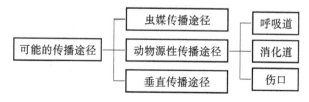

4. 出血热病毒致病机制

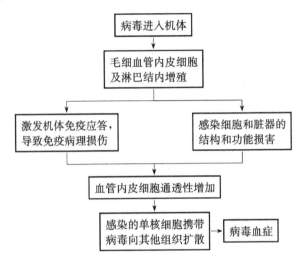

5. 出血热病毒微生物学检查法

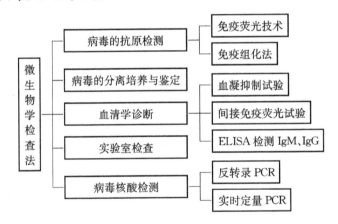

6. 出血热病毒防治原则

(1) 防止原则：坚持"三早一就"（早发现、早休息、早治疗、就近治疗），主要是采取"液体治疗法"为基础的综合治疗措施。

(2) 防止方法：① 一般性预防主要采取灭鼠、防鼠、灭虫、消毒、隔离患者和做好个人防护等措施等工作。② 特异性预防方面,目前国内外已初步研制出三类 HFRS 疫苗。我国已研制出克里米亚-刚果出血热的疫苗（精致灭活乳鼠脑疫苗），初步结果表明安全有效。

【双语词汇】

arbovirus	虫媒病毒
Flavivirus	黄病毒属
hemorrhagic fever virus	出血热病毒
encephalitis type B virus	乙型脑炎病毒

epidemic encephalitis type B	流行性乙型脑炎
Japanese encephalitis virus, JEV	日本脑炎病毒
Flaviviridae	黄病毒科
Dengue virus	登革病毒
Dengue fever, DF	登革热
Dengue haemorrhagic fever, DHF	登革出血热
dengue shock syndrome, DSS	登革休克综合征
antibody-dependent enhancement, ADE	抗体依赖的增强作用
immune enhancement	免疫促进作用
Tick-borne encephalitis virus	蜱传脑炎病毒
Russian spring-summer encephalitis virus	苏联春夏脑炎病毒
Chikungunya virus, CHIKV	基孔肯雅病毒
Chikungunya Fever, CHIKF	基孔肯雅热
Hanta virus	汉坦病毒
Hantaan virus	汉滩病毒
Seoul virus	汉城病毒
hemorrhagic fever with renal syndrome, HFRS	汉坦病毒肾综合征出血热
hantavirus pulmonary syndrome, HPS	汉坦病毒肺综合征
epidemic hemorrhagic fever, EHF	流行性出血热
nucleocapsid protein	核衣壳蛋白
Puumala virus	普马拉病毒
Prospect Hill virus	希望山病毒
Dobrava virus	多布拉伐-贝尔格莱德病毒
Sin Nombre virus	辛诺柏病毒
Crimean-Congo hemorrhagic fever	克里米亚-刚果出血热
Bunyaviridae	布尼亚病毒科
Nairovirus	内罗病毒属
Hyalomma asiaticum	亚洲璃眼蜱

【知识拓展】

抗体依赖性增强作用

宿主被病毒感染后,免疫系统可以产生相应的免疫应答反应。此时产生的针对病毒表面蛋白的特异性抗体常常可以阻止病毒黏附于宿主细胞表面,使其失去感染细胞的能力。然而在有些情况下,抗体在病毒感染过程中,他们协助病毒进入靶细胞,提高感染率,这一现象就是抗体依赖性增强(Antibody-dependent Enhancement, ADE)作用。ADE 作用最早由 Hawkes 在 20 世纪 60 年代报道。使用常规疫苗来防治具有 ADE 作用的病毒常常难以奏效,甚至会加剧病情。因此,对具有 ADE 作用病毒的疫苗研发,需要了解病毒感染中 ADE 的作用机制。目前,Fc 受体(FcR)介导的 ADE 作用被认为是最常见的作用机制,有研究也推测在人类免疫缺陷病毒体外感染的 ADE 作用中至少存在 5 中机制: ① 病毒-抗体复合物与 FcR 作用增强了对细胞的黏附;② 病毒-抗体-补体复合物通过与靶细胞上的补体 2 型受体(CR2)作用增强了黏附;③ 病毒粒子上补体成分的沉积有助于病毒囊膜与细胞膜的融合;④ 通过 FcR 或 CR,使补体活化产物和细胞内的信号转导对靶细胞产生刺激效应(例如增强胞吞作用);⑤ 当抗体或可溶性 CD4 在中和浓度以下时,可以结合到 gp120 寡聚体的一个亚基,引起其他亚基的构型改变,使 gp120 活化,促进病毒囊膜与细胞膜的融合。

为了更好地探索 ADE 的作用机制,今后的研究有必要利用病理模型探讨 ADE 在具有 ADE 效应的病毒的致病机制中的地位和作用,从而确定这类病毒与 ADE 相关的抗原决定簇,对其进行修饰处理或从候选疫苗中剔除,为了能研制出安全有效的疫苗。

【习题与测试】

一、选择题

A1 型题

1. 流行性乙型脑炎病毒的传染源是_____。

A. 幼猪　　　　B. 三带喙库蚊　C. 虱　　　　　D. 蜱　　　　　E. 螨

2. 流行性乙型脑炎病毒的传播途径是_____。

A. 跳蚤叮咬　　　　　　　B. 蜱叮咬

C. 三带喙库蚊叮咬　　　　D. 螨叮咬

E. 虱叮咬

3. 森林脑炎病毒的传播媒介主要是_____。

A. 野生动物　B. 蜱　　　　C. 患者　　　D. 螨　　　　E. 猪

4. 预防乙脑的关键是_____。

A. 防蚊灭蚊　　　　　　　B. 易感人群普遍接种疫苗

C. 幼猪接种疫苗　　　　　D. 隔离患者

E. 使用抗病毒的制剂

5. 人感染乙脑病毒后,绝大多数表现为_____。

A. 隐性或轻型感染　　　　B. 中枢神经系统症状

C. 出血热　　　　　　　　D. 肝炎

E. 关节炎

6. 乙脑的传播主要是通过_____。

A. 吸入含病毒尘埃　　　　B. 食入病毒污染的食品

C. 输血　　　　　　　　　D. 蚊叮咬

E. 接触鼠尿污染的土壤

7. 我国乙脑病毒的主要传播媒介是_____。

A. 库蚊　　　B. 按蚊　　　C. 伊蚊　　　D. 蚤或虱　　E. 硬蜱

8. 关于乙脑病毒的致病性和免疫性,下列错误的是_____。

A. 在我国传播媒介是三带喙库蚊

B. 动物感染只形成短暂病毒血症,不出现明显症状

C. 人体感染后,只有少数引起中枢神经系统症状

D. 病毒侵入机体后,经神经纤维进入中枢神经系统

E. 病后机体免疫力牢固

9. 关于乙脑的预防,下列措施错误的是_____。

A. 防蚊灭蚊　　　　　　　　B. 对易感人群普遍预防接种

C. 给幼猪接种疫苗　　　　　D. 消毒疫水

E. 注射免疫血清紧急预防

10. 下列疾病目前尚无疫苗的是_____。

A. 乙型肝炎　　　　　　　　B. 流行性乙型脑炎

C. 登革热　　　　　　　　　D. 森林脑炎

E. 脊髓灰质炎

11. 目前我国普遍使用的乙脑疫苗是_____。

A. 合成疫苗　　　　　　　　B. 减毒活疫苗

C. 基因工程疫苗　　　　　　D. 亚单位疫苗

E. 灭活疫苗

12. 在乙脑流行环节中,幼猪是_____。

A. 传染源　　　　　　　　　B. 中间宿主

C. 传染源和扩散宿主　　　　D. 储存宿主

E. 传染源和储存宿主

13. 关于黄病毒的共同特点,下列正确的是_____。

A. 依赖节肢动物传播

B. 无包膜、耐酸、耐乙醚　　C. 易感者多为儿童,成人发病者少见

D. 均可用疫苗特异预防　　　E. 机体形成牢固免疫力,再感染一般不发病

14. 蚊可能是乙脑病毒的长期储存宿主是因为_____。

A. 乙脑病毒可在蚊体内增殖

B. 乙脑病毒在蚊体内可形成病毒血症

C. 蚊可叮咬多种家禽或禽类

D. 蚊可在动物与人体间传播乙脑

E. 蚊可携带病毒越冬以及经卵传代

15. 森林脑炎病毒除经蜱叮咬传播外,还可通过哪种途径传播?_____。

A. 呼吸道　　　B. 胃肠道　　　C. 性接触　　　D. 蚊叮咬

E. 日常生活接触

16. 关于乙脑的叙述,下列错误的是_____。

A. 幼猪是主要的传染源和扩散宿主

B. 主要传播媒介是三带喙库蚊

C. 检测特异性 IgM 可对乙脑进行早期诊断

D. 补体结合试验可用于早期诊断

E. 是自然疫源性疾病

17. 关于乙脑病毒的免疫性,下列错误的是_____。

A. 免疫主要依赖体液免疫

B. 隐性感染可获得免疫力

C. 病毒感染后机体可形成血凝抑制抗体,具有主要保护作用

D. 接种疫苗预防效果好

E. 补体结合抗体出现晚,持续时间不长

18. 下列病毒不属于黄病毒属的是_____。

A. 日本脑炎病毒 　　　　B. 森林脑炎病毒

C. 登革病毒 　　　　D. 乙脑病毒

E. 汉坦病毒

19. 关于登革病毒的致病性和免疫性,下列错误的是_____。

A. 在自然界,登革病毒储存于人和猴体中,经伊蚊传播

B. 登革出血热通常发生于再次感染者

C. 初次感染形成的抗体对机体有保护作用,可减轻再次感染的症状

D. 初次感染诱生的抗体对再次感染的病毒,可发生免疫促进作用

E. 变态反应是登革病毒致病机制之一

20. 下列疾病不属于自然疫源性疾病的是_____。

A. 钩端螺旋体病 　　　　B. 乙型肝炎

C. 登革热 　　　　D. 乙型脑炎

E. 森林脑炎

21. 通过蚊虫叮咬传播的病毒为_____。

A. 乙脑病毒 　　　　B. 森林脑炎病毒

C. 出血热病毒 　　　　D. 疱疹病毒

E. 以上都不是

22. 早期诊断乙脑的最好方法是_____。

A. 脑脊液中分离病毒 　　　　B. 测定血清中的补体结合抗体

C. 测定血清中和抗体 　　　　D. 测定血清或脑脊液中的特异性 IgM 抗体

E. 测定血凝抑制抗体

23. 下列病毒属于黄病毒的是_____。

A. 甲肝病毒　　B. 乙脑病毒　　C. 出血热病毒　　D. EB 病毒

E. 单纯疱疹病毒

24. 肾综合征出血热的病原体是_____。

A. 登革病毒 　　　　B. 汉坦病毒

C. 新疆出血热病毒 　　　　D. 埃博拉病毒

E. 刚果出血热病毒

25. 汉坦病毒基因类型是_____。

A. 完整单负链 DNA 　　　　B. 分节段单负链 RNA

C. 完整单正链 RNA   D. 分节段单正链 RNA

E. 双链 DNA

26. 汉坦病毒的流行与哪种动物有关? _____。

A. 鼠   B. 猫   C. 狗   D. 猪   E. 牛

27. 新疆出血热病毒的传播媒介是_____。

A. 蚊   B. 蚤或虱   C. 鼠   D. 蜱   E. 白蛉

28. 关于汉坦病毒的致病性,下列叙述不正确的是_____。

A. 最主要的病理损害部位是全身小血管和毛细血管

B. 最主要的感染类型是隐性感染

C. 致病机制与免疫应答异常有关

D. 临床上以发热、出血、低血压和蛋白尿为特征

E. 经多种途径传播

29. 新疆出血热病毒与汉坦病毒的相似点是_____。

A. 病毒结构与培养特性   B. 抗原性

C. 传播方式   D. 致病性

E. 以上都不是

30. 肾综合征出血热病毒的传染源是_____。

A. 幼猪   B. 黑线姬鼠   C. 狗   D. 蜱   E. 螨

31. 以下有关汉坦病毒的描述错误的是_____。

A. 病毒核酸为 SSRNA,分 3 个节段

B. 鼠为传染源   C. HFRS 与 HpS 均有明显的地区性和季节性

D. 易感动物只有很少几种   E. 可通过呼吸道,消化道或直接接触传播

32. 不是肾综合征出血热的临床表现的是_____。

A. 高血压   B. 发热   C. 蛋白尿   D. 出血   E. 低血压

33. 控制汉坦病毒流行的重要措施是_____。

A. 灭鼠   B. 灭蚤   C. 灭蚊   D. 防蜱叮咬

E. 使用特异性疫苗

A2 型题

34. 男,37 岁,发热腰痛 5 d,无尿 2 d 入院。目前患者躁动不安,眼睑水肿,体表静脉充盈,心率 120 次/分,血压 160/100 mmHg,解柏油样大便,量中等,此患者的治疗哪项最有效? _____。

A. 积极补液   B. 用止血剂

C. 青霉素加庆大霉素   D. 血液透析

E. 硫酸镁导泻

35. 男,48 岁,医师,某年 12 月 22 日入院,畏寒发热 6 d,近 4 d 加重,面部出现出血点,血压下降,紫绀,1 d 来无尿入院。同年 11 月去湘西出差,当地有类似发热病流行,12 月中旬返长沙。体检:体温 36.6℃,血压 90/60 mmHg,脉搏 110 次/分,呼吸 28 次/分,重病容,神志尚清,全身散在多数出血点,两腋下抓痕样出血,球结膜水肿充血,血象:

WBC 54.1 $\times 10^9$/L,PLT 89 $\times 10^9$/L。尿蛋白＋＋＋,诊断应首先考虑_____。

    A. 败血症   B. 伤寒   C. 钩体病   D. 急性肾小球肾炎

    E. 肾综合征出血热

36. 男,37 岁,发热头痛 6 d,无尿 2 d 入院,入院时神志清,结合膜充血水肿,皮肤有瘀点、瘀斑,血压 130/90 mmHg,血象:Hb 110 g/L,WBC 38.0×10^9/L,异型淋巴细胞 0.15,PLT 42.0×10^9/L。尿蛋白＋＋＋,住院第 2 天突然出现失语,左侧肢体偏瘫,抽搐昏迷,血压 180/120 mmHg,左侧巴氏征阳性,经积极抢救无效死亡,下列哪项诊断可能性大?_____。

    A. 急性肾炎并发高血压脑病

    B. 肾综合征出血热并发脑水肿脑疝形成

    C. 肾综合征出血热并发颅内出血

    D. 肾综合征出血热并发心力衰竭

    E. 肾小球肾炎并急性肾衰和感染

37. 肾综合征出血热患者病程第 6 天,每天尿量 100 ml,血压 170/118 mmHg,脉洪大,面水肿,体表静脉充盈,两肺底有散在湿啰音,该患者应采的最佳措施是_____。

    A. 采用高渗葡萄糖液降压及利尿

    B. 采用甘露醇降压及利尿

    C. 纠正酸中毒,降压及利尿

    D. 严格控制输液量,高效利尿剂及透析疗法

    E. 采用平衡盐液降血压利尿及导泻

38. 肾综合征出血热患者病程第 5 天,未进食,呕吐频繁,感乏力,反应迟钝,四肢松软,腱反射迟钝,腹胀,肠鸣音减低,心律不齐,心电图 T 波低平,可见 U 波,ST 段降低,此时应给予_____。

    A. 补钠盐   B. 补钙盐   C. 输葡萄糖   D. 补钾盐   E. 输白蛋白

39. 肾综合征出血热患者于病程第 7 天出现心律失常,心率减慢,心电图示 T 波高尖呈帐篷样,QRS 波增宽,本例治疗下列哪项是绝对禁忌的? _____。

    A. 葡萄糖酸钙 B. 氯化钾   C. 乳酸钠   D. 呋塞米

    E. 葡萄糖加胰岛素

40. 24 岁患儿,发热 3 d,无尿 2 d,体查:体温 437.2℃,神清,结合膜水肿严重,上胸不可见数个出血点,全腹压痛明显,双肾区叩击痛,血象:WBC 22×10^9/L,N 0.60,L 0.40,PLT 60×10^9/L,下列处理错误的是_____。

    A. 严格控制入水量   B. 大剂量呋塞米静注

    C. 快速静脉推注甘露醇   D. 导泻疗法

    E. 血液透析

41. 男,38 岁,清洁工人,因发热腰痛 5 d,无尿 2 d,以"肾综合征出血热"入院,入院后经过利尿对症等处理未见好转,并出现烦躁不安,眼睑浮肿,脸潮红,脉洪大,体表静脉充盈,血压 170/96 mmHg,心率 120 次/分律齐,应考虑_____。

    A. 尿毒症   B. 高血压脑病

C. 肺实质弥漫性出血早期　　　D. 高血容量综合征

E. 高钠血症高钾血症

42. 男,26 岁,农民,急起畏寒发热全身酸痛 5 d,元月上旬入院,伴恶心呕吐,近日解洗肉水样小便 200 ml,体查:体温 39.6℃,眼睑浮肿,腋下可见瘢痕样小出血点,双臀部见 4 cm×4.5 cm 大小瘀斑,血象:Hb 160 g/L,WBC 64×10⁹/L,幼稚细胞 0.14,N 0.66,L 0.20,PLT 80×10⁹/L,最可能的诊断是_____。

A. 慢性粒细胞白血病　　　B. 血小板减少性紫癜

C. 急性肾小球肾炎　　　D. 肾综合征出血热

E. 肾结核并感染

43. 男,34 岁,林业工人,因发热头痛呕吐 6 d,于元月 6 日就诊。体查:体温 36℃,腋下有少许点状出血,血压 110/70 mmHg,肝右肋下 0.5 cm,血象:WBC 23.0×109/L,N 0.65,L 0.23,异型淋巴细胞 0.12,最可能的诊断是_____。

A. 钩体病　　　B. 肾综合征出血热

C. 败血症　　　D. 伤寒

E. 流行性乙型脑炎

44. 29 岁,某郊区农民,高热身痛起病,于病程第 5 天死于顽固性休克,死后经尸体解剖见垂体前叶明显充血出血坏死,右心房出血,肾脏肿大,间质极度水肿充血,全身小血管内膜细胞肿胀,以后腹膜纵隔水肿为主要损害,根据尸解所见,本例应诊断为_____。

A. 败血症　　　B. 暴发型流脑

C. 中毒型菌痢　　　D. 钩体病

E. 肾综合征出血热

45. 3 岁患儿,高热 2 d,昏迷伴抽搐 1 d,体查:深度昏迷,呼吸节律不齐,瞳孔缩小,颈项强直,脑膜刺激征阳性,周围血象,WBC 22×10⁹/L,N 0.90 L 0.10,pt 110×10⁹/L,下列处理错误的是_____。

A. 快速静脉推注甘露醇　　　B. 吸 O₂

C. 降温　　　D. 镇静

E. 立即腰穿送脑脊液检查

46. 男,3 岁,7 月 1 日发病,发热 5 d,头痛,神志不清,烦躁不安 2 d,大便每日 2~3 次,稍有黏液,颈强直,布氏征(+)深反射稍亢进,浅反射迟钝,周围血象:白细胞 14×10⁹/L,N 0.82,E 0.03,L 0.15,脑脊液:白细胞 220×10⁶/L,N 0.38,L 0.62,糖 2.7 mmol/L,氯化物 119 mmol/L,蛋白 1.2 g/L。涂片和培养细菌均阴性,乙脑补体结合试验阴性,钩端螺旋体凝溶试验 1∶100,考虑诊断为_____。

A. 钩端螺旋体病(脑膜脑炎型)　　B. 流行性脑脊髓膜炎

C. 流行性乙型脑炎　　　D. 脑型疟疾

E. 中毒性菌痢

47. 男,6 岁,因发热头痛 4 d,一天来病情加重,高热呕吐 2 次,于 8 月 29 日入院。体查:T40℃,颈硬,克氏征阳性,脑脊液常规:尚清亮,潘氏试验(+),糖 5 管(+),氯化物正常,WBC 200×10⁶/L,N 0.36,L 0.64,血象:WBC 14×10⁹/L,N 0.86,L 0.14。近一周来同村儿童中有十余名儿童同样发病住院,诊断首选应考虑为_____。

  A. 乙脑   B. 病毒性脑膜炎

  C. 流脑   D. 脑型疟疾

  E. 钩体病

48. 诊断为流行性乙型脑炎患儿于发热后第 3 日上午入院,体温 40℃,下午意识突然由嗜睡转为昏迷。反复抽搐。呼吸很不规则。此时应用下列何组治疗恰当? _____。

  A. 迅速气管切开,加大呼吸兴奋剂镇静剂

  B. 使用人工呼吸器,呼吸兴奋剂镇静剂

  C. 面罩给氧加大流量,降温,镇痉

  D. 降温,呼吸兴奋剂,皮质激素

  E. 降温,快速脱水,皮质激素

49. 4 岁患儿,急起高热,昏迷,抽搐 2 d,体温 41℃,P 140 次/分,R 40 次/分,浅而不规则,双吸气样或抽泣样,BP 12.5/8 KPa,瞳孔右 4 mm,左 2 mm,光反射迟钝,颈抵抗,腹壁反射及膝反射未引出,克氏征(+),巴氏征(+),周围血 WBC 20×10^9/L,N 0.85,L 0.15,脱水后测脑脊液:无色清亮,WBC 150×10^6/L,多核 0.70,单核 0.30,糖 4.8 mmol/L,氯化物 110 mmol/L,蛋白 0.6 g/L,你认为该病例的病情属该疾病的哪一临床类型? _____。

  A. 轻型 B. 普通型 C. 重型 D. 极重型 E. 顿挫型

50. 4 岁男孩,发热,嗜睡,头痛 3 d,体温 40.2℃,意识呈浅昏迷,颈软,双侧瞳孔缩小,膝反射亢进,巴氏征阳性,周围血象白细胞 15×10^9/L,中性粒细胞 0.75,淋巴细胞 0.25,脑脊液无色透明,细胞数 100×10^6/L,多核 0.80,单核 0.20,糖 4.5 mmol/L,氯化物 120 mmol/L,蛋白 0.9 mmol/L,诊断为_____。

  A. 流行性脑脊髓膜炎   B. 结核性脑膜炎

  C. 虚性脑膜炎   D. 流行性乙型脑炎

  E. 脑型疟疾

51. 近年来,每逢夏季在我国某地区儿童中流行一种传染病,主要表现为发热,头痛,呕吐,3~4 天后出现不同程度意识障碍,严重者伴有抽搐及呼吸衰竭,大多数经治疗半个月左右逐渐恢复,5%~20%重症患者留有中枢神经系统后遗症,3~10%患者多因呼衰死亡,为预防该病再次流行,你认为在该地区儿童中,最好注射下列哪种生物制剂? _____。

  A. 人血白蛋白   B. 新鲜血浆

  C. 特异性减毒活疫苗   D. 特异性灭活疫苗

  E. 以上均不是

52. 3 岁患儿,因发热头痛 3 d,昏迷半天,于 9 月 1 日入院。体查:体温 40℃,浅昏迷,颈软,双侧瞳孔缩小,有时不等大,膝反射活跃,巴氏征阳性,血象 WBC 15.0×10^9/L,N 0.75,L 0.25,脑脊液无色透明,WBC 120×10^6/L,N 0.80,L 0.20,糖 2.5 mmol/L,氯化物 119 mmol/L,蛋白定量 0.5 g/L,可能的诊断为_____。

  A. 流行性脑脊髓膜炎   B. 结核性脑膜炎

  C. 虚性脑膜炎   D. 流行性乙型脑炎

  E. 脑型疟疾

53. 4 岁女孩,因发热头痛 3 d,昏迷,抽搐 1 天,于 7 月 12 日入院。体查:T40.5℃,深昏迷,双侧瞳孔缩小,呼吸 40 次/分,不规则,有时呈双吸气或抽泣样,频繁抽搐,肌张力增强,膝反射亢进,病理征阳性,脑膜刺激征阳性,周围血象 WBC 15×10^9/L,中性粒细胞 0.8,淋巴 0.2,在其抢救过程中,下列选项错误的是_____。
    A. 20％甘露醇快速静滴　　B. 肛温控制在 38℃左右
    C. 应用肾上腺皮质激素　　D. 静注洛贝林
    E. 立即腰穿

54. 5 岁患儿,于夏季高热 10 h,抽风 2 h,呕吐 1 次。居处蚊多,病前一日曾吃不洁水果。体温 39℃,血压 6/3 Kpa,昏睡状,面色苍白,腮腺不大,颈有抵抗,四肢紧张,肢冷,腱反射亢进,皮肤花纹状,心肺腹部未见异常。克布巴氏征均阴性。血白细胞 20.0×10^9/L,N 0.81;粪检:WBC 4～7/Hp,脑脊液透明,压力 160 mm 水柱,蛋白 0.3 g/L,糖 2.2 mmol/L,白细胞 9.0×10^6/L 首先考虑_____。
    A. 流行性乙型脑炎　　B. 中毒性菌痢
    C. 腮腺炎脑膜炎　　D. 脑型疟疾
    E. 休克型肺炎

55. 男,3 岁,高热昏迷,反复抽搐 2 天于 7 月 15 日入院。体查:深度昏迷,呼吸浅表缓慢,节律不齐,瞳孔小于 2 mm,对光反射迟钝,颈硬,巴氏征阳性,全身未见瘀点、瘀斑。下列处理不妥当的是_____。
    A. 立即 20％甘露醇快速滴注　　B. 氢化可的松稀释后快速静脉滴注
    C. 肌注异戊巴比妥钠止痉　　D. 山梗菜碱静推兴奋呼吸中枢
    E. 如无效可考虑气管切开

56. 7 月间,3 岁男孩,突起高热抽搐昏迷 5 d,脑膜刺激征阳性,血象:WBC 17.0×10^9/L,N 0.80,L 0.20,脑脊液常规:WBC 5.0×10^6/L,蛋白 0.5 g/L,首先应作什么检查?_____。
    A. 血培养+药敏　　B. 血抹片找疟原虫
    C. 乙脑特异性 IgM 抗体　　D. 显凝试验
    E. 肛拭子或冷盐水灌肠送大便常规及培养

57. 患者稽留高热 5 d,伴意识障碍颈硬克氏征(+),脑脊液白细胞数 150×10^6/L,多核 0.54,单核 0.46,蛋白 1.24 g/L,糖 2.34 mmol/L,可排除下列哪一种情况?_____。
    A. 结核性脑膜炎　　B. 流行性乙型脑炎
    C. 未充分治疗的化脑　　D. 钩体病脑膜炎型
    E. 虚性脑膜炎

58. 8 岁男孩,9 月 2 日,因发热头痛嗜睡 3 d 入院。体温 40℃,浅昏迷,颈软,双侧瞳孔缩小,膝反射亢进,巴氏征阳性。脑脊液无色透明,细胞数 0.1×10^9/L,中性粒细胞 0.80,淋巴细胞 0.20,糖 2.8 mmol/L,氯化物 119 mmol/L,蛋白 0.8 g/L,周围血象 WBC 15×10^9/L,中性粒细胞 0.75,淋巴细胞 0.25,诊断为_____。
    A. 中毒性痢疾　　B. 结核性脑膜炎
    C. 流脑　　D. 乙脑

E. 虚性脑膜炎

B1 型题

问题 59～61

A. 蜱   B. 三带喙库蚊

C. 虱   D. 蚤

E. 伊蚊

59. 森林脑炎病毒主要传播媒介是_____。

60. 乙脑病毒储存宿主是_____。

61. 登革热病毒的传播媒介是_____。

问题 62～63

A. 脑炎或脑脊髓膜炎   B. 以发热、出血和肾损伤为主要表现的全身感染

C. 无特殊部位的全身感染   D. 以肝炎为主要表现的全身感染

E. 以心脏损害为主要表现的全身感染

62. 乙脑病毒可引起_____。

63. 登革热病毒可引起_____。

问题 64～68

A. 传染源   B. 储存宿主

C. 扩散宿主   D. 传播媒介

E. 传播媒介和储存宿主

64. 蚊是乙脑病毒的是_____。

65. 患者和病毒血症期的动物是乙脑病毒的是_____。

66. 伊蚊是登革病毒的是_____。

67. 幼猪是乙脑病毒传播环节中最重要的是_____。

68. 蜱是森林脑炎病毒的是_____。

问题 69～70

A. 防蚊灭蚊   B. 防蜱灭蜱

C. 防鼠灭鼠   D. 接种疫苗

E. 隔离患者

69. 预防乙脑的重点是_____。

70. 预防森林脑炎的重点是_____。

问题 71～72

A. 形成病毒血症   B. 有致病性

C. 两者均可   D. 两者均否

71. 乙脑病毒对家禽或家畜_____。

72. 乙脑病毒对人体_____。

问题 73～76

A. 节肢动物叮咬   B. 消化道途径

C. 两者均是   D. 两者均否

73. 乙脑的传播途径是＿＿＿＿＿＿＿。

74. 森林脑炎的传播途径是＿＿＿＿＿＿＿。

75. 甲型肝炎的传播途径是＿＿＿＿＿＿＿。

76. 流感的传播途径是＿＿＿＿＿＿＿。

X 型题

77. 关于乙脑的微生物学检查,下列正确的是＿＿＿＿＿＿＿。

A. 病毒分离较容易

B. 血凝抑制试验检测抗体 IgG,且特异性高

C. IgM 抗体捕获的 ELISA 法测特异性 IgM 用于早期诊断

D. 补体结合试验可测特异性 IgM

E. 中和试验用于病毒的鉴定和血清流行病学调查

78. 关于黄病毒的叙述下列正确的是＿＿＿＿＿＿＿。

A. 所致疾病为自然疫源性疾病　　B. 对脂溶剂敏感

C. 节肢动物为传播媒介　　　　　D. 其流行不存在地区性和季节性差异

E. 均已研制出有效疫苗

79. 乙脑病毒的致病性和免疫性特点有＿＿＿＿＿＿＿。

A. 大多数为隐性感染　　　　　　B. 病毒经感觉神经进入大脑

C. 脑炎患者症状明显　　　　　　D. 病后免疫力持久

E. 隐性感染无免疫力

80. 黄病毒感染人的临床症状有＿＿＿＿＿＿＿。

A. 脑炎或脑脊髓膜炎　　　　　　B. 以出血热为主要表现的全身感染

C. 无特殊部位的全身感染　　　　D. 以肝炎为主要表现的全身感染

E. 以关节炎为主要表现的全身感染

81. 分离乙脑病毒可采用的标本是＿＿＿＿＿＿＿。

A. 血液　　　　B. 粪便　　　　C. 小便　　　　D. 尸检脑组织　　E. 咽漱液

82. 侵犯中枢神经系统的病毒有＿＿＿＿＿＿＿。

A. 日本脑炎病毒　　　　　　　　B. 单纯疱疹病毒

C. 脊髓灰质炎病毒　　　　　　　D. 登革病毒

E. 新疆出血热病毒

83. 我国已发现引起出血热的病毒有＿＿＿＿＿＿＿。

A. 汉坦病毒　　　　　　　　　　B. 新疆出血热病毒

C. 人类免疫缺陷病毒　　　　　　D. 登革病毒

E. 黄热病病毒

84. 关于肾综合征出血热,下列叙述正确的是＿＿＿＿＿＿＿。

A. 潜伏期约 2 周　　　　　　　　B. 一般有典型临床经过

C. 致病与免疫病理有关　　　　　D. 病后可获得持久免疫力

E. 已被列为计划免疫对象

85. 关于乙型脑炎病毒,错误的是＿＿＿＿＿＿＿。

A. 核酸类型为＋ssRNA,核衣壳呈 20 面体立体对称,具有包膜,能凝集鹅的红细胞

B. 猪—蚊—猪是主要病毒循环环节

C. 人被蚊叮咬后绝大多数出现显性感染

D. 在乙脑患者,存在两次病毒血症

E. 目前我国使用的乙脑疫苗是减毒活疫苗,人群接种后能有效预防本病

86. 乙脑病毒的致病性和免疫性特点有_____。

A. 大多数为隐性感染　　　　　B. 病毒经感觉神经进入大脑

C. 全身症状明显　　　　　　　D. 病后免疫力持久

E. 隐性感染无免疫力

87. 乙脑病毒与森林脑炎病毒的相似之处是_____。

A. 形态结构　　B. 培养特性　　C. 抵抗力　　　D. 疾病类型　　E. 流行范围

88. 乙脑病毒感染的诊断方法和判断标准是_____。

A. 小鼠脑内接种分离病毒　　　B. 单份血清检测 IgG 表示近期感染

C. 可用蚊传代细胞分离病毒　　D. 血凝抑制试验检测抗体

89. 关于乙脑病毒下列叙述正确的是_____。

A. 抗原性稳定,很少变异　　　B. 病毒能凝集雏鸡、鸽和鹅的红细胞

C. 隐性感染率高,病死率也高　D. 流行高峰与蚊密度高峰相一致

E. 动物感染后很少发病

90. 分离乙脑病毒可采用的标本有_____。

A. 血液　　　　B. 粪便　　　　C. 尿液　　　　D. 病死者脑组织

E. 咽漱液

91. 关于森林脑炎病毒下列叙述正确的是_____。

A. 所致疾病为自然源性疾病　　B. 可通过多种途径感染小鼠

C. 形态结构与乙脑病毒相似　　D. 不同来源的毒株,毒力与抗原性相差较大

E. 主要侵犯中枢神经系统

92. 森林脑炎病毒_____。

A. 通过蜱传播媒介　　　　　　B. 重型患者恢复后均无后遗症

C. 可用疫苗预防　　　　　　　D. 一般感染后均能获得持久免疫力

E. 通过蚊子传播

93. 蜱是森林脑炎病毒的_____。

A. 传染源　　　B. 中间宿主　　C. 传播媒介　　D. 储存宿主　　E. 扩散宿主

94. 我国已发现引起出血热的病毒有_____。

A. 肾综合征出血热病毒　　　　B. 新疆出血热病毒

C. 人类免疫缺陷病毒　　　　　D. 登革病毒

E. 埃博拉病毒

95. 新疆出血热病毒_____。

A. 属布尼雅病毒科病毒　　　　B. 通过蜱传播媒介

C. 不产生病毒血症　　　　　　D. 病后出现中和抗体获得免疫力

96. 关于汉坦病毒,正确的是_____。
A. 核酸类型为(－)ssRNA,分 L,M,S 三个节段
B. 核衣壳呈 20 面体立体对称,有包膜,能凝集鹅红细胞
C. 在人肺癌细胞株及恒河猴肾细胞中增殖,引起非常典型的 CPE
D. 传染源是鼠,螨既是传播媒介又是储存宿主,流行季节与鼠类活动有关
E. 主要表现为发热、出血及肾损害,病后可获得持久免疫力,再次感染发病者极少

97. 汉坦病毒的特点有_____。
A. 引起肾综合征出　　　　　　B. 病毒基因分节段
C. 核酸型为双股 DNA　　　　　D. 传染源为患者
E. 感染后病情严重,隐性感染少见

98. 肾综合征出血热病毒可以存在于感染鼠的_____。
A. 血液　　　B. 尿液　　　C. 粪便　　　D. 唾液　　　E. 肺部

99. 主要通过显性感染获得自然免疫力的病毒是_____。
A. 脊髓灰质炎病毒　　　　　　B. 甲型肝炎病毒
C. 乙脑病毒　　　　　　　　　D. 流行性出血热病毒
E. 麻疹病毒

100. 肾综合征出血热,下列叙述正确的是_____。
A. 潜伏期约 2 周　　　　　　　B. 一般有典型临床经过
C. 致病与免疫病理有关　　　　D. 病后可获持久免疫力
E. 已被列为计划免疫对象

101. 肾综合征出血热的特点包括_____。
A. 主要病变是全身小血管和毛细血管广泛损害
B. 有明显的地区性和季节性
C. 与蚊虫的分布及活动有关
D. 人获动物可经呼吸道、消化道或直接接触等多种方式被传染
E. 隐性感染率高

102. HFRSV 的传播途径有_____。
A. 呼吸道　　　　　　　　　　B. 消化道
C. 吸血节肢动物叮咬　　　　　D. 皮肤
E. 眼结膜

103. 我国预防 HFRS 的疫苗有_____。
A. 沙鼠肾细胞疫苗　　　　　　B. 地鼠肾细胞疫苗
C. 乳鼠脑纯化疫苗　　　　　　D. 人胚肺细胞疫苗
E. 人胚肾细胞疫苗

104. 分离流行性出血热病毒,可采用的标本是_____。
A. 急性期血清　B. 尸解脏器　C. 骨髓　　　D. 尿　　　E. 便

105. 蚊为传播媒介的病原体是_____。
A. 登革病毒　　　　　　　　　B. 汉坦病毒

C. 乙脑病毒   D. 森林脑炎病毒

E. 新疆出血热病毒

二、名词解释

1. 黄病毒   2. 汉坦病毒

3. 虫媒病毒   4. 出血热病毒

三、问答题

1. 黄病毒的共同特征有哪些？

2. 试述流行性乙脑病毒的致病性、免疫性和防治原则。

3. 简述汉坦病毒的致病性。

4. 试述登革病毒的致病性、免疫性和防治原则。

【参考答案】

一、选择题

1. A 2. C 3. B 4. A 5. A 6. D 7. A 8. D 9. D 10. C 11. E
12. C 13. A 14. E 15. B 16. D 17. C 18. E 19. C 20. B 21. A 22. D
23. B 24. B 25. B 26. A 27. D 28. B 29. A 30. B 31. D 32. A 33. A
34. D 35. E 36. C 37. D 38. D 39. B 40. C 41. D 42. D 43. B 44. E
45. E 46. C 47. A 48. E 49. D 50. D 51. C 52. D 53. E 54. B 55. C
56. C 57. C 58. D 59. A 60. B 61. E 62. A 63. C 64. E 65. A 66. D
67. C 68. E 69. A 70. B 71. A 72. C 73. A 74. C 75. B 76. D 77. CE
78. ABC 79. ACD 80. ABCDE 81. AD 82. ABC 83. ABD 84. ABC 85. CE
86. ACD 87. ABCD 88. ACD 89. ABCDE 90. AD 91. ABCE 92. ACD
93. CD 94. ABD 95. ABD 96. ADE 97. ABE 98. ABCDE 99. DE
100. ABCD 101. ABD 102. ABCDE 103. ABC 104. ABCD 105. AC

（严　敏、宝福凯）

第20章　疱疹病毒

【内容提要】

一、疱疹病毒

疱疹病毒系一大类中等大小、有包膜的双链 DNA 病毒，感染人体后能够引起蔓延性的皮疹，属于疱疹病毒科。已发现的疱疹病毒达 100 多种，广泛存在于人和其他脊椎动物体内，根据病毒的生物学特性分为 α、β、γ 三个亚科。目前发现与人类感染有关的人疱疹病毒有 8 种。各种人类疱疹病毒的生物学性状和所致疾病见表 20 - 1。

表 20 - 1　人类疱疹病毒的种类、生物学性状和所致主要疾病

病毒常用名	所属亚科	生物学特性	主要潜伏部位	所致主要疾病
单纯疱疹病毒Ⅰ型（HSV-1 型）	α	增殖快，溶解细胞	三叉神经节	唇疱疹、齿龈炎、咽炎
单纯疱疹病毒Ⅱ型（HSV-2 型）	α	增殖快，溶解细胞	骶神经节	生殖器疱疹、新生儿疱疹
水痘-带状疱疹病毒	α	增殖快，溶解细胞	腰神经节	水痘、带状疱疹
EB 病毒	γ	在 B 细胞中增殖	B 淋巴细胞	传染性单核细胞增多症、淋巴增生疾病、鼻咽癌
巨细胞病毒	β	增殖慢，形成巨细胞	淋巴细胞、分泌腺体	先天性感染、巨细胞性单核细胞增多症
人疱疹病毒 6 型	β	增殖慢，形成巨细胞	淋巴细胞、分泌腺体	幼儿急疹
人疱疹病毒 7 型	β	增殖慢，形成巨细胞	淋巴细胞、分泌腺体	未定论
人疱疹病毒 8 型	γ	在淋巴细胞中增殖	淋巴细胞	Kaposi 肉瘤

二、疱疹病毒的共同特点

（1）球形、二十面体立体对称衣壳，基因组为线性双链 DNA。最外层是包膜，有糖蛋白刺突。

（2）除 EB 病毒外均能在二倍体细胞核内复制，产生明显的宿主细胞病变（CPE），核内出现嗜酸性包涵体。

（3）病毒感染宿主细胞可表现为增殖性感染和潜伏性感染。

三、单纯疱疹病毒所致的感染

(1) 单纯疱疹病毒的自然宿主是人,人群中普遍感染。病毒常存在于疱疹病灶和健康人唾液中,主要通过直接密切接触和性接触传播。

(2) 人初次感染恢复后,通常都转入潜伏感染,HSV－1 潜伏于三叉神经节和颈上神经节,HSV－2 潜伏于骶神经节。

(3) 当受到外界因素激活后,潜伏的病毒被激活,转为增殖性感染,引起复发性局部疱疹。HSV－1 主要引起生殖器以外的皮肤黏膜和器官感染,如口唇疱疹、咽炎等。HSV－2 则主要引起生殖器疱疹,并与宫颈癌的发病有关。

四、疱疹病毒感染的诊断方法

(1) 分离病毒:采用细胞培养法,观察细胞病变效应。

(2) 检测病毒基因或基因产物:用荧光抗体检测病毒感染细胞表面的病毒抗原,或用 PCR 法直接检测标本中的病毒基因。

(3) 血清学方法:检测患者体内抗体,尤其对特异性 IgM 的检测可有助早期诊断。

五、水痘-带状疱疹病毒

在儿童初次感染时引起水痘,恢复后病毒潜伏在体内脊髓后根神经节或脑神经的感觉神经节中,机体免疫力下降时,在冷、热、药物及器官移植等因素的刺激下,潜伏的病毒被激活,在青春期或成年后引起带状疱疹,故称为水痘-带状疱疹病毒。

六、EB 病毒

EB 病毒是引起传染性单核细胞增多症和某些淋巴细胞增生性疾病的病原体,系由 1964 年 Epstein 和 Barr 首先于非洲儿童恶性淋巴瘤组织中发现,归类于疱疹病毒科的嗜淋巴细胞病毒属。具有与疱疹病毒相似的形态结构,只感染人与某些灵长类动物的 B 细胞。

七、传染性单核细胞增多症

传染性单核细胞增多症是一种急性全身淋巴细胞增生性疾病。在青春期初次感染较大剂量的 EBV 者可发病。潜伏期约为 40 天,发病后典型的临床表现为发热、咽炎、颈淋巴腺炎、脾肿大、肝功能紊乱和以异形淋巴细胞为特征的单核细胞明显增多。病程可持续数周。预后较好,如果没有并发症,病死率很低。

八、Burkitt 淋巴瘤

Burkitt 淋巴瘤又名非洲儿童恶性淋巴瘤,是由 EB 病毒感染引起的恶性肿瘤,多见于 6 岁左右的儿童。在中非新几内亚和美洲温热带地区呈地方性流行。好发部位为颜面、鄂部。所有患者血清含 EBV 抗体,其中 80% 以上滴度高于正常人,并在肿瘤组织中发现 EBV 基因组,故认为 EBV 与此病关系密切。

九、人巨细胞病毒

人巨细胞病毒是巨细胞包涵体病的病原体。因感染细胞肿大并有巨大的核内包涵体故而得名。多为隐性或潜伏感染,当机体免疫功能低下时,如怀孕、多次输血或器官移植等病毒被激活,发生显性感染;还可发生垂直传播,对胎儿危害较大,是引起先天性畸形的重要病原之一;也是器官移植、肿瘤、AIDS 死亡的重要原因。

十、病毒潜伏感染

潜伏感染是指病毒感染细胞后,病毒基因表达受抑制,病毒不增殖,也不造成细胞损坏,与细胞处于暂时的平衡状态;当受某种因素激活病毒基因表达,病毒复制增殖便可造成细胞破坏而出现临床症状。疱疹病毒和 HIV 在原发感染后均可引起潜伏感染。

【双语词汇】

herpes virus	疱疹病毒
human herpes virus,HHV	人疱疹病毒
herpes simplex virus,HSV	单纯疱疹病毒
varicella-zoster virus,VZV	水痘-带状疱疹病毒
chickenpox	水痘
infectious mononucleosis	传染性单核细胞增多症
human cytomegalovirus,HCMV	人巨细胞病毒
lympho-proliferative syndrome	淋巴增殖综合征
acyclovir,ACV	阿昔洛韦

【知识拓展】

疱疹病毒感染与心血管病

科学家研究发现,疱疹病毒与动脉粥样硬化和血栓形成有一定关系。在一些正常的和具有典型动脉粥样硬化的病变组织中,存在疱疹病毒,包括 HSV-1、HSV-2,较多的是 HCMV 的基因片段及病毒特异抗原,甚至还有疱疹病毒的颗粒。在针对人疱疹病毒感染的研究也证实,所研究的对象人群中,当具有相同的血胆固醇水平和其他动脉粥样硬化危险因素时,血清 CMV 抗体阳性的人群要比抗体阴性的人群具有更高的动脉粥样硬化发生率,高滴度 CMV 抗体的人群要较低滴度抗体人群具有较高的发病率。

【习题与测试】

一、选择题

A1 型题

1. HSV-1 主要潜伏部位是_____。

A. 口唇皮肤　　　　　　　B. 唾液腺

C. 脊髓后根神经节　　　　D. 骶神经节

E. 三叉神经节

2. 目前发现与鼻咽癌发病有关的病毒是_____。

A. 鼻病毒　　　　　　　　B. HSV

C. EB 病毒　　　　　　　　D. 脊髓灰质炎病毒

E. CMV

3. HSV-2 主要潜伏于_____。

A. 骶神经节　　　　　　　B. 三叉神经节

C. 颈上神经节　　　　　　D. 局部淋巴结

E. 肾

4. 下列疾病的病因,与疱疹病毒无关的是_____。

A. 黏膜的局部疱疹　　　　B. 先天性感染

C. 生殖道感染　　　　D. 皮肤的局部疱疹

E. 羊痒疫

5. 下列病毒中能引起潜伏感染的病毒是_____。

A. 脊髓灰质炎病毒　　　　B. HSV

C. 狂犬病毒　　　　D. 流行性出血热病毒

E. HAV

6. 水痘-带状疱疹病毒侵犯的主要细胞是_____。

A. 上皮细胞　B. 神经细胞　C. 白细胞　D. 巨噬细胞　E. B 细胞

7. 巨细胞病毒常引起_____。

A. 唇疱疹　　B. 带状疱疹　　C. 龈口炎　　D. 先天性感染

E. 传染性单核细胞增多症

8. 目前认为与传染性单核细胞增多症发病有关的病毒是_____。

A. 鼻病毒　　　　B. EB 病毒

C. 单纯疱疹病毒　　　　D. 麻疹病毒

E. 巨细胞病毒

9. EBV 主要侵犯的细胞是_____。

A. CD4 细胞　B. 红细胞　C. T 细胞　D. 单核细胞　E. B 细胞

10. 下列哪种病毒感染细胞后既能形成巨大细胞又能在核内、胞质内形成包涵体?_____。

A. HSV-1　B. HSV-2　C. CMV　D. EBV　E. VZV

11. 关于 HSV 的叙述,下列错误的是_____。

A. 人群中 HSV 感染较为普遍

B. 人是 HSV 的自然宿主

C. 直接接触和性接触为主要传播途径

D. 初次感染恢复后多数转为潜伏感染

E. 初次感染中 $80\%\sim90\%$ 为显性感染

12. 关于 HSV 的防治原则,下列错误的是_____。

A. 接种疫苗进行预防

B. 如孕妇产道 HSV-2 感染,新生儿应做应急预防

C. 阿昔洛韦对 HSV 有抑制作用

D. 碘苷治疗疱疹性角膜炎有效

E. 目前尚无特异性的预防方法

13. 关于单纯疱疹病毒的致病性,下列错误的是_____。

A. 传染源是患者和健康带毒者　B. 主要经飞沫传播

C. 病毒长期潜伏于宿主体内　D. 病毒潜伏于神经节的神经细胞

E. HSV-2 与子宫颈癌发生有关

14. 下列错误的组合是_____。

A. Ⅱ型疱疹病毒-生殖器疱疹　　B. EB 病毒-传染性单核细胞增多症

C. 水痘病毒-带状疱疹　　　　　D. 巨细胞病毒-鼻咽癌

E. 人疱疹病毒 6 型-幼儿急疹

15. 对疱疹病毒潜伏感染叙述正确的是_____。

A. 原发感染大多是显性感染　　B. 多由 dsRNA 病毒引起

C. 体内始终能检测出病毒　　　D. 均为反转录病毒

E. 妊娠可激活潜伏病毒,并引起胎儿感染

16. 在以下病毒感染中,机体血清中虽然有特异性抗体,但仍可发病的是_____。

A. 脊髓灰质炎病毒　　　　　　B. HSV

C. HAV　　　　　　　　　　　D. 流感病毒

E. 柯萨奇病毒

17. 与宫颈癌的发生关系密切的病毒是_____。

A. HSV-1　　B. HSV-2　　C. VZV　　D. EB　　E. HHV6

18. 包涵体在以下哪种病毒感染中有辅助诊断作用?_____。

A. EB 病毒　　B. CMV　　C. HSV　　D. 流感病毒

E. 脊髓灰质炎病毒

19. 关于先天性 CMV 感染临床表现描述错误的是_____。

A. 可出现黄疸　　　　　　　　B. 可出现血小板减少性紫癜

C. 可出现溶血性贫血　　　　　D. 不会有神经系统损害

E. 肝脾肿大

20. 在新生儿血清中检测出何种抗 CMV 抗体说明有宫内感染?_____。

A. IgM　　B. IgG　　C. IgA　　D. IgE　　E. IgD

21. 巨细胞病毒感染快速诊断方法除外的是_____。

A. 细胞培养分离病毒

B. 尿沉渣细胞镜检观察巨细胞及核内嗜酸性包涵体

C. PCR 技术检测标本中 CMV 基因

D. 荧光抗体检测标本中 CMV 抗原

E. ELISA 检测患者体内 CMV 特异性 IgM

22. 关于 EB 病毒的错误的是_____。

A. 核心是双链线状 DNA　　　　B. 有包膜

C. 嗜 B 淋巴细胞　　　　　　　D. 主要通过呼吸道飞沫传播

E. 尚无有效的治疗方法

23. 关于 VZV 的叙述,下列错误的是_____。

A. 只有 1 个血清型

B. 儿童水痘恢复后,体内病毒不能全部被清除

C. 密切接触和性接触为主要传播途径

D. 病毒潜伏于脊髓后根神经节

E. 病后产生免疫力,但不能清除潜伏病毒

24. 通过输血传播的疱疹病毒有_____。

A. HSV、EBV   B. EBV、VZV

C. CMV、EBV   D. VZV、HSV

E. HSV、HHV-6

25. 研制 HSV 亚单位疫苗的最佳选择是_____。

A. gD   B. gG   C. gM   D. gH   E. gI

A2 型题

26. 某患者,发热 39℃,肝脾肿大,颈部淋巴结可触及,血液 WBC 增多,异型淋巴细胞可检出。印象诊断是传染性单核细胞增多症,引起该病的病原体是_____。

A. 腺病毒   B. 丙型肝炎病毒

C. 风疹病毒   D. 巨细胞病毒

E. EB 病毒

27. 16 岁女性,发热 39℃,咽部灼痛,红肿,未见假膜,颈部有多个淋巴结肿大,肝大达肋下 2 cm,脾可触及,无输血史,WBC 为 $16 \times 10^9/L$,淋巴细胞为 53%,其中 15% 为异型淋巴细胞,最可能的印象诊断是_____。

A. 咽结合膜炎,咽炎   B. 传染性单核细胞增多症

C. 丙型病毒性肝炎   D. 风疹

E. 输血后单核细胞增多症

B 型题

问题 28~32

A. HSV-2   B. EBV

C. HBV   D. HSV-1

28. 与鼻咽癌有关的病毒是_____。

29. 与宫颈癌有关的病毒是_____。

30. 与传染性单核细胞增多症发生有关的病原体是_____。

31. 与非洲儿童恶性淋巴瘤有关的病原体是_____。

32. 与唇疱疹有关的病原体是_____。

问题 33~36

A. 唇疱疹   B. 生殖器疱疹

C. Burkitt 淋巴瘤   D. 水痘

E. 巨细胞包涵体病

33. HSV-1 可引起_____。

34. HSV-2 可引起_____。

35. CMV 可引起_____。

36. EBV 可引起_____。

问题 37~38

A. 增殖性感染　　　　　　　B. 非增殖性感染

C. 两者均是　　　　　　　　D. 两者均否

37. EBV 感染宿主细胞表现为_____。

38. HAV 感染宿主细胞表现为_____。

X 型题

39. 疱疹病毒的共同特点是_____。

A. 有包膜,核心是双链 DNA　　B. 人二倍体细胞培养可产生明显细胞病变

C. 人群感染率低,发病率高　　D. 某些病毒基因组可整合于宿主 DNA 中

E. 普遍开展疫苗接种,预防效果尚可

40. 关于 VZV 的致病性和免疫性,下列正确的是_____。

A. 人是 VZV 的唯一自然宿主　　B. 皮肤是主要靶细胞

C. 经呼吸道侵入人体　　　　　　D. 皮疹分布呈离心性

E. 机体能完全消除病毒

41. 关于 CMV 的致病性和免疫性,下列正确的是_____。

A. 人群 CMV 感染少见

B. 多呈隐性感染,少数有临床症状

C. 感染后产生抗体,但多数可长期携带病毒

D. 潜伏部位常在唾液腺、乳腺、白细胞和其他腺体中

E. 病毒仅经水平传播

42. 与 EBV 感染有关的疾病有_____。

A. 传染性单核细胞增多症　　B. 血小板减少性紫癜

C. Burkitt 淋巴瘤　　　　　　D. Kaposi 肉瘤

E. 鼻咽癌

43. 能引起胎儿畸形的主要病毒是_____。

A. 风疹病毒　　B. 麻疹病毒　　C. CMV　　D. HSV　　E. 流感病毒

44. 与癌症有关的病毒有_____。

A. HSV-1　　B. HSV-2　　C. EBV　　D. HAV　　E. CMV

45. 可通过性接触传播的病原体是_____。

A. HBV　　　B. CMV　　　C. HSV　　　D. 淋病奈瑟菌

E. 化脓性链球菌

46. HSV 可引起的疾病有_____。

A. 生殖器疱疹　B. 疱疹性脑炎　C. 角膜结膜炎　D. 水痘　　E. 幼儿急疹

47. 通常能够潜伏在神经组织的病毒包括_____。

A. HSV　　　B. HBV　　　C. CMV　　　D. VZV　　　E. EBV

48. 疱疹病毒引起的感染类型有_____。

A. 显性感染　B. 潜伏感染　C. 整合感染　D. 先天性感染　E. 以上都不对

49. EBV 感染的微生物学检查法有_____。

A. 用免疫荧光法检查细胞中 EBV 核抗原

B. EBV 特异性抗体检测对鼻咽癌有辅助诊断意义

C. 异嗜性抗体检测用于辅助诊断传染性单核细胞增多症

D. EBV 核酸检测 DNA

E. 以上都不对

50. 具有 B 淋巴细胞嗜性的疱疹病毒是_____。

A. HSV-1　　B. CMV　　　　C. EBV　　　　D. HHV-6　　E. HSV-2

三、名词解释

1. 单纯疱疹病毒（HSV）　　　2. 传染性单核细胞增多症

3. Burkitt 淋巴瘤　　　　　4. 转化

四、问答题

1. 试述疱疹病毒的共性。

2. 简述单纯疱疹病毒所致疾病。

3. 临床实验室检测疱疹病毒感染常用方法有哪些？

4. 引起疱疹和风疹的病毒有何异同？

【参考答案】

一、选择题

1. E　2. C　3. A　4. E　5. B　6. A　7. D　8. B　9. E　10. C　11. E　12. A
13. B　14. D　15. E　16. B　17. B　18. B　19. D　20. A　21. A　22. D　23. C
24. C　25. A　26. E　27. B　28. B　29. A　30. B　31. B　32. D　33. A　34. B
35. E　36. C　37. C　38. A　39. ABD　40. ABC　41. BCD　42. ACE　43. ACD
44. BCE　45. ABCD　46. ABC　47. AD　48. ABCD　49. ABCD　50. CD

（李洱花、宝福凯）

第 21 章 反 转 录 病 毒

学 习 要 点

掌握：① 反转录病毒共性，生物学性状，致病性，防治。② 人类免疫缺陷病毒、人类嗜 T 细胞病毒的致病特点。

熟悉：病毒感染特点，病毒致病的机制。

了解：微生物学检查。

【内容提要】

反转录病毒科毒科（Retroviridae），包括一大类含有反转录酶（reverse transcriptase）的 RNA 病毒，分为肿瘤病毒亚科（oncoviruses）、慢病毒亚科（lentiviruses），共 7 个属。与人类疾病相关者有人类嗜 T 细胞病毒及慢病毒亚科中的人类免疫缺陷病毒。反转录病毒主要共同的特征有病毒颗粒为球形大小 80～120 nm，有包膜，表面有刺突，基因组由两条相同的单股正链 RNA，在 5′通过部分碱基互补形成二聚体，病毒核心有反转录酶、整合酶和 RNA 酶 H 等。

一、反转录病毒的分类

（一）人类免疫缺陷病毒

人类免疫缺陷病毒（HIV），是获得性免疫缺陷综合征（acquired immunodeficiency syndrome，AIDS）的病原体。AIDS 首次报道于 1981 年，1984 年证实其病原为 HIV。因病毒最初分离于患有淋巴腺综合征的同性恋患者血清，称之为淋巴腺病相关病毒（lymphadenopathy associated virus，LAV），此后分别又有人类嗜 T 细胞病毒Ⅲ型（HTLV-Ⅲ）、AIDS 相关病毒（AIDS related virus，ARV）之称。1986 年经国际病毒分类委员会，将 LAV、HTLV-Ⅲ和 ARV 统一命名为人类免疫缺陷病毒，俗称艾滋病病毒。

1. 生物学性状

（1）形态与结构：病毒为球形，直径 100～120 nm、20 面体对称结构，电镜下可见一致密圆锥状核心，内有病毒 RNA 分子和酶，后者包括反转录酶、整合酶和蛋白酶。HIV 的最外层为双层脂蛋白包膜，嵌有 gp120 和 gp41 两种糖蛋白，gp120 为刺突，gp41 为跨膜蛋白。包膜内面为 P17 构成的衣壳蛋白，其内为核心蛋白（P24）包裹的 RNA。

（2）基因结构及其编码蛋白功能：HIV 基因组由两个相同的正链单股 RNA 组成，在其 5′端可通过氢键结合构成二聚体。HIV 的基因组成较其他反转录病毒复杂，全长约 9.7 kb，含有 *gag*、*pol*、*env* 三个结构基因，以及 *tat*、*rev*、*nef*、*vif*、*vpr*、*vpu* 等调控基因。在基因组 5′端和 3′端各有长末端重复序列（long terminal repeat，LTR），HIV 的 LTR 含顺式调控序列，控制着前病毒基因的表达。

（3）HIV复制：HIV首先借助其包膜糖蛋白刺突gp120,与易感细胞表面CD4分子结合并进一步介导包膜与宿主细胞膜的融合,核衣壳进入细胞内,于胞质内脱壳释放出RNA进行复制。在HIV反转录酶、病毒体相关DNA多聚酶的作用下,以病毒RNA为模版,以宿主tRNA为引物。先反转录成cDNA,构成RNA-DNA中间体。中间体中的RNA再经RNA酶H水解去除,而以剩下的负链DNA拷贝成双股DNA,称前病毒。反转录过程导致线性DNA分子进入胞核并在病毒整合酶的催化下插入宿主染色体,以非活化方式长期潜伏在宿主细胞内,随着细胞分裂而进入子代细胞。

当前病毒活化自身转录时,LTR起着启动和增强其转录的作用。在宿主RNA聚合酶的作用下,病毒DNA转录为RNA经加工形成HIV的mRNA或子代病毒RNA。mRNA在宿主细胞核糖体上翻译蛋白质,经进一步酶解、修饰等形成病毒结构蛋白或调节蛋白;子代RNA则与病毒结构蛋白装配成核衣壳,在从宿主细胞释出时获得包膜,成为具有传染性的子代病毒。

（4）培养特性：HIV感染具有表面分子CD4的T细胞、巨噬细胞等。用患者自身外周血或骨髓中淋巴细胞经PHA刺激48～72 h做体外培养,培养液中加入IL-2。传代淋巴细胞系如HT-H9、Molt-4也可用于HIV的培养。病毒感染细胞后可形成不同程度的细胞病变,病毒增殖后释放至细胞外,使细胞融合成多核巨细胞后死亡。

（5）病毒的变异：HIV的变异较多集中于包膜糖蛋白 *env* 基因及调节基因 *nef* 的变异,从而使分离的HIV株间有不同的生物学特性。

（6）抵抗力：HIV与其他病毒一样对热敏感,56℃ 30 min就灭活,而在20～22℃HIV活性可维持7 d。被HIV污染的冻干血制品在68℃ 72 h才能被灭活。高压蒸汽灭菌可消灭HIV。HIV还对消毒剂和去污剂比较敏感,如0.2%次氯酸钠、50%乙醚、70%乙醇、0.3% H_2O_2 等等,但是HIV对紫外线和γ射线有较强的抵抗力。

2. 致病性与免疫性

传染源及传播途径：AIDS的传染源是HIV感染者和AIDS患者。HIV感染者是指血中HIV抗体或抗原阳性而无症状的感染者,是重要的传染源。HIV主要存在于血液、精液和阴道分泌中,主要的传播途径有：

1）性接触：同性及异性间的性行为都可传播。开始的年龄越小、性伴侣越多感染机会越多。

2）血液传播：输血或血制品的应用、吸毒者公用注射器,随着科学的发展人工授精管、器官移植逐渐成为重要的传播途径。医务人员被针头刺伤或被污染的血液溅入黏膜也可被感染。

3）母—婴垂直传播：HIV可通过胎盘进入胎儿体内,胎儿通过产道的时候以及母乳喂养都可感染HIV。

3. 致病机制　　HIV选择性地侵犯 $CD4^+$ 的细胞,如：$CD4^+$ 的T细胞、单核细胞、树突状细胞、朗格汉斯细胞、脑小胶质细胞等。HIV感染和损伤细胞的先决条件是被感染细胞与病毒的亲嗜性。CD4分子系HIV的主要受体,当病毒与细胞接触时,病毒包膜的表面糖蛋白gp120即与细胞表面的CD4分子V1区结合,致使与其紧密相连的包膜跨膜蛋白gp41发生构变,其疏水端深入靶细胞膜内,促进病毒包膜与宿主细胞膜的融合和核衣壳的侵入。研究表明,CCR5 和 CXCR4 为 HIV 的辅助受体,分别有助于 HIV 对巨噬细胞和 T 细胞的感染。

4. 临床表现

(1) 感染初期:HIV 感染的个体也可发展为类似传染性单核细胞增多症的急性疾病,症状通常发生于感染后 2 周内之后便进入潜伏期。主要症状为发热、头痛、咽炎、呼吸困难、淋巴结和肝脾肿大、斑丘疹、黏膜溃疡、腹泻、甚至脑炎等症状。

(2) 潜伏期:此期持续时间较长,可达 10 年左右。虽因 HIV 在 CD4$^+$T 细胞内大量复制而导致细胞进行性下降,但无临床症状。由于大量的 CD4$^+$T 细胞死亡,部分患者有无痛性的淋巴结肿大。然后当 CD4$^+$T 细胞下降到 200/μl 时便进入 AIDS。

(3) 典型 AIDS 期:进入此期后,患者常常在出现症状两年后死亡。最常见的机会感染有卡氏肺孢菌感染性肺炎;弥散性隐球菌病;弓形体病;分枝杆菌感染性疾病(包括鸟分枝杆菌复合体感染和结核病);慢性溃疡性、反复发作性单纯疱疹病毒感染;弥散性巨细胞病毒感染;组织胞质菌病等。AIDS 患者发生的肿瘤以卡波济肉瘤(Kaposi's sarcoma)最为多见,系一种涉及内皮和基质的肿瘤或肿瘤样疾病。另外可见恶性淋巴瘤、Burkitt 淋巴瘤以及人乳头瘤病毒所致的生殖道肿瘤等。

5. 免疫性 在 HIV 感染过程中,机体可产生高效价的抗 HIV 多种蛋白的抗体,包括抗 gp120 的中和抗体。这些抗体主要在急性期降低血清中的病毒抗原数量,但不能清除细胞内病毒,若抗体为 IgG,则在 NK 等细胞的参与下发生 ADCC 效应。病毒变异后原有的抗体即失去作用。

6. 微生物学检查法 HIV 感染的早期,从患者血液、脑脊液、骨髓细胞中能分离到病毒,并从标本中查到 HIV 抗原;无症状潜伏期内很少能从外周血中检测到 HIV 抗原。AIDS 期外周血中能查到 HIV 抗原以及核酸。

(1) 病毒分离培养:以患者的血液单个核细胞、骨髓细胞、血浆或脑脊液等为标本,接种培养时应定期换液和补加 PHA 处理的正常人淋巴细胞。经 2~4 周培养,出现 CPE(最明显的是多核巨细胞)者表明有病毒生长。也可以通过电镜检测 HIV 颗粒。

(2) 病毒抗原测定:常用 ELISA 法检测 HIV 的核心蛋白 P24。这种抗原通常出现于急性感染期,于抗体产生之前出现,但由于 P24 量少,阳性率较低。在潜伏期中常为阴性,而 AIDS 症状出现时,P24 又可重新上升。P24 检测除用于早期诊断 HIV 感染外,还常用于细胞培养中 HIV 的测定、抗 HIV 药物疗效的监测及 HIV 感染者发展为 AIDS 的动态观察。现在可用解离免疫复合物法浓缩 P24 抗原,提高检出率。

(3) 测定病毒核酸:RT-PCR 在早期感染者中,及在无症状感染者外周血细胞中,只有极少量的病毒,用常规核酸杂交法和抗原测定法极难查出,而用 RT-PCR 技术能得到很高的阳性率(55000 拷贝/ml 以上有诊断价值)。此外,PCR 可用于扩增前病毒 DNA 或某些特异性基因片段,以诊断 HIV 感染或进行序列分析和抗反转录药物的耐药性研究。

(4) 抗体检测:ELISA 法初筛 HIV 抗体阳性的感染者,检测 gp120、gp41 和 p24 的抗体。因该病毒与其他反转录病毒有交叉反应,可用免疫荧光法和免疫印迹法确证。免疫印迹法可用于分析成分复杂的抗原抗体系统,其敏感性和特异性均很高,且可同时测得各类 HIV 抗体。

7. 防治原则

(1) 综合措施：广泛开展宣传教育，普及 AIDS 的传播途径和预防知识，杜绝性滥交、肛交和吸毒等。建立和加强对 HIV 感染的监测体系，及时了解流行状况，采取应对措施。加强进出口管理，严格国境检疫，防止传入。应对供血者及器官捐献者作 HIV 及其抗体检测，保证的安全性。

(2) 特异性预防：尚未获得理想的疫苗，在疫苗研究中遇到的最大难题仍然是 HIV 包膜的高度变异性，这包括 gp120 内的高变区 V3 肽段，其中含有 GP-GRA 氨基酸序列，是与中和抗体结合的结构域，也即与宿主细胞表面 CD4 分子结合的部位。寻找能够诱导中和抗体产生的病毒保守序列，可能是突破疫苗研究难题的关键。$CD4^+$ T 细胞 $>200/\mu l$ 的艾滋病产妇，用 AZT 于产前、产程内胎儿进行治疗，有一定的保护效果。

(3) 抗病毒药物治疗：单独使用抗 AIDS 的药常导致耐药，往往采用"鸡尾酒疗法"，即一种蛋白酶抑制剂与两种反转录酶抑制剂联合使用，疗效持久。

(二) 人类嗜 T 细胞病毒

人类嗜 T 细胞病毒(HTLV)，是 20 世纪 70 年代后期美国和日本学者从人类 T 细胞白血并细胞分离出的一种新病毒，是发现的第一个人类反转录病毒，命名为人类嗜 T 细胞病毒(human T cell leukemia virus，HTLV)。有 Ⅰ 型(HTLV-Ⅰ)和 Ⅱ 型(HTLV-Ⅱ)之分，分别是引起 T 细胞白血病和毛细胞白血病的病原体。属反转录病毒科的 RNA 肿瘤病毒亚科。

1. 生物学性状　　电镜下两型 HTLV 呈球形，直径 100~120 nm，中心为病毒 RNA 和反转录酶，最外层系病毒包膜，其表面嵌有 gp46，能与 CD4 结合而介导病毒的感染。包膜内有病毒的衣壳，而是面体立体对称结构，含有 p18 和 p24 两种结构蛋白。病毒的基因组自 5′ 至 3′ 端依次为 *gag*、*pol* 和 *env* 三个结构基因以及 *tax*、*rex* 两个调节基因，其两端均为 LTR。*gag* 等三个结构基因的功能与 HIV 的结构基因相似；*tax* 基因能够编码一种反式激活因子，一方面活化 LTR，促进病毒基因的转录，另一方面可活化宿主细胞 IL-2 及其受体基因，发挥细胞促生长作用；*rex* 基因可表达两种对病毒结构基因有调节作用的蛋白。两型 HTLV 的基因组同源性达 50%。

2. 致病性与免疫性　　HTLV-Ⅰ 可经输血、注射或性接触等传播，也可通过胎盘、产道或哺乳等途径垂直传播。HTLV-Ⅰ 导致的成人 T 细胞白血病，在加勒比海地区、南美东北部、日本西南部以及非洲的某些地区呈地方性流行。我国也在部分沿海地区发现少数病例。HTLV-Ⅰ 感染通常是无症状的，但受染者发展为成人 T 细胞白血病的概率为 1/20，$CD4^+$ T 细胞的恶性增生可呈急性或慢性，出现淋巴细胞数异常升高、淋巴结病、肝脾肿大的临床表现，也可见斑点、丘疹样小结和剥脱性皮炎等皮肤损伤。

3. 微生物学检查　　血液中 HTLV 抗体的存在是诊断该病的主要依据、有该抗体存在即可诊断为该病毒感染。其亚型因为有交叉反应，常规反应不能分别。病毒分离采用 PHA 处理的患者淋巴细胞，加入含 IL-2 的营养液培养 3~6 周，电镜观察病毒颗粒，并检测上清液反转录酶活性，最后用免疫血清或单克隆抗体鉴定。抗体检测可用 ELISA 法、间接 IFA 和胶乳凝集法，也可用免疫印迹法和 PCR 法等检测抗原或病原体。

4. 防治原则　　目前尚无有效防治 HTLV 感染的措施。成人 T 细胞白血病主要采取化疗,但对 HTLV-Ⅰ的抵抗效果不佳;AZT 和其他反转录酶抑制剂能够有效地对抗细胞培养中的 HTLV-Ⅰ。预防 HTLV 感染的措施包括:像预防 HIV 感染一样,加强卫生知识的宣传,避免与患者的体液尤其是血液或精液等接触,对供血者可行 HTLV 抗体检测,保证血源的安全性。在美国,1988 年起已开始对血库的血源作 HTLV-Ⅰ和 HTLV-Ⅱ的测定;强化对 HTLV 感染的监测,及时了解流行状况,采取应对措施;严格国境检疫,防止传入。

【双语词汇】

Retroviridae	反转录病毒科
reverse transcriptase	反转录酶
HIV	人类免疫缺陷病毒
acquired immunodeficiency syndrome	获得性免疫缺陷综合征
lymphadenopathy associated virus	淋巴腺病相关病毒
human T cell leukemia virus	人类嗜 T 细胞淋巴病毒

【知识拓展】

HIV-1 整合酶为靶点的新药开发

近年来,以 HIV-1 整合酶为靶点的抗 HIV 研究取得了长足进步。迄今,已有两个 FDA 批准上市的整合酶抑制剂,即 2007 年批准的雷特格韦(Raltegravir,RAL)与 2012 年批准的埃替拉韦(Elvitegravir,EVG)。同时一些整合酶的抑制剂已经进入了临床试验阶段,如英国 GSK 与日本 Shionogi 公司合作研发的抗 HIV 新药 Dolutegravir(DTG)。

【习题与测试】

一、选择题

A1 型题

1. 艾滋病的病原体是_____。

A. 人类 T 细胞白血病病毒Ⅰ型和Ⅱ型

B. 人类乳头瘤病毒　　　　C. 人类免疫缺陷病毒 1 型和 2 型

D. 泡沫病毒　　　　　　　E. 缺陷型病毒

2. 下列对反转录病毒形态与结构描述不正确的是_____。

A. 病毒颗粒呈 20 面体立体对称的球形,直径 27 nm 左右

B. 病毒外层包有脂蛋白包膜,并嵌有 gp120 和 gp41 糖蛋白

C. p24 构成病毒衣壳蛋白

D. 病毒衣壳内有两条正链 RNA 基因组,呈双聚体形式

E. 病毒核心部分含有其进行复制的蛋白水解酶、整合酶和反转录酶

3. HIV 侵犯的细胞有_____。

A. CD4$^+$T 细胞　　　　　　B. 单核-巨噬细胞

C. 皮肤的 Langerhans 细胞　　　D. 淋巴结的滤泡树突状细胞

E. 以上均是

4. 下列对 HIV 复制过程,不正确的描述是＿＿＿＿。

A. 病毒体的包膜糖蛋白 gp120 与 T 细胞表面的 CD4 分子结合

B. 病毒包膜与细胞膜融合

C. 病毒直接进入宿主细胞

D. 形成双链 DNA,整合进宿主细胞染色体

E. 组装成有感染性的子代病毒以出芽方式释放到细胞外

5. 最常用的实验室确诊 HIV 感染的测定抗体的方法是＿＿＿＿。

A. ELISA 法测 HIV 抗体

B. Western blotting

C. 间接免疫荧光抗体吸收试验筛查与病毒分离确证

D. RT－PCR 筛查与蛋白印迹试验确证

E. 明胶颗粒凝集试验初筛与 PCR 确证

6. 预防 HIV 感染主要采取的措施是＿＿＿＿。

A. 减毒活疫苗预防接种　　　　B. 加强性卫生知识等教育

C. 接种 DNA 疫苗　　　　　　D. 接种亚单位疫苗

E. 加强性卫生知识教育与血源管理、取缔娼妓及杜绝吸毒等切断传播途径的综合措施

7. 人类嗜 T 细胞病毒所致疾病是＿＿＿＿。

A. 人类免疫缺陷综合征　　　　B. 成人 T 细胞和人毛细胞白血病

C. 自身免疫性疾病　　　　　　D. 血友病

E. 淋巴瘤

8. 人感染 HIV 后,5～10 年内,可以不发病,这从病毒方面主要取决于＿＿＿＿。

A. 病毒在细胞内呈潜伏状态　　B. 病毒毒力较弱

C. 人体免疫功能未被完全破坏　D. 病毒被消灭

E. 病毒变异

9. 叠氮脱氧胸苷(AZT)治疗 AIDS 的药物机制是＿＿＿＿。

A. 抑制病毒的反转录酶　　　　B. 抑制病毒核酸

C. 抑制病毒蛋白质合成　　　　D. 阻止病毒的出芽释放

E. 干扰病毒的合成

10. 以可疑患者血清来确诊 HIV 感染的实验室检查方法是＿＿＿＿。

A. 分离培养 HIV　　　　　　　B. 放射免疫试验(RIA)

C. 免疫荧光试验(IFA)　　　　D. 酶联免疫吸附试验(ELISA)

E. 免疫印迹试验(western blotting)

11. HIV 最易发生变异的部位是＿＿＿＿。

A. 核衣壳　　B. 衣壳　　　C. 刺突蛋白　　D. 内膜　　　E. 包膜

12. HIV 的结构蛋白中,哪种可刺激机体产生中和抗体?＿＿＿＿。

A. gp120   B. p19   C. p7   D. p14   E. p24

13. 反转录病毒含有_____。

A. 一种依赖 RNA 的 DNA 多聚酶

B. 一种依赖 DNA 的 RNA 多聚酶

C. 一种依赖 DNA 的 DNA 多聚酶

D. 一种脱氧胸腺嘧啶激酶

E. 一种核苷酸磷酸水解酶

14. 长期储存 HIV 的细胞是_____。

A. B 细胞   B. T 细胞

C. 单核-巨噬细胞   D. 红细胞

E. NK 细胞

15. 关于 HINV 对理化因素的抵抗力,下列正确的是_____。

A. 56℃ 30 min 被灭活

B. 22℃ 30 min 被灭活

C. 各种化学消毒剂对 HIV 均无灭活作用

D. 紫外线对 HIV 有灭活作用

E. 各种抗生素可灭活病毒

16. HIV 疫苗研究目前遇到的最大问题是_____。

A. 病毒无法培养   B. 无感染的动物模型

C. 病毒型别多   D. 病毒包膜糖蛋白的高度变异

E. HIV 抗原性不稳定,很易变异

17. 取艾滋患者哪种标本不能分离出 HIV?_____。

A. 血液   B. 精液   C. 唾液   D. 脑脊液   E. 粪便

18. 对于 HIV 感染,下列哪项检测无意义?_____。

A. 测病毒反转录酶活性   B. 测 HIV 抗原

C. 测病毒包膜蛋白   D. 用核酸杂交法测病毒 DNA

E. 测患者血清中相应抗体

19. HIV 的传播方式不包括_____。

A. 性接触   B. 输血传播

C. 垂直传播   D. 使用生物制品

E. 食具、餐具传播

20. HIV 可侵犯人体多种细胞,但下列哪种细胞除外?_____。

A. CD 4$^+$ 细胞   B. CD 8$^+$ 细胞

C. 单核-巨噬细胞   D. 脑小胶质细胞

E. 神经元

21. 关于反转录病毒的叙述,下列错误的是_____。

A. 为有包膜球形病毒

B. 基因组为 2 条相同的正链 RNA

C. 复制时形成 RNA∶DNA 中间体

D. 病毒基因分为结构基因和调节基因

E. 病毒复制需要依赖 RNA 的 RNA 多聚酶

22. 关于 HIV 的致病机制,下列错误的是_____。

A. HIV 侵犯 CD4$^+$ 细胞,并在其中增殖导致细胞破坏

B. HIV 包膜糖蛋白与 CD4$^+$ 细胞表面 CD4 分子结合

C. HIV 破坏 CD8$^+$ 细胞,导致细胞免疫功能下降

D. HIV 感染后,由于 TH 减少导致 CD4/CD8 比例倒置

E. HIV 的 gp120 与机体 MHC-Ⅱ分子有同源性,可造成自身免疫损伤

A2 型题

23. 某护士在给一位乙型肝炎病毒(HBV)携带者注射时,不慎被患者用过的针头刺伤手指。为预防乙型肝炎病毒感染,应首先采取的措施是_____。

A. 注射抗生素   B. 注射丙种球蛋白

C. 注射乙型肝炎疫苗   D. 注射 HIVIg

E. 注射 α-干扰素

24. 26 岁男患者,有不洁性交史和吸毒史,近半年来出现体重下降,腹泻,发烧,反复出现口腔真菌感染,初诊为 AIDS。确诊时需要参考的主要检测指标是_____。

A. HIV 相应的抗原   B. HIV 相应的抗体

C. AIDS 患者的补体   D. HIV 相关的 CD8 细胞

E. HIV 相关的 CD4 细胞

25. 成年男性,体检时发现血液中 HIV 抗体阳性。其最具传染性的物质是_____。

A. 尿液   B. 粪便   C. 唾液   D. 血液   E. 汗液

26. 成年男性患者,被确诊为 HIV 感染者,在对其已妊娠三个月的妻子进行说明过程中,下列不正确的是_____。

A. 此病可经垂直传播传给胎儿   B. 应该立即终止止妊娠

C. 此病具有较长潜伏期   D. 应配合患者积极治疗

E. 建议该夫妇不要一起生活

B1 型题

问题 27～30

A. 经消化道传播   B. 经性接触传播

C. 经啮齿类动物传播   D. 经呼吸道传播

E. 经虫媒传播

27. HIV 的主要传播途径是_____。

28. HAV 的主要传播途径是_____。

29. 肾综合征出血热病毒的主要传播途径是_____。

30. 麻疹病毒的主要传播途径是_____。

问题 31～33

A. HIV 的 gp120   B. HIV 的 gp41

C. HIV 的 p7   D. HIV 的 p24

E. HIV 的 p4

31. 能与 CD_4 分子结合的是_____。

32. 具有介导病毒包膜与宿主细胞融合作用的是_____。

33. 特异性最高的成分是_____。

问题 34~35

A. HTLV-Ⅰ   B. HTLV-Ⅱ

C. HIV   D. HPV

E. HSV

34. AIDS 的病原体是_____。

35. 成人 T 细胞白血病的病原体是_____。

问题 36~37

A. HIV   B. HTLV-Ⅰ

C. HBV   D. VZV

E. HPV

36. 与成人 T 细胞白血病有关的病毒是_____。

37. 可引起潜伏感染的病毒是_____。

X 型题

38. 反转录病毒包括_____。

A. 人类嗜 T 细胞病毒   B. 人类免疫缺陷病毒

C. 狂犬病病毒   D. 水痘-带状疱疹病毒

E. 人类疱疹病毒

39. HIV 的 *pol* 基因编码产物有_____。

A. 反转录酶   B. 蛋白水解酶   C. 整合酶   D. RNA 多聚酶   E. DNA 多聚酶

40. HIV 感染免疫的特性是_____。

A. 可产生抗 HIV 多种蛋白抗体   B. 中和抗体能降低病毒量,清除体内病毒

C. 有 ADCC 效应   D. 产生特异性 CTL

E. CTL 可杀伤 HIV 感染细胞及清除 HIV 潜伏感染细胞

41. 下列哪些细胞可能受 HIV 的侵犯?_____。

A. 单核吞噬细胞   B. Langerhans 细胞

C. 神经胶质细胞   D. 树突状细胞

E. 神经元

42. HIV 的感染特点有_____。

A. 潜伏期长   B. 引起机体免疫功能下降

C. 易并发机会感染   D. 可通过垂直传播导致胎儿感染

E. 易并发肿瘤

43. 下列哪些检测可以协助 HIV 感染的诊断?_____。

A. 测定病毒反转录酶活性　　B. 测 HIV 抗原

C. 用核酸杂交法测病毒 RNA　　D. 用核酸杂交法测前病毒 DNA

E. 测患者血清中相应抗体

44. HIV 损伤 CD4 细胞的机制可能是_____。

A. 病毒侵犯细胞,导致胞膜通透性增加而损伤细胞

B. 病毒增殖时产生大量未整合的病毒 DNA,干扰正常细胞正常生物合成

C. 感染病毒的 CD4 细胞与未感染病毒的 CD4 细胞融合,形成多核巨细胞

D. 通过抗体依赖细胞介导的细胞毒作用而破坏细胞

E. 通过抗 gp120 的抗体与 T 细胞膜上 MHC - Ⅱ分子结合,导致免疫病理损害

45. 艾滋病患者淋巴细胞可出现_____。

A. $CD4^+T$ 细胞增加　　B. $CD4^+T$ 细胞减少

C. $CD8^+T$ 细胞增加　　D. $CD8^+T$ 细胞减少

E. CD4/CD8 比例倒置

46. 预防艾滋病的主要措施有_____。

A. 教育人们杜绝性滥交和吸毒,切断传播途径

B. 建立 HIV 感染和艾滋病监测系统,调查、了解、控制 HIV 感染及发病

C. 严格检疫制度,阻止艾滋病入境

D. 对供血者严行 HIV 检测,确保输血安全性

E. 加强血制品生产和管理,确保血制品的安全性

47. HIV 的基因组复杂,由结构基因和调节基因组成,其结构基因有_____。

A. *gag* 基因　　B. *pol* 基因　　C. *env* 基因　　D. *tat* 基因　　E. *nef* 基因

48. 在日常生活中,HIV 传播的主要方式是_____。

A. 接吻　　　B. 性生活　　　C. 握手　　　D. 交谈　　　E. 吸母乳

49. HIV 感染机体后,下列哪些标本中可分离到病毒? _____。

A. 血液　　　　　　　　　B. 精液、阴道分泌物

C. 唾液、乳汁　　　　　　D. 脑脊液

E. 中枢神经组织细胞

50. 下列哪些因素可灭活 HIV? _____。

A. 超低温冷冻　　　　　　B. 56 ℃ 30 min

C. 0.5% 来苏 5 min　　　　D. 0.3% H_2O_2 5 min

E. 70% 乙醇 5 min

51. HIV 感染后,机体_____。

A. 可产生中和抗体,清除病毒

B. 可产生中和抗体,急性期可降低血清中病毒抗原量,但不能清除体内病毒

C. 可产生细胞免疫,清除病毒

D. 最后细胞免疫降低,并发各种感染

E. 无免疫应答

二、名词解释

1. 反转录病毒(retroviruses)　　2. 人类获得性免疫缺陷病毒(HIV)

3. gp120

三、简答题与论述题

1. AIDS 的防治原则有哪些?

2. 简述 AIDS 传播途径、临床表现及 HIV 主要致病机制。

【参考答案】

一、选择题

1. C　2. A　3. E　4. C　5. A　6. E　7. B　8. C　9. E　10. E　11. E　12. C
13. A　14. C　15. A　16. D　17. E　18. D　19. E　20. E　21. E　22. C　23. D
24. B　25. D　26. E　27. B　28. A　29. E　30. D　31. A　32. B　33. D　34. C
35. A　36. B　37. D　38. AB　39. ABCD　40. ACD　41. ABCD　42. ABCDE
43. ABCDE　44. ABCD　45. BDE　46. ABCDE　47. ABC　48. ABE　49. ABCDE
50. ABCDE　51. BD

（罗凤医）

第22章　其他病毒及朊粒

学 习 要 点

掌握：① 狂犬病毒、人乳头瘤病毒的感染特点,病毒致病的机制、微生物学检查。② 朊粒的定义、生物学性状、致病性。

熟悉：朊粒的感染特点、微生物学检查法。

了解：朊粒感染的防治原则。

【内容提要】

一、狂犬病病毒(rabies virus,RV)

1. **生物学特性**

(1) 分类：弹状病毒科(*Rhabdoviridae*)狂犬病病毒属(*lyssavirus*)。

(2) 形态结构：形态似子弹状,有包膜。核心是由核糖核蛋白(核蛋白 N 和单股负链 RNA)和核衣壳复合体(转录大蛋白 L 和磷蛋白 P)组成；包膜表面嵌有三聚体糖蛋白(G)刺突；核衣壳和包膜之间有基质蛋白(M)。其中 G 蛋白和 N 蛋白是狂犬病毒的重要抗原。

(3) 培养特性：病毒可在多种细胞中增殖,在易感细胞(动物和人的中枢神经细胞)可形成胞质内嗜酸性包涵体(Negri body,内基小体),可作为诊断的重要指标。

(4) 变异性及抵抗力：病毒毒株可发生毒力变异,对理化因素(热、紫外线、干燥)抵抗力不强。

2. **致病性和免疫性**

(1) 致病性：病犬、家猫、狼和野生狐狸等皆为传染源,主要通过被患病动物咬伤、抓伤或密切接触传染。感染后潜伏期为 1～3 个月。病毒对神经组织有很强的亲和力,可经伤口侵入周围神经直至中枢神经系统,形成以神经症状为主的临床表现；而后沿传出神经侵入各组织与器官,引起迷走神经、舌咽神经和舌下神经受损,在临床上出现"恐水症(hydrophobia)"、呼吸困难和吞咽困难。

(2) 免疫性：体液免疫和细胞免疫。参与组分为中和抗体、血凝抑制抗体、T 细胞、单核细胞。

3. **微生物学检查**　　狂犬病可根据动物咬伤史和典型临床表现作出临床诊断,对发病早期或是病史不明确的患者,需及时通过：① 传染源隔离及观察；② 病毒的抗原检测；③ 病毒核酸检测；④ 病毒的分离和培养进行微生物学检查。

4. **防治原则**　　① 加强犬只接种与管理；② 被可疑动物咬伤后,对伤口进行彻底清洗消毒；③ 预防接种。

二、人乳头瘤病毒(human papillomavirus,HPV)

1. 生物学特性

(1) 分类:乳多空病毒科(Papovaviridace)。病毒体球形,无包膜;核心为一双链环状 DNA;形态结构:衣壳二十面立体对称(包括衣壳蛋白 L1 和 L2)。

(2) 分型:根据编码 L1 蛋白的基因进行分型,可分为 100 余型。

(3) 培养特性:尚不能在常规组织中培养。

2. 致病性和免疫性

(1) 致病性:人是 HPV 唯一的自然宿主,传播途径主要为接触感染者的病变部位和被病毒污染的物品、性传播、垂直传播。病毒只感染皮肤和黏膜上皮细胞,复制主要发生在皮肤棘皮层和颗粒层,诱导上皮及棘层增生,形成乳头状瘤(即疣)。受感染细胞可能发生转化甚至恶性改变。HPV 由于型别及感染部位不同,可导致皮肤疣、尖锐湿疣、宫颈癌等生殖道恶性肿瘤。

(2) 免疫性:细胞免疫和体液免疫(中和抗体)。

3. 微生物学检查　　HPV 感染有典型临床损害时可根据临床表现迅速作出诊断,亚临床感染时则需通过组织细胞学检测、免疫组化检测和核酸检测等方法进行微生物学检查。

4. 防治原则　　① 加强性安全教育及管理;② 预防接种疫苗;③ 局部药物治疗。

三、朊粒(prion)

1. 生物学性状

(1) 定义:朊粒是一种有正常宿主细胞编码的、构象异常的蛋白质,全称为"传染性蛋白粒子"或"蛋白侵染颗粒"(proteinaceous infectious particle),至今尚未发现核酸成分的存在。

(2) 结构:正常情况下,非致病性 prion 是由人类和多种动物多种组织,尤其是神经元细胞中的第 20 号染色体上编码朊蛋白(prion protein,PrP)的 PRNP 基因编码、加工产生的细胞朊蛋白(cellular prion protein,PrP^c),定位于细胞膜,其构型以 α 螺旋为主。PrP^c 构型由以 α 螺旋为主向以 β 折叠为主发生异常变化时,即形成具有致病作用的 prion。此种以 β 折叠为主的 PrP^c 的异构体也称为羊瘙痒病朊蛋白(scarpie prion protein,PrP^sc)。PrP^sc 是不溶性的,一旦形成不可逆转,大量沉积在神经元中,即引起神经细胞空泡变性而造成海绵状脑病。

抵抗力:prion 对理化因素有很强的抵抗力,对常规消毒灭菌方法不敏感。

2. 致病性和免疫性

(1) 致病性:prion 病是一种人和动物的慢性退行性、致死性中枢神经系统疾病,即传染性海绵状脑病(transmissible spongiform encephalppathy)。该类疾病潜伏期长,可达数年至数十年,一旦发病呈慢性进行性发展。PrP^sc 通过消化道、血液、医源性等途径进入体内,催化 PrP^c 转化为 PrP^sc,PRNR 基因突变所致 PrP^c 自发变构为 PrP^sc,以及 PrP^c 过度表达所致 PrP^c 转变可能是 prion 病的成因。朊粒引起人和动物的主要疾病包括羊瘙痒病(scarpie of sheep and goat)、牛海绵状脑病(bovine spongiform encephalopathy,BSE)、库鲁症(Kuru disease)、克雅病(Creutzfeld-Jakob disease,CJD)、变异克雅病、格斯特曼-斯召斯列综合征、致死性家族性失眠症。

（2）免疫性：免疫原性低，受染人或动物不产生特异性体液免疫及细胞免疫。

3. 微生物学检查　　Prion病的诊断的可根据流行病学、临床表现及病理学改变，亦可通过免疫组化法、免疫印迹法、PMCA技术以及基因分析法进行病原学的确诊。

4. 防治原则　　主要针对疾病的传播途径，加强对医源性传染源的控制；对动物制品进行严格检疫监测，防止输入性感染。

【双语词汇】

bovine spongiform encephalop-athy（BSE）	牛海绵状脑病
Creutzfeld-Jakob disease（CJD）	克雅病
glycoprotein	糖蛋白刺突（G蛋白）
human papillomavirus（HPV）	人乳头瘤病毒
hydrophobia	恐水症
Kuru disease	库鲁病
largeprotein	转录酶蛋白（L蛋白）
Lyssavirus	狂犬病病毒属
matrixprotein1	衣壳基质蛋白（M1蛋白）
matrixprotein2	包膜基质蛋白（M2蛋白）
Negri body	内基小体
nucleoprotein	核衣壳（N蛋白）
papovaviridae	乳多空病毒科
prion	朊粒
prion protein	朊蛋白
proteinaceus infection particle	传染性蛋白粒子
rabies virus	狂犬病病毒
rhabdoviridae	弹状病毒科
scrapie of sheep and goat	羊瘙痒病
scarpie prion protein （PrP^{sc}）	羊瘙痒病朊蛋白
transmissible dementia	传染性痴呆病
transmissible mink encephalopathy	传染性雪貂白质脑病
transmissible spongiformencephalopathies（TSE）	传染性海绵状脑病
warts	疣

【习题与测试】

一、选择题

A1型题

1. 狂犬病病毒的包涵体是一种 _____。

A. 细胞核内嗜酸性包涵体　　　B. 细胞质内嗜碱性包涵体

C. 细胞核内嗜碱性包涵体　　　D. 细胞质内嗜酸性包涵体

E. 细胞核或细胞质内嗜碱性包涵体

2. 内基小体就是_____。

A. 狂犬病病毒包涵体　　　　　B. 麻疹病毒包涵体

C. 腺病毒包涵体　　　　　　　D. 乙脑病毒包涵体

E. 巨细胞病毒包涵体

3. 下列哪种病毒可通过神经传播 _____。

A. 巨细胞病毒　　　　　　　　B. EB 病毒

C. 单纯疱疹病毒　　　　　　　D. HIV

E. 狂犬病病毒

4. 确诊咬人动物患有狂犬病的错误方法是 _____。

A. 捕获咬人动物隔离观察

B. 观察隔离的咬人动物 7～10 d,若不发病可排除

C. 将观察期间发病动物杀死,作组织切片检查内基小体

D. 将咬人动物立即杀死

E. 将观察期间发病动物杀死,取脑海马回部位组织涂片查病毒

5. 被狂犬咬伤的伤口,下列处理不正确的是 _____。

A. 立即用 20％肥皂水清洗伤口　B. 用 70％酒精及碘酒涂擦伤口

C. 使用大量抗生素　　　　　　D. 局部注射高价抗狂犬病病毒血清

E. 注射狂犬病疫苗

6. 狂犬病病毒的基因组结构为_____。

A. 单股正链 RNA

B. 单股负链 DNA

C. 单股线状,不分节段的负链 RNA

D. 单股线状,可分节段的负链 RNA

E. 双股环状 DNA

7. 下列不引起病毒血症的病毒是_____。

A. 流行性乙型脑炎病毒　　　　B. 麻疹病毒

C. 狂犬病毒　　　　　　　　　D. 巨细胞病毒

E. 人类免疫缺陷病毒

8. 被狂犬咬伤后,最正确的处理措施是

A. 注射狂犬病毒免疫血清＋抗病毒药物

B. 注射大剂量丙种球蛋白＋抗病毒药物

C. 清创＋抗生素

D. 清创＋接种疫苗＋注射狂犬病毒免疫血清

E. 清创＋注射狂犬病毒免疫血清

9. 狂犬疫苗的接种对象是_____。

A. 儿童　　　　　　　　　B. 犬

C. 被下落不明的犬咬伤者　　D. A+B+C

E. B+C

10. 下面不属于狂犬病病毒的生物学性状的是_____。

A. 典型的子弹状　　　　　　B. 毒粒由双层脂质外膜包裹

C. 膜表面有糖蛋白突起　　　D. 基因组为单股负链 RNA

E. 以上都是

11. 关于狂犬病病毒,不正确的描述是_____。

A. 可通过虫媒传播

B. 在中枢神经细胞胞质内形成内基氏小体(Negri body)

C. 不会引起化脓性脑炎

D. 病毒沿感觉神经末梢扩散到脑干

E. 病毒对外界抵抗力不强,易被强酸、强碱、乙醇等灭活

12. 对狂犬病病毒正确叙述的是_____。

A. 病兽发病前 10 d 唾液开始排毒

B. 抵抗力强,不被乙醇、乙醚等灭活

C. 固定毒株接种动物发病所需潜伏期长

D. 可以用灭活疫苗预防

E. 可在感染细胞核内形成嗜碱性包涵体

13. 人被犬咬伤后,应将动物捕获隔离观察,如经一段时间不发病,一般认为该动物未患狂犬病,观察时间是_____。

A. 1~2 d　　B. 2~3 d　　C. 3~4 d　　D. 5~7 d　　E. 7~10 d

14. 被狂犬咬伤后立即接种狂犬疫苗,防止发病是基于_____。

A. 体内可很快产生抗体　　　B. 体内可很快产生细胞免疫

C. 狂犬病潜伏期短　　　　　D. 狂犬病潜伏期长

E. 狂犬病毒毒力弱

15. 我国目前所用的狂犬疫苗类型是_____。

A. 多糖疫苗　　　　　　　　B. 多肽疫苗

C. 基因工程疫苗　　　　　　D. 灭活疫苗

E. 减毒活疫苗

16. 狂犬病毒包涵体最易在哪种组织中检出?_____。

A. 血液　　　　　　　　　　B. 淋巴结

C. 脑海马回部位组织　　　　D. 外周神经组织

E. 骨髓

17. 狂犬病毒主要在动物中传播,但下列哪种动物应除外?_____。

A. 狗　　　B. 猫　　　C. 家禽　　　D. 狼　　　E. 狐狸

18. 下列哪项症状不是狂犬病的临床表现?_____。

A. 吞咽或饮水困难　　　　　B. 出现恐水症

C. 全身肌肉强直性抽搐　　　D. 昏迷、呼吸衰竭

E. 循环衰竭

19. 外形似子弹状,有包膜的 RNA 病毒是_____。

A. 人乳头瘤病毒　　　　　B. 森林脑炎病毒

C. 巨细胞病毒　　　　　　D. 狂犬病病毒

E. 柯萨奇病毒

20. 人乳头瘤病毒感染后,常用下列哪种微生物学检查法?_____。

A. 病变组织切片观察包涵体　B. PCR 技术检测 HPV 的 DNA

C. 分离培养病毒　　　　　D. 电镜观察病变中 HPV

E. 病毒中和试验

21. 下列哪种病毒可引起人类皮肤黏膜疣状病变?_____。

A. HPV　　　B. HAV　　　C. HSV　　　D. HTLV　　　E. CMV

22. 与宫颈癌的发生密切相关的病毒是_____。

A. HBV　　　B. HSV　　　C. HPV　　　D. HCMV　　　E. HIV

23. 下列哪种病毒只具有蛋白质结构?_____。

A. 类病毒　　　B. 拟病毒　　　C. 腺病毒　　　D. 痘病毒　　　E. 朊粒

24. 朊粒的化学组成是_____。

A. DNA 和蛋白质　　　　　B. RNA 和蛋白质

C. 脂多糖和蛋白质　　　　D. 传染性核酸

E. 传染性蛋白质

25. 目前认为仅含有蛋白质而不含有核酸的病原体是_____。

A. 缺陷病毒　　　B. 朊粒　　　C. 类病毒　　　D. 拟病毒　　　E. 卫星病毒

26. 关于朊粒的叙述,下列错误的是_____。

A. 又名传染性蛋白粒子　　　B. 化学成分为蛋白酶 K 抗性的蛋白

C. 检出 PrP 即可诊断为 prion 病　D. 可引起人和动物感染

E. 为传染性海绵状脑病的病原体

27. 关于朊蛋白(PrP)的叙述,下列错误的是_____。

A. 由人和动物细胞中的 *PrP* 基因编码

B. 有 PrP^c 和 PrP^{sc} 两种异构体　C. PrP^{sc} 对蛋白酶 K 不敏感

D. PrP^c 对蛋白酶 K 敏感　　　E. PrP^c 有致病性和传染性

28. 关于朊粒的特性的叙述,下列错误的是_____。

A. 分子质量为(27～30)×10³Da　B. 未查到任何核酸

C. 对理化因素抵抗力弱　　　D. 增殖缓慢,致病潜伏期长

E. 致病机制尚不清楚

29. 朊粒病的共同特征中不包括_____。

A. 潜伏期长,达数月、数年甚至数十年

B. 一旦发病呈慢性、进行性发展,以死亡告终

C. 表现为海绵状脑病或白质脑病

D. 产生炎症反应和免疫病理损伤

E. 痴呆、共济失调、震颤等为主要临床表现

30. 下列朊粒病,哪种最先被发现? _____。

A. 疯牛病　　B. 克雅病　　C. 羊瘙痒病　　D. 库鲁病　　E. 克雅病变种

31. 下列 prion 病,哪种非人类疾病? _____。

A. BSE　　B. CJD　　C. vCJD　　D. kuru 病　　E. GSS

32. 下列疾病,哪种为最新人类 prion 病? _____。

A. 疯牛病　　B. 克雅病　　C. 羊瘙痒病　　D. 库鲁病　　E. 克雅病变种

33. 关于疯牛病致病因子的叙述,下列错误的是_____。

A. 分类学上称为 prion　　　　B. 其化学成分是 PrP^{sc}

C. 所致疾病类型为 TSE　　　　D. 不引起牛以外的其他动物

E. 可引起人的 vCJD

34. 朊病毒引起的主要疾病是_____。

A. 狂犬病　　B. 克雅病　　C. 艾滋病　　D. 莱姆病　　E. 恙虫病

B1 型题

问题 35～39

A. 神经细胞　　　　　　　　B. 皮肤和黏膜上皮细胞

C. 性接触传播、垂直传播　　D. 细胞质内嗜酸性包涵体

E. HPV

35. 可引起人类皮肤黏膜疣状病变的病毒是_____。

36. 狂犬病病毒感染侵害的细胞是_____。

37. 人乳头瘤病毒感染侵害的细胞是_____。

38. 尖锐湿疣的传播途径有_____。

39. 狂犬病病毒感染可找到_____。

X 型题

40. 狂犬病毒的致病特点是_____。

A. 只有带毒的犬是传染源

B. 经带病毒的犬咬伤后感染

C. 病毒在伤口局部肌纤维细胞内生长

D. 病毒沿伤口局部神经末梢向中枢神经扩散

E. 典型临床症状表现为神经麻痹

41. 狂犬病病死率甚高,其死因可能是_____。

A. 昏迷　　B. 呼吸困难　　C. 循环衰竭　　D. 中毒性休克

E. 伤口化脓引起脓毒血症

42. HPV 感染目前检测的方法主要是_____。

A. 血清学诊断　　　　　　B. 病毒分离培养

C. PCR 检测其 DNA 序列　　D. 免疫组化法检测病变组织中的抗原

E. 病变组织切片找包涵体

43. HPV 具有宿主和组织特异性,它只能感染_____。

A. 人皮肤上皮细胞   B. 人黏膜上皮细胞

C. 人神经细胞   D. 人所有的组织细胞

E. 人血管内皮细胞

44. 尖锐湿疣的传播途径有_____。

A. 性接触传播 B. 消化道传播 C. 垂直传播   D. 呼吸道传播

E. 间接接触传播

45. 人类细小病毒 B19 的传播途径有_____。

A. 呼吸道   B. 垂直传播   C. 密切接触   D. 消化道   E. 蚊虫叮咬

46. 关于狂犬病的致病性,下列正确的_____。

A. 病毒从被咬伤口进入机体

B. 病毒由神经末梢沿神经轴索上行至中枢神经系统

C. 病毒在中枢神经细胞内增殖

D. 由传出神经扩散至其他组织

E. 由于神经兴奋性增加,故导致全身肌肉强直性痉挛而抽搐

47. 人乳头瘤病毒具有宿主和组织特异性,它只能感染_____。

A. 人皮肤上皮细胞   B. 人黏膜上皮细胞

C. 人神经细胞   D. 人所有的组织细胞

E. 人血管内皮细胞

48. 与宫颈癌发病有关的病原体有_____。

A. HSV-2   B. HSV-1   C. HPV-16   D. HPV-18   E. HPV-33

49. 下列哪些疾病由朊粒引起?_____。

A. 羊瘙痒病   B. 亚急性硬化性全脑炎

C. 疯牛病   D. 克雅病

E. 库鲁病

50. 关于朊粒的叙述,下列正确的是_____。

A. 对蛋白酶有抵抗力   B. 对核酸酶敏感

C. 对干扰素不敏感   D. 病理改变部位多在中枢神经系统

E. 缺乏免疫应答

51. 朊粒的特征包括_____。

A. 潜伏期长   B. 慢性进行性

C. 病变以中枢神经系统为主   D. 病变部位无炎症反应

E. 对干扰素敏感

二、名词解释

1. 内基小体   2. 尖锐湿疣

3. 恐水症   4. 朊粒

三、问答题

1. 人若被疯狗咬伤,应采取哪些防治措施?

2. PrP^C 与 PrP^{SC} 的主要区别。

3. prion 所致疾病及其共同特点。

4. 简述朊粒的生化特性。

【参考答案】

一、选择题

1. D　2. A　3. E　4. D　5. C　6. C　7. C　8. D　9. E　10. B　11. A
12. D　13. E　14. D　15. D　16. C　17. C　18. C　19. D　20. B　21. A　22. C
23. E　24. E　25. B　26. C　27. E　28. C　29. B　30. C　31. A　32. E　33. D
34. B　35. E　36. A　37. B　38. C　39. D　40. BCD　41. ABC　42. ACD
43. AB　44. ACE　45. ABC　46. ABCD　47. AB　48. ACDE　49. ACDE　50. ACDE
51. ABCD

（张　燕、叶吉云）

第 23 章　人体寄生虫学概述

学 习 要 点

掌握：① 寄生、寄生虫、机会致病寄生虫、中间宿主、终宿主、保虫宿主(储存宿主)、转续宿主、非消除性免疫、免疫逃避、生活史、感染阶段、隐性感染、幼虫移行症征、人兽共患寄生虫病等基本概念。② 寄生虫与宿主的相互作用。③ 寄生虫病流行的基本环节及防治原则。

熟悉：① 寄生虫病的特点。② 寄生虫病流行的特点及影响因素。

了解：① 寄生虫生活对寄生虫的影响。② 寄生虫的营养与代谢。③ 寄生虫感染的免疫。

【内容提要】

一、基本概念

1. 寄生　　两种生物共同生活,其中一方受益,另一方受害,受害方提供营养物质和居住场所给受益方,这种关系称为寄生。

2. 寄生虫　　在寄生关系中,受益的多细胞无脊椎动物或单细胞原生动物称为寄生虫。

3. 机会致病寄生虫　　有些寄生虫,在免疫功能正常的宿主体内处于隐性感染状态,但当宿主免疫功能低下时,则出现异常增殖、致病力增强,导致宿主出现临床症状,甚至死亡。这些寄生虫称为机会致病寄生虫。

4. 终宿主　　寄生虫的成虫或有性生殖阶段所寄生的宿主称为终宿主。如日本血吸虫的成虫寄生于人体,人则为日本血吸虫的终宿主。

5. 中间宿主　　寄生虫的幼虫或无性生殖阶段所寄生的宿主称为中间宿主。有的寄生虫完成生活史需要两个中间宿主,按先后顺序分别称为第一中间宿主、第二中间宿主。如日本血吸虫的幼虫阶段寄生于钉螺的体内,故钉螺是日本血吸虫的中间宿主。

6. 保虫宿主(储存宿主)　　有些寄生虫既可寄生于人,又可寄生在某些脊椎动物体内,后者在一定条件下可将其体内的寄生虫传播给人。在流行病学上,这些脊椎动物起到保存寄生虫的作用,故称为保虫宿主,也叫储存宿主。

7. 转续宿主　　某些蠕虫的幼虫侵入非适宜宿主体内后不能发育成熟,但能存活并长期维持幼虫状态;当该幼虫有机会侵入其适宜宿主体内时,才能发育为成虫。这种非适宜宿主称为转续宿主。

8. 非消除性免疫　　寄生虫感染后诱导宿主产生的免疫力不能完全清除体内已有的寄生虫,而维持在低虫荷水平,但对再感染具有一定的免疫力,免疫力随着寄生虫在宿主体内的消除而消失。这种免疫称为非消除性免疫。

9. **免疫逃避**　寄生虫侵入免疫功能正常的宿主体内后,能逃避宿主的免疫攻击而继续生存的现象称为免疫逃避。

10. **生活史**　寄生虫完成一代生长、发育、繁殖的整个过程称为寄生虫的生活史。

11. **感染阶段**　在寄生虫生活史中,能感染人体的阶段称为感染阶段。

12. **隐性感染**　人体感染寄生虫后,既没有明显的临床表现,又不易用常规的方法检获病原体的一种寄生现象。常见于弓形虫、隐孢子虫等机会致病寄生虫的感染。

13. **幼虫移行症**　一些蠕虫幼虫侵入非正常宿主后,不能发育为成虫,但这些幼虫可在宿主体内长期存活、到处移行,造成宿主局部或全身的病变,称为幼虫移行症。根据幼虫侵犯部位的不同,分为内脏幼虫成移行症和皮肤幼虫移行症。

14. **人兽共患寄生虫病**　可在人与动物之间自然传播的人体寄生虫病称为人兽共患寄生虫病。

二、寄生虫与宿主的相互作用

1. **寄生虫对宿主的损害**

(1) 掠夺营养。

(2) 机械性损伤。

(3) 毒性与免疫病理损伤。

2. **宿主对寄生虫的抵抗**　宿主通过固有性免疫和适应性免疫抵抗寄生虫。

三、寄生虫病流行的基本环节和防治原则

基本环节:传染源、传播途径、易感人群。

防治原则:控制或消灭传染源、切断传播途径、保护易感人群。

四、寄生虫病的特点

(1) 急性感染少见。

(2) 慢性感染多见。

(3) 重复感染普遍。

(4) 多重感染常见。

(5) 幼虫移行症和异位寄生。

(6) 隐性感染与机会性致病。

五、寄生虫病流行的特点和影响因素

(1) 流行特点:地方性、季节性、自然疫源性。

(2) 影响因素:自然因素、社会因素、生物因素。

六、寄生生活对寄生虫的影响

(1) 由于寄生环境的不同,虫体体形发生适应性变化。

(2) 附着器官的出现,如吸盘、小钩等。

(3) 某些器官的退化与消失,如运动器官、消化器官。

(4) 侵入机制的加强。

(5) 生殖器官高度发达,繁殖能力强。

(6) 免疫逃避功能的形成。

七、寄生虫的营养与代谢

1. 寄生虫的营养

（1）营养成分：碳水化合物、蛋白质、脂肪、维生素、水、无机盐等。

（2）摄取营养的方式

1）原虫：简单扩散、易化扩散、主动转运、内胞噬等。

2）蠕虫：消化道摄取和吸收、体壁吸收。

2. 寄生虫的代谢

（1）能量代谢：糖酵解、固定二氧化碳。

（2）合成代谢：核苷酸代谢、氨基酸代谢。

八、寄生虫感染的免疫

1. 寄生虫抗原

（1）按虫体结构分为：体抗原、表膜抗原、虫卵抗原、排泄-分泌抗原等。

（2）按化学成分分为：蛋白质或多肽、多糖、糖蛋白、糖脂抗原等。

（3）按功能分为：诊断性抗原、保护性抗原、致病性抗原。

寄生虫抗原具有属、种、株、期的特异性。寄生虫生活史中不同发育阶段既有共同抗原，又有各发育阶段的期特异性抗原。

2. 免疫类型

（1）固有性免疫（天然免疫、非特异性免疫）

（2）适应性免疫（获得性免疫、特异性免疫）：有消除性免疫和非消除性免疫两种，寄生虫感染免疫以非消除性免疫为主。

3. 超敏反应　宿主感染寄生虫后产生的免疫应答包括两个方面，即对宿主具有不同程度的保护性免疫和引起宿主炎症反应及组织损伤的超敏反应。超敏反应分为4型，Ⅰ、Ⅱ、Ⅲ型为抗体介导的超敏反应，Ⅳ型主要由T细胞和巨噬细胞介导。

4. 免疫逃避　免疫逃避是指寄生虫能在免疫功能正常的宿主体内长期存活、增殖，逃避宿主免疫攻击的现象。免疫逃避的机制有：

（1）解剖位置的隔离。

（2）表面抗原的改变（抗原变异、抗原伪装和分子模拟、表膜脱落与更新等）。

（3）抑制宿主的免疫应答（特异性B细胞克隆的耗竭、抑制性T细胞（Ts）的激活、阻断抗体的产生、直接抑制或破坏宿主的免疫细胞或免疫效应分子等）。

【双语词汇】

parasitism	寄生
parasite	寄生虫
host	宿主
life cycle	生活史
obligatory parasite	专性寄生虫
facultative parasite	兼性寄生虫

endoparasite	体内寄生虫
ectoparasite	体外寄生虫
accidental parasite	偶然寄生虫
opportunistic parasite	机会性致病寄生虫
intermediate host	中间宿主
definitive host	终宿主
reservoir host	保虫宿主（储存宿主）
paratenic host / transport host	转续宿主
sterilizing immunity	消除性免疫
non-sterilizing immunity	非消除性免疫
premonition	带虫免疫
concomitant immunity	伴随免疫
parasitic infection	寄生虫感染
parasitosis	寄生虫病
carrier	带虫者
latent infection	隐性感染
polyparasitism	多寄生现象
ectopic parasitism	异位寄生
larva migrans	幼虫移行症
visceral larva migrans	内脏幼虫移行症
cutaneous larva migrans	皮肤幼虫移行症
source of infection	传染源
route of transmission	传播途径
susceptible population	易感人群
parasitic zoonoses	人兽共患寄生虫病

【知识拓展】

由于世界经济的发展和全球环境的变化，寄生虫的虫种分布和区域优势种群发生了改变，新发寄生虫病不断出现，某些寄生虫病对药物治疗出现抗药性，疟疾、血吸虫病、食源性寄生虫病和机会致病性寄生虫病仍然是不容忽视的严重公共卫生问题。随着自然科学的发展，分子生物学、遗传学、免疫学等新理念、新技术和新方法不断渗透到寄生虫学的研究中，为寄生虫病的病原、基因组与蛋白组学、致病机制、抗药性、寄生虫免疫逃避、诊断技术、疫苗和防治等研究提供了更高的平台和研究手段。

【习题与测试】

一、选择题

A1 型题

1. 寄生虫幼虫或无性生殖阶段寄生的宿主称为_____。

A. 终宿主　　　B. 中间宿主　　C. 保虫宿主　　D. 转续宿主　　E. 储存宿主

2. 寄生虫成虫或有性生殖阶段寄生的宿主称为_____。

A. 终宿主　　　B. 中间宿主　　C. 保虫宿主　　D. 转续宿主　　E. 储存宿主

3. 寄生虫幼虫寄生在非正常宿主体内,可生存但不能发育,这种非正常宿主是_____。

A. 终宿主　　　B. 中间宿主　　C. 保虫宿主　　D. 转续宿主　　E. 储存宿主

4. 可传播人体寄生虫病的脊椎动物是寄生虫的_____。

A. 终宿主　　　B. 中间宿主　　C. 保虫宿主　　D. 转续宿主

E. 宿主以上都不是

5. 致病性与宿主免疫功能有关的寄生虫是_____。

A. 体内寄生虫　　　　　B. 暂时性寄生虫
C. 偶然寄生虫　　　　　D. 机会致病寄生虫
E. 兼性寄生虫

6. 寄生虫的感染阶段是_____。

A. 寄生人体的阶段　　　B. 感染人体的阶段
C. 从人体排出的阶段　　D. 在土壤中发育的阶段
E. 在传播媒介体内寄生的阶段

7. 人体寄生虫学的组成部分是_____。

A. 医学原虫、医学蠕虫和医学节肢动物
B. 医学原虫、医学线虫和医学节肢动物
C. 医学原虫、医学绦虫和医学节肢动物
D. 医学原虫、医学吸虫和医学节肢动物
E. 医学吸虫、医学绦虫和医学线虫

8. 既有有性生殖,又有无性生殖的生殖方式称为_____。

A. 出芽生殖　　B. 配子生殖　　C. 裂体增殖　　D. 世代交替　　E. 孢子生殖

9. 带虫者是_____。

A. 现症的寄生虫病患者　　B. 对寄生虫病无免疫力的人
C. 有寄生虫感染但无症状的人　D. 曾经的寄生虫病患者
E. 先天感染寄生虫的人

10. 寄生虫病确诊的依据是_____。

A. 到过寄生虫病流行区　　B. 病原学检查阳性
C. 临床表现　　　　　　　D. 血清寄生虫抗体阳性
E. 抗寄生虫病治疗有效

11. 蠕虫感染时,外周血象常表现为_____。

A. 白细胞增多　　　　　B. 淋巴细胞增多
C. 中性粒细胞减少　　　D. 嗜酸性粒细胞增多
E. 单核细胞减少

12. 寄生虫感染免疫的特点是_____。

A. 消除性免疫   B. 非消除性免疫

C. 终身免疫   D. 非特异性免疫

E. 无免疫状态

13. 不需要中间宿主即能完成生活史发育的蠕虫是_____。

A. 土源性蠕虫   B. 暂时性寄生蠕虫

C. 生物源性蠕虫   D. 组织内寄生蠕虫

E. 偶然性寄生蠕虫

14. 可引起幼虫移行症的蠕虫所寄生的宿主是_____。

A. 终宿主   B. 中间宿主   C. 保虫宿主   D. 转续宿主   E. 储存宿主

15. 在流行病学上,重要而又容易遗漏的寄生虫病传染源是_____。

A. 现症患者   B. 曾经感染过的人

C. 恢复期患者   D. 无症状带虫者

E. 无免疫力的人

B1 型题

问题 16～19

A. 中间宿主   B. 终宿主

C. 保虫宿主   D. 转续宿主

E. 传播媒介

16. 寄生虫幼虫寄生的宿主是_____。

17. 寄生虫有性生殖阶段寄生的宿主是_____。

18. 寄生虫的非适宜宿主是_____。

19. 寄生虫的脊椎动物宿主是_____。

问题 20～13

A. 兼性寄生虫   B. 体外寄生虫

C. 长期寄生虫   D. 机会致病寄生虫

E. 以上都是

20. 蛔虫是_____。

21. 蚊是_____。

22. 粪类圆线虫是_____。

23. 弓形虫是_____。

X 型题

24. 寄生虫病的传染源有_____。

A. 患者   B. 带虫者   C. 保虫宿主   D. 转续宿主   E. 储存宿主

25. 根据两种生物在自然界中的相互依赖程度和利害关系,共生可分为_____。

A. 片利共生   B. 互利共生   C. 带虫状态   D. 寄生   E. 寄生虫病

26. 寄生生活对寄生虫的影响可表现为_____。

A. 体形改变   B. 产生吸盘、小钩等附着器官

C. 生殖能力旺盛   D. 寿命延长

E. 侵入宿主体内的能力增强

27. 寄生虫对宿主的损害作用表现为_____。

A. 直接摄取宿主肠道内的营养物质

B. 对宿主造成机械性损伤　　　C. 吸取宿主的血液

D. 产生毒素损伤宿主　　　E. 导致免疫损伤的发生

28. 宿主与寄生虫相互作用的结果表现为_____。

A. 宿主清除寄生虫并获得免疫力

B. 带虫状态　　C. 急性发作　　D. 寄生虫病　　E. 免疫力低下

29. 寄生虫逃避宿主免疫效应的机制有_____。

A. 寄生部位的隔离　　　　　B. 寄生虫抗原变异

C. 寄生虫抗原性降低　　　　D. 抑制宿主的免疫应答

E. 宿主不能产生有效的抗体

30. 寄生虫感染的特点有_____。

A. 慢性感染　　B. 急性发作　　C. 多重感染　　D. 机会致病　　E. 重复感染

31. 寄生虫病流行的基本环节包括_____。

A. 传染源　　B. 传播途径　　C. 传播媒介　　D. 易感人群　　E. 保虫宿主

32. 影响寄生虫病流行的因素有_____。

A. 自然因素　　B. 社会因素　　C. 生物因素　　D. 营养因素　　E. 遗传因素

33. 寄生虫病的防治原则是_____。

A. 控制和消灭传染源　　　　B. 预防接种

C. 切断传播途径　　　　　　D. 保护易感人群

E. 注意个人卫生和饮食卫生

34. 寄生虫病流行的特点有_____。

A. 地方性　　B. 季节性　　C. 自然疫源性　D. 传染性　　E. 暴发流行性

35. 下列哪些是食源性寄生虫病？_____。

A. 旋毛虫病　　B. 肺吸虫病　　C. 钩虫病　　　D. 带绦虫病　　E. 血吸虫病

二、名词解释

1. 寄生　　　　　　　　　　　2. 寄生虫

3. 专性寄生虫　　　　　　　　4. 兼性寄生虫

5. 机会性致病寄生虫　　　　　6. 宿主

7. 终宿主　　　　　　　　　　8. 中间宿主

9. 保虫宿主　　　　　　　　　10. 转续宿主

11. 生活史　　　　　　　　　　12. 直接型生活史

13. 间接型生活史　　　　　　　14. 土源性蠕虫

15. 生物源性蠕虫　　　　　　　16. 世代交替

17. 感染阶段　　　　　　　　　18. 寄生虫感染

19. 带虫者　　　　　　　　　　20. 寄生虫病

21. 隐性感染	22. 循环抗原
23. 消除性免疫	24. 非消除性免疫
25. 免疫逃避	26. 幼虫移行症
27. 异位寄生	28. 隐性感染
29. 传染源	30. 传播途径
31. 易感人群	32. 人兽共患寄生虫病
33. 自然疫源地	

三、问答题

1. 寄生虫的宿主有哪些类型？试举例说明。

2. 何谓寄生虫的生活史？举例说明生活史有哪些类型。

3. 寄生虫对宿主有哪些损害作用？

4. 试述寄生虫与宿主相互作用的结局。

5. 阐述寄生虫感染的特点。

6. 试述寄生虫的感染途径,并举例说明。

7. 试述寄生虫病的流行环节和防治原则。

8. 寄生虫病有何流行特点？哪些因素影响寄生虫病的流行。

【参考答案】

一、选择题

1. B　2. A　3. D　4. C　5. D　6. B　7. A　8. D　9. C　10. B　11. D　12. B　13. A　14. D　15. D　16. A　17. B　18. D　19. C　20. C　21. B　22. A　23. D　24. ABC　25. ABD　26. ABCE　27. ABCD　28. ABD　29. ABD　30. ABCDE　31. ABD　32. ABC　33. ACD　34. ABC　35. ABD

（申丽洁）

第24章　医学蠕虫学习指导与练习题集

第1节　线　虫

一、线虫概述

熟悉：① 悉线虫纲形态及生活史基本特征。② 一般线虫的拉丁学名。

了解：了解线虫的形态结构特点,生活史的两种类型,我国常见人体寄生线虫的主要种类。

【内容提要】

1. 形态　　线虫成虫的形态(体壁、原体腔、内部器官)、虫卵。
2. 生活史　　线虫的发育阶段、生活史类型(土源性线虫、生物源性线虫)。
3. 致病　　线虫的致病作用、成虫的致病作用。
4. 实验诊断　　线虫的确诊的方法。
5. 流行、防治
(1) 线虫分布及在我国造成广泛流行的因素。
(2) 我国流行线虫的种类及危害。

【双语词汇】

Class Nematoda	线虫纲
ecdysis	蜕皮
ectopic lesion	异位损害
ectopic parasitism	异位寄生
host	宿主
life cycle	生活史
medical parasitology	医学寄生虫学
parasitism	寄生
parasitosis	寄生虫病
Phylum Nemathelminthes	线形动物门

【知识拓展】

我国人体的肠道线虫主要有 10 余种,蛔虫、钩虫、鞭虫和蛲虫是最常见的几种肠道线虫,可引起人体的肠道线虫感染或肠道线虫病。目前对高度地方性流行区的土源性线虫的控制,主要依靠大范围地对风险人群用单剂群众性预防服药来控制发病率,特别是学龄儿童。目前阿苯达唑和甲苯咪唑是经典的治疗药物,口服显示出有广谱的驱虫作用,对线虫成虫、钩虫、鞭虫和蛔虫卵均有杀灭或抑制作用。副反应发生率低且轻,阿苯达唑与噻嘧啶、甲苯咪唑与左旋咪唑可组成复方阿苯达唑和复方甲苯咪唑。另外,阿苯达唑与复方甲苯咪唑、噻嘧啶与左旋咪唑伍用的驱虫效果,均具有一定的特殊疗效,可根据不同的感染虫种选择使用。

【习题与测试】

(一) 选择题

A1 型题

1. 线虫形态上的特点是_____。

A. 雌雄异体　　B. 虫卵有卵盖　C. 有循环系统　D. 消化道不完整

E. 雌性生殖器官为双管型

2. 土源性线虫是指_____。

A. 生活史属于直接发育型的线虫

B. 人与土壤接触感染的线虫　　C. 幼虫在外界土壤中发育的线虫

D. 成虫在肛周产卵　　　　　　E. 以上都不是

3. 属于生物源性的线虫是_____。

A. 蠕形住肠线虫　　　　　　B. 似蚓蛔线虫

C. 旋毛虫　　　　　　　　　D. 毛首鞭线形虫

E. 钩虫

4. 线虫在发育过程中有几次蜕皮?_____。

A. 1 次　　　　B. 2 次　　　　C. 3 次　　　　D. 4 次　　　　E. 5 次

5. 线虫幼虫在发育过程中最显著的特征是_____。

A. 幼虫只在宿主体内蜕皮　　B. 都有蜕皮过程

C. 都经自由生活阶段　　　　D. 幼虫均需经宿主肺部移行

E. 虫卵孵出的幼虫就有感染性

6. 哪种寄生虫的生活史不需要中间宿主?_____。

A. 似蚓蛔线虫　　　　　　　B. 钩虫

C. 毛首鞭线形虫　　　　　　D. 蠕形住肠线虫

E. 以上都是

7. 以下描述错误的是_____。

A. 大多数线虫完成 life cycle 不需要世代交替

B. 大多数线虫完成 life cycle 需要转换宿主

C. *Ascaris lumbricoide* 成虫产卵量大,每天每条雌虫可产卵 24 万个

D. *Ascaris lumbricoide* 是一种最常见的人体消化道寄生虫

E. 鞭虫不需要中间宿主

8. 产卵量最大的线虫是_____。

A. 似蚓蛔线虫　　　　　　　B. 毛首鞭形线虫

C. 旋毛形线虫　　　　　　　D. 钩虫

E. 蛲虫

9. 人体作为中间宿主的线虫是_____。

A. 旋毛形线虫　　　　　　　B. 似蚓蛔线虫

C. 钩虫　　　　　　　　　　D. 蠕形住肠线虫

E. 毛首鞭形线虫

A2 型题

10. 患者,男,5 岁。阵发性腹痛数小时就诊。腹痛伴呕吐数次,以脐周为主。无放射性痛。呕吐物为清水样。体检:T:36.4℃,HR:96 次/分,R:22 次/分,BP:90/60 mmHg,急性痛苦面容,巩膜无黄染,口唇稍苍白,咽部充血,双肺听诊呼吸音清,心音有力,各瓣膜听诊未闻及病理性杂音,腹平软,无隆起,肝脾未触及,脐周轻度压痛,无反跳痛,肠鸣音正常,粪便检查中发现有大量蛔虫虫卵。诊断为蛔虫病。感染此种寄生虫病的可能性有_____。

A. 不讲卫生,便后不洗手,食入肺内新鲜虫卵

B. 不讲卫生,饭前不洗手,食入被虫卵污染的蔬菜

C. 经常生食和半生食淡水鱼虾

D. 经常生食和半生食猪肉

E. 不讲卫生,经常爱喝生水

B1 型题

问题 11～15

A. 接触土壤时丝状蚴经皮肤侵入

B. 吃生菜误食感染性虫卵　　C. 手不卫生而吞食感染性卵

D. 蚊叮咬经皮肤注入丝状蚴　E. 吃未煮熟猪肉,吞食幼虫囊包

11. 鞭虫的感染方式是_____。

12. 钩虫的感染方式是_____。

13. 蛲虫的感染方式是_____。

14. 旋毛虫的感染方式是_____。

15. 丝虫的感染方式是_____。

X 型题

16. 线虫成虫形态特征是_____。

A. 虫体呈圆柱形　　　　　　B. 雌虫比雄虫大号

C. 雌雄异体　　　　　　　　D. 在体壁与消化道之间有原体腔

E. 雌虫尾部弯曲

17. 幼虫经皮肤侵入人体的线虫是_____。

A. 蛔虫　　B. 钩虫　　C. 旋毛虫　　D. 鞭虫　　E. 粪类圆线虫

18. 生活史中必须经过肺部的线虫有_____。

A. 蛔虫　　B. 钩虫　　C. 鞭虫　　D. 旋毛虫　　E. 蛲虫

19. 影响土原性线虫在土壤中发育的重要因素有_____。

A. 湿度　　　　B. 光照　　　　C. 氧气　　　　D. 风速　　　　E. 温度

20. 可以引起腹泻的线虫有_____。

A. 鞭虫　　　　B. 蛔虫　　　　C. 钩虫　　　　D. 粪类圆线虫　E. 旋毛虫

(二) 名词解释

原体腔（procoele）

(三) 问答题

经口感染的线虫有哪些? 其感染阶段各是什么?

【参考答案】

(一) 选择题

1. A　2. A　3. C　4. D　5. B　6. E　7. B　8. A　9. A　10. B　11. B
12. A　13. C　14. E　15. D　16. ABCD　17. BE　18. AB　19. ACE　20. ABCDE

二、似蚓蛔线虫

学 习 要 点

掌握：掌握蛔虫的形态、生活史、致病及诊断要点。

熟悉：① 熟悉蛔虫的流行、防治原则及首选药物。② 熟悉上述线虫拉丁学名。

【内容提要】

1. **形态**　似蚓蛔线虫成虫、受精蛔虫卵、未受精蛔虫卵。

2. **生活史**　似蚓蛔线虫虫卵在土壤的发育、幼虫在人体内的移行、成虫在小肠的寄生。

3. **致病**　似蚓蛔线虫幼虫的致病作用、成虫的致病作用。

4. **实验诊断**　似蚓蛔线虫粪便检查虫卵为确诊的方法。

5. **流行、防治**　似蚓蛔线虫分布及在我国造成广泛流行的因素。

【双语词汇】

Ascaris lumbricoides	似蚓蛔线虫
ascariasis	蛔虫病
ascaroside	蛔甙层
egg	卵
labellae	唇瓣
larva migrans	幼虫移行症

【知识拓展】

胆道蛔虫症是一种常见的蛔虫并发症,临床表现主要与急性胃炎、胰腺炎、胆结石等急腹症相鉴别。单独使用西药可达到镇痛解痉的效果,但却有掩盖症状以致贻误诊断之隐患;单独使用中药有煎药费时,服药较困难的缺点。当诊断明确时,使用中西医结合疗法,既能消炎利胆,扶正固本,又能解痉止痛,驱除胆道蛔虫,为此,越来越多地受到临床医生的重视。

【习题与测试】

(一) 选择题

A1 型题

1. 蛔虫卵的形态与其他线虫虫卵主要不同是_____。
A. 椭圆形　　　B. 卵壳透明　　　C. 卵内含幼虫　D. 呈棕黄色
E. 有明显的凹凸不平的蛋白膜

2. 似蚓蛔线虫的感染阶段为_____。
A. 蛔虫受精卵　　　　　　B. 未受精蛔虫卵
C. 感染期蛔虫卵　　　　　D. 丝状蚴
E. 蛔虫受精卵、未受精卵

3. 人患蛔虫病是由于误食_____。
A. 受精蛔虫卵　　　　　　B. 未受精蛔虫卵
C. 感染期蛔虫卵　　　　　D. 脱蛋白膜蛔虫卵
E. 新鲜蛔虫卵

4. 似蚓蛔线虫的感染方式为_____。
A. 经口　　　B. 经皮肤　　　C. 输血感染　　　D. 直接接触
E. 媒介昆虫叮咬

5. 似蚓蛔线虫幼虫对人的危害主要是_____。
A. 肺部损伤　B. 消化道症状　C. 肝炎　　　D. 血管炎　　　E. 并发症

6. 似蚓蛔线虫对人的危害很多,主要危害为_____。
A. 幼虫移行对肺部的损伤　　　B. 成虫寄生导致并发症
C. 营养不良　　　　　　　　　D. 虫体代谢物和崩解产物引起的免疫反应
E. 成虫的机械刺激作用

7. 除下列哪项外,均为似蚓蛔线虫的并发症?_____。
A. 阑尾炎　　　B. 肠梗阻　　　C. 胆道蛔虫病　D. 肠穿孔
E. 消化功能紊乱

8. 蛔虫病的并发症是主要由于_____。
A. 寄生于小肠
B. 有钻孔习性　　　　　　C. 虫体代谢物和崩解产物引起的免疫反应
D. 幼虫移行对人体的损伤　　E. 幼虫在肺部发育

9. 蛔虫病常用的实验诊断方法为_____。

A. 生理盐水直接涂片法　　　B. 肛门拭子法

C. 尼龙袋集卵法　　　　　　D. 自然沉淀法

E. 饱和盐水漂浮法

10. 导致蛔虫病广泛流行的因素很多,下面哪一项除外? _____。

A. 蛔虫生活史简单,卵在外界环境中直接发育为感染期虫卵

B. 虫卵对外界环境的抵抗力强

C. 蛔虫产卵量大,每天每条雌虫产卵约 20 万个

D. 粪便管理不当,不良的个人卫生和饮食习惯

E. 感染期虫卵可经多种途径进入人体

11. 下面哪项不是蛔虫病的防治原则? _____。

A. 治疗患者　　　　　　　　B. 消灭苍蝇、蟑螂

C. 加强卫生宣传教育饮食卫生　D. 手、足涂抹防护剂

E. 加强粪便管理,实现粪便无害化

12. 某地区因人群生吃带有感染性虫卵的胡萝卜而发生暴发性流行哮喘,分析其病原体是_____。

A. 钩虫幼虫　B. 蛲虫幼虫　C. 蛔虫　　D. 旋毛虫幼　E. 鞭虫幼虫

A2 型题

13. 患者,女,12 岁,浙江宁波人,以突发性哮喘为主诉就诊,一年前曾有排虫史。白细胞分类:嗜酸性粒细胞增多,痰液检查发现有大量嗜酸性粒细胞,体检发现上腹部触及一包块,质软,尚可活动,B 超检查于上腹部探及团块回声,界限清,口服造影剂后,于左侧腹显示"C"形肠祥,其内可见条束状有阴影,粪便检查中发现有大量某寄生虫虫卵。患者有可能感染那种寄生虫? _____。

A. 蛔虫　　B. 钩虫　　C. 血吸虫　　D. 肺吸虫　　E. 蛲虫

14. 患者女,53 岁,突发脐周腹痛半小时,伴恶心、呕吐就诊。患者诉腹痛、腹胀感,排便时偶见圆形虫体排出,夜间有磨牙现象。体检: T:37.8℃, R: 26 次/分、BP:120/70 mmHg,双眼无黄疸,瞳孔等大、对光反射正常,胆区无压痛、肾区无叩痛,腹肌稍紧张、脐周轻压痛、脐下部可触及约 9 cm×6 cm 包块,肠鸣音稍亢进。嗜酸性粒细胞增加。粪便检查中发现蛔虫卵。诊断为蛔虫病,病例出现的临床症状和有关检查结果哪些与你判断的寄生虫感染有关? _____。

A. 患儿为白天多出现呼吸短促,轻度干咳。

B. 两肺均可闻及哮鸣音

C. B 超检查于上腹部探及团块回声

D. 一年前曾有排虫史。口服造影剂后,于左侧腹显示"C"形肠祥,其内可见条束状有阴影,粪便检查中发现蛔虫卵。

E. 痰液检查发现有大量嗜酸性粒细胞

15. 患者,男,5 岁。阵发性腹痛数小时就诊。腹痛伴呕吐数次,以脐周为主。无放射性痛。呕吐物为清水样。体检: T: 36.4℃,HR: 96 次/分,R: 22 次/分,BP: 90/60 mmHg,急

性痛苦面容,巩膜无黄染,口唇稍苍白,咽部充血,双肺听诊呼吸音清,心音有力,各瓣膜听诊未闻及病理性杂音,腹平软,无隆起,肝脾未触及,脐周轻度压痛,无反跳痛,肠鸣音正常,粪便检查中发现有大量蛔虫虫卵。诊断为蛔虫病。感染此种寄生虫病的可能性有_____。

    A. 不讲卫生,便后不洗手,食入肺内新鲜虫卵

    B. 不讲卫生,饭前不洗手,食入被虫卵污染的蔬菜

    C. 经常生食和半生食淡水鱼虾

    D. 经常生食和半生食猪肉

    E. 不讲卫生,经常爱喝生水

16. 患儿,男,2 岁半,因腹痛,呕吐伴呕吐蛔虫两天入院。体查:T:37.5℃,R:30 次/分,HR:140 次/分,急性病容,精神差,神清,颈软,双肺呼吸清,未闻及罗音,心率 140 次/分,第一心音增强,无杂音,腹膨软,无压痛及反跳痛,肝脾不大,肠鸣音活跃。血常规:WBC $14.4 \times 10^9/L$,RBC $3.36 \times 10^{12}/L$,HB 100 g/L,白细胞分类中性粒细胞 83%,淋巴细胞 9.1%,嗜酸粒细胞 15.6%,目前诊断:肠道蛔虫病合并感染。该种寄生虫对人体的主要危害是_____。

    A. 成虫寄生引起的过敏反应   B. 幼虫经血移行引起血管内膜炎

    C. 成虫寄生引起发热   D. 幼虫经肺引起肺肉芽肿

    E. 成虫有钻孔习性易引起并发症

B1 型题

问题 17～20

寄生虫在人体内的主要营养来源

    A. 小肠内容物   B. 组织液

    C. 破损肠黏膜与血液   D. 淋巴液

    E. 肠溃疡组织

17. 钩虫的主要营养来源是_____。

18. 蛔虫的主要营养来源是_____。

19. 旋毛虫的主要营养来源是_____。

20. 丝虫的主要营养来源是_____。

X 型题

21. 新鲜粪便中可检出哪几种蛔虫卵?_____。

    A. 受精蛔虫卵   B. 未受精蛔虫卵

    C. 脱蛋白膜受精蛔虫卵   D. 感染期蛔虫卵

    E. 脱蛋白膜未受精蛔虫卵

22. 蛔虫病的并发症有_____。

    A. 胆道蛔虫病   B. 肠梗阻

    C. 蛔虫性阑尾炎   D. 肝胆管内蛔虫病

    E. 胰腺内蛔虫病

23. 蛔虫感染率居高不下的原因在于_____。

A. 生活史简单,不需中间宿主　　B. 蛔虫产卵量大

C. 虫卵对外界环境抵抗力强　　　D. 粪便处理不当

E. 吃未煮熟的肉类

24. 对蛔虫起机械性传播作用的动物是_____。

A. 蟑螂　　　B. 白蛉　　　C. 犬　　　D. 蝇类　　　E. 蚊

25. 蛔虫在人体异位寄生部位有_____。

A. 胆道　　　B. 胰管　　　C. 阑尾　　　D. 胃　　　E. 膀胱

(二) 名词解释

1. 土源性线虫　　2. 生物源性线虫

(三) 问答题

1. 为什么蛔虫病在我国流行分布那么广泛?

2. 蛔虫寄生于人体有什么危害?

3. 简述蛔虫病的防治措施?

4. 比较似蚓蛔线虫与毛首鞭形线虫的生活史?

【参考答案】

(一) 选择题

1. E　2. C　3. C　4. A　5. A　6. C　7. E　8. B　9. A　10. E　11. D　12. C

13. A　14. D　15. B　16. E　17. C　18. A　19. B　20. D　21. ABCE

22. ABCDE　23. ABCD　24. ACD　25. ABCD

三、十二指肠钩口线虫与美洲板口线虫

学 习 要 点

掌握:十二指肠钩虫与美洲钩虫成虫形态鉴别要点、虫卵形态、生活史、致病及诊断要点。

熟悉:① 钩虫的流行、防治原则及首选药物。② 上述线虫拉丁学名。

【内容提要】

1. 形态　　十二指肠钩口线虫和美洲板口线虫成虫、幼虫、虫卵。

2. 生活史　　十二指肠钩口线虫和美洲板口线虫感染阶段(丝状蚴)、感染方式、移行途径及在人体的寄生部位。

3. 致病　　十二指肠钩口线虫和美洲板口线虫幼虫所致病变及症状、成虫所致病变及症状。

4. 实验诊断　　十二指肠钩口线虫和美洲板口线虫粪便检查方法(饱和盐水浮聚

法、钩蚴培养法)。

5. 流行、防治　我国流行钩虫的流行及危害。

【双语词汇】

Ancylostoma duodenale　　　十二指肠钩口线虫
Necator americanus　　　　美洲板口线虫

【知识拓展】

钩虫感染存在易感倾向。钩虫常集中感染于少数人,且原来感染程度较重的患者容易重复感染,该现象可能与行为、习惯和生态等因素有关。可采取重点人群治疗,研究表明钩虫感染率降至 5% 左右时,采取重点人群治疗效果较好。

十二指肠钩虫病可引起患者出现贫血、胃肠道功能失调、营养不良等不特异性临床表现,既往粪便检查找虫卵诊断钩虫病有一定的局限性,检查阳性率并不高,所以临床确诊率较低,很容易造成漏诊或误诊。随着电子胃镜的广泛应用及操作方法的不断改进,十二指肠钩虫病胃镜检查的阳性率明显提高。胃镜检查可明确钩虫性上消化道出血的诊断,有利于肠道钩虫病的早期预防、早发现和早治疗。

【习题与测试】

(一) 选择题

A1 型题

1. 钩虫的感染阶段是_____。

A. 虫卵　　　　B. 幼虫　　　　C. 感染期虫卵　　D. 丝状蚴　　　　E. 微丝蚴

2. 钩虫的主要感染方式为_____。

A. 经口　　　　B. 经皮肤　　　　C. 输血感染　　　D. 经媒介昆虫叮咬感染

E. 主要经皮肤,有时可经口感染

3. 钩虫病的最主要的临床症状是_____。

A. 钩蚴性皮炎　B. 肺部损害　　C. 消化道症状　D. 异食症

E. 慢性缺铁性贫血

4. 确诊钩虫病最常用,阳性率又高的实验诊断方法为_____。

A. 饱和盐水漂浮法　　　　　　B. 直接涂片法

C. 自然沉淀法　　　　　　　　D. 肛门拭子法

E. 肠黏膜活组织检查

5. 钩虫卵的特点为_____。

A. 无色透明

B. 椭圆形　　　　　　　　　C. 排出不久的卵内含 4～8 个卵细胞

D. 卵壳与卵细胞间有明显的间隙　E. 以上都是

6. 口囊内有一对半月形板齿的寄生虫为_____。

A. 十二指肠钩口线虫　　　　B. 美洲板口线虫

C. 蠕形住肠线虫　　　　　　D. 似蚓蛔线虫

E. 毛首鞭形线虫

7. 口囊内有两对钩齿的寄生虫是_____。

A. 十二指肠钩口线虫　　　　B. 美洲板口线虫

C. 旋毛形线虫　　　　　　　D. 蛔虫

E. 鞭虫

8. 钩虫吸血时,咬附部位的伤口是由于_____。

A. 口囊内钩齿的作用　　　　B. 口囊内板齿的作用

C. 分泌抗凝素　　　　　　　D. 成虫机械刺激作用

E. 成虫代谢产物所致过敏反应

9. 能引起人体贫血的寄生虫有_____。

A. 肝吸虫　　　B. 钩虫　　　　C. 旋毛形线虫　D. 卫氏并殖吸虫

E. 蠕形住肠线虫

10. 钩虫病的防治原则为_____。

A. 治疗患者和带虫者　　　　B. 管理好粪便,粪便无害化

C. 加强个人防护,减少感染机会　D. 治疗患者的同时补充铁剂、维生素

E. 以上都是

11. 十二指肠钩口线虫主要的感染方式为_____。

A. 经口　　　B. 经皮肤　　　C. 输血感染　　D. 媒介昆虫叮咬

E. 主要经皮肤,有时可经口感染

12. 钩虫引起异嗜症,可能与下列哪种因素有关?_____。

A. 蛋白质缺乏　B. 铁质缺乏　　C. 维生素缺乏　D. 蛋白质、维生素缺乏

E. 糖类缺乏

13. 钩虫幼虫侵入人体最常见的部位是_____。

A. 头面部　　　B. 足掌部　　　C. 手掌部　　　D. 手指、足趾间

E. 腰背部

A2 型题

14. 患者,男,30 岁,农民,因排黑便而入院。病前 1 个月赤脚下包谷、红薯间作地里劳动,其后趾间、足背奇痒,有红疹,次日呈水泡、脓包、下肢红肿,伴咳嗽、发热,数天后红肿消退。12 天后因剧咳曾到医院就诊服用止咳药等而愈。近 8 天来腹痛、反复黑便、头晕、乏力,但无呕血,疑为上消化道出血而入院。体检及化验:贫血,腹软,脐周轻度压痛,无肌紧张,肝脾未及,双肺(一)心率 91 次/分,律齐其他未见异常。血色素 104 g/L。红细胞计数 2.6×10^{12}/L。白细胞计数 10.3×10^9/L。出凝血时间正常。粪检:大便黑褐色,隐血＋＋＋,红细胞＋,涂片发现有某种寄生虫卵。本病例何种寄生虫感染可能_____。

A. 钩虫　　　B. 鞭虫　　　C. 丝虫　　　D. 肺吸虫　　　E. 蛲虫

15. 患者,男,35 岁,农民。因上腹隐痛不适灼热感,黑粪伴轻度贫血就诊。患者有长期赤足下地劳作史。体检:HR100 次/分,BP80/70 mmHg,体形消瘦,精神差,贫血面容,

甲床苍白,上腹部压痛,无反跳痛,肝胆脾未扪及。血常规 WBC 8.7×10^9/L, RBC 3.36×10^{12}/L, HB 59 g/L,粪便潜血试验强阳性,胃镜查见十二指肠黏膜蚀状点或斑片新鲜渗血灶。在球部与幽门管找到绣花针大小,半透明或褐色虫体。诊断为钩虫病。下列关于钩虫病患者引起贫血的描述,错误的是_____。

A. 钩虫用口囊咬附肠黏膜吸血。吸血时头腺分泌抗凝素,使血液不易凝固。

B. 钩虫常更换咬附部位吸血,除在新的寄生部位吸血外,原旧伤口可继续渗血;

C. 钩虫寄生造成黏膜出血、溃疡,导致营养吸收功能障碍,体内铁和蛋白质不断丢失,使造血原料不足。

D. 由于虫体活动造成组织、血管的损伤,可造成肠道大出血。

E. 钩虫引起的贫血为溶血性贫血

B1 型题

问题 16～20

完成生活史所需的时间

A. 2～6 周　　　　　　　B. 2～3 月

C. 5～7 周　　　　　　　D. 1～3 个月

E. 3～12 个月

16. 鞭虫需要_____。

17. 蛲虫需要_____。

18. 钩虫需要_____。

19. 班氏丝虫需要_____。

20. 蛔虫需要_____。

X 型题

21. 婴儿钩虫病的临床表现是_____。

A. 贫血　　　　　　　　B. 腹泻

C. 排柏油样大便　　　　D. 急性肠出血

E. 脑炎

22. 导致钩虫患者贫血的原因有_____。

A. 虫体自身的吸血及血液迅速经其消化道排出造成宿主的失血

B. 分泌抗凝素,致使自咬附部位黏膜伤口渗出血液,其渗血量与虫吸血量大致相当

C. 虫体更换咬附部位后,原伤口在凝血前仍可继续渗出少量血液

D. 铁质与蛋白质缺乏

E. 虫体活动造成组织、血管的损伤,也可引起血液的流失

23. 十二指肠钩口线虫的感染途径有_____。

A. 经口　　　　　　　　B. 经呼吸道吸入

C. 经皮肤　　　　　　　D. 经胎盘

E. 蚊叮人吸血时进入

24. 鉴别十二指肠钩口线虫美洲板口线虫可依据_____。

A. 成虫体形　　B. 成虫口囊　　C. 成虫交合刺　　D. 成虫交合伞　　E. 虫卵

25. 下列农作物耕地以新鲜人粪施肥,容易引起钩虫感染的是_____。
A. 红薯地   B. 玉米地   C. 菜园   D. 桑园   E. 稻田

(二) 名词解释
钩虫感染(hookworm infection)

(三) 问答题
1. 简述钩虫的致病作用和致病机制。
2. 简述钩虫病的病原学诊断方法及其优缺点?

【参考答案】
(一) 选择题
1. D 2. B 3. E 4. A 5. E 6. B 7. A 8. D 9. B 10. E 11. E 12. B
13. D 14. A 15. E 16. D 17. A 18. C 19. E 20. B 21. ABCD 22. ABCDE
23. ACD 24. ABCD 25. ABCD

四、蠕形住肠线虫和毛首鞭形线虫

学 习 要 点

掌握:蛲虫和鞭虫的形态、生活史、致病及诊断要点。
熟悉:① 蛲虫、鞭虫的流行、防治原则及首选药物。② 上述线虫拉丁学名。

【内容提要】

1. 形态
(1) 毛首鞭形线虫成虫、虫卵。
(2) 旋毛形线虫成虫、幼虫囊包的形态。

2. 生活史
(1) 毛首鞭形线虫感染阶段、感染方式、寄生部位。
(2) 旋毛形线虫感染阶段及感染方式;幼虫和成虫的寄生部位;宿主范围。

3. 致病
(1) 毛首鞭形线虫致病机制。
(2) 旋毛形线虫致病过程(侵入期、幼虫移行期、囊包形成期)及相应临床表现。

4. 实验诊断
(1) 毛首鞭形线虫粪便检查虫卵。
(2) 旋毛形线虫病原学检查(肌肉组织活检)及免疫学检查。

5. 流行、防治
(1) 旋毛形线虫动物源性疾病、造成人群感染的因素。

（2）旋毛形线虫治疗药物及预防本病的关键。

【双语词汇】

cellophane tape　　　　　　　　透明胶纸法
Enterobius vermicularis　　　　蠕形住肠线虫（蛲虫）

【知识拓展】

不同地区儿童蛲虫病调查显示：规模较小、条件较差的农村、学校儿童蛲虫病呈回升趋势，可能同民工子女进入学校、幼儿园，人数较多，学习和生活在一起，通过密切接触而相互传播有关。

【习题与测试】

一、选择题

A1 型题

1. 蠕形住肠线虫的感染阶段为_____。

A. 感染期卵　　B. 幼虫　　　　C. 杆状蚴　　　　D. 丝状蚴　　　　E. 微丝蚴

2. 关于蠕形住肠线虫卵的描述错误的是_____。

A. 无色透明

B. 两侧不对称，一侧扁平，一侧稍凸

C. 卵自虫体排出后，约 6 h 发育为感染期卵

D. 感染期卵内含一条盘曲的幼虫

E. 卵壳外有凹凸不平的蛋白膜

3. 人体感染蠕形住肠线虫的主要症状为_____。

A. 贫血　　　　　　　　　　B. 肠梗阻

C. 消化功能紊乱　　　　　　D. 阴道炎、子宫内膜炎

E. 肛门及会阴部皮肤瘙痒

4. 蠕形住肠线虫病难防治，其主要原因是_____。

A. 虫卵对外界环境的抵抗力强　　B. 雌虫产卵量大

C. 直接经口感染　　　　D. 可通过肛门—手—口方式，造成自身重复感染

E. 可逆行感染

5. 透明胶纸法或棉签拭子法可检查下列哪种寄生虫病？_____。

A. 毛首鞭形线虫　　　　　　B. 蠕形住肠线虫

C. 似蚓蛔线虫　　　　　　　D. 旋毛虫

E. 钩虫

6. 下面哪项不是蠕形住肠线虫病的防治原则？_____。

A. 治疗患者　　　　　　　　B. 加强卫生宣传教育

C. 注意个人卫生和饮食卫生　　D. 加强粪便管理

E. 防止再感染

7. 可通过肛门—手—口方式,造成自身重复感染的寄生虫是_____。

A. 似蚓蛔线虫　　　　　　　B. 钩虫

C. 旋毛形线虫　　　　　　　D. 蠕形住肠线虫

E. 毛首鞭形线虫

8. 下列哪种寄生虫可自体感染?_____。

A. 似蚓蛔线虫　　　　　　　B. 钩虫

C. 旋毛形线虫　　　　　　　D. 蠕形住肠线虫

E. 毛首鞭形线虫

9. 蠕形住肠线虫致病的主要机制为_____。

A. 夺取宿主营养

B. 成虫寄生导致局部黏膜损害

C. 成虫特殊的产卵习性和产卵部位

D. 虫体代谢产物和崩解物的作用

E. 成虫的机械刺激作用

10. 蛲虫与蛔虫的相同点是_____。

A. 寄生部位　　B. 产卵场所　　C. 成虫寿命　　D. 感染途径　　E. 致病症状

11. 毛首鞭形线虫的主要寄生部位是_____。

A. 十二指肠　　B. 升结肠　　C. 盲肠　　　D. 小肠　　　E. 直肠

12. 毛首鞭形线虫的感染阶段为_____。

A. 虫卵　　　B. 幼虫　　　C. 感染期虫卵　D. 丝状蚴　　E. 微丝蚴

13. 鞭虫病的传染源是_____。

A. 人　　　　B. 犬　　　　C. 猫　　　　D. 猪　　　　E. 羊

14. 毛首鞭形线虫的诊断阶段为_____。

A. 虫卵　　　B. 幼虫　　　C. 杆状蚴　　　D. 丝状蚴　　E. 微丝蚴

15. 重症鞭虫病患者的主要症状为_____。

A. 烦躁不安、失眠、食欲减退　　B. 消化功能紊乱、肠梗阻

C. 腹泻、便血、直肠脱垂等症状　D. 并发阑尾炎、肠穿孔

E. 引起肺部感染、咳嗽和咯血

16. 毛首鞭形线虫的主要致病机制为_____。

A. 夺取营养　　　　　　　　B. 幼虫移行时对组织造成的损害作用

C. 虫体代谢产物所致变态反应　D. 成虫的特殊产卵习性

E. 成虫利用前端插入肠膜及膜下层,以组织液和血液为食,导致局部炎症

17. 鞭虫病最常用的实验诊断方法为_____。

A. 直接涂片法　B. 免疫诊断法　C. 肠黏膜活检　D. 透明胶纸法　E. 以上都不是

18. 鞭虫病的防治原则为_____。

A. 治疗患者和带虫者　　　　B. 注意环境卫生

C. 注意个人卫生　　　　　　D. 加强粪便管理

E. 以上都是

A2 型题

19. 患者,女,9 岁,间歇性腹痛腹泻,恶心呕吐,直肠脱垂,里急后重伴黏液便 1 年,入院。体检：T：39℃，HR：105/分，R：24 次/分，BP：70/60 mmHg。贫血貌,直肠脱垂 6.0 cm。直肠黏膜可见虫体附着。血常规：白细胞 13.0×10⁹/L,中性粒细胞 48%,淋巴细胞 24%,嗜酸性粒细胞。粪便检查大量鞭虫卵,根据患者的临床表现和实验检查的结果,你考虑患哪种寄生虫病的可能性大_____。

A. 肺吸虫　　B. 鞭虫　　C. 丝虫　　D. 血吸虫　　E. 蛲虫

20. 患者,男,29 岁,阵发性右下腹痛、恶心、呕吐、低热入院。患者诉腹泻、脓血便、里急后重、脱肛,伴头昏、头晕。体检：T：38.4℃,HR：90 次/分,R：19 次/分,BP：80/70 mmHg,血常规检查：嗜酸性粒细胞增加、贫血。腹部触诊常有右下腹明显压痛,结肠不同程度的充血、水肿。粪便检查中发现有大量鞭虫虫卵。初步诊断为鞭虫病。下列哪项不是鞭虫感染引起的并发症_____。

A. 荨麻疹　　　　　　　　B. 脱肛

C. 贫血　　　　　　　　　D. 偶可并发阑尾炎,腹膜炎,肠梗阻及肠套叠

E. 肠穿孔

21. 患儿,女,12 岁,因反复上腹疼痛 4 年就诊。患儿精神萎靡,食欲缺乏,睡眠较差,大小便正常,但无发热和消瘦。查体：T：36.2 ℃,HR：98 次/min,BP：100/80 mmHg,呼吸平稳,心音有力律齐无杂音。腹平软,上腹压痛,无反跳痛,肌紧张。未扪及包块。肝脾不大。无移动性浊音(一),神经系统(一)。血常规：WBC 5.0×10⁹/L,RBC 3.0×10¹²/L,HB 100 g/L,白细胞分类中性粒细胞 45.3%,淋巴细胞 39.1%,嗜酸粒细胞 15.6%,给予抗炎制酸利胆对症治疗 3 天,病情无好转。遂进行肠镜检查。肠镜检查发现：直肠黏膜光滑,血管网清晰,未见充血水肿、糜烂、出血、溃疡、肿物;回盲部见两条长约 2 cm 的白色鞭形线虫。诊断：鞭虫病。本病例的确诊依据是_____。

A. 反复上腹疼痛 4 年

B. 患儿精神萎靡,食欲缺乏,睡眠较差,大小便正常

C. 直肠黏膜光滑,血管网清晰,未见充血水肿、糜烂、出血、溃疡、肿物

D. T：36.2 ℃,HR：98 次/min,BP：100/80 mmHg,呼吸平稳,心音有力律齐无杂音

E. 回盲部见两条长约 2 cm 的白色鞭虫形线虫

X 型题

22. 严重的鞭虫感染可导致哪些临床症状_____。

A. 腹泻　　B. 腹痛　　C. 贫血　　D. 肝脾重大

E. 儿童可致直肠脱垂

23. 哪些是鞭虫卵的形态特点?_____。

A. 纺锤形　　　　　　　　B. 卵壳薄

C. 黄褐色　　　　　　　　D. 虫卵两端各具一透明塞状突起,称为盖塞

E. 内含幼虫

24. 关于鞭虫的描述,正确的是_____。

A. 成虫寄生在人体盲肠

B. 经口感染　　　　　　C. 儿童重度感染,可导致直肠脱垂

D. 主要经皮肤感染　　　E. 透明胶纸拭子法为最佳检查方法

25. 鞭虫在人体内寄生部位是_____。

A. 阑尾　　　　B. 盲肠　　　　C. 结肠　　　　D. 直肠　　　　E. 十二指肠

26. 蛲虫病流行特点是_____。

A. 人是唯一的传染源　　　　B. 集体机构的儿童感染率高

C. 感染率城市高于农村　　　D. 肛门—手—口为主要感染方式

E. 男性感染高于女性

27. 关于蛲虫的描述,正确的是_____。

A. 感染率,儿童高于成人　　　B. 传播方式多

C. 生活史简单　　　　　　　　D. 可自体内感染

E. 幼虫需经肺移行

28. 蛲虫与其他肠道线虫的不同点是_____。

A. 雌虫在人体肛周产卵　　　B. 虫卵短时间(约 6 h)发育成熟

C. 寄生在盲肠　　　　　　　D. 成虫好钻孔习性

E. 少数雌虫产卵后可再爬阴道、尿道等处异位寄生

(二) 名词解释

透明胶纸法

(三) 问答题

1. 简述鞭虫的生活史?

2. 蛲虫产卵有何特点? 并简述蛲虫病的诊断方法及注意事项?

3. 蛲虫病反复自体感染的原因是什么?

4. 用透明胶纸法可诊断哪种线虫病,检出哪个阶段,应注意何事项?

【参考答案】

(一) 选择题

1. A　2. E　3. E　4. D　5. B　6. D　7. D　8. D　9. C　10. D　11. C　12. C
13. A　14. A　15. C　16. E　17. A　18. E　19. B　20. E　21. E　22. ABCE
23. ACD　24. ABC　25. BCD　26. ABCD　27. ABC　28. ABE

五、班氏吴策线虫和马来布鲁线虫

学　习　要　点

掌握: 班氏丝虫与马来丝虫微丝蚴的形态鉴别要点、生活史、致病及诊断要点。

熟悉：① 班氏丝虫与马来丝虫的流行、防治原则。② 上述线虫拉丁学名。

【内容提要】

1. 形态　　班氏丝虫与马来丝虫幼虫的形态。
2. 生活史　　班氏丝虫与马来丝虫的虫感染阶段、感染方式、寄生部位。
3. 致病　　丝虫致病过程及相应临床表现。
4. 预防和治疗　　我国流行丝虫的种类及危害。

【双语词汇】

Brugia malayi	马来布鲁线虫
Wuchereria bancrofti	班氏吴策线虫
wuchereriasis	班氏丝虫病
elephantiasis	象皮肿

【知识拓展】

淋巴丝虫病,包括班氏丝虫病和马来丝虫病。两者不仅病原、症状以及分布等有所不同,而且媒介蚊种也有别。虽然能感染而且幼虫在体内发育成熟的蚊类有多种,但现知淡色库蚊和致倦库蚊是班氏丝虫病,嗜人按蚊和中华按蚊是马来丝虫病的主要媒介。

【习题与测试】

一、选择题

A1 型题

1. 鉴别班氏吴策线虫和马来布鲁线虫,下列哪项最重要?_____。
A. 成虫　　　　B. 微丝蚴　　　C. 丝状蚴　　　D. 腊肠期蚴　　E. 杆状蚴

2. 在丝虫流行病学上具有重要意义的传染源是_____。
A. 急性期患者　B. 晚期患者　　C. 带虫者　　　D. 恢复期患者
E. 急性期患者及晚期患者

3. 查血可诊断丝虫的哪个阶段?_____。
A. 微丝蚴　　　B. 成虫　　　　C. 丝状蚴　　　D. 腊肠期蚴
E. 微丝蚴、成虫

4. 在我国传播马来丝虫病的主要媒介为_____。
A. 淡色库蚊、致倦库蚊　　　　B. 中华按蚊、嗜人按蚊
C. 中华按蚊、淡色库蚊　　　　D. 中华按蚊、致倦库蚊
E. 中华按蚊、微小按蚊

5. 诊断班氏丝虫病,何时采血检出率最高_____。
A. 晚 9 点至次晨 2 点　　　　　B. 晚 8 点至次晨 4 点
C. 晚 6 点至晚 10 点　　　　　 D. 清晨空腹采血

E. 白天任何时候均可以采血

6. 在丝虫病流行中起重要作用的传染源为_____。

A. 血中带有微丝蚴的患者和带虫者

B. 中华按蚊和淡色库蚊

C. 严重象皮肿患者

D. 血中带有丝状蚴的患者和带虫者

E. 以上都不是

7. 下列哪项不是丝虫病的病原学诊断方法_____。

A. 厚血膜法　　　　　　　　B. 新鲜血滴检查法

C. 二乙碳酰胺嗪白天诱出法　　D. 骨髓穿刺

E. 微丝蚴浓集法

8. 丝虫的中间宿主为_____。

A. 蚊　　　　B. 蝇　　　　C. 人　　　　D. 狗　　　　E. 白蛉

9. 丝虫的终宿主为_____。

A. 蚊　　　　B. 人　　　　C. 猫　　　　D. 猪　　　　E. 鼠

10. 能引起下肢象皮肿的寄生虫是_____。

A. 旋毛形线虫　B. 日本血吸虫　C. 钩虫　　　D. 丝虫　　　E. 肺吸虫

11. 实验诊断中哪期对鉴别班氏吴策线虫和马来布鲁线虫虫种具有重要意义_____。

A. 微丝蚴　　　B. 丝状蚴　　　C. 杆状蚴　　　D. 腊肠期蚴　　E. 虫卵

A2 型题

12. 患者，女，28 岁。因左下肢肿胀疼痛半月，全身皮疹 1 天入院。查体：T：37.3℃，P：88 次/分，R：24 次/分，BP：14/10 kPa。血常规：白细胞 19.0×10^9/L，中性粒细胞 80%，淋巴细胞 16%，嗜酸性粒细胞 4%。血沉 61 mm/h。小便常规：尿蛋白（＋），RBC（＋）。X 射线检查：左大腿正位、侧位片及胸部平片未见异常。经连续夜间外周血涂片，三次查到寄生虫，经鉴定为马来丝虫微丝蚴，确诊为丝虫病。我国流行的丝虫有？_____。

A. 班氏丝虫和马来丝虫　　　　B. 帝汶丝虫和盘尾丝虫

C. 罗阿丝虫和链尾丝虫　　　　D. 常见丝虫和奥氏丝虫

E. 帝汶丝虫和常见丝虫

X 型题

13. 班氏微丝蚴和马来微丝蚴的鉴别要点有_____。

A. 体态　　　B. 头间隙　　　C. 体核　　　D. 尾核　　　E. 鞘膜

14. 丝虫的慢性期病变有_____。

A. 象皮肿　　　B. 鞘膜积液　　　C. 丹毒样皮炎　　D. 乳糜尿　　　E. 微丝蚴血症

15. 丝虫病的实验诊断方法有_____。

A. 厚血膜法　　　　　　　　B. 新鲜血滴法

C. 二乙碳酰胺嗪白天诱出法　　D. 组织内活检成虫

E. 饱和盐水飘浮法

二、名词解释
夜现周期性

三、问答题
简述班氏吴策线虫和马来布鲁线虫对人的危害有何异同?

【参考答案】
一、选择题
1. B 2. C 3. A 4. B 5. A 6. A 7. D 8. A 9. B 10. D 11. A 12. A 13. ABCD 14. ABD 15. ABCD

六、旋毛形线虫

学 习 要 点

掌握:旋毛虫的形态、生活史、致病及诊断要点。
熟悉:① 旋毛虫的流行、防治原则及首选药物。② 上述线虫拉丁学名。

【内容提要】
1. 形态　旋毛形线虫成虫、幼虫囊包的形态。
2. 生活史　旋毛形线虫感染阶段及感染方式;幼虫和成虫的寄生部位;宿主范围。
3. 致病　旋毛形线虫致病过程(侵入期、幼虫移行期、囊包形成期)及相应临床表现。
4. 实验诊断　旋毛形线虫病原学检查(肌肉组织活检)及免疫学检查。
5. 流行、防治
(1) 旋毛形线虫动物源性疾病、造成人群感染的因素。
(2) 旋毛形线虫治疗药物及预防本病的关键。

【双语词汇】

Trichinella spiralis	旋毛虫
newborn larvae	新生幼虫
encapswlated larvae	成囊期幼虫

【知识拓展】
旋毛虫病是一种严重危害人及动物健康的全球性疾病,被列为三大人兽共患寄生虫病之首。对旋毛虫易感的动物种类多且带虫率高,造成的经济损失很大。目前野生动物

和马肉已成为人旋毛虫病的新感染源。

【习题与测试】

一、选择题

A1 型题

1. 人体感染旋毛形线虫是因为_____。

A. 吞食感染性虫卵 　　　　　　B. 吞食幼虫囊包

C. 幼虫从皮肤钻入 　　　　　　D. 吞食新生幼虫

E. 饮用含钩球蚴的生水

2. 引起儿童发生柏油便症状的线虫是_____。

A. 蛔虫 　　　　　　　　　　　B. 蛲虫

C. 十二指肠钩虫 　　　　　　　D. 旋毛虫

E. 鞭虫

3. 旋毛形线虫幼虫寄生部位是_____。

A. 小肠 　　　B. 回盲部 　　　C. 横纹肌 　　　D. 肝脏 　　　E. 肺脏

4. 关于旋毛形线虫的描述错误的是_____。

A. 旋毛虫为一种动物源性寄生虫 　B. 完成生活史不需要更换宿主

C. 成虫寄生在宿主小肠内 　　　　D. 幼虫寄生在宿主肌肉内形成囊包

E. 感染阶段为幼虫的囊包

5. 关于旋毛形线虫的描述错误的是_____。

A. 人是旋毛形线虫的中间宿主 　B. 人是旋毛形线虫的终宿主

C. 猪是旋毛形线虫的终宿主 　　D. 猪是旋毛形线虫的中间宿主

E. 以上都不是

6. 关于旋毛形线虫的描述正确的是_____。

A. 中间宿主和终宿主为统一宿主,完成生活史不需要更换宿主

B. 人是旋毛形线虫的唯一终宿主 C. 旋毛虫病是人兽共患寄生虫病

D. 幼虫寄生在宿主的肠道 　　　E. 以上都不是

7. 旋毛形线虫的感染方式为_____。

A. 经口 　　　B. 经皮肤 　　　C. 输血 　　　　D. 媒介昆虫叮咬

E. 直接接触感染

8. 旋毛形线虫的感染阶段为_____。

A. 囊包 　　B. 包囊 　　C. 囊尾蚴 　　D. 囊蚴 　　E. 丝状蚴

9. 旋毛形线虫的诊断阶段为_____。

A. 囊包 　　B. 包囊 　　C. 囊尾蚴 　　D. 囊蚴 　　E. 丝状蚴

10. 在旋毛虫病流行中起重要作用的传染源是_____。

A. 猪 　　　　　　　　　　　　B. 狼

C. 旋毛虫病带虫者 　　　　　　D. 旋毛虫病患者

E. 蛇

11. 下列哪项不是旋毛虫病的防治原则？_____。
A. 治疗患者　　　　　　　B. 加强肉类检疫及肉类制品卫生
C. 改变养猪方法，提倡圈养　　D. 管理好粪便和水源
E. 灭鼠、搞好环境卫生

12. 旋毛虫幼虫移行期可引起主要症状是_____。
A. 腹痛　　　B. 腹泻　　　C. 低热　　　D. 恶病质病　　　E. 排肠肌酸痛

A2 型题

X 型题

13. 旋毛虫导致患者死亡的原因可能是_____。
A. 肠道广泛性炎症　　　B. 心力衰竭
C. 毒血症　　　　　　　D. 伴发感染性肺炎
E. 腹泻

14. 关于旋毛虫致病的描述，正确的是_____。
A. 旋毛虫的成虫可致病　　　B. 主要致病阶段是幼虫
C. 主要致病阶段是成虫　　　D. 旋毛虫的幼虫移行期可致病
E. 旋毛虫的成囊期可致病

(二) 名词解释

旋毛虫幼虫囊包

(三) 问答题

简述旋毛形线虫对人的致病过程及主要症状？

【参考答案】

(一) 选择题

1. B　2. C　3. C　4. B　5. E　6. C　7. A　8. A　9. A　10. A　11. D　12. E
13. BCD　14. ABDE

（王卫群）

第 2 节　吸　虫

学 习 要 点

掌握：① 华支睾吸虫、布氏姜片吸虫和卫氏并殖吸虫成虫、卵的形态、生活史、致病及诊断要点。② 日本血吸虫成虫、卵及尾蚴的形态、生活史、虫卵肉芽肿形成机制及其致病作用、临床表现及诊断要点。

熟悉：① 吸虫纲形态、生活史基本特征。② 华支睾吸虫、布氏姜片吸虫、卫氏并殖吸虫和日本血吸虫的流行、防治原则及首选药物。③ 斯氏狸殖吸虫的形态、生活史、致病及

诊断要点。④ 上述吸虫拉丁学名。

了解：肝片形吸虫、尾蚴性皮炎的病原禽、畜类血吸虫尾蚴的一般情况。

【内容提要】

一、概述

吸虫属于扁形动物门中的吸虫纲。寄生人体的吸虫均属复殖目,称复殖吸虫,其种类繁多,但基本结构和生活史相似。

吸虫体柔软,一般呈叶片状或长椭圆形,左右对称不分节,三胚层,无体腔,大多雌雄同体。口腹吸盘为其运动器官。不完全的消化道包括由肌性口吸盘围绕的口、前咽、咽、食管和肠管,后者常分为两个肠支。雄性生殖器官由睾丸、输精管、贮精囊、阴茎囊、前列腺、阴茎等部分组成。雌性生殖器官由卵巢、输卵管、受精囊、卵膜、梅氏腺、卵黄腺及子宫等部分组成。排泄系统由焰细胞毛细管、集合管与排泄囊组成,经排泄孔通体外。

吸虫生活史较复杂,出现有性世代和无性世代的转变及宿主的轮换。一般生活史包括卵、毛蚴,无性世代的胞蚴、雷蚴、尾蚴和囊蚴。

二、华支睾吸虫

成虫主要寄生于终宿主肝胆管内,引起华支睾吸虫病(肝吸虫病)。华支睾吸虫病属人兽共患寄生虫病,也是食源性寄生虫病,人和动物因生食或半生食鱼、虾,食入活囊蚴而感染,这是导致华支睾吸虫病流行的根本原因。

成虫形似葵花籽,大小一般为 $(10 \sim 25)mm \times (3 \sim 5)mm$。虫卵形似芝麻,淡黄褐色,一端较窄且有盖,卵甚小,大小为 $(27 \sim 35)\mu m \times (12 \sim 20)\mu m$,内含一毛蚴。

1. 生活史　　虫卵→毛蚴→胞蚴→雷蚴→囊蚴→尾蚴→后尾蚴→成虫。

感染阶段:囊蚴。

感染方式:经口。

第一中间宿主:淡水螺类,如豆螺、沼螺、涵螺等。

第二中间宿主:淡水鱼、虾。

终宿主:人、猫、犬等。

寄生部位:肝胆管。

2. 致病　　患者的肝脏受损,病变主要发生于肝脏的次级胆管。

3. 诊断　　病原学检查有粪便涂片法、集卵法和十二指肠引流胆汁检查虫卵。在临床辅助诊断和流行病学调查中,免疫学方法已被广泛应用。影像学诊断具一定诊断价值。

4. 流行　　传染源是患者、带虫者、保虫宿主;中间宿主分布广泛;生食鱼虾等不良饮食习惯。

5. 防治　　控制传染源,管理粪便、水源,改变不良饮食习惯。治疗药物主要为吡喹酮。

三、布氏姜片吸虫

一种寄生于人、猪小肠内的人兽共患寄生虫,可引起姜片吸虫病。造成该病流行,主要与新鲜的人和猪粪便入水施肥,生的水生青饲料直接喂猪,以及居民有生食水生植物和喝生水的不良习惯等因素有关。

成虫形似斜切的姜片,大小一般为(20～75)mm×(8～20)mm。口腹吸盘均在虫体前端,相距较近,腹吸盘呈漏斗状。虫卵长椭圆形或卵圆形,淡黄色,卵壳很薄,有卵盖,大小为(130～145)μm×(85～97)μm,内含一个卵细胞和卵黄细胞30～50个。

1. 生活史 虫卵→毛蚴→胞蚴→母雷蚴→子雷蚴→尾蚴→囊蚴→成虫。

感染阶段:囊蚴。

感染方式:经口。

中间宿主:扁卷螺。

媒介水生植物:水浮莲、菱角、水葫芦等。

终宿主:人、猪。

寄生部位:小肠。

2. 致病 吸盘发达、吸附能力强,对肠黏膜造成机械损伤,虫体代谢产物被宿主吸收引起的变态反应。

3. 诊断 粪便直接涂片法和反复水洗沉淀法查虫卵或成虫可确诊。

4. 流行 传染源是患者、带虫者、病猪;中间宿主扁卷螺类及媒介植物的广泛分布;生食水生植物的不良习惯。

5. 防治 控制传染源,管理粪便、水源,改变不良饮食习惯。治疗药物主要为吡喹酮。

四、肝片形吸虫

肝片形吸虫是片形科的一种大型吸虫,主要寄生于牛、羊、鹿、骆驼等反刍动物,人体也可被感染,引起肝片形吸虫病。

成虫和虫卵与姜片虫的成虫和虫卵在形状、颜色和大小方面都十分相似。虫体前端有明显突出的头锥。

1. 生活史 虫卵→毛蚴→胞蚴→母雷蚴→子雷蚴→尾蚴→囊蚴→后尾蚴→成虫。

感染阶段:囊蚴。

感染方式:经口。

中间宿主:椎实螺。

媒介水生植物:水浮莲、菱角、水葫芦等。

终宿主:牛、羊、人。

寄生部位:胆道。

2. 致病 童虫移行期对各脏器特别是肝组织的破坏,成虫对胆管的机械性刺激和代谢物的化学性刺激而引起胆管炎症、胆管上皮增生及胆管周围的纤维化。

3. 诊断 主要靠粪便或十二指肠引流液沉淀检查发现虫卵为确诊。

4. 流行 人体感染多因生食水生植物,如水芹等茎叶。在低洼潮湿的沼泽地,牛羊的粪便污染环境,又有椎实螺类存在,牛羊吃草时便较易造成感染。

5. 防治 控制传染源,管理粪便、水源,改变不良饮食习惯。治疗药物主要为硫双二氯酚、吡喹酮。

五、并殖吸虫

卫氏并殖吸虫是人体并殖吸虫病的主要病原。本病是人兽共患寄生虫病,也属于食源性寄生虫病。人和动物因生食或半生食含囊蚴的蟹或蝲蛄,或囊蚴污染的水、食物而感染。

成虫呈椭圆形,大小一般为(7.5~12)mm×(4~6)mm。宽长之比约 1:2,口、腹吸盘大小略同,腹吸盘位于体中横线之前,卵巢与子宫并列于腹吸盘之后,睾丸分支,左右并列约在虫体后端1/3处。虫卵椭圆形,金黄色,大小为(80~118)μm×(48~60)μm,卵壳厚薄不均,有卵盖,内含一个卵细胞和十多个卵黄细胞。

1. **生活史** 虫卵→毛蚴→胞蚴→母雷蚴→子雷蚴→尾蚴→囊蚴→童虫→成虫。

感染阶段:囊蚴。

感染方式:经口。

第一中间宿主:川卷螺。

第二中间宿主:溪蟹、蝲蛄。

终宿主:人、犬、猫。

寄生部位:肺。

2. **致病** 急性期主要由童虫移行、游窜引起。慢性期为童虫进入肺后引起的病变,大致可分为脓肿期、囊肿期和纤维疤痕期,三期病变常可同时见于同一器官内。

3. **诊断** 痰或粪便检获虫卵,或皮下包块、结节手术摘除发现童虫均可确诊。

流行:患者和保虫宿主是本病传染源;第一、第二中间宿主共同栖息于山区、丘陵的山溪、小河沟中,提供了生息环境;生食溪蟹、蝲蛄的不良习惯。

4. **防治** 宣传教育是预防本病最重要的措施,提供熟食或不生吃溪蟹和蝲蛄,不饮用生水。治疗药物主要为吡喹酮、硫双二氯酚。

斯氏狸殖吸虫是以兽为主的人兽共患寄生虫,人不是其适宜宿主,感染后主要引起皮肤幼虫移行症和内脏幼虫移行症。

	卫氏并殖吸虫	斯氏狸殖吸虫
生活史	人是正常终宿主,保虫宿主主要是猫、犬。第一中间宿主为川卷螺,第二中间宿主是溪蟹、蝲蛄	人是非适宜宿主,终宿主为果子狸、猫等;第一中间宿主为拟钉螺,第二中间宿主为溪蟹
致病	主要引起肺型并殖吸虫病,胸痛咳嗽、咯血等	主要表现为游走性皮下包块或结节,引起幼虫移行症
诊断	痰或粪便中检查虫卵	皮下包块活检,免疫学诊断

六、日本血吸虫

成虫寄生于人和哺乳动物的静脉血管内,引起血吸虫病日本血吸虫病属人兽共患寄生虫病。日本血吸虫感染过程中,尾蚴、童虫、成虫和虫卵均可对宿主造成损害,其中虫卵是引起肝肠损伤的主要原因。传染源包括人和多种家畜及野生动物。我国的血吸虫病流行区可分为三种类型,即平原水网型、湖沼型和山区丘陵型。目前我国防治血吸虫病的基本方针是"积极防治、综合措施、因时因地制宜"。

成虫,雌雄异体,呈线状。雄虫大小一般为(12~24)mm×(0.5~0.55)mm,口腹吸盘较发达;睾丸7~9个呈串珠状排列于腹吸盘之后,虫体背侧;有抱雌沟,雌虫常常合抱于抱雌沟内。雌虫圆柱形,前细后粗,(12~28)mm×(0.1~0.3)mm,口、腹吸盘不明显,因肠管内含较多的红细胞消化后残留的物质,故虫体呈灰褐色。虫卵淡黄色,椭圆形,平均大小为 89 μm×67 μm,卵壳厚薄均匀,无卵盖,卵壳一侧有一小棘,内含一成熟的毛蚴,毛蚴与卵壳间常可见到大小不等的圆形或椭圆形的油滴状毛蚴分泌物。

1. 生活史　　虫卵→毛蚴→母胞蚴→子胞蚴→尾蚴→童虫→成虫。

感染阶段:尾蚴。

感染方式:经皮肤。

中间宿主:钉螺。

终宿主:人和多种哺乳动物。

寄生部位:门脉-肠系膜静脉系统。

2. 致病　　目前普遍认为血吸虫病是一种免疫性疾病。急性血吸虫病常见于初次感染或慢性患者再次大量感染尾蚴的青壮年和儿童。慢性血吸虫病多见于小量反复多次感染者,临床上可分为无症状(隐匿型)和有症状两类。晚期血吸虫病指出现肝纤维化门脉高压综合征(脾大,腹壁、食道、胃底静脉曲张,腹水)、严重生长发育障碍或结肠显著肉芽肿性增殖的血吸虫病患者,根据主要临床表现可分为巨脾型、腹水型、结肠增殖型和侏儒型。

3. 诊断　　粪便沉淀、毛蚴孵化试验是目前最主要的病原学诊断方法;对慢性特别是晚期血吸虫病患者,从粪便中不易查获虫卵,可用直肠镜活组织检查。免疫学检查有辅助诊断价值,以皮内试验、尾蚴膜试验、环卵沉淀试验特异性较高而应用较多,但不能作为确诊依据。

4. 流行　　传染源包括人和多种家畜及野生动物,其中,患者和病牛是最重要的传染源;在传播途径的各个因素中,含有血吸虫卵的粪便污染水源、水体有钉螺存在和人群接触疫水是三个重要因素;不论何种性别、年龄和种族的人,对日本血吸虫均有易感性。

5. 防治　　人畜同步普查普治是控制和消灭传染源的有效途径;吡喹酮是当前治疗血吸虫病的首选药物。消灭钉螺是切断血吸虫病传播的关键;加强人、畜粪便管理,避免新鲜粪便污染水体可控制血吸虫病传播。积极开展健康教育,引导人们改变自己的生产、生活方式,避免人们在日常生产和生活中接触到疫水,这对预防血吸虫感染具有十分重要的作用。

【双语词汇】

cercaria	尾蚴
cercarial dermatitis	尾蚴性皮炎
Class Trematoda	吸虫纲
clonorchiasis	华支睾吸虫病
Clonorchis sinensis	华支睾吸虫
concomitant imminity	伴随免疫
cuticle	角皮
digenetic trematode	复殖吸虫
ectopic lesion	异位损害
ectopic parasitism	异位寄生

egg	卵
Fasciola hepatica	肝片形吸虫
fascioliasis	片形吸虫病
fasciolopsiasis	姜片虫病
Fasciolopsis buski	布氏姜片虫
flame cell	焰细胞
gut-associated antigens，GAA	肠相关抗原
gynecophoral canal	抱雌沟
hermaphrodite	雌雄同体
Hoeppli phenomenon	何博礼现象
incubation period	潜伏期
indirect fluorecent antibody test，IFT	间接荧光抗体试验
indirect haemaaglutination test，IHA	间接红细胞凝集试验
liver fluke	肝吸虫
miracidium	毛蚴
miracidium hatch method	毛蚴孵化法
Order Digenea	复殖目
ovary	卵巢
ovum	卵
Pagumogonimus skrjabini	斯氏狸殖吸虫
paragonimiasis	并殖病(肺吸虫病)，并殖吸虫病
Paragonimus westermani	卫氏并殖吸虫
paratenic host（transport host）	转续宿主
reservoir host	储存宿主(保虫宿主)
Schistosoma japonicum	日本血吸虫
Schistosome	血吸虫，裂体吸虫
schistosomiasis	血吸虫病
soluble eggs antigen，SEA	可溶性虫卵抗原
sterilizing immunity	消除性免疫
sucker	吸盘
testis	睾丸
uterus	子宫

【习题与测试】

一、选择题

A1 型题

1. 复殖目吸虫中不是雌雄同体的虫种为_____。

A. 日本血吸虫　　　　　　　　B. 华支睾吸虫

C. 布氏姜片吸虫　　　　　　　D. 卫氏并殖吸虫

E. 斯氏狸殖吸虫

2. 下列哪种不属于复殖目吸虫的幼虫阶段? _____。

A. 尾蚴　　　　B. 囊蚴　　　　C. 毛蚴　　　　D. 雷蚴　　　　E. 囊尾蚴

3. 复殖目吸虫生活史中,幼虫是_____。

A. 进行接合生殖　　　　　　　B. 进行配子生殖

C. 进行孢子生殖　　　　　　　D. 不繁殖

E. 进行幼体增殖

4. 复殖目吸虫中分支的肠支又合二为一的是_____。

A. 华支睾吸虫　　　　　　　　B. 布氏姜片吸虫

C. 日本血吸虫　　　　　　　　D. 卫氏并殖吸虫

E. 斯氏狸殖吸虫

5. 直接经皮肤感染的复殖目吸虫是哪种? _____。

A. 华支睾吸虫　　　　　　　　B. 卫氏并殖吸虫

C. 日本血吸虫　　　　　　　　D. 肝片吸虫

E. 布氏姜片吸虫

6. 生活史中无囊蚴阶段的吸虫是_____。

A. 日本血吸虫　　　　　　　　B. 华支睾吸虫

C. 布氏姜片吸虫　　　　　　　D. 卫氏并殖吸虫

E. 斯氏狸殖吸虫

7. 生活史中只需 1 个中间宿主的吸虫是 _____。

A. 华支睾吸虫　　　　　　　　B. 卫氏并殖吸虫

C. 斯氏狸殖吸虫　　　　　　　D. 布氏姜片吸虫

E. 以上都不是

8. 复殖目吸虫尾蚴尾部分叉的是_____。

A. 华支睾吸虫　　　　　　　　B. 斯氏狸殖吸虫

C. 布氏姜片吸虫　　　　　　　D. 卫氏并殖吸虫

E. 日本血吸虫

9. 没有卵盖的吸虫卵为_____。

A. 日本血吸虫卵　　　　　　　B. 华支睾吸虫卵

C. 卫氏并殖吸虫卵　　　　　　D. 布氏姜片吸虫卵

E. 斯氏狸殖吸虫卵

10. 吸虫成虫雄性生殖系统具有 7~9 个呈串珠排列的睾丸是_____。

A. 卫氏并殖吸虫　　　　　　　B. 日本血吸虫

C. 布氏姜片吸虫　　　　　　　D. 华支睾吸虫

E. 斯氏狸殖吸虫

11. 华支睾吸虫主要感染方式是_____。

A. 食用生水生植物　　　　　　B. 食用生螺类

C. 生吃蔬菜 　　　　　　　D. 食用生淡水鱼虾

E. 喝生水

12. 以淡水鱼作为中间宿主的寄生虫是 _____。

A. 华支睾吸虫 　　　　　　　B. 布氏姜片吸虫

C. 日本血吸虫 　　　　　　　D. 卫氏并殖吸虫

E. 斯氏狸殖吸虫

13. 华支睾吸虫主要的致病阶段是_____。

A. 囊蚴 　　　B. 成虫 　　　C. 胞蚴 　　　D. 雷蚴 　　　E. 毛蚴

14. 华支睾吸虫病对患者的主要危害是_____。

A. 小肠炎 　　B. 脾脏受损 　　C. 胰腺坏死 　　D. 十二指肠溃疡

E. 肝的次级胆管受损

15. 华支睾吸虫的诊断阶段是_____。

A. 虫卵 　　　B. 毛蚴 　　　C. 胞蚴 　　　D. 雷蚴 　　　E. 尾蚴

16. 哪种寄生虫可用十二指肠引流方法诊断? _____。

A. 日本血吸虫 　　　　　　　B. 华支睾吸虫

C. 布氏姜片吸虫 　　　　　　D. 卫氏并殖吸虫

E. 斯氏狸殖吸虫

17. 下列哪项不是防治华支睾吸虫感染的措施? _____。

A. 治疗患者、带虫者 　　　　B. 避免和疫水接触

C. 不用人粪喂鱼 　　　　　　D. 治疗病犬、病猫

E. 不吃生的或半生的鱼、虾

18. 生活史中只需 1 个中间宿主的吸虫是 _____。

A. 华支睾吸虫 　　　　　　　B. 卫氏并殖吸虫

C. 斯氏狸殖吸虫 　　　　　　D. 布氏姜片吸虫

E. 以上都不是

19. 含有布氏姜片吸虫囊蚴的水生植物称为_____。

A. 保虫宿主 　　　　　　　　B. 第一中间宿主

C. 第二中间宿主 　　　　　　D. 转续宿主

E. 植物媒介

20. 幼虫期不侵犯人体肺部的寄生虫是_____。

A. 钩虫 　　　B. 肺吸虫 　　　C. 蛔虫 　　　D. 姜片吸虫

E. 日本裂体吸虫

21. 除生食水生植物外,感染布氏姜片吸虫的方式还有_____。

A. 喝生水 　　B. 食用醉蟹 　　C. 食生鱼粥 　　D. 食用生蝲蛄 　　E. 接触疫水

22. 布氏姜片吸虫的主要保虫宿主是_____。

A. 羊 　　　B. 猪 　　　　C. 鼠 　　　　D. 犬 　　　　E. 牛

23. 人感染卫氏并殖吸虫有可能是因为_____。

A. 喝溪水,吃淡水虾、荸荠 　　　B. 喝溪水,吃溪蟹、钉螺

C. 喝溪水,吃溪蟹、蝲蛄　　　　D. 喝溪水,吃溪蟹、川卷螺

E. 喝溪水,吃蝲蛄、淡水鱼

24. 卫氏并殖吸虫生活史中,犬、虎、狼为_____。

A. 第一中间宿主　　　　　　　B. 第二中间宿主

C. 保虫宿主　　　　　　　　　D. 转续宿主

E. 以上均不是

25. 卫氏并殖吸虫的第二中间宿主是_____。

A. 鱼　　　　B. 虾　　　　C. 溪蟹　　　　D. 川卷螺　　　　E. 蛙

26. 卫氏并殖吸虫主要的致病阶段是_____。

A. 囊蚴　　　　B. 胞蚴　　　　C. 雷蚴　　　　D. 成虫　　　　E. 毛蚴

27. 痰液涂片检查能查到 _____。

A. 华支睾吸虫卵　　　　　　　B. 日本血吸虫卵

C. 斯氏狸殖吸虫卵　　　　　　D. 卫氏并殖吸虫卵

E. 姜片吸虫卵

28. 预防卫氏并殖吸虫感染最关键的措施是_____。

A. 治疗患者,捕杀病兽　　　　B. 消灭川卷螺

C. 加强卫生宣传教育　　　　　D. 加强粪便管理

E. 不生食或半生食溪蟹、蝲蛄

29. 在人体内不能正常发育为成虫的是 _____。

A. 布氏姜片吸虫　　　　　　　B. 华支睾吸虫

C. 卫氏并殖吸虫　　　　　　　D. 斯氏狸殖吸虫

E. 日本血吸虫

30. 斯氏狸殖吸虫的非正常宿主_____。

A. 果子狸　　　B. 犬　　　　C. 猫　　　　D. 虎　　　　E. 人

31. 斯氏狸殖吸虫的终宿主为_____。

A. 人　　　　B. 果子狸　　　C. 溪蟹　　　D. 小豆螺　　　E. 拟钉螺

32. 在我国引起人体血吸虫病的病原虫种是_____。

A. 曼氏血吸虫　　　　　　　　B. 马来血吸虫

C. 日本血吸虫　　　　　　　　D. 湄公血吸虫

E. 埃及血吸虫

33. 关于日本血吸虫形态和结构的描述,正确的是_____。

A. 虫体背腹扁平　　　　　　　B. 雌雄异体

C. 有完整的消化道　　　　　　D. 有两个分枝的睾丸

E. 腹吸盘位于虫体的中部

34. 日本血吸虫的中间宿主为_____。

A. 拟钉螺　　　B. 扁卷螺　　　C. 赤豆螺　　　D. 钉螺　　　E. 川卷螺

35. 日本血吸虫虫卵主要沉积于人体的_____。

A. 肝脏和结肠肠壁　　　　　　B. 小肠肠壁

C. 结肠肠壁　　　　　　　　D. 膀胱组织

E. 肝脏和肺

36. 日本血吸虫在钉螺体内的发育过程为_____。

A. 毛蚴、胞蚴、雷蚴、尾蚴

B. 毛蚴、母胞蚴、子胞蚴、尾蚴　　C. 毛蚴、胞蚴、母雷蚴、子雷蚴、尾蚴

D. 毛蚴、胞蚴、雷蚴、尾蚴、囊蚴　　E. 毛蚴、母胞蚴、子胞蚴、尾蚴、囊蚴

37. 日本血吸虫卵能进入肠腔并随粪便排出体外最主要的原因是_____。

A. 肠蠕动增强　　　　　　　B. 腹内压增高

C. 血管内压增高　　　　　　D. 粗糙食物的刺激

E. 卵内毛蚴分泌物破坏肠壁的作用

38. 寄生在人体血管内,或在血液中的寄生虫,一般不取外周血作病原学诊断的寄生虫是_____。

A. 卫氏并殖吸虫　　　　　　B. 日本血吸虫

C. 布氏姜片吸虫　　　　　　D. 华支睾吸虫

E. 肝片形吸虫

39. 日本血吸虫的致病阶段中对人体危害最大是_____。

A. 尾蚴　　　B. 成虫　　　C. 虫卵　　　D. 童虫　　　E. 毛蚴

40. 日本血吸虫虫卵导致的肝病变的特点是_____。

A. 干线型肝硬化　　　　　　B. 门脉性肝硬化

C. 胆汁性肝硬化　　　　　　D. 淤血性肝硬化

E. 坏死性肝硬化

41. 血吸虫卵的致病机制主要是_____。

A. 大量虫卵机械性阻塞血管

B. 虫卵的压迫和破坏作用

C. 虫卵卵壳抗原刺激引起炎症反应

D. 卵内毛蚴分泌物引起过敏反应及形成虫卵肉芽肿

E. 卵内毛蚴的毒素溶解组织

42. 异位血吸虫病最常见的部位是_____。

A. 脊髓　　　B. 生殖器官　　　C. 皮肤　　　D. 脑及肺　　　E. 肾

43. 人感染日本血吸虫产生的免疫为_____。

A. 带虫免疫　　B. 终身免疫　　C. 伴随免疫　　D. 消除性免疫

E. 缺少有效的保护性免疫

44. 慢性血吸虫患者粪检不易发现虫卵的原因是_____。

A. 成虫死亡　　　　　　　　B. 虫卵死亡

C. 虫卵集中在肝内　　　　　D. 肠壁组织纤维化

E. 肠功能受影响,肠蠕动减弱

45. 治疗血吸虫病应选用的药物是_____。

A. 甲硝唑　　B. 阿苯达唑　　C. 乙胺嘧啶　　D. 吡喹酮　　E. 氯喹

46. 不与疫水接触可预防_____。

　A. 肝片形吸虫病　　　　　　B. 布氏姜片吸虫病

　C. 肺吸虫病　　　　　　　　D. 血吸虫病

　E. 肝吸虫病

47. 在我国日本血吸虫病主要流行于_____。

　A. 长江流域　　　　　　　　B. 西北部牧区

　C. 东北部地区　　　　　　　D. 长江流域及其以北地区

　E. 长江流域及其以南地区

48. 我国目前在血吸虫病防治方面采取的主要措施是_____。

　A. 消灭传染源　　　　　　　B. 切断传播途径

　C. 保护易感人群　　　　　　D. 消灭保虫宿主

　E. 因地制宜的综合防治

A2 型题

49. 从一患者的十二指肠引流液中找到虫卵,形似芝麻,淡黄褐色,一端较窄且有盖,卵盖周围的卵壳增厚形成肩峰另一端有小疣。卵甚小,大小为 $30 \times 17\ \mu m$,内含一毛蚴。由此该患者可被确诊为_____。

　A. 肝吸虫病　　B. 血吸虫病　　C. 肺吸虫病　　D. 姜片虫病

　E. 斯氏狸殖吸虫病

50. 从一患者的粪便和痰液中均找到虫卵,椭圆形,大小为 $93\ \mu m \times 50\ \mu m$,金黄色,卵壳厚薄不均匀,近卵较宽端有一卵盖,卵内含 10 多个卵黄细胞。由此该患者可被确诊为_____。

　A. 肝吸虫病　　B. 血吸虫病　　C. 肺吸虫病　　D. 姜片虫病

　E. 斯氏狸殖吸虫病

51. 从一患者的粪便中找到虫卵,椭圆形,大小为 $89\ \mu m \times 67\ \mu m$,淡黄色,卵壳薄且均匀,无卵盖,卵壳一侧有一小刺,内含一梨形毛蚴。由此该患者可被确诊为_____。

　A. 肝吸虫病　　B. 血吸虫病　　C. 肺吸虫病　　D. 姜片虫病

　E. 斯氏狸殖吸虫病

52. 患者,女,37 岁。主诉:上腹部不适、乏力 2 年,右上腹阵发性剧烈疼痛 2 天。近 1 年来皮肤和巩膜出现黄染,尿色变深,发作次数增多。发病前曾多次食鱼生,以鲫鱼为主。患者有可能感染的寄生虫是_____。

　A. 华支睾吸虫　　　　　　　B. 日本血吸虫

　C. 布氏姜片吸虫　　　　　　D. 斯氏狸殖吸虫

　E. 卫氏并殖吸虫

53. 上述 52 题中患者需要做何种检查可以帮助确诊?_____。

　A. 骨髓穿刺活检　　　　　　B. 外周血涂片检查

　C. 痰液涂片　　　　　　　　D. 十二指肠引流液检查

　E. 肝脏穿刺活检

54. 患者,男,40 岁。因反复发作性黄疸伴肝功能损害 8 年余,症状加重 3 月入院。8

年前曾在广州工作,其间经常食生鱼片,到当地医院确诊为肝吸虫病,除了给予对症护肝治疗外,应该给予何种杀虫药治疗? _____。

    A. 甲硝唑   B. 吡喹酮

    C. 葡萄糖酸锑钠   D. 氯喹

    E. 磺胺多辛

55. 患者,男,28岁。主诉:反复胸痛、胸闷、咳嗽、咳痰11个月,近2个月加重。病史:8个月前曾出现畏寒、发热、双侧胸痛、咳嗽、食欲减退症状。患者自述3年前曾多次食蝲蛄豆腐。患者有可能感染的寄生虫是_____。

    A. 华支睾吸虫   B. 日本血吸虫

    C. 布氏姜片吸虫   D. 斯氏狸殖吸虫

    E. 卫氏并殖吸虫

56. 上述55题中患者需要做何种检查可以帮助确诊? _____。

    A. 骨髓穿刺活检   B. 外周血涂片检查

    C. 胸部CT   D. 十二指肠引流液检查

    E. 痰液及粪便涂片检查

57. 患者,男,37岁,湖南籍。畏寒、发热、腹痛近1个月,伴厌食、恶心、呕吐、腹泻每日2～3次、四肢乏力、咳嗽、咳痰。3个月前曾多次在江边捕鱼。临床诊断为急性血吸虫病。首选的治疗药物是_____。

    A. 甲硝唑   B. 葡萄糖酸锑钠

    C. 吡喹酮   D. 氯喹

    E. 磺胺多辛

58. 患者,男,62岁,湖南籍,腹痛、腹泻与便秘交替出现近1年,有血便和黏液便,大便之后仍有排便的感觉。20年前以江边捕鱼业为生。患者有可能感染的寄生虫是_____。

    A. 华支睾吸虫   B. 日本血吸虫

    C. 布氏姜片吸虫   D. 斯氏狸殖吸虫

    E. 卫氏并殖吸虫

59. 上述第58题中患者需要做何种检查可以帮助确诊? _____。

    A. 骨髓穿刺活检   B. 外周血涂片检查

    C. 痰液涂片   D. 十二指肠引流液检查

    E. 直肠黏膜活检

60. 患者,男,24岁,消瘦,贫血,水肿,食欲减退,腹泻,粪便带有黏液,偶见粪便中有片状活动物。主诉喜食生荸荠、红菱等水生植物。患者有可能感染的寄生虫是_____。

    A. 华支睾吸虫   B. 日本血吸虫

    C. 布氏姜片吸虫   D. 斯氏狸殖吸虫

    E. 卫氏并殖吸虫

61. 上述第60题中患者需要做何种检查可以帮助确诊? _____。

    A. 粪便涂片检查   B. 外周血涂片检查

    C. 痰液涂片   D. 十二指肠引流液检查

E. 肝脏穿刺活检

B1 型题

问题 62～65

A. 裂体吸虫　　　　　　　B. 华支睾吸虫

C. 布氏姜片吸虫　　　　　D. 卫氏并殖吸虫

E. 肝片形吸虫

62. 可以称为肝吸虫的吸虫是_____。

63. 可以称为血吸虫的吸虫是_____。

64. 可以称为肺吸虫的吸虫是_____。

65. 可以称为姜片虫的吸虫是_____。

问题 66～69

A. 丝状蚴　　　　　　　　B. 原尾蚴

C. 尾蚴　　　　　　　　　D. 囊蚴

E. 毛蚴

66. 日本血吸虫的感染阶段是_____。

67. 华支睾吸虫的感染阶段是_____。

68. 卫氏并殖吸虫的感染阶段是_____。

69. 肝片形吸虫的感染阶段是_____。

问题 70～74

A. 华支睾吸虫　　　　　　B. 布氏姜片吸虫

C. 卫氏并殖吸虫　　　　　D. 斯氏狸殖吸虫

E. 日本血吸虫

70. 主要在人体肝胆管内寄生的吸虫是_____。

71. 主要在人体肺脏内寄生的吸虫是_____。

72. 主要寄生于人体门脉肠系膜静脉系统的吸虫是_____。

73. 主要在人体肠腔内寄生的吸虫是_____。

74. 只可造成幼虫移行症的吸虫是_____。

问题 75～79

A. 日本血吸虫　　　　　　B. 华支睾吸虫

C. 布氏姜片吸虫　　　　　D. 卫氏并殖吸虫

E. 斯氏狸殖吸虫

75. 生食淡水鱼、虾有可能感染的常见吸虫是_____。

76. 生食荸荠、菱角等水生植物有可能感染的常见吸虫是_____。

77. 生食蝲蛄有可能感染的常见吸虫是_____。

78. 人体寄生的蠕虫中,虫卵最小的吸虫是_____。

79. 人体寄生的蠕虫中,虫卵最大的吸虫是_____。

X 型题

80. 下列哪些吸虫属于人兽共患寄生虫_____。

A. 日本血吸虫   B. 华支睾吸虫

C. 布氏姜片吸虫   D. 卫氏并殖吸虫

E. 斯氏狸殖吸虫

81. 可以经口感染的吸虫有_____。

A. 日本血吸虫   B. 华支睾吸虫

C. 布氏姜片吸虫   D. 卫氏并殖吸虫

E. 斯氏狸殖吸虫

82. 感染阶段是囊蚴的吸虫有_____。

A. 日本血吸虫   B. 华支睾吸虫

C. 布氏姜片吸虫   D. 卫氏并殖吸虫

E. 斯氏狸殖吸虫

83. 下列哪些吸虫用活组织检查可诊断出？_____。

A. 日本血吸虫   B. 华支睾吸虫

C. 布氏姜片吸虫   D. 卫氏并殖吸虫

E. 斯氏狸殖吸虫

84. 下列哪些吸虫感染粪便检查可以查出虫卵？_____。

A. 日本血吸虫   B. 华支睾吸虫

C. 布氏姜片吸虫   D. 卫氏并殖吸虫

E. 斯氏狸殖吸虫

85. 吸虫成虫的雄性生殖系统中睾丸前后排列的为_____。

A. 日本血吸虫   B. 华支睾吸虫

C. 布氏姜片吸虫   D. 卫氏并殖吸虫

E. 斯氏狸殖吸虫

86. 成虫雄性生殖系统两个睾丸并列的吸虫为_____。

A. 日本血吸虫   B. 华支睾吸虫

C. 布氏姜片吸虫   D. 卫氏并殖吸虫

E. 斯氏狸殖吸虫

87. 以下哪些属于吸虫的形态结构特征？_____。

A. 有口吸盘和腹吸盘   B. 多为雌雄同体

C. 虫体两侧对称   D. 无消化道

E. 无体腔

88. 异位寄生于脑部的吸虫有_____。

A. 日本血吸虫   B. 华支睾吸虫

C. 布氏姜片吸虫   D. 卫氏并殖吸虫

E. 斯氏狸殖吸虫

89. 以下哪些可以作为华支睾吸虫的传染源？_____。

A. 患者   B. 带虫者   C. 淡水鱼   D. 猫   E. 犬

90. 华支睾吸虫病可能出现的临床表现有_____。

A. 腹水　　　　B. 肝硬化　　　　C. 肝大　　　　D. 食欲减退　　　E. 肝区疼痛

91. 可作为华支睾吸虫的诊断阶段的有_____。

A. 囊蚴　　　　B. 成虫　　　　C. 虫卵　　　　D. 童虫　　　　E. 毛蚴

92. 可作为布氏姜片吸虫的诊断阶段的有_____。

A. 囊蚴　　　　B. 成虫　　　　C. 毛蚴　　　　D. 童虫　　　　E. 虫卵

93. 可作为卫氏并殖吸虫的诊断阶段的有_____。

A. 成虫　　　　B. 毛蚴　　　　C. 虫卵　　　　D. 童虫　　　　E. 囊蚴

94. 下列哪些是卫氏并殖吸虫的形态特征?_____。

A. 两个睾丸并列　　　　　　　B. 卵黄腺与卵巢并列

C. 呈葵花籽状　　　　　　　　D. 口、腹吸盘并列

E. 卵巢与子宫并列

95. 可以作为肺吸虫病传染源的有_____。

A. 患者　　　　B. 带虫者　　　　C. 虎　　　　D. 溪蟹　　　　E. 犬

96. 斯氏狸殖吸虫与卫氏并殖吸虫比较,以下正确的是_____。

A. 虫卵均在水中发育为毛蚴钻入淡水螺

B. 第二中间宿主均为溪蟹　　　C. 感染阶段均为囊蚴

D. 均为查痰液中的虫卵确诊　　E. 均可引起皮下包块

97. 有关日本血吸虫成熟虫卵的形态描述,下列不正确的是_____。

A. 椭圆形　　　　　　　　　　B. 无色

C. 卵壳厚、有卵盖　　　　　　D. 卵壳一侧有一小刺

E. 卵内为一个卵细胞和十几个卵黄细胞

98. 日本血吸虫哪几个阶段可导致人体损害?_____。

A. 尾蚴　　　　B. 成虫　　　　C. 虫卵　　　　D. 童虫　　　　E. 毛蚴

99. 可以作为日本血吸虫的传染源的有_____。

A. 保虫宿主　　　　　　　　　B. 病牛

C. 含尾蚴的水体　　　　　　　D. 钉螺

E. 患者

100. 日本血吸虫病传播途径中的重要环节是_____。

A. 传染源大量存在　　　　　　B. 含有虫卵的粪便污染水源

C. 蚊虫叮咬　　　　　　　　　D. 人群以不同方式接触疫水

E. 钉螺的存在

二、名词解释

1. 并殖吸虫(paragonimus)　　　　　2. 斯氏狸殖吸虫病

3. 裂体吸虫(Schistosome)　　　　　4. 异位血吸虫病

5. 伴随免疫(concomitant immunity)　6. 可溶性虫卵抗原(soluble egg antigens,SEA)

7. 毛蚴孵化法　　　　　　　　　　8. 沙门菌-血吸虫综合征

9. 尾蚴性皮炎(cercarial dermatitis)

三、问答题

1. 简述吸虫生活史的基本发育过程。

2. 列表比较华支睾吸虫、布氏姜片吸虫、卫氏并殖吸虫和日本血吸虫的寄生部位、感染阶段、感染方式、中间宿主、植物媒介、排出途径及致病特点。

3. 哪些吸虫不寄生在肠道,但可在粪便中检查到虫卵? 为什么?

4. 吸虫中有哪些可引起人兽共患寄生虫病? 列举其常见的动物宿主。

5. 简述华支睾吸虫病的病原学诊断方法。

6. 华支睾吸虫病流行环节有哪些? 简述其防治原则。

7. 简述肝吸虫病与肝片吸虫病异同。

8. 简述布氏姜片吸虫的致病机制。

9. 简述卫氏并殖吸虫的致病机制。

10. 卫氏并殖吸虫的流行环节有哪些? 简述其防治原则。

11. 日本血吸虫的发育经历了哪几个时期? 其中哪些时期对人致病? 试述日本血吸虫侵入人体后对人体产生的损害。

12. 血吸虫成虫寄生在终宿主的门静脉、肠系膜下静脉,为何虫卵可随宿主粪便排出体外?

13. 简述血吸虫虫卵肉芽肿的形成机制。虫卵肉芽肿对宿主机体有何利弊?

14. 血吸虫病按其临床表现可分为哪几期? 其临床表现如何?

15. 为什么说日本血吸虫病是一种免疫性的疾病?

16. 简述日本血吸虫病的病原学诊断方法。

17. 简述我国血吸虫病流行区的类型及其特征。

18. 简述血吸虫病的流行环节和防治原则。

【参考答案】

一、选择题

1. A　2. E　3. E　4. C　5. C　6. A　7. D　8. E　9. A　10. B　11. D　
12. A　13. B　14. E　15. A　16. B　17. B　18. D　19. E　20. D　21. A　22. B　
23. C　24. C　25. C　26. D　27. D　28. E　29. D　30. E　31. B　32. C　33. B　
34. D　35. A　36. C　37. E　38. B　39. C　40. A　41. D　42. D　43. C　44. D　
45. D　46. D　47. E　48. E　49. A　50. C　51. B　52. A　53. D　54. B　55. E　
56. E　57. C　58. B　59. E　60. C　61. A　62. C　63. A　64. C　65. C　66. C　
67. D　68. D　69. D　70. A　71. C　72. E　73. B　74. D　75. B　76. C　77. D　
78. B　79. C　80. ABCD　81. BCDE　82. BCDE　83. ADE　84. ABCD　85. BC　
86. DE　87. ABCE　88. ACE　89. ABDE　90. ABCDE　91. BC　92. BE　93. AC　
94. AE　95. ABCE　96. ABCE　97. BCE　98. ABCD　99. ABE　100. ABDE

(曾　瑾)

第 3 节 绦 虫

一、绦虫概述

学 习 要 点

掌握：多节绦虫成虫的基本形态结构。

熟悉：圆叶目绦虫和假叶目绦虫形态及生活史的异同。

了解：我国常见的人体寄生绦虫虫种。

【内容提要】

1. 多节绦虫成虫 分头节、颈部、链体三部分。头节位于虫体前端，其上有附着器官；颈部位于头节之后，短而细，不分节，具有生发功能；链体是虫体最显著的部分，由颈部向后不断芽生形成的。依据生殖器官发育及成熟的程度，构成链体的节片有三种，由前往后分为：幼节或未成熟节片；成节或成熟节片；孕节或妊娠节片。

2. 圆叶目绦虫和假叶目绦虫形态及生活史的不同 见表 24-1。

表 24-1 圆叶目绦虫和假叶目绦虫形态及生活史比较

	圆叶目绦虫	假叶目绦虫
头节	球形，其上有四个吸盘、顶突、小钩	梭形，在其背、腹面各有一个吸槽
卵黄腺	聚集成块，位于卵巢之后	滤泡状，散布于节片之中、卵巢之前
生殖孔	位于节片侧面	位于节片中部
子宫孔	无子宫孔	有子宫孔
成节与孕节形态	不同	相似
虫卵	呈圆球形，内有一个六钩蚴，无卵盖，卵壳薄，胚膜厚	近椭圆形，有卵盖，卵壳薄，内含一个卵细胞与多个卵黄细胞
生活史	需一个中间宿主或无需中间宿主	需两个中间宿主

3. 常见的绦虫种类 见表 24-2。

表 24-2 常见的绦虫种类

假叶目	裂头科	迭宫属	曼氏迭宫绦虫
圆叶目	带 科	带 属	链状带绦虫 肥胖带绦虫
		棘球属	细粒棘球绦虫
	膜壳科	膜壳属	微小膜壳绦虫
	囊宫科	复孔属	犬复孔绦虫

【双语词汇】

cestode	绦虫
cyclophyllidea	圆叶目

pseudophyllidea	假叶目
scolex	头节
neck	颈部
strobilus	链体
immature proglottid	未成熟节片
mature proglottid	成熟节片
gravid proglottid	妊娠节片

【知识拓展】

在分类方面,对新发现的绦虫虫种——亚洲带绦虫是否作为独立的种或牛带绦虫的一个亚种尚有待进一步研究;在抗绦虫的药物研究中,主要有天然植物类和人工合成药物两类。天然药物类,我国报道了一种纯中药驱绦虫药物——鹤嵩啶。

【习题与测试】

(一) 选择题

A1 型题

1. 绦虫成虫具有生发作用的是_____。
   A. 头节　　B. 颈部　　C. 幼节　　D. 成节　　E. 孕节

2. 可从成虫虫体上脱落下来的节片是_____。
   A. 头节　　B. 颈部　　C. 幼节　　D. 成节　　E. 孕节

3. 假叶目绦虫头节上的附着器官是_____。
   A. 吸盘　　B. 吸槽　　C. 小钩　　D. 顶突　　E. 钩齿

B1 型题

问题 4～8

   A. 头节　　　　　　　　B. 颈部
   C. 幼节　　　　　　　　D. 成节
   E. 孕节

4. 绦虫成虫具有附着功能的是_____。
5. 可考核治疗效果的是_____。
6. 可随粪便排出,成为诊断依据的是_____。
7. 含有成熟雌雄两性生殖器官的是_____。
8. 生殖器官不成熟的是_____。

问题 9～13

   A. 吸槽　　　　　　　　B. 吸盘和顶突、小钩
   C. 一个六钩蚴　　　　　D. 一个卵细胞与多个卵黄细胞
   E. 需要两个中间宿主

9. 假叶目绦虫的头节上有_____。

10. 假叶目绦虫的虫卵内有＿＿＿＿＿＿＿。

11. 假叶目绦虫的生活史＿＿＿＿＿＿＿。

12. 圆叶目绦虫的头节上有＿＿＿＿＿＿＿。

13. 圆叶目绦虫的虫卵内有＿＿＿＿＿＿＿。

X 型题

14. 多节绦虫成虫链体组成的部分是＿＿＿＿＿＿＿。

A. 头节　　　　B. 幼节　　　　C. 颈部　　　　D. 成节　　　　E. 孕节

15. 圆叶目和假叶目绦虫生活史的相似之处是＿＿＿＿＿＿＿。

A. 均需要中间宿主　　　　　　B. 两者对人体的感染阶段都是毛蚴

C. 均需要水体　　　　　　　　D. 均有幼虫时期

E. 成虫寄生于组织中

16. 属于绦虫中绦期的发育阶段有＿＿＿＿＿＿＿。

A. 棘球蚴　　B. 囊尾蚴　　C. 囊蚴　　D. 泡球蚴

E. 似囊尾蚴

（二）名词解释

1. 中绦期　　　　　　　　2. 带绦虫

3. 囊尾蚴

（三）简答题与论述题

1. 绦虫纲的寄生虫形态有何特征？虫体由哪几部分组成？

2. 圆叶目绦虫成虫的形态有何特征？

3. 圆叶目绦虫与假叶目绦虫在形态、生活史上有何区别？

【参考答案】

（一）选择题

1. B　2. E　3. B　4. A　5. B　6. E　7. D　8. C　9. A　10. D　11. E　12. B
13. C　14. BDE　15. AD　16. ABDE

二、链状带绦虫

学 习 要 点

掌握：① 链状带绦虫（猪带绦虫）成虫、虫卵及囊尾蚴的形态特征和生活史。② 终宿主的感染阶段、感染方式。③ 中间宿主的感染阶段。④ 人体感染囊尾蚴的方式。⑤ 囊虫病的临床分型。⑥ 成虫和囊尾蚴的致病作用。⑦ 常用病原检查方法。

2. 熟悉：① 猪带绦虫传播与流行。② 驱虫治疗原则。

3. 了解：我国猪带绦虫的地理分布。

【内容提要】

1. 形态

(1) 成虫：其形态详见表 3(链状带绦虫和肥胖带绦虫的形态、生活史和致病性的比较)。

(2) 虫卵：呈球形或近似球形，直径 31~43 μm，棕黄色。卵壳极薄，易脱落。卵壳内为一层较厚且具有放射状条纹的胚膜。内含具 3 对小钩的六钩蚴。

(3) 幼虫：称猪囊尾蚴(或囊虫)。呈卵圆形，大小 (8~10)mm×5 mm，为乳白色、半透明的囊状物，囊内充满透明的液体。其内有一向囊内增厚形成米粒大小的白点，是向内翻卷收缩的头节，形态和成虫头节相似。

2. 生活史

(1) 发育过程：

$$虫卵 \xrightarrow{\text{中间宿主}} 六钩蚴 \xrightarrow{\text{入血}} 囊尾蚴 \xrightarrow{\text{终宿主}} 成虫$$

(2) 终宿主：人是唯一的终宿主。

(3) 中间宿主：主要为猪和野猪。人也可作其中间宿主。

(4) 感染阶段：虫卵和囊尾蚴。

(5) 感染方式：经口。

3. 致病

(1) 成虫致病：由于食入囊尾蚴而致猪带绦虫病。一般患者无明显症状，多因粪便中发现孕节而就诊。

(2) 幼虫致病：囊虫病较成虫危害严重。危害程度与其寄生的部位、数量及寄生的时间有关。囊尾蚴在人体的寄生部位很广，临床主要分为三型：

1) 皮下及肌肉型：以躯干和头部较多，四肢较少。数量可由 1 个至数千个不等。轻者可无症状感。重者肌肉酸痛无力、发胀、麻木，严重者可呈假性肌肥大。

2) 脑型：以癫痫发作、颅内压增高和神经精神症状为脑囊尾蚴病的三大主要症状，尤以癫痫发作最为多见。

3) 眼型：囊尾蚴绝大多数寄生于单侧眼球深部的玻璃体及视网膜下。眼内囊尾蚴存活时，患者尚能忍受；囊尾蚴一旦死亡，可引起化脓性炎症，视网膜剥离，青光眼、最终失明。

人体感染虫卵患囊尾蚴病的方式有三种：① 自体内重复感染；② 自体外重复感染；③ 异体感染。有部分猪带绦虫病患者伴有囊尾蚴病，而囊尾蚴病患者中超过半数伴有猪带绦虫病。

4. 实验诊断

(1) 猪带绦虫病的诊断：问病史，粪检法或肛门拭子法查找虫卵，检获孕节或头节可确诊。

(2) 囊尾蚴病的诊断：一般较为困难。可采取皮下结节活组织检查，眼底镜，X 射线、CT 或 MRI 等影像学检查。

免疫学试验具有辅助诊断价值。

5. 流行

(1) 地理分布：呈世界分布。我国以东北、华北、西北、西南及中原地区为最重要的流行区。以农村的男性、青壮年较多。

(2) 流行因素：猪的饲养方式、居民生活习惯及人粪的处理方法等与猪带绦虫病及猪囊虫病的流行关系密切。

6. 防治原则

(1) 治疗：驱成虫常用的药物有氯硝柳胺（灭绦灵）、吡喹酮、槟榔和南瓜子合剂。服药后应留取 24 h 粪便，以发现头节为治愈的指标。

囊尾蚴病的治疗方法可用手术摘除囊尾蚴。

(2) 预防：加强健康教育，大力宣传本病的危害性，改变生食或半生食肉类的习惯是预防本病的关键。

【双语词汇】

Taenia solium	链状带绦虫
taeniasis solium	猪带绦虫病
cysticercosis	囊尾蚴病

【知识拓展】

猪囊尾蚴病危害严重。近年来证明采用吡喹酮具有疗效高、剂量小、给药方便、副反应小等优点。当前研究的热点仍是防治的疫苗，大部分猪带绦虫 KETc1 和 KETc7 以及 KETc12 疫苗均可诱导宿主产生一定的保护力，但要能用于临床还需要进一步研究。

【习题与测试】

(一) 选择题

A1 型题

1. 人是猪带绦虫的_____。

A. 中间宿主　　B. 终宿主　　　C. 转续宿主　　D. 保虫宿主

E. 既是中间宿主又是终宿主

2. 猪带绦虫孕节子宫分支的特征是_____。

A. 每侧分支 7～13 支，分支不整齐

B. 每侧分支 15～30 支，分支不整齐

C. 每侧分支 15～30 支，分支较整齐

D. 每侧分支 7～13 支，分支整齐

E. 每侧分支 10～20 支，分支整齐

3. 猪带绦虫头节的结构特点是_____。

A. 圆形，四个吸盘，无小钩和顶突

B. 圆形，四个吸盘，有小钩和顶突

C. 圆形,四个吸盘和顶突,无小钩

D. 方形,四个吸盘,无顶突和小钩

E. 方形,四个吸盘,有顶突和小钩

4. 人患囊尾蚴病是由于误食_____。

A. 猪带绦虫囊尾蚴　　　　　B. 猪带绦虫卵

C. 牛带绦虫卵　　　　　　　D. 牛带绦虫囊尾蚴

E. 棘球蚴

5. 人患猪带绦虫病是由于误食_____。

A. 猪带绦虫卵　　B. 猪囊尾蚴　　C. 六钩蚴　　D. 棘球蚴　　E. 泡球蚴

6. 猪带绦虫对人体危害最大的生活史阶段是_____。

A. 成虫　　　　B. 虫卵　　　　C. 棘球蚴　　　D. 囊尾蚴　　　E. 六钩蚴

7. 猪带绦虫唯一的终宿主是_____。

A. 猪　　　　　B. 野猪　　　　C. 人　　　　D. 猪和人　　　E. 猪和野猪

8. 脑囊虫病最常见的症状是_____。

A. 癫痫发作　　B. 颅内压增高　　C. 精神症状　　D. 失明　　　E. 头痛头晕

9. 关于脑囊虫病的感染方式,下列错误的是_____。

A. 蝇类传播　　　　　　　　B. 经皮肤感染

C. 自体内重复感染　　　　　D. 异体感染

E. 便后不洗手

A2 型题

10. 男,35 岁。粪便排出节片就诊,经检查确诊为"猪带绦虫病"。给予患者"槟榔、南瓜子"驱虫治疗,如何考核驱虫治疗效果?_____。

A. 是否排出头颈节　　　　　B. 是否排出成节

C. 是否排出孕节　　　　　　D. 是否排出囊尾蚴

E. 以上均是

11. 女,28 岁。患者几个月前到绦虫病流行区短暂旅游,曾进食过当地风味肉类。一周来发现粪便中有白色节片排出,现携带节片就诊。经检查,确诊为猪带绦虫病。该节片是_____。

A. 头节　　　B. 颈部　　　C. 成节　　　D. 孕节　　　E. 链体

12. 男,30 岁。因反复发作头痛、头晕 2 年余,加重伴恶心呕吐 3 天入院。经检查,诊断为脑囊虫病,给吡喹酮、脱水等处理后上述症状消失出院。如何诊断脑囊虫病?_____。

A. 询问病史,尤其是饮食习惯　　B. 脑部 CT 扫描

C. 脑部 X 射线检查　　　　　　D. 患者血清囊尾蚴抗体检测

E. 以上均可

13. 女,36 岁。发现头颈部、躯干、四肢多个无痛性包块 5 个月就诊。平素身体健康,喜食生蔬菜。查体:头颈、躯干、四肢皮下见数十个大小不等的包块,以躯干为多,边界清楚,质硬,活动度好,大者 2.2 cm×1.4 cm。取背部皮下包块,经检查为囊尾蚴结节。请

问患者是如何感染的?_____。

    A. 囊尾蚴经口感染　　　　　B. 囊尾蚴经皮肤感染

    C. 虫卵经口感染　　　　　　D. 虫卵经蚊子叮咬感染

    E. 囊尾蚴经蚊子叮咬感染

14. 男,45岁。发现粪便排出白色节片就诊。近半年来,患者间断发现粪便中有白色面条样节片排出,节片(2~3)cm×1.5 cm 大小,偶有腹痛、腹泻。请问患者可能是哪种寄生虫感染?_____。

    A. 猪带绦虫　　　　　　　　B. 微小膜壳绦虫

    C. 曼氏迭宫绦虫　　　　　　D. 华支睾吸虫

    E. 布氏姜片吸虫

B1 型题

问题 15~19

    A. 猪带绦虫卵　　　　　　　B. 囊尾蚴

    C. 棘球蚴　　　　　　　　　D. 孕节

    E. 成虫

15. 囊虫病的致病阶段是_____。

16. 囊虫病的感染阶段是_____。

17. 猪带绦虫病的致病阶段是_____。

18. 猪带绦虫病的感染阶段是_____。

19. 猪带绦虫有确诊意义是 _____。

X 型题

20. 人体感染囊尾蚴病的方式有_____。

    A. 接触感染　　　　　　　　B. 异体感染

    C. 自体内感染　　　　　　　D. 蚊虫叮咬感染

    E. 自体外感染

21. 脑囊尾蚴病的三大临床表现是_____。

    A. 癫痫发作　　B. 失明　　C. 颅内压增高　D. 腹痛腹泻

    E. 神经精神症状

22. 常见的人体囊尾蚴病主要有_____。

    A. 皮下及肌肉囊尾蚴病　　　B. 脑囊尾蚴病

    C. 眼囊尾蚴病　　　　　　　D. 骨囊尾蚴病

    E. 心脏囊尾蚴病

23. 治疗带绦虫病常用的药物有_____。

    A. 氯硝柳胺　　B. 槟榔、南瓜子　C. 吡喹酮　　　D. 甲苯咪唑

    E. 二乙碳酰胺嗪

24. 驱带绦虫成虫时的注意事项有_____。

    A. 勿牵拉虫体　　　　　　　B. 检查头颈节是否排出

    C. 追踪随访　　　　　　　　D. 温水坐浴

E. 深埋成虫及含虫卵的粪便

(二) 名词解释

1. 囊虫病　　　　　　　　　　2. 自体内重复感染

3. 自体外重复感染

(三) 简答题与论述题

1. 为什么猪带绦虫病患者常伴有囊虫病?

2. 临床上常见的囊虫病有哪几型?

3. 人是如何感染猪带绦虫病的? 如何预防?

4. 治疗脑囊虫病和猪带绦虫病时应注意什么?

【参考答案】

(一) 选择题

1. E　2. A　3. B　4. B　5. B　6. D　7. C　8. A　9. B　10. A　11. D　12. E
13. C　14. A　15. B　16. A　17. E　18. B　19. D　20. BCE　21. ACE　22. ABC
23. ABC　24. ABCDE

三、肥胖带绦虫

学 习 要 点

掌握:牛带绦虫的形态、生活史、致病性,并能与猪带绦虫进行鉴别。

熟悉:牛带绦虫的病原检查、防治原则。

了解:牛带绦虫的流行。

【内容提要】

1. 链状带绦虫和肥胖带绦虫的形态、生活史和致病性的比较如下表:

表3　链状带绦虫和肥胖带绦虫的形态、生活史和致病性的比较

	链 状 带 绦 虫	肥 胖 带 绦 虫
虫体长	2~4 m	4~8 m
节片数	700~1 000节,略薄较透明	1 000~2 000节,肥厚不透明
头　节	呈球形,有顶突及小钩	呈方形,无顶突及小钩
成　节	卵巢分左右两叶及中央小叶	卵巢仅有两叶
孕　节	子宫每侧分7支~13支,	子宫每侧15支~30支,活动力强,可从肛门逸出
终宿主	人	人
中间宿主	猪、人	牛,人不是其中间宿主
感染阶段	虫卵、囊尾蚴	囊尾蚴
致病阶段	成虫、囊尾蚴	成虫

2. 肥胖带绦虫的实验诊断、流行和防治原则与链状带绦虫相似。

【双语词汇】

Taenia saginata　　　　　　　肥胖带绦虫
cysticercus bovis　　　　　　　牛囊尾蚴
Taenia asiatica sp.　　　　　　亚洲带绦虫

【知识拓展】

　　过去认为寄生于人体的带属绦虫只有链状带绦虫和肥胖带绦虫。但在东亚和东南亚的某些地区流行着的"牛带绦虫病"，但当地居民不养牛并很少吃牛肉。此绦虫的成虫形态与牛带绦虫相似，而囊尾蚴却又与猪囊尾蚴很相似，多数学者认作它是一个新的虫种，称亚洲带绦虫。其成虫寄生于人体小肠，引起肠绦虫病。与喜食生的或未熟的猪、野猪、松鼠等其他野生动物的肉和内脏有关。

【习题与测试】

（一）选择题

A1 型题

1. 牛带绦虫孕节子宫分支的特征是_____。
A. 每侧分支 7～13 支，分支不整齐
B. 每侧分支 15～30 支，分支不整齐
C. 每侧分支 15～30 支，分支较整齐
D. 每侧分支 7～13 支，分支整齐
E. 每侧分支 10～20 支，分支整齐

2. 牛带绦虫头节的结构特点是_____。
A. 圆形，四个吸盘，无小钩和顶突
B. 圆形，四个吸盘，有小钩和顶突
C. 圆形，四个吸盘和顶突，无小钩
D. 方形，四个吸盘，有顶突和小钩
E. 方形，四个吸盘，无顶突和小钩

3. 人患带绦虫病是由于_____。
A. 生食或半生食淡水鱼虾　　　B. 生食或半生食淡水蟹
C. 生食或半生食猪牛肉　　　　D. 生食水生植物
E. 生食蔬菜

4. 牛带绦虫卵检查方法首选_____。
A. 粪便直接涂片法　　　　　　B. 饱和盐水浮聚法
C. 集卵镜检法　　　　　　　　D. 肛门拭子法
E. 六钩蚴孵化法

5. 带绦虫病确诊的主要依据是_____。

A. 虫卵形态　　B. 成虫大小　　C. 孕节结构　　D. 临床表现　　E. 感染途径

A2 型题

6. 女,30 岁。患者 4 个月前到绦虫病流行区短暂旅游,曾进食过当地风味肉类。一周来发现有白色节片自肛门逸出,现携带节片就诊。经检查,确诊为牛带绦虫病。请问,该节片的结构特征是_____。

A. 子宫每侧 7～13 支,分支整齐

B. 子宫每侧 7～13 支,分支不整齐

C. 子宫每侧 15～30 支,分支不整齐

D. 子宫每侧 15～30 支,分支整齐

E. 子宫囊袋状凸起,不分支

7. 男,35 岁。患者半年前到绦虫病流行区短暂旅游,曾进食过当地风味肉类。一周来发现有白色节片自肛门逸出,现携带节片就诊。经检查,确诊为牛带绦虫病。请问患者是如何感染的?_____。

A. 囊尾蚴经皮肤感染　　　　　B. 囊尾蚴经口感染

C. 虫卵经口感染　　　　　　　D. 虫卵经蚊子叮咬感染

E. 囊尾蚴经蚊子叮咬感染

B1 型题

问题 8～12

A. 头节　　　　　　　　　　　B. 牛囊尾蚴

C. 成节　　　　　　　　　　　D. 孕节

E. 成虫

8. 牛带绦虫具有成熟雌雄两性生殖器官的节片是_____。

9. 牛带绦虫具有固着器官的结构是_____。

10. 牛带绦虫病的致病阶段是_____。

11. 牛带绦虫病的感染阶段是_____。

12. 牛带绦虫有确诊意义的节片是_____。

X 型题

13. 带绦虫卵的形态特征有_____。

A. 棕黄色　　　　　　　　　　B. 圆球形或近似于圆球形

C. 卵壳常常脱落　　　　　　　D. 胚膜上有放射状条纹

E. 内含六钩蚴

14. 牛带绦虫和猪带绦虫生活史的共同点有_____。

A. 需转换宿主　　　　　　　　B. 人是唯一的终宿主

C. 经口感染　　　　　　　　　D. 成虫寄生于小肠

E. 感染阶段都是虫卵

15. 可根据粪便排出节片确诊的寄生虫病是_____。

A. 棘球蚴病　　　　　　　　　B. 曼氏迭宫绦虫病

C. 猪带绦虫病 D. 牛带绦虫病

E. 裂头蚴病

16. 牛带绦虫孕节的结构特征有_____。

A. 脱落的孕节可主动从肛门逸出

B. 节片较肥厚 C. 子宫每侧分支 15～30 支

D. 子宫分支较整齐 E. 节片短而宽

（二）简答题与论述题

1. 猪带绦虫和牛带绦虫在形态、生活史有何区别？

2. 猪带绦虫和牛带绦虫对人体的危害哪个大？为什么？

【参考答案】

（一）选择题

1. C　2. E　3. C　4. D　5. C　6. D　7. C　8. C　9. A　10. E　11. B　12. D
13. ABCDE　14. ABCD　15. CD　16. ABCD

四、细粒棘球绦虫

学 习 要 点

掌握：① 棘球蚴的形态结构特点。② 人感染棘球蚴的方式及棘球蚴的致病性。

熟悉：细粒棘球绦虫的传播与流行及防治原则。

了解：细粒棘球绦虫免疫诊断及其评价。

【内容提要】

1. 形态

（1）成虫：体型较小，体长 2～7 mm，链体仅具幼节成节和孕节各一节。

（2）虫卵：与猪、牛带绦虫卵相似，在光学显微镜下难以区别。

（3）幼虫：称棘球蚴或包虫。为圆形囊状体，直径小者不足 1 cm，大者至 40 cm，由囊壁和内含物（生发囊、原头蚴、子囊、孙囊和囊液等）组成。内含囊液。

2. 生活史

（1）发育过程：虫卵 $\xrightarrow{\text{中间宿主}}$ 六钩蚴 $\xrightarrow{\text{入血}}$ 棘球蚴 $\xrightarrow{\text{终宿主}}$ 成虫。

（2）终宿主：犬、狼等。

（3）中间宿主：羊、牛、骆驼等，人也是其中间宿主。

（4）感染阶段：虫卵。

（5）感染方式：经口。

（6）寄生部位：主要寄生在肝，其次在肺、腹腔、脾、脑、肾、骨等。

3. 致病　棘球蚴对人体的危害以机械损害和囊液引发的过敏、毒性刺激为主。其严重程度取决于棘球蚴的体积、数量、寄生时间和部位。其生长缓慢,最多见的寄生部位是肝,其次是肺,腹腔。临床表现常有以下几种:

（1）局部压迫和刺激症状。

（2）毒性和过敏反应,甚至可致过敏性休克而死亡。

（3）继发性感染。

4. 诊断

（1）问病史:患者是否来自流行区,有否与犬、羊等动物或皮毛接触史有助诊断。

（2）病原学检查:包块活检或检测体液中的包虫碎屑和原头蚴。

（3）影像学检查:很重要。有 X 射线、B 超、CT、MRI 等。

（4）免疫学试验:可辅助诊断。

5. 流行　　呈世界性分布,畜牧地区为流行区。儿童因与家犬亲昵、嬉戏,成年人因生活、生产活动与畜群、牧犬或皮毛接触而误食虫卵造成感染。病死的家畜或其内脏多喂狗或抛在野外;病犬、狼等粪便污染牧场、水源,造成了动物间的传播。

6. 防治原则　　采取以预防为主的综合性防治措施。

（1）加强卫生宣传教育,养成良好的个人卫生和饮食卫生习惯。

（2）加强卫生检疫,病畜及其内脏提倡深埋或焚烧。

（3）定期为家犬、牧犬驱虫,捕杀野犬,以消除传染源。

（4）治疗患者一般以手术治疗为主。

【双语词汇】

Echinococcus granulosus	细粒棘球绦虫
hydatid cyst	棘球蚴
echinococcosis	棘球蚴病或称包虫病

【知识拓展】

国外报道甲苯咪唑并用 IFN-α 对小鼠包虫病的实验治疗有效,此法治疗了 2 例人体肝泡型包虫病有一定疗效。穿刺检查一直为本病禁忌。但近年,世界卫生组织推荐的包虫病的 PAIR 疗法,即超声波引导下穿刺、抽液、灌洗、再抽吸疗法疗效显著。

【习题与测试】

（一）选择题

A1 型题

1. 人是细粒棘球绦虫的_____。

A. 中间宿主　　B. 终宿主　　C. 转续宿主　　D. 保虫宿主

E. 第一中间宿主

2. 细粒棘球绦虫成虫寄生于下列哪种动物体内_____。

A. 牛　　　　B. 猪　　　　C. 犬　　　　D. 猫　　　　E. 鸡

3. 细粒棘球绦虫对人体的致病阶段是_____。

A. 成虫　　　　B. 棘球蚴　　　　C. 虫卵　　　　D. 原头蚴　　　　E. 育囊

4. 细粒棘球绦虫对人体造成的主要危害是_____。

A. 贫血　　　　B. 腹痛　　　　C. 包块压迫　　　D. 便血　　　　E. 咳嗽

5. 人如何感染细粒棘球绦虫_____。

A. 生食或半生食猪的内脏　　　B. 误食虫卵污染的蔬菜

C. 生食或半生食牛羊内脏　　　D. 接触动物皮毛经皮肤感染

E. 经器官移植感染

6. 棘球蚴病禁忌作诊断性穿刺的主要原因是_____。

A. 出血、感染　　　　　　　　B. 感染、继发性棘球蚴病

C. 过敏性休克、出血　　　　　D. 过敏性休克、继发性棘球蚴病

E. 继发性棘球蚴病、出血

7. 棘球蚴在人体内最常见的寄生部位是_____。

A. 脑　　　　B. 肝　　　　C. 肺　　　　D. 骨　　　　E. 肾

A2 型题

8. 患男,40 岁。因咳嗽和肺左下叶阴影入院。查体:一般情况尚可,体温 36.8℃。曾在牧区短期旅游史和养狗经历,若怀疑肺包虫病,下列检查错误是_____。

A. 包虫病抗体检查　　　　　　B. B 超检查

C. 核磁共振检查　　　　　　　D. 粪便检查

E. 细粒棘球绦虫循环抗原检测

9. 患者,男,49 岁。因消瘦、自觉右腹部有异物就诊。通过 CT 血管成像、腹部彩超检查,发现包虫囊肿位于患者的整个右肝叶,并扩散到腹部多个器官,初步诊断为肝包虫病。遂手术治疗,术中可见在右肝叶有 1 个 28 cm×13 cm×8 cm 大小的不规则包虫囊肿。手术切除包块,术后患者恢复良好。该病的病原体是_____。

A. 猪带绦虫　　　　　　　　　B. 肺吸虫

C. 曼氏迭宫绦虫　　　　　　　D. 细粒棘球绦虫

E. 多房棘球绦虫

10. 男,25 岁,牧民。因头晕、头痛 1 年,出现呕吐和癫痫发作入院。检查:急性病容,体温正常,Bp 105/80 mmHg,心率 65 次/分。脑部 CT 检查诊断为"脑包虫病"。请问导致该病是细粒棘球绦虫的哪个发育阶段? _____。

A. 棘球蚴　　　B. 裂头蚴　　　C. 囊尾蚴　　　D. 泡球蚴　　　E. 似囊尾蚴

B1 型题

问题 11～15

A. 羊　　　　　　　　　　　　B. 犬

C. 肝脏　　　　　　　　　　　D. 棘球蚴

E. 虫卵

11. 细粒棘球绦虫成虫寄生的宿主是_____。

12. 细粒棘球绦虫幼虫寄生的宿主是_____。

13. 细粒棘球绦虫的致病阶段是_____。

14. 细粒棘球绦虫的感染阶段是_____。

15. 细粒棘球绦虫幼虫主要寄生于人体的部位是_____。

X 型题

16. 棘球蚴砂含有的有形成分是_____。

A. 生发囊　　　B. 子囊　　　　C. 原头蚴　　　D. 囊蚴　　　　E. 似囊尾蚴

17. 棘球蚴对人体的危害性主要表现为_____。

A. 过敏反应　　B. 继发感染　　C. 局部压迫　　D. 刺激症状

E. 外生性生长导致的组织浸润

(二) 名词解释

1. 棘球蚴　　　　　　　　　　　　　　2. 棘球蚴砂

(三) 简答题与论述题

1. 包虫病有何危害?

2. 畜牧地区造成包虫病严重流行的因素主要有哪些?

3. 人体包虫病如何诊断?

【参考答案】

(一) 选择题

1. A　2. D　3. B　4. C　5. B　6. D　7. B　8. D　9. D　10. A　11. B　12. A
13. D　14. E　15. C　16. ABC　17. ABCD

五、其他绦虫

学 习 要 点

掌握:曼氏迭宫绦虫、裂头蚴与虫卵的形态特征。

熟悉:曼氏迭宫绦虫的生活史过程及裂头蚴病的感染方式。

了解:裂头蚴病的诊断、流行和防治原则;了解多房棘球绦虫、微小膜壳绦虫、缩小膜壳绦虫。

【内容提要】

(一) 曼氏迭宫绦虫

成虫主要寄生在猫科动物,偶然寄生人体。但其中绦期裂头蚴可在人体寄生,导致裂头蚴病,其危害大于成虫。

1. 形态　　成虫大小(60~100)cm×(0.5~0.6)cm。头节细小,呈指状,背腹面各有一条吸槽。链体有节片约 1 000 个,节片宽度大于长度。成节和孕节,结构基本相似。

虫卵:似吸虫卵。

裂头蚴:呈长带形,白色,大小约 300 mm×0.7 mm。头部膨大,末端钝圆,体前端无吸槽,体表密布短而细的微毛。体不分节但具横皱褶。

2. 生活史

(1) 发育过程

$$虫卵 \xrightarrow{水} 钩球蚴 \xrightarrow{剑水蚤} 原尾蚴 \xrightarrow{蛙等} 裂头蚴 \xrightarrow{猫、犬等} 成虫$$

(2) 终宿主:猫、犬、虎、豹等。

(3) 第一中间宿主:剑水蚤;第二中间宿主:蛙、蛇、鸟、猪等。

(4) 多种脊椎动物可作为转续宿主。

(5) 人可做为第二中间宿主、转续宿主、终宿主。

3. 致病

(1) 成虫:致病作用较轻微。

(2) 幼虫:引起的裂头蚴病多见,危害远较成虫大。临床症状及体征因寄生部位而不同,可归纳为以下 5 型:

1) 眼裂头蚴病:最常见。以寄生于眼睑最常见。

2) 皮下裂头蚴病:较常见。多发在四肢躯干浅表部。为有游走性皮下结节。常被误诊为肿瘤。

3) 口腔颌面部裂头蚴病:占 20.1%,常在口腔黏膜或颊部皮下出现硬结并多有裂头蚴逸出史。

4) 脑裂头蚴病:较少见,危害较大。临床表现酷似各种脑瘤。严重者可瘫痪和死亡。

5) 内脏裂头蚴病:罕见。

4. 诊断

(1) 病原学检查:曼氏迭宫绦虫成虫感染可以用粪检虫卵确诊。裂头蚴病则主要依据从局部检出虫体作出诊断,询问病史有一定参考价值。

(2) 影像学检查:对脑及脊髓裂头蚴病诊断有重要意义。

(3) 免疫学检查:可作为辅助诊断方法。

5. 流行　分布广。但成虫在人体致病不多见;裂头蚴病多见于东亚和东南亚各国。其感染方式可归纳为以下三类:

(1) 局部贴敷生蛙肉或蛇肉:为主要感染方式,约占患者半数以上。我国某些地区居民常用生蛙肉敷贴伤口,蛙肉中裂头蚴可经伤口或正常皮肤、黏膜侵入人体。

(2) 生食或半生食蛙、蛇、鸡或猪肉。

(3) 误食感染原尾蚴的剑水蚤。饮用生水,或游泳时误吞湖水、塘水,使受感染的剑水蚤有机会进入人体。

6. 防治　预防本病主要是加强卫生宣传教育,不用蛙肉外贴伤口,不食生的或未煮熟的肉类,不饮生水以防感染。

成虫感染可用吡喹酮、阿苯哒唑等药驱虫。裂头蚴病的治疗视虫体的多少和寄生部位而定,主要手术摘除。

(二) 多房棘球绦虫

其形态和生活史与细粒棘球绦虫的相似但有差别。

其成虫虫体较小;虫卵与带绦虫卵相似;幼虫(多房棘球蚴)为淡黄色或白色的囊泡状团块,无数大小囊泡常相互连接聚集,呈弥漫性浸润生长。

其终宿主主要是狐,其次是狗、狼、獾和猫等。中间宿主为啮齿类或食虫类动物。人是本虫的非适宜中间宿主,因误食虫卵而感染,引起泡球蚴病。

泡球蚴主要寄生在肝,多以外生性出芽生殖不断产生新囊泡,长入组织,酷似恶性肿瘤。症状类似肝癌。病死率较高。

泡球蚴病的诊断与防治原则与棘球蚴病的相似。该病是我国西部严重危害农牧民健康的疾病之一。

(三) 微小膜壳绦虫

其成虫为小型绦虫。虫卵小,呈椭圆形或圆形,无色透明,卵壳很薄,胚膜较厚,胚膜两端略凸起并发出 4~8 根极丝,内含 1 个六钩蚴。

其发育有两种方式。一是寄生在鼠类或人小肠内的成虫,脱落的孕节或虫卵随粪便排出体外,因被其他宿主食吞而致感染;二是其中间宿主为印鼠客蚤、犬蚤、猫蚤和致痒蚤等多种蚤类幼虫和面粉甲虫等昆虫。在其血腔内虫卵发育为似囊尾蚴,鼠和人因食入此种昆虫而受感染。

成虫寄生于人或鼠类的小肠,造成肠壁的机械损伤和虫体的毒性分泌物作用而致病。

从患者粪便中查到虫卵或孕节可确诊本病。

加强卫生宣传教育,养成良好的个人卫生习惯,饭前便后洗手;消灭鼠类;同时治疗患者,是根除本病的重要措施。驱虫可用吡喹酮、阿苯哒唑、槟榔-南瓜子-硫酸镁法等。

(四) 缩小膜壳绦虫

成虫与微小膜壳绦虫相似。

生活史与微小膜壳绦虫相似,但发育必须经过中间宿主。中间宿主包括蚤类,如具带病蚤、印鼠客蚤等、倍足类和鳞翅目等昆虫 20 余种,以大黄粉虫、谷蛾多见。鼠类或人为终宿主,因吞食了含有似囊尾蚴的中间宿主而感染。

该虫偶然寄生于人体。但对人体的危害较微小膜壳绦虫为轻。其诊断方法、防治原则同微小膜壳绦虫。

【双语词汇】

Spirometra mansoni	曼氏迭宫绦虫
Sparganum	裂头蚴
sparganosis mansoni	曼氏裂头蚴病
Echinococcus multilocularis	多房棘球绦虫
Hymenolepis nana	微小膜壳绦虫
Hymenolepis diminuta	缩小膜壳绦虫

【知识拓展】

国内外文献均报道了数例人体"增殖型"裂头蚴病,是一种罕见的寄生虫病,增殖型裂头蚴进入人体后,可侵犯除骨骼外多种组织器官。目前无理想的诊疗办法,多于死后尸体解剖发现。近年发现,使用类固醇激素治疗其他疾病时造成的免疫抑制可引起似囊尾蚴的异常增生和播散。

【习题与测试】

(一) 选择题

A1 型题

1. 曼氏迭宫绦虫的主要致病阶段是_____。

A. 成虫　　　　B. 虫卵　　　　C. 裂头蚴　　　　D. 棘球蚴　　　　E. 囊尾蚴

2. 曼氏迭宫绦虫裂头蚴的形态特征是_____。

A. 带状、乳白色　　　　　　　B. 体表有横纹、不分节

C. 前段稍大　　　　　　　　D. 虫体伸缩能力强

E. 以上均是

3. 曼氏迭宫绦虫成虫头节上的附着器官是_____。

A. 小钩　　　　B. 吸盘　　　　C. 吸槽　　　　D. 顶突　　　　E. 口囊

4. 局部贴敷生蛙,蛇肉可导致哪种寄生虫感染?_____。

A. 猪带绦虫　　　　　　　　B. 细粒棘球绦虫

C. 牛带绦虫　　　　　　　　D. 曼氏迭宫绦虫

E. 微小膜壳绦虫

5. 泡球蚴病对人体的危害远大于棘球蚴病,最主要原因是_____。

A. 机械性压迫　　B. 继发感染　　C. 过敏反应　　D. 直接侵蚀　　E. 毒性损害

6. 成虫主要寄生于鼠类动物小肠中的寄生虫是_____。

A. 鞭虫　　　　　　　　　　B. 微小膜壳绦虫

C. 曼氏迭宫绦虫　　　　　　D. 细粒棘球绦虫

E. 多房棘球绦虫

A2 型题

7. 男,28 岁。1 年前发现右面颊部皮下结节 1 cm×2 cm,服多种消炎药无好转。近 1 个多月来发现肿物向下迁移至齿槽,且肿物逐渐增大,有虫爬感。检查:口腔黏膜正常,右下齿一二白齿槽颊侧有一肿物,大小 4.2 cm×3.0 cm。切开肿物可见一乳白色、扁形、蠕动的虫体。经鉴定为曼氏裂头蚴。请问患者是如何感染的?_____。

A. 进食生猪肉　　　　　　　B. 接触含有虫卵的土壤

C. 生蛙、蛇肉贴敷患部皮肤　　D. 进食未洗净的蔬菜

E. 经输血感染

8. 女,20 岁。因右腹部包块 1 年余就诊。半年前,患者右侧大腿皮下出现包块,继而又在右侧腹壁皮下出现包块。包块局部无痛痒,触摸有移动性势。检查发现患者右侧腹壁皮下有

一包块,约 2.5 cm×1.5 cm,无压痛,具移动性。切开皮肤见皮下包块为一乳白色线状盘卷物,取出后,包块随之消退。鉴定虫体。诊断为腹壁裂头蚴病。该病的病原体是_____。

A. 细粒棘球绦虫   B. 多房棘球绦虫

C. 微小膜壳绦虫   D. 缩小膜壳绦虫

E. 曼氏迭宫绦虫

B1 型题

问题 9～13

A. 囊尾蚴   B. 裂头蚴

C. 棘球蚴   D. 泡球蚴

E. 似囊尾蚴

9. 猪带绦虫的幼虫是_____。

10. 多房棘球绦虫的幼虫是_____。

11. 细粒棘球绦虫的幼虫是_____。

12. 曼氏迭宫绦虫的幼虫是_____。

13. 微小膜壳绦虫的幼虫是_____。

X 型题

14. 人体感染曼氏迭宫绦虫的方式有_____。

A. 局部贴敷生蛙、蛇肉 B. 生食或半生食蛙、蛇肉

C. 饮用含感染剑水蚤的生水 D. 虫卵经呼吸道吸入感染

E. 经胎盘血流感染

(二) 简答题与论述题

1. 我国常见的曼氏裂头蚴病有哪几型? 是如何感染的?

2. 微小膜壳绦虫和缩小膜壳绦虫的生活史有何不同? 感染方式有何异同?

【参考答案】

(一) 选择题

1. C 2. E 3. C 4. C 5. D 6. B 7. C 8. E 9. A 10. D 11. C 12. B

13. E 14. ABC

(贾雪梅)

第25章 医学原虫

第1节 医学原虫概论

学习要点

掌握：医学原虫的形态特征、生活史类型、医学原虫的运动方式及生殖方式。

熟悉：医学原虫的致病机制、分类。

了解：医学原虫的摄食及代谢等生理活动。

【内容提要】

一、原虫和医学原虫的概念

原虫是单细胞真核生物,虫体微小,但能够完成摄食、代谢、呼吸、排泄、运动及生殖等全部生命活动功能。其中能寄生在人体内的原虫,称为医学原虫,包括致病性和非致病性原虫。

二、原虫的形态结构

原虫由胞膜、胞质和胞核三部分构成。其中胞膜是一种嵌有蛋白的脂质双分子层结构;胞膜由基质、细胞器和内含物组成;胞核有实质核和泡状核两种类型。

三、生活史类型

(1) 人际传播型。

(2) 循环传播型。

(3) 虫媒传播型。

四、生理

1. 运动　　原虫的运动主要依靠运动细胞器实现。运动方式取决于所具有的运动细胞器类型,包括伪足运动、鞭毛运动和纤毛运动。没有运动细胞器的原虫则以扭动或滑行的方式进行运动。

2. 摄食　　原虫摄取营养的方式有渗透、胞饮、吞噬。

3. 代谢　　其类型分厌氧代谢、兼性厌氧代谢、有氧代谢三种。

4. 生殖　　主要生殖方式有无性生殖和有性生殖两种。

(1) 无性生殖:包括二分裂、多分裂和出芽生殖。

(2) 有性生殖:原虫的有性生殖包括结合生殖和配子生殖。

五、致病

原虫对宿主的损害主要由以下因素造成。

(1) 增殖破坏作用。

(2) 播散作用。

(3) 毒性作用。

（4）机会性致病。

六、原虫分类

一般根据运动细胞器的有无和类型,将医学原虫分为鞭毛虫、阿米巴、纤毛虫和孢子虫四大类。

【双语词汇】

asexual reproduction	无性生殖
binary fission	二分裂
multiple fission	多分裂
budding	出芽生殖
sexual reproduction	有性生殖
conjugation	结合生殖
gametogony	配子生殖

【习题与测试】

一、选择题

A1 型题

1. 原虫分类的主要依据是_____。

A. 运动细胞器的类型和有无　　B. 营养细胞器

C. 膜质细胞器　　D. 细胞膜特征

E. 细胞基质特征

2. 关于原虫,叙述正确的一项是_____。

A. 属于单细胞原核生物　　B. 属于单细胞真核生物

C. 属于多细胞真核生物　　D. 属于多细胞原核生物

E. 无细胞核生物

3. 下列阿米巴的生活史中只有滋养体期而无包囊期的是_____。

A. 溶组织内阿米巴　　B. 结肠内阿米巴

C. 齿龈内阿米巴　　D. 布氏嗜碘阿米巴

E. 哈门内阿米巴

4. 下列的几种阿米巴中,属于致病性阿米巴的是_____。

A. 溶组织内阿米巴　　B. 结肠内阿米巴

C. 迪斯帕内阿米巴　　D. 布氏嗜碘阿米巴

E. 哈门内阿米巴

5. 肠外阿米巴病最常见类型是:

A. 阿米巴肝脓肿　　B. 阿米巴肺脓肿

C. 阿米巴脑脓肿　　D. 皮肤型阿米巴病

E. 原发性阿米巴脑膜脑炎

6. 下列原虫中不属于机会致病的虫种是_____。

A. 刚地弓形虫 　　　　　　 B. 蓝氏贾第鞭毛虫

C. 隐孢子虫 　　　　　　　 D. 卡氏肺孢子虫

E. 间日疟原虫

7. 主要通过有氧代谢获得能量的是_____。

A. 刚地弓形虫 　　　　　　 B. 蓝氏贾第鞭毛虫

C. 阴道毛滴虫 　　　　　　 D. 卡氏肺孢子虫

E. 恶性疟原虫

8. 下列原虫完成生活史需要脊椎动物作为其中间宿主的是_____。

A. 刚地弓形虫 　　　　　　 B. 溶组织内阿米巴

C. 阴道毛滴虫 　　　　　　 D. 蓝氏贾第鞭毛虫

E. 以上都不是

9. 对中间宿主选择极不严格的原虫是_____。

A. 刚地弓形虫　 B. 恶性疟原虫　 C. 阴道毛滴虫　 D. 杜氏利士曼原虫

E. 以上都不是

10. 下列结构属于原虫细胞质中的内含物的是_____。

A. 高尔复合基体 　　　　　 B. 线粒体

C. 溶酶体 　　　　　　　　 D. 染色体

E. 拟染色体

B1 型题

问题 11～13

A. 原核 　　　　　　　　　 B. 泡状核

C. 实质核 　　　　　　　　 D. 真核

E. 原核和真核

11. 原虫的细胞核属于_____。

12. 溶组织内阿米巴的细胞核属于_____。

13. 结肠小袋纤毛虫的细胞核属于_____。

问题 14～16

A. 人际传播型 　　　　　　 B. 循环传播型

C. 虫媒传播型 　　　　　　 D. 空气传播型

E. 性传播型

14. 溶组织内阿米巴的生活史类型属于_____。

15. 刚地弓形虫的生活史类型属于_____。

16. 疟原虫的生活史类型属于_____。

问题 17～19

A. 纤毛 　　　　　　　　　 B. 刚毛

C. 伪足 　　　　　　　　　 D. 鞭毛

E. 无运动细胞器

17. 溶组织内阿米巴的运动细胞器是_____。

18. 阴道毛滴虫的运动细胞器是_____。

19. 结肠小袋纤毛虫的运动细胞器是_____。

20. 疟原虫的运动细胞器是_____。

X 型题

21. 原虫的基本组成结构包括_____。

A. 细胞膜　　　B. 细胞质　　　C. 细胞核　　　D. 细胞器　　　E. 内含物

22. 原虫的运动细胞器类型有_____。

A. 鞭毛　　　B. 食物泡　　　C. 伪足　　　D. 波动膜　　　E. 纤毛

23. 原虫的无性生殖方式包括_____。

A. 二分裂　　B. 接合生殖　　C. 多分裂　　D. 配子生殖　　E. 出芽生殖

24. 原虫的有性生殖方式包括_____。

A. 二分裂　　B. 接合生殖　　C. 多分裂　　D. 配子生殖　　E. 出芽生殖

25. 根据原虫传播的方式,可将其生活史分为以下几种类型_____。

A. 人际传播型　B. 飞沫传播型　C. 循环传播型　D. 虫媒传播型　E. 水源传播型

26. 多数原虫的运动依靠运动细胞器完成,其运动的方式有_____。

A. 旋转运动　　B. 纤毛运动　　C. 伪足运动　　D. 伸缩运动　　E. 鞭毛运动

27. 医学原虫的核型可分为_____。

A. 原核　　　B. 泡状核　　　C. 实质核　　　D. 双核　　　E. 多核

二、名词解释

1. 原虫
2. 医学原虫
3. 机会致病原虫
4. 人际传播型
5. 虫媒传播型
6. 循环传播型

三、问答题

1. 原虫的生殖方式有哪些?

2. 简述医学原虫的致病特点。

3. 根据传播方式的不同,医学原虫的生活史可分为哪些类型?

4. 医学原虫的运动方式有哪些,并举例说明。

5. 列举四个机会致病原虫?

【参考答案】

一、选择题

1. A　2. B　3. C　4. A　5. A　6. E　7. E　8. A　9. A　10. E　11. D　12. B　13. C　14. A　15. B　16. C　17. C　18. D　19. A　20. E　21. ABC　22. ACE　23. ACE　24. BD　25. ACD　26. BCE　27. BC

第 2 节 溶组织内阿米巴

学 习 要 点

掌握：① 溶组织内阿米巴滋养体与包囊的形态特征。② 组织型滋养体与肠腔型滋养体的区别,基本生活史过程,致病的条件及病型。③ 阿米巴病的病原学检查方法及注意事项。

熟悉：溶组织内阿米巴致病的有关因素如株型与毒力,肠道菌群,宿主的机能状态等。

了解：中国溶组织内阿米巴的地理分布概况,流行因素,防治原则。

【内容提要】

一、溶组织内阿米巴的形态

1. 滋养体　　有内质和外质之分,外质透明内质富含颗粒。有肠腔型和组织型两种：肠腔型较小,多见于无症状带虫者粪便或慢性患者的成形粪便,内质中不含红细胞;组织型较大,多见于阿米巴痢疾患者新鲜黏液粪便或阿米巴肝脓肿穿刺液中,内质中常含有红细胞。

2. 包囊　　圆球形。囊壁光滑,内有 1 个核、2 个核或 4 个核,分别称单核包囊,双核包囊,四核包囊(四核包囊为成熟包囊)。

二、溶组织内阿米巴的生活史

溶组织内阿米巴生活史的基本过程是：包囊→滋养体→包囊,感染期为四核包囊。人因误食四核包囊而感染,在肠腔内形成滋养体,并进行分裂繁殖。肠腔内的滋养体能借助其伪足运动及其分泌的酶和毒素的作用侵入肠黏膜及黏膜下的血管,引起肠阿米巴病及肠外阿米巴病;亦可因不良条件刺激形成包囊。肠腔内的包囊和滋养体可经粪便排出体外,但滋养体在体外不能形成包囊。

三、溶组织内阿米巴的致病

1. 致病机制　　滋养体的侵袭力主要表现为对宿主靶细胞的接触性溶解杀伤作用。

2. 病理变化　　肠阿米巴病多发于回盲部,也易累及阑尾、乙状结肠和升结肠,偶及回肠。典型的病灶是口小底大的烧瓶样溃疡,溃疡间的黏膜正常或稍有充血水肿。肠外阿米巴病常呈无菌性、液化性坏死,病灶周围以淋巴细胞浸润为主,滋养体多在脓肿边缘。肝脓肿是最常见的肠外阿米巴病。

3. 临床表现

(1) 肠阿米巴病,急性者临床症状从轻度、间歇性腹泻到爆发性、致死性的痢疾不等。典型者常有腹泻,一日数次或数十次,血性黏液样粪便呈果酱色、有腥臭;慢性者长期表现为间歇性腹泻、腹痛、胃肠胀气、体重下降和贫血等,可持续 1 年以上。

(2) 肠外阿米巴病：以阿米巴性肝脓肿最常见,多见于右叶。临床症状有右上腹痛或右下胸痛,并向右肩放射;发热和肝大、伴触痛;寒战、盗汗、厌食和体重下降,少数患者可出现黄疸。

四、溶组织内阿米巴的实验诊断

1. 病原学诊断

（1）生理盐水直接涂片法：用于检测活动的滋养体。粪便取材应取脓血便或稀便；脓肿穿刺应带脓肿壁上的组织；检测时应注意保持滋养体活性，即标本必须新鲜、快速检测、保持温度，避免尿液污染和药物等因素影响。

（2）碘液涂片法：用于检测慢性患者和带虫者粪便中的包囊。

（3）铁苏木素染色法：用于检测滋养体和包囊。

（4）体外培养：比涂片法更敏感。培养物常为粪便或脓肿抽出物。

（5）活组织检查：用肠镜从溃疡边缘取材作活检或拭物涂片。

（6）核酸诊断：快速、敏感和特异。

2. 血清学诊断　约有 90% 的患者，可用间接血凝试验（IHA）、ELISA 或琼脂扩散法从血清检查到相应的特异性抗体。血清学高滴度的阳性反应应怀疑为溶组织内阿米巴感染。

【双语词汇】

trophozoite	滋养体
cyst	包囊
intestinal amocebiasis	肠阿米巴病
extra-intestinal amoebiasis	肠外阿米巴病
amoebic liver abcess	阿米巴性肝脓肿

【知识拓展】

最近溶组织内阿米巴蛋白组学研究表明有 693 个表面相关蛋白，其中有 26% 属于膜相关蛋白，25% 为非典型的分泌蛋白，另外还有 49% 的为非膜相关的蛋白，进一步明确这些蛋白对解释滋养体的侵入具有重要的重要。

【习题与测试】

一、选择题

A1 型题

1. 溶组织内阿米巴滋养体常用的检查方法是＿＿＿＿＿＿。

　A. 碘液涂片法　　　　　　　B. 饱和盐水浮聚法

　C. 离心沉淀法　　　　　　　D. 生理盐水涂片法

　E. 薄厚血膜涂片法

2. 溶组织内阿米巴的感染阶段为＿＿＿＿＿＿。

　A. 单核包囊　　B. 滋养体　　　C. 二核包囊　　D. 四核包囊

　E. 滋养体和包囊

3. 溶组织内阿米巴的感染方式为＿＿＿＿＿＿。

A. 经皮肤　　　B. 经口　　　　　C. 经媒介昆虫　D. 接触　　　　E. 经胎盘

4. 溶组织内阿米巴生活史的基本过程是 _____。

A. 肠腔内滋养体→组织内滋养体→肠腔内滋养体

B. 肠腔内滋养体→包囊→肠腔内滋养体

C. 包囊→滋养体→包囊

D. 肠腔内滋养体→组织内滋养体→肠腔内滋养体→包囊

E. 包囊→肠腔内滋养体→组织内滋养体

5. 溶组织内阿米巴的致病阶段是 _____。

A. 单核包囊　　B. 滋养体　　　C. 双核包囊　　D. 四核包囊

E. 以上各期均有一定的致病力

6. 溶组织内阿米巴的致病作用受下列哪种因素的影响? _____。

A. 宿主的免疫机能状态　　　　B. 虫株的毒力

C. 细菌的协同作用　　　　　　D. 宿主的肠道内环境

E. 与上述因素都有关

7. 肠阿米巴病在急性期最典型的病理表现是_____。

A. 对组织的溶解破坏作用而形成烧瓶样溃疡

B. 形成虫卵肉芽肿

C. 虫体寄生在宿主细胞内大量繁殖导致宿主细胞破坏

D. 虫体代谢产物引起的炎症反应

E. 抗原抗体复合物所致的变态反应

8. 人体感染溶组织内阿米巴后,多表现为_____。

A. 带虫状态　　B. 阿米巴痢疾　C. 阿米巴肝脓　D. 阿米巴肺脓肿

E. 阿米巴脑脓肿

9. 溶组织内阿米巴生活史中包含两个基本的时期_____。

A. 组织内滋养体和肠腔内滋养体

B. 滋养体和包囊　　　　　　C. 环状体和配子体

D. 速殖子和缓殖子　　　　　E. 雌配子体和雄配子体

10. 确诊阿米巴痢疾患者的主要依据是_____。

A. 腹疼、腹泻　　　　　　　B. 粪便中查到红细胞

C. 黏液血便中查到白细胞　　D. 粪便中查到有吞噬红细胞的滋养体

E. 粪便中查到包囊

11. 急性肠阿米巴病最常用的实验诊断方法是_____。

A. 生理盐水涂片法　　　　　B. 饱和盐水浮聚法

C. 透明胶纸法　　　　　　　D. 厚、薄血膜涂片法

E. 碘液染色法

12. 溶组织内阿米巴流行与防治下述特点,下列错误的是_____。

A. 农村的感染率高于城市　　B. 带虫者为该病的传染液

C. 只有儿童、孕妇可受到感染　D. 苍蝇可造成该病的传播

E. 预防该病要注意个人卫生和饮食卫生

13. 治疗阿米巴肝脓肿和阿米巴痢疾的首选药物是_____。

A. 阿苯达唑　　B. 甲苯咪唑　　C. 甲硝唑　　D. 氯喹　　E. 乙胺嘧啶

14. 以下哪种节肢动物可传播阿米巴包囊?_____。

A. 白蛉　　B. 按蚊　　C. 库蚊　　D. 伊蚊　　E. 苍蝇

15. 下列哪一种不是肠腔内寄生的阿米巴原虫?_____。

A. 齿龈内阿米巴　　　　　　B. 结肠内阿米

C. 溶组织内阿米巴　　　　　D. 布氏嗜碘阿米巴

E. 微小内蜒阿米巴

16. 在新鲜粪便中,溶组织内阿米巴与结肠内阿米巴滋养体,主要可从下列哪项来区别?_____。

A. 滋养体的大小　　　　　　B. 伪足运动的形状

C. 细胞内、外质分明程度　　D. 细胞核多少

E. 食物泡内的吞噬物

17. 肝脓肿穿刺液中可能查到溶组织内阿米巴原虫的什么阶段?_____。

A. 单核包囊　　B. 四核包囊　　C. 双核包囊　　D. 滋养体

E. 滋养体和包囊

18. 溶组织内阿米巴的传染源是_____。

A. 急性阿米巴痢疾患者　　　B. 粪便中有包囊排出的带虫者和慢性期患者

C. 中间宿主　　　　　　　　D. 阿米巴肝脓肿患者

E. 犬和猫

19. 治疗溶组织内阿米巴的带虫者,首选的药物为_____。

A. 青蒿素　　　　　　　　　B. 磷酸氯喹

C. 喹碘方　　　　　　　　　D. 四环素

E. 甲硝唑

20. 溶组织内阿米巴与下列哪一种阿米巴最相似_____。

A. 迪斯帕内阿米巴　　　　　B. 结肠内阿米

C. 哈门内阿米巴　　　　　　D. 布氏嗜碘阿米巴

E. 微小内蜒阿米巴

21. 检查溶组织内阿米巴包囊常用的方法是_____。

A. 碘液染色法　　　　　　　B. 饱和盐水浮聚法

C. 离心沉淀法　　　　　　　D. 生理盐水涂片法

E. 改良加藤法

22. 碘液染色法常用于检测下列哪一种原虫?_____。

A. 间日疟原虫　　　　　　　B. 恶性疟原虫

C. 阴道毛滴虫　　　　　　　D. 溶组织内阿米巴

E. 杜氏利士曼原虫

23. 溶组织内阿米巴生活史中能够增殖、摄食、运动的阶段是_____。

A. 单核包囊　　B. 滋养体　　　C. 二核包囊　　D. 四核包囊

E. 滋养体和包囊

24. 能引起肝脓肿的原虫有_____。

A. 间日疟原虫　　　　　　　　B. 恶性疟原虫

C. 阴道毛滴虫　　　　　　　　D. 溶组织内阿米巴

E. 杜氏利士曼原虫

25. 最常见的肠外阿米巴病是_____。

A. 阿米巴肝脓肿　　　　　　　B. 阿米巴肺脓肿

C. 阿米巴脑脓肿　　　　　　　D. 皮肤阿米巴病

E. 中毒性巨结肠

26. 关于溶组织内阿米巴生活史表述正确的是_____。

A. 溶组织内阿米巴的滋养体可在肝脏发育为包囊

B. 溶组织内阿米巴的滋养体可在外界发育为包囊

C. 溶组织内阿米巴的包囊能抵抗外界干燥的环境

D. 溶组织内阿米巴的滋养体可吞噬宿主的红细胞

E. 以上说法均不正确

A2 型题

患者,男,55 岁,因腹痛、腹泻一年就诊。大便每日 7～8 次,黏液血便,颜色紫红,稀糊状,曾自服用各种抗生素均无效。大便常规检查:WBC(＋＋＋),RBC(＋＋),原虫和细菌培养均为阴性。纤维结肠镜检查:距肛缘 5～6 cm 处有一 2 cm×3 cm×1.5 cm 红色带蒂的花样肿块,距肛缘 7～10 cm 处有多个大小不等的圆形溃疡,溃疡间黏膜较为正常,拟诊为直肠癌,病理活检发现阿米巴原虫的滋养体,胞质内有被吞噬的宿主的红细胞。

27. 该病例应诊断为_____。

A. 溶组织内阿米巴感染　　　　B. 哈门内阿米巴感染

C. 结肠内阿米巴感染　　　　　D. 布氏嗜碘阿米巴感染

E. 迪斯帕内阿米巴感染

28. 首选的杀灭阿米巴原虫滋养体的药物是_____。

A. 甲硝唑　　B. 巴龙霉素　　C. 喹碘方　　D. 四环素　　E. 青蒿素

29. 该病在结肠形成的典型的病灶特点为_____。

A. 形成口小底大的烧瓶样溃疡

B. 形成虫卵肉芽肿

C. 形成肠外阿米巴病

D. 虫体代谢产物引起的炎症反应

E. 抗原抗体复合物所致的变态反应

患者,男,29 岁,好旅游。1 年前因反复出现腹痛、腹泻而诊断为慢性结肠炎,经治疗有所缓解,但停药后又反复出现腹泻与便秘。曾进行粪便检查,未检获病原体。近 1 月,患者因出现发热、肝区疼痛、消瘦而就诊。体检:体温 38℃,一般情况较差,精神萎靡,右上腹部压痛阳性,肝大,有波动感。心肺(一)。实验室检查:红细胞计数 4×10^{12}/L,血红蛋白 120 g/L,白细胞计数 6.8×10^9/L,中性粒细胞 0.8,淋巴细胞 0.19,单核细胞 0.1。粪便检查:在成形粪便中发现阿米巴包囊。腹部 B 超见肝的右叶有一 2 cm×3 cm×3 cm 的囊性病灶,可见液面。在 B 超引导下进行穿刺,在组织中发现滋养体。

30. 该病例应诊断为_____。

A. 慢性结肠炎　　　　　　B. 阿米巴痢疾

C. 慢性结肠炎伴阿米巴肝脓肿　D. 慢性肠阿米巴病伴阿米巴肝脓肿

E. 慢性肠阿米巴病

31. 治疗阿米巴肝脓肿首选的药物为_____。

A. 磺胺多辛　　B. 巴龙霉素　　C. 喹碘方　　　D. 四环素

E. 甲硝唑

32. 为了防止该患者传播阿米巴病,还需要使用巴龙霉素或喹碘方等药物,此类药物主要作用的阶段是_____。

A. 包囊　　　　　　　　　B. 滋养体

C. 包囊和滋养体　　　　　D. 卵囊

E. 虫卵

33. 该患者感染阿米巴病,可能是因为误食_____。

A. 单核包囊　　B. 双核包囊　　C. 四核包囊　　D. 卵囊

E. 八核包囊

B1 型题

问题 34~36

A. 包囊　　　　　　　　　B. 滋养体

C. 包囊和滋养体　　　　　D. 卵囊

E. 虫卵

34. 从急性阿米巴痢疾患者粪便中可以检到大量_____。

35. 从溶组织内阿米巴带虫者的粪便中可以检到大量_____。

36. 从慢性肠阿米巴病患者的粪便中可以检到_____。

问题 37~39

A. 滋养体　　　　　　　　B. 单核包囊

C. 双核包囊　　　　　　　D. 四核包囊

E. 八核包囊

37. 溶组织内阿米巴的感染阶段是_____。

38. 结肠内阿米巴的感染阶段是_____。

39. 溶组织内阿米巴滋养体在大肠内最初形成的包囊是_____。

问题 40~41

A. 肠阿米巴病　　　　　　B. 阿米巴肝脓肿

C. 阿米巴脑脓肿　　　　　D. 阿米巴肺脓肿

E. 肠外阿米巴病

40. 最常见的肠外阿米巴病是_____。

41. 口小底大的烧瓶样溃疡常见于_____。

问题 42～45

A. 溶组织内阿米巴 　　　　B. 结肠内阿米巴
C. 迪斯帕内阿米巴 　　　　D. 齿龈内阿米巴
E. 福氏耐格里属阿米巴

42. 营寄生生活的致病性阿米巴是_____。

43. 属于致病性自生生活阿米巴的是_____。

44. 寄生于口腔的阿米巴是_____。

45. 包囊和滋养体形态与溶组织内阿米巴最为相似的是_____。

问题 46～47

A. 糖原泡 　　　　B. 拟染色体
C. 糖原泡和拟染色体 　　　　D. 红细胞
E. 疟色素

46. 在溶组织内阿米巴的未成熟包囊内可能发现_____。

47. 在滋养体的食物泡内发现哪种物质可确定属于溶组织内阿米巴_____。

X 型题

48. 以下哪些方法可以确诊阿米巴感染者_____。

A. 生理盐水涂片法查滋养体

B. 碘液涂片法查包囊

C. 乙状结肠镜检查肠黏膜溃疡,并取材镜检滋养体

D. 肝脓肿穿刺液检查滋养体

E. 酶联免疫吸附试验检查抗阿米巴抗体

49. 感染溶组织内阿米巴后可能出现哪些病症? _____。

A. 阿米巴痢疾 　　　　B. 阿米巴肝脓肿
C. 原发性阿米巴脑膜脑炎 　　　　D. 阿米巴脑脓肿
E. 阿米巴肺脓肿

50. 下列阿米巴种类中哪些是非致病性阿米巴? _____。

A. 迪斯帕内阿米巴 　　　　B. 结肠内阿米
C. 哈门内阿米巴 　　　　D. 布氏嗜碘阿米巴
E. 微小内蜒阿米巴

51. 下列阿米巴种类中哪些是营自生生活的阿米巴? _____。

A. 溶组织内阿米巴 　　　　B. 棘阿米
C. 哈门内阿米巴 　　　　D. 福氏耐格里属阿米巴
E. 微小内蜒阿米巴

52. 预防溶组织内阿米巴的有效措施包括_____。

A. 查治患者 　　　　B. 加强水源,防止污染
C. 查治带虫者 　　　　D. 个人讲究饮食卫生,不喝生水、不食生菜

E. 消灭蝇、蟑螂等传播媒介

53. 用于杀灭溶组织内阿米巴滋养体的药物有_____。

A. 甲硝唑　　　B. 奥硝唑　　　C. 替硝唑　　　D. 巴龙霉素　　　E. 喹碘仿

54. 用于杀灭溶组织内阿米巴包囊的药物有_____。

A. 甲硝唑　　　B. 奥硝唑　　　C. 替硝唑　　　D. 巴龙霉素

E. 喹碘仿

二、名词解释

1. 滋养体　　　　　　　　2. 包囊

3. 阿米巴肝脓肿　　　　　4. 烧瓶样溃疡

三、问答题

简述溶组织内阿米巴的病原学检查方法及注意事项。

【参考答案】

一、选择题

1. D 2. D 3. B 4. C 5. B 6. E 7. A 8. A 9. B 10. D 11. A 12. C 13. C 14. E 15. A 16. E 17. D 18. B 19. C 20. A 21. A 22. D 23. B 24. D 25. A 26. D 27. A 28. A 29. A 30. D 31. E 32. A 33. C 34. B 35. D 36. C 37. D 38. E 39. B 40. B 41. A 42. A 43. E 44. D 45. C 46. C 47. D 48. ABCD 49. ABDE 50. ABCDE 51. BD 52. ABCDE 53. ABC 54. DE

第3节　疟原虫

学 习 要 点

掌握：① 寄生于人体的疟原虫种类,形态鉴别,生活史的基本过程。② 疟疾发作的机制及周期性,再燃与复发,凶险型疟疾。③ 病原学检查方法及注意事项。

熟悉：① 人体对疟原虫先天免疫及获得性免疫的特点。② 国内疟区的划分及省内的地理分布,流行环节及影响因素,流行形式。③ 疟原虫的抗药性。

了解：① 疟原虫研究的简史;裂殖子侵入红细胞的过程。② 人体免疫诊断的应用价值及人体免疫预防的展望。③ 防治原则。

【内容提要】

一、寄生于人体的疟原虫的种类

寄生于人体的疟原虫共有四种,即间日疟原虫、恶性疟原虫、三日疟原虫和卵形疟原虫。

二、红内期疟原虫形态

	间日疟原虫	恶性疟原虫	三日疟原虫	卵形疟原虫
早期滋养体(环状体)	环较大,约等于红细胞直径的 1/3;核 1 个,偶 2 个;红细胞内多为单个原虫寄生	环纤细,约等于细胞直径的 1/5;核 1~2 个;红细胞内可见多个原虫寄生,多位于红细胞边缘	环较粗壮,约等于红细胞直径的 1/3;核 1 个;多为单个原虫寄生	似三日疟原虫
晚期滋养体(大滋养体)	虫体由小渐大,活动显著,有伪足伸出,空泡明显,虫体形状不规则;疟色素棕黄色,烟丝状分散于胞质内	虫体小而结实,不活动;疟色素集中成团,黑褐色。但一般不出现在外周血,主要集中在内脏毛细血管	体小圆形或呈带状,空泡小或无,亦可呈大环状,有 1 个大空泡,不活动,核 1 个;疟色素棕黑色,颗粒状,常分布于虫体的边缘	虫体圆形,似三日疟原虫,但较大;疟色素似间日疟但较少、粗大
未成熟裂殖体	核分裂成多个,虫体渐呈圆形,空泡消失;疟色素开始集中	虫体仍似大滋养体,但核分裂成多个;疟色素集中。但一般不出现在外周血	虫体圆形或宽带状,空泡消失;核分裂成多个;疟色素集中较迟	虫体圆或卵圆形,不活动,空泡消失;核分裂成多个;疟色素集中较迟
成熟裂殖体	裂殖子 12~24 个,通常 16 个,排列不规则;疟色素集中成堆,虫体占满胀大的红细胞	裂殖子 8~36 个,通常 18~24 个,排列不规则;疟色素集中成一团。但一般不出现在外周血	裂殖子 6~12 个,通常 8 个,排成一环;疟色素多集中在中央,虫体占满整个不胀大的红细胞	裂殖子 6~12 个,通常 8 个,排成一环;疟色素集中在中央或一侧
雄配子体(小配子体)	圆形,略大于正常红细胞。胞质蓝而略带红;核大而疏松,淡红色,常位于中央;疟色素分散	腊肠形,两端钝圆,胞质色蓝而略带红,核疏松,淡红色,位于中央;疟色素黄棕色,小杆状,分布于核周	圆形,略小于正常红细胞,胞质淡蓝色,核疏松,淡红色,位于中央;疟色素分散	似三日疟原虫,但稍大;疟色素似间日疟原虫
雌配子体(大配子体)	圆形,占满胀大的红细胞。胞质蓝色;核小而致密,深红色,常偏于一侧;疟色素分散	新月形,两端较尖,胞质蓝色;核致密,深红色,位于中央;疟色素黑褐色,分布于核周	圆形,如正常红细胞大,胞质深蓝色,核结实,偏于一侧;疟色素多而分散	似三日疟原虫,但稍大;疟色素似间日疟原虫
被寄生红细胞	胀大,色淡,常呈长圆形或多边形。滋养体期开始出现鲜红色的薛氏点	大小正常或略缩小,蓝色,边缘常皱缩;常有几颗粗大紫褐色的茂氏点	大小正常,有时缩小,颜色无改变;偶可见西门氏点	略胀大,色淡,部分红细胞变长形,边缘呈锯齿状;薛氏点较间日疟的粗大,环状体期即出现

三、疟原虫生活史

4 种疟原虫生活史基本相同,需要人和按蚊两个宿主,过程如下:

1. **在人体内的发育**

(1) 红细胞外期(exo-erythrocytic stage):简称红外期,感染阶段子孢子随雌性按蚊刺吸人血时注入人体,随血流侵入肝细胞,在肝细胞进行发育、增殖,形成红细胞外期裂殖体。成熟后释放数以万计的裂殖子入血,一部被巨噬细胞吞噬,其余部分侵入红细胞,开始红细胞内期的发育。

(2) 红细胞内期(erythrocytic stage):简称红内期。经历红细胞内期裂体增殖和配子体形成两个阶段。红内期的裂体增殖包括环状体、大滋养体、未成熟裂殖体、成熟裂殖体等时期,并具有周期性:间日疟原虫约 48 h,恶性疟原虫约 36～48 h,三日疟原虫为 72 h,卵形疟原虫为 48 h。疟原虫经过几代红内期裂体增殖后,部分裂殖子侵入红细胞后不再进行裂体增殖,而是发育为雌、雄配子体。

2. 在按蚊体内的发育　　包括在按蚊胃腔内进行的有性生殖,即配子生殖和在按蚊胃壁进行的无性生殖,即孢子增殖两个阶段。蚊是疟原虫的终宿主。

四、疟原虫致病

1. 潜伏期(incubation period)　　从疟原虫侵入人体到出现疟疾发作的时间为潜伏期。包括红外期发育和红内期数代增殖使血液中达到一定数量的疟原虫所需时间的总和,输血感染则只经历红细胞内期裂体增殖。

2. 疟疾发作(paroxysm)　　典型发作表现为周期性的寒战、发热和出汗退热三个连续阶段。发作周期与红细胞内期裂体增殖周期一致。

3. 疟疾的再燃(recrudescence)　　指疟疾初发停止后,患者无再感染,但由于体内少量残存的红内期疟原虫,在一定条件下重新大量繁殖起来,再一次引起的疟疾发作。4种疟原虫均可引起再燃。

4. 复发(relapse)　　指疟疾初发停止后,红细胞内期疟原虫已被消灭,未经再感染,但经过数周至年余,又出现疟疾发作。只有间日疟和卵形疟能引起复发。

5. 贫血　　① 疟原虫直接破坏红细胞;② 脾巨噬细胞吞噬红细胞的功能亢进;③ 骨髓造血功能受到抑制;④ 免疫病理损害。

6. 凶险型疟疾　　主要由恶性疟原虫引起。

五、疟原虫的实验诊断

1. 病原学诊断　　周围血液中检出疟原虫,是疟疾确诊的依据。取受检者耳垂或指尖采血作薄血膜和厚血膜涂片,以姬氏染液或瑞氏染液染色后镜检。恶性疟应在发作开始时采血。

2. 免疫学诊断　　① 循环抗体检主要用于疟疾的流行病学调查、防治效果的评估及输血对象的筛选。② 循环抗原检测能很好地说明是否有活动性感染。

3. 分子生物学技术　　PCR 和核酸探针已用于疟疾的诊断,最突出的优点是对低原虫血症检出率较高且准确。

六、疟疾的防治

1. 预防　　蚊媒防治、药物预防、疫苗预防,并做好疟疾的监测和流动人口的管理,加强健康教育。

2. 治疗　　现症患者要及时发现,及时根治。治疗规范、用药足量,联合用药。对间日疟和卵型疟患者,要进行抗复发治疗,可用伯氨喹。

【双语词汇】

exo-erythrocytic stage	红细胞外期
erythrocytic stage	红细胞内期
incubation period	潜伏期

paroxysm	疟疾发作
recrudescence	再燃
relapse	复发

【知识拓展】

疟疾是一种最严重的、主要的热带寄生虫病,所以学者们不断探索研究以提高诊断和防治的水平。研究表明 SYBR Green I 染料法荧光定量 PCR 技术可用于人体疟原虫的准确鉴别和定量检测。江陆斌等首次发现了恶性疟原虫在人体内实现免疫逃逸的表观遗传分子机制,这为研制新型疟疾疫苗提供了实验基础。

【习题与测试】

一、选择题

A1 型题

1. 疟原虫是哪种寄生虫病的病原体? _____。

A. 利什曼原虫病 B. 疟疾

C. 贫血病 D. 黑热病

E. 锥虫病

2. 疟原虫对人体的主要致病阶段是_____。

A. 红内期 B. 卵囊 C. 红外期 D. 配子体 E. 子孢子

3. 下列哪种人疟原虫的雌配子体为有新月形? _____。

A. 恶性疟原虫 B. 间日疟原虫 C. 三日疟原虫 D. 卵形疟原虫

E. 所有四种人疟原虫

4. 间日疟原虫的红细胞内裂体增殖周期为_____。

A. 48 h B. 36～48 h C. 72 h D. 24～36 h E. 24 h

5. 恶性疟原虫的红细胞内裂体增殖周期为_____。

A. 48 h B. 36～48 h C. 72 h D. 24～36 h E. 24 h

6. 姬氏或瑞氏染色后,疟原虫中被染成红色的是_____。

A. 细胞核 B. 细胞质 C. 疟色素 D. 血红蛋白 E. 红细胞

7. 姬氏或瑞氏染色时,疟原虫中被染成蓝色的是_____。

A. 细胞核 B. 细胞质 C. 疟色素 D. 血红蛋白 E. 红细胞

8. 疟性肾病主要发生在_____。

A. 间日疟原虫 B. 三日疟原虫 C. 恶性疟原虫 D. 卵形疟原虫

E. 间日疟原虫和恶性疟原虫

9. 疟原虫在人体的寄生部位为_____。

A. 仅在肝细胞 B. 仅在红细胞 C. 有核细胞 D. 脾细胞

E. 红细胞和肝细胞

10. 关于疟疾的流行特点叙述正确的是_____。

A. 仅有地区性　B. 仅有季节性　C. 无地区性　　D. 无季节性

E. 既有地区性，又有季节性

11. 确诊疟疾最常用的病原学诊断的方法是_____。

A. 骨髓穿刺　　　　　　　B. 体外培养法

C. 浓集法　　　　　　　　D. 厚、薄血涂片

E. 动物接种法

12. 可引起疟疾复发的疟原虫是_____。

A. 三日疟原虫和恶性疟原虫　　B. 间日疟原虫和恶性疟原虫

C. 卵形疟原虫和三日疟原虫　　D. 间日疟原虫和卵形疟原虫

E. 间日疟原虫和恶性疟原虫

13. 重症疟疾常由哪种疟原虫引起_____。

A. 恶性疟原虫　B. 间日疟原虫　C. 卵形疟原虫　D. 三日疟原虫　E. 伯氏疟原虫

14. 下列哪种物质不是引起疟疾发作的致病因素？　　_____。

A. 裂殖子　　　　　　　　B. 红细胞

C. 疟原虫代谢产物　　　　D. 变性血红蛋白

E. 疟色素

15. 疟色素的产生来自_____。

A. 疟原虫细胞核　　　　　B. 疟原虫细胞质

C. 红细胞膜　　　　　　　D. 患者血清

E. 红细胞中的血红蛋白的分解产物

16. 在一个红细胞内，哪种疟原虫最常见多个环状体？_____。

A. 恶性疟原虫　B. 间日疟原虫　C. 三日疟原虫　D. 卵形疟原虫

E. 三日疟原虫和恶性疟原虫

17. 疟疾的传播媒介是_____。

A. 雄库蚊　　B. 雌库蚊　　C. 雄按蚊　　D. 雌按蚊　　E. 伊蚊

18. 疟原虫有性阶段的名称是_____。

A. 滋养体　　B. 裂殖体　　C. 配子体　　D. 裂殖子　　E. 环状体

19. 疟原虫的感染阶段是_____。

A. 裂殖体　　B. 子孢子　　C. 动合子　　D. 配子体　　E. 卵囊

20. 间日疟原虫引起的疟疾患者其外周血涂片中可查见_____。

A. 环状体、大滋养体、裂殖体、配子体

B. 大滋养体、配子体、合子、裂殖子

C. 环状体、裂殖体、雌配子、雄配子

D. 裂殖体、配子体、动合子、子孢子

E. 环状体、滋养体、裂殖体、卵囊

21. 常用的杀灭疟原虫的配子体的药物为_____。

A. 奎宁　　B. 氯喹　　C. 伯氨喹　　D. 咯萘啶　　E. 乙胺嘧啶

22. 人感染疟原虫是因为_____。

A. 配子体经输血感染

B. 子孢子直接钻皮肤

C. 由雌按蚊叮咬,子孢子随唾液入血

D. 雌按蚊叮咬时,子孢子主动钻入皮肤

E. 雌按蚊叮咬人时,卵囊进入人体

23. 疟原虫引起贫血的主要原因_____。

A. 疟原虫直接破坏红细胞、脾功能亢进、免疫溶血和骨髓造血功能受抑制

B. 疟原虫寄生在肝细胞中,影响肝功能

C. 疟原虫侵犯幼稚的红细胞和免疫溶血

D. 疟原虫侵犯成熟的红细胞和脾功能亢进

E. 疟原虫寄生在肝细胞,造成肝细胞凋亡和疟原虫直接破坏红细胞

24. 疟疾的传染源是_____。

A. 感染的禽类　　　　　　　B. 感染的哺乳动物

C. 疟疾患者　　　　　　　　D. 带虫者

E. 外周血有配子体的患者和带虫者

25. 疟疾患者可产生_____。

A. 伴随免疫　　B. 带虫免疫　　C. 终身免疫　　D. 先天性免疫　　E. 以上都不是

26. 疟原虫红内期包括_____。

A. 环状体、滋养体、裂殖体　　　B. 环状体、滋养体、裂殖体、配子体

C. 环状体、配子体　　　　　　　D. 滋养体、裂殖体、配子体

E. 滋养体、配子体

27. 因血液污染,疟原虫被输入健康人体内,其结果为_____。

A. 不会造成疟原虫感染　　　　　B. 可能感染疟原虫,仅呈带虫状态

C. 疟原虫在肝细胞中休眠　　　　D. 可能呈带虫状态或疟疾发作

E. 疟原虫进入肝细胞迅速发育

28. 能在按蚊体内生存发育的疟原虫的阶段是_____。

A. 子孢子　　　B. 环状体　　　C. 滋养体　　　D. 裂殖体　　　E. 雌、雄配子体

29. 间日疟复发的原因是_____。

A. 疟原虫具抗药性

B. 残留红细胞内的疟原虫重新繁殖

C. 迟发型子孢子,经休眠后发育成熟

D. 配子体形成

E. 成熟裂殖体破裂

30. 疟疾确诊的依据是_____。

A. 间歇性怕冷、发热和出汗退热　B. 脾肿大、贫血

C. 间接血凝试验阳性　　　　　　D. 间接荧光抗体试验阳性

E. 血检原虫阳性

31. 女性,26 岁,三天前开始隔天下午有畏寒、继而高热持续 3 h 后,出汗退热,以往

无疟疾史。血片中找到间日疟原虫大滋养体,抗疟治疗宜采用_____。

    A. 氯喹   B. 奎宁   C. 青蒿素   D. 周效磺胺+氯喹

    E. 氯喹+伯氨喹

32. 疟原虫在人体内发育繁殖,经何种生殖方式_____。

    A. 二分裂法   B. 裂体增殖   C. 孢子增殖   D. 配子生殖

    E. 接合生殖

33. 疟疾的典型发作,寒战、高热和出汗退热是由于_____。

    A. 疟原虫的数量较多所致

    B. 疟原虫产生的毒素所致

    C. 疟原虫代谢产物及裂殖子引起的异性蛋白所致

    D. 疟原虫寄生在肝细胞内生长发育所致

    E. 疟原虫寄生在红细胞内生长增殖所致

34. 疟疾发作的机制是由于_____。

    A. 疟原虫在肝细胞内大量增殖   B. 疟原虫在红细胞里发育

    C. 血循环中存在大量滋养体   D. 血循环中存在大量配子体

    E. 大量红细胞破裂,裂殖子及代谢产物等进入血流,刺激体温中枢

35. 疟疾再燃的原因是_____。

    A. 迟发型子孢子结束休眠   B. 红细胞内残存的疟原虫增殖达到发作阈值

    C. 疟原虫发生免疫逃避   D. 再次感染疟原虫

    E. 机体免疫能力下降

36. 输血可感染的寄生虫是_____。

    A. 疟原虫   B. 溶组织内阿米巴

    C. 蛔虫   D. 鞭虫

    E. 丝虫

37. 下列自然因素中对疟疾的流行影响最大的是_____。

    A. 光照   B. 湿度   C. 植被   D. 土壤   E. 温度

38. 对间日疟患者使用杀灭红外期的药物,目的在于防止疟疾的_____。

    A. 发作   B. 再燃   C. 复发   D. 再燃和复发   E. 发作和再燃

39. 疟原虫出现于红细胞内的有性阶段是_____。

    A. 卵囊   B. 裂殖体   C. 包囊   D. 滋养体   E. 配子体

40. 疟疾的流行特点是_____。

    A. 季节性   B. 地方性

    C. 自然疫源性   D. 季节性和地方性

    E. 自然疫源性和地方性

A2 型题

    患者,男,40 岁。因发热 6 天,以上呼吸道感染收住院。入院前 1 个月在西双版纳及中缅边境旅居半个月,之后出现寒战发热,体温 39.5℃,伴乏力、腰酸、头痛,按感冒治疗无效。既往体健,入院前两次查疟原虫均阴性。查体:体温 39.9℃,脉搏 120 次/分,

呼吸 32 次/分,血压 13.3/8.0 kPa。急性热病面容,皮肤无明显黄染,结膜充血,咽红,心肺检查无异常,腹略膨隆,肝肋下 1 cm,脾肋下 1 cm,质软,无叩击痛,腹水征阴性。再次查疟原虫仍阴性。入院第 2 日又出现尿黄、巩膜轻度黄染。第 3 日体温 40～41℃,并出现谵妄,黄疸加深,腹部移动性浊音阳性,诊为重症肝炎,给予保肝治疗。第 4 日血涂片找到双核双环疟原虫。给予抗疟治疗:蒿甲醚连用 5 d,总剂量 720 mg;青蒿琥酯片服用 2 d,总剂量 150 mg。入院第 7 日体温正常。20 d 后再次发热,体温 38.5℃,血涂片找到疟原虫,又给予蒿甲醚 160 mg 肌肉注射,磷酸萘酚喹 0.8 g 分 2 次口服,体温再无波动,黄疸渐消退。住院 30 d,治愈出院。

41. 该病例中感染的是_____。

A. 恶性疟原虫　B. 间日疟原虫　C. 卵形疟原虫　D. 三日疟原虫　E. 伯氏疟原虫

42. 该患者经治疗后体温恢复正常,而 20 d 后再次发热的原因是_____。

A. 复发 　　　　　　　　　　B. 再燃

C. 迟发型子孢子结束休眠 　　D. 疟原虫产生了抗药性

E. 速发型子孢子结束休眠

43. 在该患者的外周血涂片中一般不会出现_____。

A. 滋养体　　　B. 配子体　　　C. 裂殖体　　　D. 小滋养体

E. 大滋养体和裂殖体

患者,男,40 岁,农民。因寒战,高热,皮肤、巩膜黄染 6 日入院。患者 6 天前"受凉"后出现持续高热(高达 40℃),数小时后出汗退热,第 2 日全身皮肤、巩膜发黄,尿呈酱油色,入院查体:体温 38.3℃、脉搏 95 次/分,呼吸 90 次/分,急性病容,神清合作,皮肤、巩膜中度黄染。血常规:白细胞 3.4×10^9/L、中性粒细胞 0.68、淋巴细胞 0.32、血红蛋白 74 g/L。治疗经过:入院后予以抗生素、激素、碱化尿液、输血补液等治疗后,体温逐渐恢复正常。皮肤、巩膜黄染渐消退。患者住院 11 天,出院诊断为溶血性贫血,但此后反复发作,经检查最终诊断为疟疾。

44. 要确诊是疟疾,需要进行的检查是_____。

A. IFA　　　　　B. IHA　　　　　C. ELISA　　　　　D. 取患者的外周血涂片检查

E. 以上都不对

45. 患者的血红蛋白只有 74 g/L 是因为_____。

A. 疟原虫侵犯成熟的红细胞和脾功能亢进

B. 疟原虫寄生在肝细胞中,影响肝功能

C. 疟原虫侵犯幼稚的红细胞和免疫溶血

D. 疟原虫直接破坏红细胞、脾功能亢进、免疫溶血和骨髓造血功能受抑制

E. 疟原虫寄生在肝细胞,造成肝细胞凋亡和疟原虫直接破坏红细胞

患者,男,39 岁,商人。曾独自在非洲的科特迪瓦经商,并且在当地多次出现发热的症状。回国后因反复出现寒战、高热、肌肉酸痛等症状而就诊。

46. 该病例应首先考虑的病因是_____。

A. 霍乱　　　B. 疟疾　　　C. 重症感冒　　　D. 肌溶解　　　E. 以上都不对

47. 诊断该病例可采用的方法有_____。

A. 病原学诊断　　　　　　　B. 基因诊断

C. 循环抗原检查　　　　　　D. 循环抗体检查

E. 以上都对

B1 型题

问题 48~52

A. 环状体　　　　　　　　　B. 裂殖体

C. 子孢子　　　　　　　　　D. 雄配子体

E. 雌配子体

48. 经姬氏或瑞氏染色后,疟原虫胞质呈蓝色的环状,核呈红色偏于虫体一侧的阶段是_____。

49. 经姬氏或瑞氏染色后,疟原虫胞质丰富而不规则,核多个,则此期属于_____。

50. 经姬氏或瑞氏染色后,镜下观察虫体呈腊肠形,两端钝圆,胞质为蓝色,核呈红色,核周有小杆状黄棕色的疟色素,则此期为恶性疟原虫的_____。

51. 经姬氏或瑞氏染色后,镜下观察虫体呈新月形,两端较尖,胞质为蓝色,核呈红色,核小儿致密,核周有黑褐色的疟色素,则此期为恶性疟原虫的_____。

52. 疟原虫的感染阶段是_____。

问题 53~59

A. 间日疟原虫　　　　　　　B. 恶性疟原虫

C. 三日疟原虫　　　　　　　D. 卵形疟原虫

E. 以上都是

53. 能寄生于人体的疟原虫是_____。

54. 能引起疟疾再燃的疟原虫是_____。

55. 引起重症疟疾的主要虫种是_____。

56. 诊断疟疾,需要在发作时取患者外周血进行涂片检查的是_____。

57. 可以寄生于患者的各种红细胞的疟原虫种是_____。

58. 引起疟疾症状隔两天发作一次的疟原虫种是_____。

59. 能使被寄生的红细胞上出现西门点的是_____。

问题 60~61

A. 子孢子　　　　　　　　　B. 红内期疟原虫

C. 配子体　　　　　　　　　D. 裂殖体

E. 滋养体

60. 疟原虫的主要致病阶段是_____。

61. 随蚊虫叮咬进入其胃中,并能进一步发育的阶段是_____。

X 型题

62. 寄生于人体的疟原虫主要有_____。

A. 恶性疟原虫　B. 间日疟原虫　C. 三日疟原虫　D. 卵形疟原虫　E. 约氏疟原虫

63. 被哪种疟原虫寄生后人的红细胞会出现相应的变化,出现薛氏小点是由于哪种疟原虫寄生?_____。

A. 恶性疟原虫　B. 间日疟原虫　C. 三日疟原虫　D. 卵形疟原虫　E. 约氏疟原虫

64. 在恶性疟疾患者的外周血中,一般能查见_____。

A. 环状体　　　B. 大滋养体　　C. 配子体　　　D. 裂殖体　　　E. 子孢子

65. 在我国,常见的传播疟疾的蚊种是_____。

A. 中华按蚊　　B. 大劣按蚊　　C. 嗜人按蚊　　D. 白蚊伊蚊　　E. 微小按蚊

66. 常用的杀灭红外期疟原虫的药物有_____。

A. 奎宁　　　　B. 氯喹　　　　C. 伯氨喹　　　D. 咯萘啶　　　E. 乙胺嘧啶

67. 常用的抗疟疾复发的药物有_____。

A. 奎宁　　　　　B. 氯喹　　　　C. 伯氨喹　　　D. 咯萘啶　　　E. 乙胺嘧啶

68. 常用杀灭红内期疟原虫的药物有_____。

A. 奎宁　　　　　B. 氯喹　　　　C. 伯氨喹　　　D. 咯萘啶　　　E. 青蒿素

69. 感染疟疾的方式有_____。

A. 被阳性按蚊叮咬　　　　　　B. 经输血

C. 经器官移植　　　　　　　　D. 经胎盘

E. 被阳性库蚊叮咬

70. 疟原虫引起贫血的原因有_____。

A. 脾功能亢进　　　　　　　　B. 免疫溶血

C. 骨髓造血功能受抑制　　　　D. 患者的免疫能力下降

E. 疟原虫直接破坏红细胞

71. 被间日疟原虫寄生的红细胞可能出现的变化有_____。

A. 出现茂氏小点　　　　　　　B. 红细胞胀大

C. 出现有薛氏小点　　　　　　D. 红细胞颜色变淡

E. 以上都不对

72. 疟原虫在人体内的发育包括_____。

A. 红细胞外期　B. 红细胞内期　C. 包囊形成　　D. 子孢子形成　E. 卵囊形成

73. 因输血而感染间日疟原虫的人可能会出现_____。

A. 疟疾的发作　B. 疟疾的再燃　C. 疟疾的复发　D. 贫血　　　　E. 脾脏肿大

74. 疟疾的预防措施包括_____。

A. 防蚊灭蚊　　B. 预防性服药　C. 疫苗防治　　D. 不生吃肉类　E. 以上都不对

75. 刚地弓形虫感染人的途径有_____。

A. 经胎盘　　　B. 经口　　　　C. 经输血　　　　D. 经媒介昆虫叮咬

E. 经器官移植

76. 刚地弓形虫的感染阶段有_____。

A. 卵囊　　　　B. 假包囊　　　C. 包囊　　　　D. 子孢子　　　E. 以上都不是

77. 疟原虫的生殖方式有_____。

A. 孢子生殖　　B. 配子生殖　　C. 裂体增殖　　D. 接合生殖　　E. 二分裂增殖

78. 能引起疟疾复发的疟原虫是_____。

A. 恶性疟原虫　B. 间日疟原虫　C. 三日疟原虫　D. 卵形疟原虫　E. 约氏疟原虫

79. 能引起疟疾再燃的疟原虫是_____。

A. 恶性疟原虫　B. 间日疟原虫　C. 三日疟原虫　D. 卵形疟原虫　E. 约氏疟原虫

二、名词解释

1. 疟疾发作　　　　　　2. 疟疾潜伏期

3. 疟疾复发　　　　　　4. 疟疾再燃

5. 带虫免疫

三、问答题

1. 疟疾的症状发作与疟原虫生活史有何关系？

2. 疟疾贫血的原因是哪些？

3. 确诊疟疾常用什么方法？采血时间如何？为什么恶性疟原虫在末梢血液中只能查到环状体和配子体？

4. 疟疾流行有何特点？其主要原因是什么？

5. 常用的抗疟药有哪些？

【参考答案】

一、选择题

1. B　2. A　3. A　4. A　5. B　6. A　7. B　8. B　9. E　10. E　11. D　12. D

13. A　14. B　15. E　16. A　17. D　18. C　19. B　20. A　21. C　22. C　23. A

24. E　25. B　26. D　27. D　28. E　29. C　30. E　31. E　32. B　33. C　34. B

35. B　36. A　37. E　38. C　39. E　40. D　41. A　42. B　43. E　44. D　45. D

46. B　47. E　48. A　49. B　50. D　51. E　52. C　53. E　54. E　55. B　56. B

57. B　58. C　59. C　60. B　61. C　62. ABCD　63. BD　64. AC　65. ABCE

66. CE　67. CE　68. ABDE　69. ABCD　70. ABCE　71. BCD　72. AB

73. ABCDE　74. ABC　75. ABCE　76. ABC　77. ABC　78. BD　79. ABCD

第4节　弓 形 虫

学 习 要 点

掌握：弓形虫生活史及感染方式。

熟悉：弓形虫的五种形态。

了解：弓形虫致病性、实验诊断、传播流行及防治原则。

【内容提要】

一、弓形虫的形态

1. 滋养体　　呈弓形或月牙形。视其在宿主体内生长发育速度的快慢,分为速殖子

（tachyzoite）和缓殖子（bradyzoite）。速殖子寄生于宿主的有核细胞,所形成的虫体集合称假包囊（pseudocyst）。缓殖子存在于包囊内。

2. 包囊　　是慢性感染阶段虫体在宿主组织内的存在形式。包囊圆形或椭圆形,具有一层富有弹性的坚韧囊壁,内含数个至数百个缓殖子。

3. 卵囊　　圆形或椭圆形,成熟卵囊内含 2 个孢子囊,每个孢子囊内含 4 个新月形的子孢子,可随猫粪便排出。

二、弓形虫的生活史

需要两个宿主,中间宿主为人和多种动物,通过无性繁殖在其有核细胞内形成假包囊,在组织内形成包囊;终宿主为猫科动物,在猫科动物的肠上皮细胞内完成有性繁殖,最终形成卵囊可经粪便排出。但是在猫科动物体内同时也能进行无性增殖,故猫科动物是弓形虫的终宿主兼中间宿主。

弓形虫感染阶段多,包囊、假包囊和卵囊都是感染阶段。

三、弓形虫的致病

1. 致病机制　　致病受虫株的毒力和宿主的免疫状的影响。速殖子是弓形虫的主要致病阶段,包囊是慢性感染的主要存在形式。

2. 临床表现　　在人群中弓形虫具有高感染,低发病的特征。大多是隐性感染,但先天性感染和免疫功能低下者的获得性感染常引起严重的弓形虫病。临床上将弓形虫病分为先天性弓形虫病和获得性弓形虫病二类。

四、弓形虫的实验诊断

1. 病原学检查　　具有确诊意义,但检出率低。① 涂片染色法;② 动物接种分离法或细胞培养法。

2. 血清学检查　　是目前广泛应用的重要临床辅助诊断手段。急性期以检出特异性 IgM 抗体或循环抗原为可靠指标;慢性期以检测特异性 IgG 抗体为主。常用方法有染色试验、间接血凝试验、间接免疫荧光抗体试验、酶联免疫吸附试验、免疫酶染色试验。

五、弓形虫的防治

1. 预防　　主要措施包括提高人口素质,减少缺陷儿的出生,做到优生优育,把重点放在育龄妇女;减少弓形虫传染源;免疫预防等方面。

2. 治疗　　对急性期患者应及时治疗,但至今尚无理想的特效药物。乙胺嘧啶、磺胺类对增殖期弓形虫有抑制生长的作用,孕妇治疗则用螺旋霉素。

【双语词汇】

Tachyzoite	速殖子
Bradyzoite	缓殖子
Pseudocyst	假包囊
congential toxoplasmosis	先天性弓形虫病
acquired toxoplasmosis	获得性弓形虫病

【知识拓展】

近几年,学者们对弓形虫的研究取得了一些新的进展。如使用三重 SYBRGreenⅠ 荧光定量 PCR 检测技术诊断弓形虫病,提高了诊断的特异性和敏感性。基因分析研究发现弓形虫的基因除了传统的Ⅰ、Ⅱ、Ⅲ型,还有一些非典型基因型。在致病方面,弓形虫可能通过感染致精子、引起生殖细胞的损伤以及睾酮和一氧化氮分泌的异常而致男性不育。

【习题与测试】

一、选择题

A1 型题

1. 刚地弓形虫寄生于人体的阶段有_____。

A. 仅有滋养体　　B. 裂殖体　　　C. 仅有包囊　　D. 仅有假包囊

E. 滋养体、包囊、假包囊

2. 弓形虫的终宿主是_____。

A. 猫科动物　　　B. 食草动物　　C. 啮齿类动物　D. 人　　　　E. 爬行动物

3. 弓形虫的感染阶段有_____。

A. 卵囊　　　　　B. 假包囊　　　C. 包囊　　　　D. 滋养体　　E. 以上都是

4. 刚地弓形虫可感染的宿主有_____。

A. 人　　　　　　B. 哺乳动物　　C. 鸟类　　　　D. 鱼类　　　E. 以上都是

5. 刚地弓形虫的实验诊断_____。

A. 主要以查血液中包囊为主

B. 主要以动物接种试验为主

C. 要以体外培养试验为主

D. 病原学检查成功率低,所以多采用免疫学方法

E. 以上都不是

6. 刚地弓形虫寄生在人体的_____。

A. 红细胞　　　　B. 有核细胞　　C. 淋巴液　　　D. 血清　　　E. 脑脊液

7. 治疗孕妇的弓形虫病首选的药物是_____。

A. 磺胺多辛　　　B. 青霉素　　　C. 青蒿素　　　D. 螺旋霉素　E. 乙胺嘧啶

8. 刚地弓形虫的生活史属于_____。

A. 循环传播型　B. 人际传播型　C. 虫媒传播型　D. 直接传播型　E. 以上都不对

9. 人感染弓形虫病后多表现为_____。

A. 急性感染　　B. 隐性感染　　　C. 进行性感染　D. 弓形虫脑病　E. 弓形虫眼病

10. 怀孕母亲可能通过胎盘传播给胎儿的寄生虫是_____。

A. 溶组织内阿米巴　　　　　　　　B. 阴道毛滴虫

C. 蛔虫　　　　　　　　　　　　　D. 刚地弓形虫

E. 血吸虫

A2 型题

患儿,女,9 个月。因右侧肢体软弱无力 1 周就诊。1 周前无明显诱因发现患儿右侧上、下肢软弱无力,右手不能握物,左侧肢体活动正常,发病前体健。患儿系第一胎足月顺产,出生体重 3 kg,奶粉喂养。查体:体温 37℃,脉搏 92 次/分,呼吸 220 次/分。发育正常,无皮疹及浅表淋巴结肿大。右侧肌张力正常,腱反射亢进;左侧上下肢肌力及腱反射正常。实验室检查:红细胞 3.9 ×10^{12}/L,白细胞 7.6×10^9/L,中性粒细胞 0.44,淋巴细胞 0.56。头颅 CT 示双侧基底节小片状低密度影,左侧 0.9 cm ×1.0 cm,右侧 1.3 cm × 0.9 cm,中线结构无明显移位。曾到某市肿瘤医院会诊,考虑为脑肿瘤。转院后考虑到当地有弓形虫病存在,遂给患儿及其母亲做弓形虫抗体检查,结果均为阳性。患儿和母亲初诊为弓形虫感染。

11. 确诊该病例可采用的方法是_____。

A. 取体液涂片染色　　　　　B. 基因诊断

C. 动物接种　　　　　　　　D. 细胞体外培养

E. 以上都对

12. 取患者的血液涂片检查时应当在哪种细胞中查找弓形虫的滋养体?　_____。

A. 红细胞　　B. 淋巴细胞　　C. 有核细胞　　D. 粒细胞　　E. 单核细胞

孕妇,28 岁,农民,家有猫、犬等宠物。孕期未用任何药物,但孕 7 个月时 B 超检查,提示无脑儿的可能。实验检查:IHA 和 IFA 检查,抗体阳性;羊水接种小鼠,取腹腔液涂片,发现弓形虫滋养体。

13. 该孕妇感染弓形虫的最可能的途径是_____。

A. 误食猫排出的卵囊　　　　B. 误食狗排出的卵囊

C. 误食猫排出的包囊　　　　D. 误食狗排出的包囊

E. 误食猫排出的虫卵

B1 型题

问题 14~16

A. 红细胞　　　　　　　　　B. 血小板

C. 所有有核细胞　　　　　　D. 肝细胞

E. 以上都不是

14. 疟原虫可寄生于_____。

15. 弓形虫寄生于_____。

16. 可能有迟发型子孢子寄生的部位是_____。

问题 17~19

A. 配子生殖　　　　　　　　B. 结合生殖

C. 出芽生殖　　　　　　　　D. 二分裂

E. 裂体增殖

17. 疟原虫在蚊体内进行的有性生殖方式是_____。

18. 疟原虫在红细胞内进行的无性生殖方式是_____。

19. 弓形虫在有核细胞内进行的无性生殖方式是_____。

问题 20～22

A. 猫科动物　　　　　　B. 犬科动物

C. 人　　　　　　　　　D. 按蚊

E. 以上都不是

20. 间日疟原虫的中间宿主是_____。

21. 恶性疟原虫的终宿主是_____。

22. 刚地弓形虫的终宿主是_____。

X 型题

23. 弓形虫的感染途径有_____。

A. 经胎盘　　　　　　　B. 经破损的皮肤

C. 经输血和器官移植　　D. 经空气

E. 经口

24. 弓形虫生活史中主要的形态阶段有_____。

A. 卵囊　　　B. 裂殖体　　　C. 包囊　　　D. 滋养体　　　E. 配子体

二、名词解释

先天性弓形虫病

三、简答题与论述题

1. 弓形虫生活史有何特点？其感染人的方式主要有哪几种？

2. 孕妇感染弓形虫会造成哪些后果？

3. 导致弓形虫病广泛流行的原因是什么？

【参考答案】

一、选择题

1. E　2. A　3. E　4. E　5. D　6. B　7. D　8. A　9. B　10. D　11. E　12. C

13. A　14. A　15. C　16. D　17. A　18. E　19. C　20. C　21. C　22. D　23. ABCE

24. ABCDE

（向　征）

第5节　杜氏利什曼原虫与阴道毛滴虫

学 习 要 点

掌握：① 杜氏利什曼原虫的形态、生活史、致病及诊断要点。② 阴道毛滴虫的形态、生活史、致病及诊断要点。

熟悉：① 杜氏利什曼原虫、阴道毛滴虫的流行、防治原则及首选药物。② 上述原虫的拉丁学名。

【内容提要】

一、杜氏利什曼原虫

(一) 形态

1. 无鞭毛体(利杜体)　圆形,染色后胞质呈淡蓝色或淡紫色,核呈紫色或紫红色。动基体位于核旁,呈紫色,细小杆状。虫体前端有一基体,颗粒状,深紫色。

2. 前鞭毛体　梭形或长梭形。核位于虫体中央,动基体位于体前端,其前方为基体,由其发出1根鞭毛游离于体外,鞭毛的长度与虫体长度相仿。多个虫体常排列成菊花状。

(二) 生活史

1. 生活史要点

(1) 完成生活史需要2种宿主:人(或哺乳动物)与白蛉。

(2) 在人体内寄生的阶段及部位:无鞭毛体寄生于巨噬细胞。

(3) 在媒介白蛉体内的阶段:前鞭毛体。

(4) 感染阶段:前鞭毛体。

(5) 致病阶段:无鞭毛体。

(6) 感染途径:媒介白蛉叮咬经皮肤感染。

(7) 生殖方式:无鞭毛体在巨噬细胞内进行二分裂繁殖,直至细胞破裂,无鞭毛体又被其他巨噬细胞吞噬。

2. 利什曼原虫进入巨噬细胞及其存活机制

(1) 前鞭毛体趋向并黏附于巨噬细胞,通过受体介导的细胞内吞作用被巨噬细胞吞噬。

1) 配体-受体结合途径:虫体表面脂磷酸聚糖和主要表面蛋白GP63为配体。

2) 抗体调理作用:巨噬细胞表面的Fc或C3b受体与经抗体调理作用的前鞭毛体结合;另外,虫体原生质膜中的糖蛋白(GP63)能与巨噬细胞结合产生吸附作用,黏附虫体后被巨噬细胞吞噬。

(2) 虫体在巨噬细胞内繁殖。

1) 无鞭毛体表面抗原糖蛋白能灭活或抑制巨噬细胞内溶酶体分泌的水解酶。

2) 无鞭毛体体表分泌超氧化物歧化酶、过氧化物酶等,可阻断巨噬细胞产生 O^{2-} 与 H_2O_2,清除 OH^- 基。

(三) 致病

无鞭毛体寄生于巨噬细胞,主要引起内脏利什曼病(黑热病)。

1. 潜伏期长　常为3~5个月。

2. 主要症状、体征

(1) 长期不规则发热(双峰热),消瘦。

(2) 肝、脾、淋巴结肿大,以脾肿大最为显著,由巨噬细胞、浆细胞增生引起。此外还有脾内血流受阻、充血和纤维组织增生等原因。

(3) 全血性贫血:即红细胞、白细胞、血小板数量均显著降低。主要原因为:

1) 脾功能亢进：血细胞被大量破坏,导致贫血和各类白细胞与血小板减少。

2) 骨髓有巨噬细胞浸润,影响其造血功能,使红细胞与白细胞生成减少。

3) 免疫溶血：虫体抗原附着于红细胞表面或原虫代谢产物中有 1～2 种抗原与人红细胞抗原相同,从而使机体产生的抗利什曼原虫抗体,与红细胞膜结合并在补体参与下溶解红细胞。

(4) A/G 倒置：肝功能受损,合成白蛋白减少。因肾脏受损,部分白蛋白从尿中排出,人血白蛋白水平下降。因浆细胞增生导致球蛋白产生增多。

(5) 蛋白尿与血尿：免疫复合物在肾小球基底膜沉积引起免疫病理损害,导致淋巴细胞和浆细胞浸润的间质性肾炎。

3. 预后   患者不经治疗,病死率达 70%～90%。经特效药物治疗后痊愈率较高,治愈后获得终身免疫。

4. 免疫特点   患者免疫力受抑制,尤其是细胞免疫低下,故利什曼素试验呈阴性;患者可获得牢固的终身免疫,能够抵抗同种利什曼原虫再感染,其中细胞免疫起主要作用。

5. 我国黑热病的特殊类型

(1) 皮肤型黑热病,多出现在平原地区,多数情况皮肤损害与内脏病变并存(58%),多在面部、颈部出现结节,取结节活检可见大量无鞭毛体。

(2) 淋巴结型黑热病,病变局限于淋巴结,全身多处淋巴结肿大,以腹股沟和股部最多见。取淋巴结活检可在类上皮细胞内查见无鞭毛体。

6. 常见并发症   肺炎,坏疽性口炎(走马疳),急性粒细胞缺乏症,病毒、细菌、螺旋体等多种感染。

(四) 实验诊断

1. 病原学诊断

(1) 穿刺检查：首选骨髓穿刺法,临床常选择髂骨穿刺,原虫检出率 80%～90%。脾穿刺检出率可达 99%,但危险性高。淋巴结穿刺安全、简便易行,但检出率低。因淋巴结内原虫消失慢,常作为考核疗效的指标。

(2) 体外培养法：将穿刺物置于 NNN 培养基培养,检查前鞭毛体。

(3) 动物接种法：将穿刺物接种于中华仓鼠、金地鼠等易感动物腹腔内,1～2 个月后取肝、脾、淋巴结作切片或涂片,染色镜检无鞭毛体。

(4) 皮肤活组织检查：用于可疑皮肤型黑热病病例。

2. 免疫学诊断

(1) 检测抗体：常用方法为酶联免疫吸附试验、免疫荧光抗体试验、间接血凝试验。

(2) 检测循环抗原：单克隆抗体-抗原斑点试验具高度敏感性和特异性。

(3) Dip-stick 法：将免疫印迹、薄层色谱和分子克隆技术相结合,诊断阳性率 100%。

3. 分子生物学技术   聚合酶链反应(PCR),kDNA 探针杂交法。

(五) 流行特点

1. 分布   世界性分布。我国黑热病流行于长江以北 16 个省市区,已基本控制,近年来主要发生在新疆、内蒙古、甘肃、四川、山西、陕西等 6 个省、自治区。

2. **传染源**

(1) 人源型(平原型):平原地区多见,主要在人群中传播,以青少年和壮年为主。传播媒介为中华白蛉和长管白蛉。

(2) 犬源型(山丘型):西北、华北、东北的丘陵地区多见,人体感染来自病犬,患者多数是 10 岁以下的儿童。传播媒介为中华白蛉。

(3) 自然疫源型(荒漠型):分布于新疆、内蒙古荒漠地区,主要是某些野生动物的疾病,当人进入该地区时可被感染,患者主要是 3 岁以下的婴幼儿。传播媒介为吴氏白蛉和亚历山大白蛉。

3. **传播途径** 主要通过白蛉叮咬传播,输入含有无鞭毛体的血液亦可感染。我国主要传播媒介有中华白蛉、长管白蛉、吴氏白蛉、亚历山大白蛉。

4. **易感人群** 婴幼儿及外地新进入疫区的成年人均易感,但治愈后可获得终身免疫。

(六) 防治

(1) 治疗患者、病犬,消除传染源。特效药为葡萄糖酸锑钠。另外还有两性霉素 B,喷他脒,灭特复星。

(2) 消灭白蛉,加强个人防护。

二、阴道毛滴虫

(一) 形态

滋养体呈梨形,借助波动膜、鞭毛摆动做旋转运动。主要结构有四根前鞭毛、一根后鞭毛,波动膜为体长的一半,轴柱伸出体外,有一个细胞核。

(二) 生活史

人是唯一宿主,虫体寄生于男性、女性泌尿生殖道。生活史简单,仅有滋养体期,是感染阶段、致病阶段、传播阶段。繁殖方式为二分裂。通过直接接触与间接接触感染。

(三) 致病

虫体寄生于人体泌尿生殖系统,引起滴虫性阴道炎、尿道炎、前列腺炎。

1. **致病机制**

(1) 致病力与虫株毒力、宿主生理状态有关。如妇女月经后,阴道 pH 值接近中性且富含血清,有利于滴虫繁殖。

(2) 滋养体分泌毒素及机械性损伤,破坏阴道上皮细胞。

(3) 竞争性消耗糖原,使阴道内 pH 由正常的酸性转变为中性或碱性,破坏阴道的自净作用,利于虫体和细菌生长。

(4) 滋养体可吞噬精子,虫体分泌物可阻碍精子存活,引起不孕。

2. **临床症状** 大多数患者无症状或症状不明显;有症状者最常见的表现是外阴瘙痒或烧灼感,白带增多。白带呈黄色泡沫状,有异味。感染累及尿道可出现尿频、尿痛、尿急等。男性感染者多无临床表现。

(四) 诊断要点

1. **生理盐水涂片法** 取阴道分泌物涂片查活滋养体,临床常用。

2. 染色法　涂片染色。

3. 培养法　取阴道分泌物置于培养基,48 h 后观察。

（五）流行特点　世界性分布

1. 传染源　女性患者、带虫者、男性感染者。

2. 传播途径　直接接触即性交传播。间接接触即通过公共浴池、公用浴巾、马桶、泳衣等。滋养体在外界抵抗力强。

（六）防治

（1）治疗患者及带虫者,常用药物为甲硝唑,口服或局部用药。

（2）注意个人卫生及经期卫生,对患者配偶亦应同时检查治疗。

（3）改善公共卫生设施。

【双语词汇】

visceral leishmaniasis	内脏利什曼病
kala-azar	黑热病
promastigote	前鞭毛体
amastigote	无鞭毛体
Leishman-Donovan body，LD body	利杜体
trichomonas vaginitis	滴虫性阴道炎
trophozoite	滋养体
trichomoniasis	阴道毛滴虫病

【知识拓展】

利什曼原虫主要寄生于宿主巨噬细胞内,引起人畜共患病。全球 88 个国家和地区中受威胁人口约 35 000 万,患者超过 1 200 万,每年新增病例 200 万,其中内脏利什曼病患者 50 万,皮肤利什曼病 150 万,绝大部分病例集中于几个发展中国家的贫困地区。利什曼原虫/ HIV 合并感染已广泛流行于欧洲、非洲、美洲和亚洲等 42 个国家和地区。西班牙、意大利、法国和葡萄牙的合并感染者中71.1％为静脉药瘾者（intravenous drug user,IVDU）,因此共用注射器的血液传播成为该地区重要传播途径。当前,我国的 AIDS 流行扩散趋势没有得到有效遏制,四川、新疆已成为高发区,且 IVDU 已成为 HIV 感染的主要人群之一；此外,川北、陇南、新疆一些地区的利什曼病流行形势依然严峻。在利什曼病疫区,AIDS 使患内脏利什曼病的危险增加 100～1 000 倍。

杜氏利什曼原虫感染不仅伴随有特异性细胞免疫的抑制,而且还可导致机体对其他抗原产生细胞免疫和体液免疫反应能力降低,即非特异性免疫抑制。HIV 感染最主要的是侵袭人体 CD4$^+$ T 细胞和单核巨噬细胞。合并感染的患者中,80％的患者血液中 CD4$^+$T 细胞计数由正常的 800～1 050/ml 下降到 200/ml 以下,半数患者不能检出抗利什曼原虫的抗体。合并感染者由于机体免疫系统的全面崩溃和利什曼原虫在体内广泛寄生,预后十分恶劣,常因并发其他疾病而死亡。

阴道毛滴虫的致病机制是一个复杂的过程。研究证明滴虫存在黏附因子,而且它是滴虫致病机制中必不可少的物质。黏附因子介导滴虫与靶细胞的结合。当滴虫与阴道上皮细胞连接,可促使滴虫合成 5 种黏附因子(AP120、AP65、AP51、AP33 和 AP23)。黏附因子的数量与滴虫的变形程度、黏附强度正相关,黏附因子数量越多,滴虫变形幅度越大,与上皮细胞黏附力越强。阴道毛滴虫还可与靶细胞的纤粘连蛋白、层粘连蛋白相连,帮助滴虫逃避宿主的免疫攻击;而且使滴虫更牢固地与阴道上皮细胞结合。阴道毛滴虫还可分泌成孔蛋白(穿孔素),能在靶细胞上聚合形成跨膜贯穿孔道,改变细胞内外渗透压,造成细胞死亡。滴虫分泌的蛋白酶可直接攻击靶细胞膜中的某些成分,如酸性水解酶、膜收缩蛋白酶、半胱氨酸蛋白酶和苹果酸脱氢酶等。滴虫细胞骨架的改变也直接影响滴虫致病强度,使滴虫形状从梨形变为阿米巴样而侵蚀靶细胞。

【习题与测试】

一、选择题

A1 型题

1. 杜氏利什曼原虫寄生于人的_____。
A. 肝细胞　　B. 红细胞　　C. 巨噬细胞　　D. 脑细胞
E. 嗜中性粒细胞

2. 病原学诊断黑热病最有效、安全的检查方法是_____。
A. 动物接种　　B. 脾穿刺　　C. 骨髓穿刺　　D. 取末梢血涂片检查
E. 淋巴结穿刺

3. 关于杜氏利什曼原虫生活史,下列描述是正确的是_____。
A. 人为其终宿主　　　　　　B. 白蛉为传播媒介
C. 生活史有中间宿主　　　　D. 无鞭毛体在白蛉胃内繁殖
E. 前鞭毛体寄生于人体巨噬细胞内

4. 阴道毛滴虫的致病机制主要是_____。
A. 原虫侵入阴道上皮细胞
B. 原虫溶解阴道上皮细胞
C. 增强乳酸杆菌的糖原酵解作用
D. 妨碍乳酸杆菌的糖原酵解作用
E. 机械性刺激和化学毒素作用

5. 骨髓穿刺可用于诊断_____。
A. malaria　　　　　　B. toxoplasmosis
C. kala-azar　　　　　D. filarissis
E. giardiasis

6. 下列样本中不能查到阴道毛滴虫的是_____。
A. 阴道分泌物　B. 血液　　C. 尿液　　D. 阴道后穹隆分泌物
E. 前列腺液

7. 下列哪项不符合杜氏利什曼原虫的特征?_____。

A. 有波动膜   B. 以白蛉为传播媒介

C. 生活史中均为无性生殖   D. 前鞭毛体有 1 根鞭毛

E. 无鞭毛体寄生在巨噬细胞内

8. 防治黑热病的根本措施是_____。

A. 治疗患者   B. 消灭白蛉

C. 加强个人防护   D. 消灭蚊蝇

E. 消灭病犬

9. 杜氏利什曼原虫原虫经白蛉感染人体的阶段是_____。

A. 包囊   B. 无鞭毛体

C. 早期前鞭毛体   D. 前鞭毛体

E. 滋养体

10. 杜氏利什曼原虫的致病机制是_____。

A. 变态反应   B. 抗原-抗体复合物形成

C. 细胞毒性反应   D. 破坏红细胞

E. 无鞭毛体引起巨噬细胞破坏和增生

11. 当前我国黑热病的主要流行区为_____。

A. 长江流域以南   B. 限于西北荒漠地区

C. 华北、西北、东北的丘陵地区   D. 全国均有

E. 限于西北荒漠地区

12. 鉴别阴道毛滴虫与其他毛滴虫的主要依据是 _____。

A. 核的大小   B. 鞭毛的数目

C. 轴柱的长短   D. 波动膜的形态

E. 肋的存在与轴柱旁氢化酶颗粒的排列

13. 下列哪项不属食源性寄生虫病?_____。

A. 猪囊尾蚴病   B. 卫氏并殖吸虫病

C. 弓形虫病   D. 旋毛虫病

E. 利什曼病

14. 我国黑热病的潜伏期一般是 _____。

A. 1 周   B. 2～3 个月   C. 3～5 个月   D. 6～7 个月   E. 1 年左右

15. 杜氏利什曼原虫生活史的特点是_____。

A. 生活史有中间宿主   B. 无鞭毛体在白蛉胃内繁殖

C. 白蛉为传播媒介   D. 人为终宿主

E. 前鞭毛体在巨噬细胞内寄生

16. 下列寄生虫与宿主的关系中,哪一项是错误的?_____。

A. 淡色库蚊是班氏丝虫的中间宿主

B. 白蛉是利什曼原虫的终宿主   C. 野猪是卫氏并殖吸虫的转续宿主

D. 人是血吸虫的终宿主   E. 大劣按蚊是间日疟原虫的终宿主

17. 不属于阴道毛滴虫的寄生部位的是_____。

A. 女性阴道　　B. 女性尿道　　C. 男性尿道　　D. 人体消化道　E. 男性前列腺

18. 不属于阴道毛滴虫的流行因素的是_____。

A. 间接接触传播　　　　　　　B. 滋养体抵抗力强

C. 包囊抵抗力强　　　　　　　D. 直接接触传播

E. 患者及带虫者

19. 滴虫性阴道炎最常见的症状是_____。

A. 阴部瘙痒,白带增多　　　　B. 发热

C. 血尿　　　　　　　　　　　D. 月经不调

E. 外阴水肿

20. 不属于阴道毛滴虫传染方式的是_____。

A. 使用公共浴巾　　　　　　　B. 通过饮食

C. 使用坐式马桶　　　　　　　D. 性接触

E. 使用公共浴池

21. 中华白蛉能传播哪种病原体?_____。

A. 阴道毛滴虫　　　　　　　　B. 蓝氏贾第鞭毛虫

C. 杜氏利什曼原虫　　　　　　D. 疟原虫

E. 弓形虫

22. 甲硝唑常用于治疗哪种原虫病？_____。

A. toxoplasmosis　　　　　　　B. trichomoniasis vaginalis

C. malaria　　　　　　　　　　D. cryptosporidiosis

E. kala-azar

23. 昆虫媒介传播黑热病时,感染阶段是_____。

A. 无鞭毛体　　B. 包囊　　　C. 滋养体　　　D. 前鞭毛体　　E. 子孢子

24. 生活史中只有滋养体时期的原虫是_____。

A. 杜氏利什曼原虫　　　　　　B. 蓝氏贾第鞭毛虫

C. 疟原虫　　　　　　　　　　D. 溶组织内阿米巴

E. 阴道毛滴虫

25. 阴道毛滴虫生长繁殖的适宜 pH 是 E_____。

A. 3.8~4.4　　B. <3.8　　　C. >7.0　　　D. 5.0~6.0　　E. 7.0 左右

26. 阴道毛滴虫病原学检查的常用方法是_____。

A. 碘液涂片法　　　　　　　　B. 自然沉淀法

C. 生理盐水涂片法　　　　　　D. 饱和盐水浮聚法

E. 透明胶纸法

27. 人体感染哪种寄生虫可出现生殖系统症状?_____。

A. 杜氏利什曼原虫　　　　　　B. 蓝氏贾第鞭毛虫

C. 溶组织内阿米巴　　　　　　D. 结肠内阿米巴

E. 阴道毛滴虫

28. 杜氏利什曼原虫前鞭毛体寄生于_____。

A. 人肝细胞内　　　　　　　B. 人巨噬细胞内

C. 蚊胃内　　　　　　　　　D. 白蛉胃内

E. 蚤胃内

29. 引起全血性贫血的原虫是_____。

A. 溶组织内阿米巴　　　　　B. 阴道毛滴虫

C. 间日疟原虫　　　　　　　D. 蓝氏贾第鞭毛虫

E. 杜氏利什曼原虫

30. 我国黑热病的主要保虫宿主是_____。

A. 犬　　　　B. 猫　　　　C. 猪　　　　　D. 家鼠　　　　E. 牛

31. 对寄生部位描述正确的是_____。

A. 杜氏利什曼原虫无鞭毛体——巨噬细胞

B. 弓形虫——红细胞　　　　C. 曼氏裂头蚴——肠道

D. 旋毛虫幼虫——淋巴液　　E. 蛲虫成虫——胃

32. 杜氏利什曼原虫的传播媒介是_____。

A. 白蛉　　　B. 蝇　　　　C. 蟑螂　　　　D. 按蚊　　　　E. 库蚊

33. 杜氏利什曼原虫前鞭毛体可在_____。

A. 人的红细胞内进行二分裂增殖

B. 人的红细胞内进行多分裂增殖

C. 按蚊的消化道内进行多分裂增殖

D. 白蛉的消化道内进行多分裂增殖

E. 白蛉的消化道内进行二分裂增殖

34. 黑热病患者_____。

A. 不治疗转为慢性患者　　　B. 不治疗转为带虫者

C. 治愈后可产生终生免疫　　D. 治愈后可产生伴随免疫

E. 治愈后免疫力很快消失

35. 治疗利什曼病的首选药物是_____。

A. 甲硝唑　　　　　　　　　B. 阿苯达唑

C. 二乙碳酰胺嗪　　　　　　D. 葡萄糖酸锑钠

E. 吡喹酮

36. 治疗滴虫性阴道炎的首选药物是_____。

A. 阿苯达唑　　B. 甲苯咪唑　　C. 两性霉素B　D. 丙硫咪唑　　E. 甲硝唑

37. 淋巴结穿刺物镜检可查出的原虫有_____。

A. 溶组织内阿米巴　　　　　B. 蓝氏贾第鞭毛虫

C. 福氏耐格里阿米巴　　　　D. 阴道毛滴虫

E. 杜氏利什曼原虫

38. 以下哪种临床表现不是由杜氏利什曼原虫引起_____。

A. 血小板减少

B. 腹痛腹泻　　　　　　　　C. 血浆中白蛋白、球蛋白比例倒置

D. 淋巴结肿大　　　　　　　　E. 蛋白尿、血尿

39. 下列哪种寄生虫可引起人兽共患寄生虫病?_____。

A. 阴道毛滴虫　B. 人毛滴虫　　C. 间日疟原虫　D. 杜氏利什曼原虫

E. 溶组织内阿米巴

40. 经白蛉叮咬后,人可感染哪种寄生原虫?_____。

A. 人毛滴虫　　　　　　　　　B. 溶组织内阿米巴

C. 杜氏利什曼原虫　　　　　　D. 阴道毛滴虫

E. 蓝氏贾第鞭毛虫

41. 黑热病患者死亡的原因为_____。

A. 脾功能亢进　　　　　　　　B. 免疫复合物引起的变态反应

C. 骨髓造血功能下降　　　　　D. 免疫溶血

E. 白细胞减少导致机体抵抗力下降,易并发各种感染性疾病

42. 引起白蛋白和球蛋白比例倒置的寄生虫是_____。

A. 阴道毛滴虫　　　　　　　　B. 蓝氏贾第鞭毛虫

C. 溶组织内阿米巴　　　　　　D. 杜氏利什曼原虫

E. 福氏耐格里阿米巴

43. 黑热病患者血液中_____。

A. 只有红细胞减少

B. 只有血小板减少　　　　　　C. 红细胞、白细胞、血小板都减少

D. 只有血红蛋白减少　　　　　E. 红细胞、血小板减少

44. 下列哪项与滴虫性阴道炎的防治措施无关?_____。

A. 治疗患者和带虫者　　　　　B. 注意个人卫生和经期卫生

C. 口服药物甲硝唑　　　　　　D. 改进公共卫生措施

E. 加强粪便管理

45. 阴道毛滴虫繁殖方式为_____。

A. 出芽生殖　B. 接合生殖　　C. 二分裂　　　D. 配子生殖　　E. 孢子生殖

46. 以下哪种诊断方法不能确诊黑热病现症患者?_____。

A. 骨髓穿刺检查无鞭毛体　　　B. 体外培养检查前鞭毛体

C. 动物接种检查无鞭毛体　　　D. 皮肤活组织检查无鞭毛体

E. 间接血凝试验检测抗杜氏利什曼原虫抗体

47. 阴道毛滴虫的诊断是找到_____。

A. 包囊　　　　B. 活滋养体　　C. 卵囊　　　　D. 小滋养体　　E. 成熟包囊

48. 阴道毛滴虫的形态特征之一是_____。

A. 有 2 根前鞭毛　　　　　　　B. 有 4 根等长的前鞭毛

C. 有 1 根前鞭毛　　　　　　　D. 有 2 根轴柱

E. 有 2 根后鞭毛

49. 阴道毛滴虫的运动细胞器是_____。

A. 鞭毛　　　　B. 伪足　　　　C. 纤毛　　　　D. 无运动细胞器

E. 轴柱

A2 型题

50. 患者,女,38 岁,因外阴瘙痒,白带增多就诊。白带呈淡黄色泡沫样,有臭味。阴道分泌物涂片染色镜检见大量虫体,呈梨形,有 5 根鞭毛和波动膜,轴柱从后端伸出。该患者最可能感染了_____。

    A. 蓝氏贾第鞭毛虫   B. 弓形虫

    C. 疟原虫   D. 阴道毛滴虫

    E. 杜氏利什曼原虫

51. 对上题中的患者可选用的药物是_____。

    A. 抗生素   B. 甲硝唑   C. 氯喹   D. 乙胺嘧啶

    E. 二乙碳酰胺嗪

52. 患者,男,27 岁,四川阿坝州黑水县人,因畏寒,发热 1 个多月入院。查体:T39.7℃,急性热病容,中度贫血貌。实验室检查:血常规 WBC 1.2×10^9/L,RBC 2.8×10^{12}/L,Hb 78 g/L,PLT 60×10^9/L。Leishmanin intradermal test(一)。对该患者的诊断应该考虑是_____。

    A. 贾第虫病   B. 滴虫病   C. 疟疾   D. 弓形虫病   E. 利什曼病

53. 对 52 题中的患者,需要做哪种检查才能确诊? _____。

    A. 骨髓穿刺活检   B. 外周血涂片检查

    C. B 超   D. 十二指肠引流液检查

    E. 痰液及粪便涂片检查

54. 对 52 题中的患者如果确诊为寄生虫病后,应该给予哪种药物治疗? _____。

    A. 灭滴灵   B. 吡喹酮

    C. 葡萄糖酸锑钠   D. 氯喹

    E. 磺胺多辛

55. 对 52 题中患者 Leishmanin intradermal test(一)表明_____。

    A. 体液免疫低下   B. 细胞免疫低下

    C. 轻度感染,抗体产生量少   D. 操作误差

    E. 患者存在先天免疫

B1 型题

问题 56~60

    A. 蓝氏贾第鞭毛虫   B. 弓形虫

    C. 疟原虫   D. 阴道毛滴虫

    E. 杜氏利什曼原虫

56. 生活史中只有滋养体期的寄生原虫是_____。

57. 生活史中既有滋养体期又有包囊期的寄生原虫是_____。

58. 生活史中有前鞭毛体和无鞭毛体的寄生原虫是 _____。

59. 引起黑热病的病原体是_____。

60. 引起滴虫性阴道炎的病原体是_____。

问题 61~62

A. 外周血涂片检查　　　　　B. 生理盐水涂片法

C. 骨髓穿刺涂片检查　　　　D. 免疫学检查

E. 碘液染色法

61. 对怀疑为黑热病的患者,首选的检查方法是_____。

62. 对怀疑为滴虫性阴道炎的患者,首选的检查方法是_____。

问题 63~66

A. 无鞭毛体　　　　　　　　B. 包囊

C. 滋养体　　　　　　　　　D. 前鞭毛体

E. 以上均不是

63. 阴道毛滴虫的感染阶段是_____。

64. 利什曼原虫的致病阶段是_____。

65. 阴道毛滴虫的致病阶段是_____。

66. 利什曼原虫的感染阶段是_____。

问题 67~68

A. 经口　　　　　　　　　　B. 经皮肤

C. 经媒介昆虫　　　　　　　D. 接触

E. 经胎盘

67. 利什曼原虫的侵入途径为_____。

68. 阴道毛滴虫的侵入途径为_____。

问题 69~70

A. 甲硝唑　　　　　　　　　B. 氯喹

C. 吡喹酮　　　　　　　　　D. 乙胺嘧啶

E. 葡萄糖酸锑钠

69. 治疗黑热病的特效药是_____。

70. 治疗滴虫性阴道炎的常用药是_____。

问题 71~72

A. 红细胞被大量破坏及溶血

B. 大量虫体吸附肠上皮,阻碍营养吸收

C. 虫体消耗阴道内糖原,改变阴道 pH

D. 巨噬细胞大量受到破坏及增生

E. 大量虫体寄生并损伤肠上皮细胞

71. 阴道毛滴虫特点是_____。

72. 利什曼原虫特点是_____。

问题 73~74

下列鞭毛虫引起的哪种疾病?

A. African sleeping sickness　　　B. kala-azar

C. giadiasis　　　　　　　　　　D. malaria

E. trichomoniasis

73. 阴道毛滴虫引起＿＿＿＿＿＿＿。

74. 杜氏利什曼原虫引起＿＿＿＿＿＿。

问题 75～76

A. 人红细胞内
B. 人中性粒细胞内
C. 人嗜酸性粒细胞内
D. 人巨噬细胞内
E. 中华白蛉的胃内

75. 杜氏利什曼原虫原虫的利杜体寄生于＿＿＿＿＿＿＿。

76. 杜氏利什曼原虫原虫的前鞭毛体常见于＿＿＿＿＿＿＿。

X 型题

77. 经直接或间接接触可能感染的寄生虫有＿＿＿＿＿＿＿。
A. 阴道毛滴虫
B. 蓝氏贾第鞭毛虫
C. 耻阴虱
D. 疥螨
E. 利什曼原虫

78. 下列哪些寄生虫的感染阶段是包囊？＿＿＿＿＿＿＿。
A. 疟原虫
B. 蓝氏贾第鞭毛虫
C. 利什曼原虫
D. 阴道毛滴虫
E. 溶组织内阿米巴

79. 因输血不慎,可导致哪些寄生虫病发生＿＿＿＿＿＿＿。
A. 疟疾
B. 黑热病
C. 阿米巴痢疾
D. 滴虫性阴道炎
E. 弓形虫病

80. 能引起肝脾肿大的寄生虫主要有哪些？＿＿＿＿＿＿＿。
A. 蓝氏贾第鞭毛虫
B. 弓形虫
C. 疟原虫
D. 阴道毛滴虫
E. 杜氏利什曼原虫

81. 以滋养体为主要致病阶段的寄生虫有＿＿＿＿＿＿＿。
A. 蓝氏贾第鞭毛虫
B. 弓形虫
C. 疟原虫
D. 阴道毛滴虫
E. 杜氏利什曼原虫

82. 寄生在人体血管内,或在血液中的寄生虫,一般不取外周血作病原学诊断的是＿＿＿＿＿＿＿。
A. 蓝氏贾第鞭毛虫
B. 弓形虫
C. 疟原虫
D. 阴道毛滴虫
E. 杜氏利什曼原虫

83. 用生理盐水直接涂片可查到病原体的寄生虫是＿＿＿＿＿＿＿。
A. 蓝氏贾第鞭毛虫
B. 弓形虫
C. 疟原虫
D. 阴道毛滴虫
E. 杜氏利什曼原虫

84. 生活史为虫媒传播型的寄生原虫有_____。

A. 杜氏利什曼原虫　　　　　B. 刚地弓形虫

C. 阴道毛滴虫　　　　　　　D. 疟原虫

E. 溶组织内阿米巴

85. 黑热病的防治措施中,下列正确的是_____。

A. 消灭保虫宿主　　　　　　B. 治疗患者

C. 消灭白蛉　　　　　　　　D. 定期检查,发现病犬

E. 加强粪便管理,保护水源

86. 滴虫性阴道炎的防治措施中,下列正确的是_____。

A. 治疗患者和带虫者　　　　B. 口服药物为甲硝唑

C. 注意饮食卫生　　　　　　D. 注意个人卫生及经期卫生

E. 改进公共卫生设施

87. 阴道毛滴虫男性感染者可出现_____。

A. 附睾炎　　B. 睾丸炎　　C. 前列腺炎　　D. 肛门周围炎　　E. 储精囊炎

88. 黑热病病原学检查的穿刺部位是_____。

A. 淋巴结　　B. 肝　　C. 脾　　D. 骨髓　　E. 皮肤

89. 杜氏利什曼原虫原虫生活史包括_____。

A. 滋养体　　B. 无鞭毛体　　C. 锥鞭毛体　　D. 前鞭毛体　　E. 上鞭毛体

90. 黑热病的临床表现有_____。

A. 肝脾和淋巴结肿大

B. 贫血　　C. 鼻衄　　D. 发热　　E. A/G 倒置

91. 滴虫性阴道炎的临床表现有_____。

A. 白带增多　　B. 外阴瘙痒　　C. 小腹疼痛　　D. 腹股沟淋巴结肿大

E. 尿频、尿急、尿痛

92. 造成滴虫性阴道炎的原因有_____。

A. 阴道毛滴虫体的存在　　　B. 继发性细菌感染

C. 月经前后阴道生理功能紊乱　　D. 误食不洁食物

E. 阴道内环境变为中性或碱性

93. 造成黑热病贫血的原因是_____。

A. 骨髓造血功能障碍　　　　B. 虫体破坏红细胞

C. 脾功能亢进　　　　　　　D. 血红蛋白合成减少

E. 免疫溶血

94. 下列原虫的生活史阶段可感染人体的是_____。

A. 杜氏利什曼原虫无鞭毛体　　B. 溶组织内阿米巴滋养体

C. 疟原虫配子体　　　　　　D. 蓝氏贾第鞭毛虫滋养体

E. 阴道毛滴虫滋养体

95. 骨髓穿刺法可检查的鞭毛虫是_____。

A. 蓝氏贾第鞭毛虫滋养体　　B. 阴道毛滴虫

C. 杜氏利什曼原虫无鞭毛体　　D. 克氏锥虫锥鞭毛体

E. 布氏冈比亚锥虫锥鞭毛体

96. 虫媒传播型的鞭毛虫是_____。

A. 克氏锥虫　　　　　　　　B. 阴道毛滴虫

C. 蓝氏贾第鞭毛虫　　　　　D. 杜氏利什曼原虫

E. 布氏罗得西亚锥虫

97. 在我国有致病性的鞭毛虫是_____。

A. 阴道毛滴虫　　　　　　　B. 口腔毛滴虫

C. 杜氏利什曼原虫　　　　　D. 布氏罗得西亚锥虫

E. 蓝氏贾第鞭毛虫

98. 阴道毛滴虫分布广,感染者多,主要由于_____。

A. 包囊在外界抵抗力强　　　B. 滋养体在外界抵抗力强

C. 保虫宿主多　　　　　　　D. 生活史简单

E. 与不洁的性生活方式有关

99. 在流行病学上我国黑热病可分为_____。

A. 沼泽型　　B. 人源型　　C. 水网型　　D. 犬源型　　E. 自然疫源型

100. 生活史为人际传播型的原虫是_____。

A. 阴道毛滴虫　　　　　　　B. 溶组织内阿米巴

C. 杜氏利什曼原虫　　　　　D. 疟原虫

E. 蓝氏贾第鞭毛虫

二、名词解释

1. 前鞭毛体(promastigote)　　2. 无鞭毛体(amastigote)

3. 黑热病(kala-azar)　　　　　4. 犬源性黑热病

5. 阴道自净作用

三、问答题

1. 简述杜氏利什曼原虫引起贫血的机制。

2. 简述黑热病患者的免疫特点。

3. 简述滴虫性阴道炎的发病机制。

4. 黑热病的病原学诊断方法有哪些?

5. 阴道毛滴虫的防治原则是什么?

6. 在我国黑热病的流行区和流行区类型是什么?

7. 简述感染利什曼原虫后如不及时治疗,易造成死亡的原因。

【参考答案】

一、选择题

1. C　2. C　3. B　4. D　5. C　6. B　7. A　8. B　9. D　10. E　11. C　12. E

13. E　14. C　15. C　16. B　17. D　18. C　19. A　20. B　21. C　22. B　23. D
24. E　25. E　26. C　27. E　28. D　29. E　30. A　31. A　32. A　33. E　34. C
35. D　36. E　37. E　38. B　39. D　40. C　41. E　42. D　43. C　44. E　45. C
46. E　47. B　48. B　49. A　50. D　51. B　52. E　53. A　54. C　55. B　56. D
57. A　58. E　59. E　60. D　61. C　62. B　63. C　64. A　65. C　66. D　67. C
68. D　69. E　70. A　71. C　72. D　73. E　74. B　75. D　76. E　77. ACD
78. BE　79. ABE　80. BCE　81. ABD　82. BE　83. AD　84. AD　85. ABCD
86. ABDE　87. ABCE　88. ACD　89. BD　90. ABCDE　91. ABE　92. ABCE
93. ACE　94. AE　95. CE　96. ADE　97. ACE　98. BDE　99. BDE　100. ABE

（李翠英）

第 26 章　医学节肢动物

第 1 节　医学节肢动物概述

学 习 要 点

掌握：医学节肢动物的概念、主要特征、发育与变态、医学节肢动物对人体的直接危害及传播疾病的方式。

熟悉：危害人类健康的节肢动物的分类，医学节肢动物的防治原则。

了解：判定病媒节肢动物的基本条件及主要类群。

【内容提要】

1. 节肢动物　　是动物界中种类最多、分布最广的，约 100 多万种，其中一些可以侵害人类或传播疾病，在医学上有重要意义，称为医学节肢动物。

2. 节肢动物的主要形态特征

(1) 虫体左右对称，分节；具成对分节的附肢。

(2) 体壁由几丁质的外骨骼构成。

(3) 开放式的循环系统：血体腔。

(4) 发育史大多经历蜕皮和变态。

3. 医学节肢动物的分类及特点　　节肢动物门有 13 个纲，与医学有关的主要涉及 5 个纲(昆虫纲、蛛形纲、甲壳纲、唇足纲、倍足纲)，但与传播疾病有关的主要是昆虫纲和蛛形纲。

(1) 昆虫纲：成虫分头、胸、腹 3 部分。头部有触角 1 对，胸部腹面有 3 对足，有翅或无翅。与医学有关的昆虫有蚊、蝇、白蛉、蚤、桑毛虫、毒隐翅虫等。

(2) 蛛形纲：成虫分头胸和腹两部，或头胸腹愈合。虫体前端或腹面有颚体，也称假头。成虫无触角，无翅，有足 4 对。能传播疾病或引起疾病的有蜱、螨，能毒害人体的有蜘蛛和蝎子等。

4. 医学节肢动物对人的危害　　包括直接危害和间接危害。

(1) 直接危害指医学节肢动物直接成为病原体或由其毒性作用对人体造成的危害，如骚扰、吸血；毒害；过敏；寄生等。

(2) 间接危害即传播疾病：按其传播过程中与节肢动物媒介的关系可分为机械性传播和生物性传播。机械性传播指医学节肢动物对病原体仅起着携带、输送的作用，病原体在整个过程中无明显的形态或生物学变化。生物性传播指病原体在传播过程中，必需在节肢动物体内经历发育或繁殖的阶段，才能感染人体。

生物性传播的方式有 4 种：

1）发育式：病原体在节肢动物体内只有发育而没有繁殖过程；例如丝虫微丝蚴在蚊体内的发育，只有形态的改变而没有数量的增加。

2）繁殖式：病原体在节肢动物体内，只有数量的增加，而形态上没有明显的变化；如鼠疫杆菌在蚤体内繁殖。

3）发育繁殖式：病原体在节肢动物体内，必须经历发育和繁殖两个过程，它们不仅有形态上的变化，而且在数量上也有增加；如疟原虫必须在按蚊体内发育并繁殖形成许多子孢子才能传播。

4）经卵传递式：某些病原体在节肢动物体内繁殖，可以侵入雌虫卵巢经卵传至下一代使子代个体天然具有感染性；如恙虫立克次体病、森林脑炎、蜱媒出血热、Q 热等病原体均能经卵传递。

5. **病媒节肢动物的判定**　可从病媒节肢动物的生物学证据、流行病学证据、实验室感染的证据以及自然感染的证据进行判定。

6. **医学节肢动物的防治原则**　包括环境治理、物理防治、化学防治、生物防治、遗传防治及法规防治等六类。

【双语词汇】

arthropod	节肢动物
medical arthropodology	医学节肢动物学
ecdysis	蜕皮
metamorphosis	变态
mechanical transmission	机械性传播
biological transmission	生物性传播

【习题与测试】

一、选择题

A1 型题

1. 危害人类健康的节肢动物主要是_____。

A. 昆虫纲、唇足纲　　　　　　B. 昆虫纲、蛛形纲

C. 蛛形纲、甲壳纲　　　　　　D. 甲壳纲、昆虫纲

E. 蛛形纲、唇足纲

2. 蚊属于医学节肢动物门的_____。

A. 甲壳纲　　　B. 蛛形纲　　　C. 昆虫纲　　　D. 唇足纲　　　E. 倍足纲

3. 下列哪项不是医学节肢动物对人的直接危害？_____。

A. 寄生　　　　B. 过敏　　　　C. 传播疾病　　D. 骚扰、吸血　　E. 毒害

4. 蜱和螨属于医学节肢动物门的_____。

A. 昆虫纲　　　B. 倍足纲　　　C. 甲壳纲　　　D. 唇足纲　　　E. 蛛形纲

5. 溪蟹和蝲蛄属于医学节肢动物门的_____。

A. 昆虫纲   B. 蛛形纲   C. 甲壳纲   D. 唇足纲   E. 倍足纲

6. 下列医学节肢动物中不属于昆虫纲的是_____。

A. 蚊   B. 尘螨   C. 蜚蠊   D. 虱   E. 蝇

7. 下列能以经卵传递的方式传播病原体的医学节肢动物是_____。

A. 蚤   B. 蝇   C. 硬蜱   D. 白蛉   E. 虱

8. 丝虫幼虫在蚊子体内的发育方式为_____。

A. 发育式   B. 繁殖式   C. 发育繁殖式   D. 经卵传递式 E. 机械性传播

9. 蚤传播鼠疫杆菌的方式是_____。

A. 发育式   B. 繁殖式   C. 发育繁殖式   D. 经卵传递式 E. 机械性传播

10. 在蚊子体内既能发育又能繁殖的寄生虫是_____。

A. 疟原虫   B. 丝虫   C. 旋毛虫   D. 弓形虫

E. 溶组织内阿米巴

B1 型题

问题 11~13

A. 蜱   B. 蚊

C. 溪蟹   D. 蜈蚣

E. 马陆

11. 属于医学节肢动物门甲壳纲的是_____。

12. 属于医学节肢动物门昆虫纲的是_____。

13. 属于医学节肢动物门蛛形纲的是_____。

问题 14~16

A. 机械性传播   B. 发育式

C. 繁殖式   D. 发育繁殖式

E. 经卵传递式

14. 按蚊传播疟疾是_____。

15. 蝇传播阿米巴包囊是_____。

16. 恙螨传播恙虫病是_____。

X 型题

17. 危害人类最严重的节肢动物属于_____。

A. 昆虫纲   B. 倍足纲   C. 甲壳纲   D. 唇足纲   E. 蛛形纲

18. 下列属于医学节肢动物对人的直接危害的是_____。

A. 吸血   B. 致敏   C. 寄生   D. 骚扰   E. 毒害

19. 判定节肢动物作为某地区的某种疾病的传播媒介,应该具备的条件是_____。

A. 自然感染的证据   B. 实验室感染的证据

C. 流行病学证据   D. 免疫学证据

E. 生物学证据

20. 医学节肢动物的防治原则是_____。

A. 环境防治   B. 物理防治   C. 化学防治   D. 生物防治

E. 遗传和法规防治

二、名词解释

1. 医学节肢动物　　　　　2. 机械性传播
3. 生物性传播　　　　　　4. 发育式
5. 繁殖式　　　　　　　　6. 发育繁殖式
7. 经卵传递式　　　　　　8. 虫媒病

三、问答题

1. 举例说明医学节肢动物对人的直接危害。
2. 怎样判断一种节肢动物是病媒节肢动物?

【参考答案】

一、选择题

1. B　2. C　3. C　4. E　5. C　6. B　7. C　8. A　9. B　10. A　11. C　12. B
13. A　14. D　15. A　16. E　17. AE　18. ABCDE　19. ABCE　20. ABCDE

第 2 节　常见医学节肢动物

一、昆虫纲

学 习 要 点

掌握:① 昆虫纲的基本形态特征与发育特点。② 蚊、蝇、白蛉的形态特点、生活史要点、生态。③ 我国常见的蚊、蝇、白蛉的重要种类及其与疾病的关系。④ 蚤、虱、蜚蠊与疾病的关系。

熟悉:① 蚤、虱、蜚蠊的形态特点、生活史要点。② 蚊、蝇、白蛉、蚤、虱和蜚蠊的防治原则。③ 臭虫成虫、毒隐翅虫形态特点、生活史、生态习性、与疾病的关系。

了解:臭虫、毒隐翅虫的流行特点及防治原则。

【内容提要】

昆虫纲是动物界种类最多、数量最大的类群,也是医学节肢动物最重要的组成部分;可以传播很重要的疾病如疟疾、丝虫病、鼠疫等。昆虫纲的主要特征是:虫体分头、胸、腹三部分,头部有触角 1 对,胸部有足 3 对。

昆虫幼虫发育为成虫,所有的外部形态、内部结构、生理功能、生活习性以及行为和本能上的一切变化总和,叫作变态。当个体发育过程中要经过卵、幼虫、蛹和成虫 4 个发育阶段,且幼虫在形态、生态和生活习性上与成虫截然不同时称为全变态;个体发育无蛹期,只经过卵、幼虫、若虫和成虫 4 个发育阶段,而若虫在形态和习性与成虫相似,但躯体较小,生殖器官尚未发育成熟时为半变态或不完全变态。

1. **蚊**　　是最重要的医学昆虫类群,与疾病有关的蚊类主要有按蚊属、库蚊属、伊蚊属;重要的传病蚊种有:中华按蚊、嗜人按蚊、微小按蚊、大劣按蚊、淡色库蚊、致倦库蚊、三带喙库蚊、白纹伊蚊、埃及伊蚊。发育为全变态型。

三属蚊形态、生态、传病的比较

		区别点	按蚊	库蚊	伊蚊
形态	成蚊	体色	大多灰褐色	大多棕褐色	黑色
		翅	多具黑白斑	多无黑白斑	无黑白斑
		停落姿态	身体与喙成一直线,与停留面成一角度	身体与喙成一角度,与停留面平行	同库蚊
		触须	雌雄触须与喙等长,雄蚊末端膨大	雌蚊触须短于喙,雄蚊则超过喙,且端部羽状	雌蚊触须短于喙,而雄蚊与喙等长
	卵	形态	舟状,有浮囊	圆锥形	橄榄形
		水中状态	散产,漂浮于水面	集成卵筏漂浮于水面	散产,沉于水底
	幼虫	呼吸管	无,具气门,有掌状毛	细长,呼吸管毛多对	粗短,呼吸管毛1对
		水中状态	平浮于水面	头倒垂于水面下	同库蚊
	蛹	呼吸管	粗短,口宽,有裂隙	细长,口窄,无裂隙	粗短,口呈三角形,无裂隙
生态习性	孳生习性	静水	中华按蚊、嗜人按蚊	三带喙库蚊	
		缓流	微小按蚊		
		地面积水		淡色库蚊	
		污水		淡色库蚊、致倦库蚊	
		容器积水			埃及伊蚊、白纹伊蚊
	栖息习性	家栖性	嗜人按蚊、微小按蚊	淡色库蚊	
		半家栖性	中华按蚊	三带喙库蚊	
		野栖性	大劣按蚊		白纹伊蚊
传播疾病		疟疾	中华按蚊、嗜人按蚊、微小按蚊、大劣按蚊		
		马来丝虫病	中华按蚊、嗜人按蚊		
		班氏丝虫病	中华按蚊	淡色库蚊、致倦库蚊	
		流行性乙型脑炎		淡色库蚊、致倦库蚊、三带喙库蚊	白纹伊蚊
		登革热			埃及伊蚊、白纹伊蚊

2. **蝇**　　全身被有鬃毛,头部近半球形,大部分蝇类的口器为舐吸式,唇瓣肥大;胸部有3对足,末端具爪及发达的爪垫,爪垫密布纤毛,可分泌黏液具黏附作用并能携带病原体。发育为全变态型。

蝇的孳生地可选择:粪便类、垃圾类、腐败植物类、腐败动物类;非吸血蝇类大多数为杂食性,且有边吃、边吐、边排的习性,在蝇类机械性传播疾病方面具有重要意义。

我国常见的蝇种有:舍蝇、丝光绿蝇、大头金蝇、巨尾阿丽蝇、黑尾黑麻蝇、厩腐蝇、厩螫蝇等。

特有的形态结构和生态习性决定了蝇类主要是机械性传播疾病,主要为夏秋季肠道传染病,如菌痢、霍乱、伤寒、阿米巴痢疾等,也可传播呼吸道疾病如结核病,眼病,皮肤病等。少数蝇也可生物性传播疾病,如眼结膜吸吮线虫病、锥虫病。蝇蛆可以寄生于人体组织器官引起蝇蛆病,如眼蝇蛆病、皮肤蝇蛆病、胃肠道蝇蛆病等。

3. 其他医学昆虫

虫种	形态特点	生活史	生态习性	与疾病关系
白蛉	灰黄色,复眼大而黑,口器刺吸式,胸部驼背状,翅停落时向后上方呈 V 字形翘起,雄外生殖器发达	完全变态发育,有成蛉、卵、幼虫和蛹四个发育阶段	白蛉各期幼虫均生活在土壤中,只有雌性白蛉吸食动物血液,白蛉的活动能力较弱,活动范围一般在 30 m 内	主要传播黑热病,主要传播媒介为中华白蛉
蚤	虫体长约 3 mm,棕黄至深褐色,两侧扁平,体表着生向后方伸延的鬃、刺和栉,口器刺吸式,无翅,后足发达	完全变态发育,有卵、幼虫、蛹(茧)和成虫 4 期	雌蚤通常在宿主皮毛上和窝巢中产卵,雌雄均吸血,常边吸血边排便,善跳跃,常更换宿主	传播鼠疫、鼠形斑疹伤寒、绦虫病等,主要传播媒介为印鼠客蚤、犬栉首蚤等
虱	体虱灰白色,雌虱长约4.4 mm,背腹扁平,口器为刺吸式,足末端的爪弯曲而发达。耻阴虱短宽似蟹状,雌虱长约 2 mm,后足及爪粗壮发达	发育过程有卵、若虫和成虫 3 期,为不完全变态	虱若虫和雌、雄虫都仅嗜吸人血,每日吸血多次,有边吸血边排粪的习性。体虱寄生于衣裤的缝隙中,头虱寄生于人头发间,耻阴虱寄生于阴毛根部	传播流行性斑疹伤寒、战壕热、虱媒回归热
蜚蠊	成虫背腹扁平,椭圆形,复眼发达,口器为咀嚼式,翅 2 对	发育过程有卵、若虫和成虫 3 期,为不完全变态	杂食性,吃食时边吃、边吐、边排便,多数种类栖息于野外,昼伏夜出	传病的主要方式是机械性传播,可携带数十种病原体,传播伤寒、霍乱等,还可作为一些寄生虫的中间宿主
臭虫	背腹扁平,红褐色,卵圆形,口器为刺吸式,胸部无翅,三对足	发育过程有卵、若虫和成虫 3 期,为不完全变态	对宿主无严格的选择性,若虫和成虫可多次吸血,耐饥饿力强。喜群居,夜间活动	吸血骚扰,叮咬后可使皮肤敏感性高的人局部皮肤出现红肿、痛痒。在自然条件下,能否传播人类疾病尚未得到确证
毒隐翅虫	成虫红褐色,有光泽,复眼褐色,咀嚼式口器	发育过程有卵、幼虫(两龄)、蛹和成虫 4 期,完全变态发育	昼伏夜出,白天栖息于潮湿的草地或石下阴暗处。营捕食性生活,捕食农田中的害虫	毒隐翅虫的血淋巴液内含有剧烈的接触性毒素,称毒隐翅虫素,与皮肤接触引起毒隐翅虫皮炎或称线状皮炎

【双语词汇】

holometamorphosis	完全变态
ecdysis	蜕皮
hemimetabola	不完全变态或半变态
metamorphosis	变态
emergence	羽化
gonotrophic cycle	生殖营养周期

physiological age	生理龄期

【知识拓展】

昆虫免疫防御分子的研究进展

昆虫纲是动物界中数量最大、种类最多、分布最广的一个类群,现已知地球上的昆虫种类超过 100 万种,大约占整个动物界物种的 2/3,昆虫的生存范围广,因此它们与各种病原微生物的接触机会也大。为避免昆虫因病原微生物的感染而死亡,昆虫在长期进化的过程中逐渐形成了强有力的防御机制,有第一道防线如昆虫坚硬的外骨骼、骨质的气管以及围食膜等特有的结构;当病原微生物突破第一道防线侵入机体后,昆虫的第二道免疫防线就会被启动,体液免疫系统和细胞免疫系统参与到防御过程中,与之相关的免疫应答途径随之被激活,产生抗病毒因子、抗菌肽类、溶菌酶以及蛋白酶抑制因子等效应分子,同时酚氧化物酶诱导的黑化作用也随之启动,共同抵御微生物的进攻。

【习题与测试】

(一) 选择题

A1 型题

1. 属于昆虫纲的成虫特征为_____。

A. 成虫分躯体和颚体两部分　　　　B. 成虫有 4 对足,无翅

C. 体分为头、胸、腹三部分　　　　D. 体分为头胸部、腹部两部分

E. 以上特征均不正确

2. 臭虫的吸血习性是_____。

A. 若虫嗜吸人血　　　　　　　　B. 雄虫嗜吸人血

C. 雌虫嗜吸人血　　　　　　　　D. 雌、雄虫嗜吸人血

E. 雌、雄虫及若虫嗜吸人血

3. 全变态昆虫的发育过程为_____。

A. 卵—若虫—成虫　　　　　　　B. 卵—幼虫—蛹—成虫

C. 卵—幼虫—若虫—成虫　　　　D. 卵—幼虫—若虫—蛹—成虫

E. 卵—若虫—蛹—成虫

4. 按蚊属蚊卵的特征是_____。

A. 长圆锥形,相互粘连成块状　　　B. 纺锤形,单个散开,沉于水底

C. 纺锤形,有浮囊　　　　　　　D. 舟状,有浮囊,浮于水面

E. 以上特征均不正确

5. 蝇传播疾病的主要方式是_____。

A. 发育式　　　B. 增殖式　　　C. 发育增殖式　　D. 经卵传递式

E. 机械性传播

6. 蚤的吸血习性是_____。

A. 仅幼虫吸血　B. 仅雌虫吸血　C. 仅雄性吸血　D. 雌雄性均吸血

E. 幼虫、成虫均吸血

7. 对蝇生活史描述错误的是_____。

A. 发育为全变态　　　　　B. 卵产出后 1 天即可孵化

C. 幼虫分 3 龄　　　　　　D. 某些蝇直接产幼虫

E. 家蝇完成生活史在 28℃时需 3~6 周

8. 对蝇类生态习性描述错误的是_____。

A. 蝇类孳生物分为人粪类、畜禽粪类、腐败动物质类、腐败植物质类和垃圾类

B. 成蝇的食性分为不食蝇类、吸血蝇类和非吸血蝇类

C. 蝇类的活动、栖息场所因种而异

D. 季节分布分为春秋型、夏秋型、夏型和秋型

E. 以夏型和秋型蝇类与夏秋季肠道传染病的关系最为密切。

9. 按蚊属的成蚊特点为_____。

A. 翅有黑白斑,虫体与停落面成一角度

B. 翅无黑白斑,虫体与停落面平行

C. 翅狭长,停息时两翅向后上方竖立

D. 翅有 2 对,前翅革质,后翅膜质

E. 以上特点均不正确

10. 虱的吸血习性是_____。

A. 雌虫吸血　　　　　　B. 雄虫吸血

C. 若虫吸血　　　　　　D. 雌虫、雄虫、若虫均吸血

E. 雌虫及若虫吸血,雄虫不吸血

11. 白蛉幼虫孳生于_____。

A. 污水中　　　　　　B. 山间溪流

C. 畜禽粪便中　　　　D. 地表面下约 10 cm 深的泥土中

E. 树洞等积水容器内

12. 白蛉传播的疾病是_____。

A. 登革热　　　　　　B. 内脏利什曼病

C. Q 热　　　　　　　D. 地方性斑疹伤寒

E. 肾病综合征出血热

13. 可作为丝虫病媒介的蚊种是_____。

A. 中华按蚊与微小按蚊　　B. 淡色库蚊与中华按蚊

C. 嗜人按蚊与大劣按蚊　　D. 白纹伊蚊与三带喙库蚊

E. 以上蚊种均可传播

14. 对蚤的形态描述,下列不正确的是_____。

A. 体小,两侧扁平　　　　B. 全身有向后生长的毛、鬃、刺、栉

C. 生活史为不全变态　　　D. 足 3 对,无翅

E. 触角 1 对,分 3 节

15. 蚤可作为以下哪种寄生虫的中间宿主?_____。

A. 猪带绦虫与细粒棘球绦虫　　　B. 牛带绦虫与曼氏迭宫绦虫

C. 肝吸虫与肠吸虫　　　　　　　D. 犬复殖孔绦虫与微小膜壳绦虫

E. 杜氏利什曼原虫与弓形虫

16. 以下哪项属于体虱成虫形态特征?_____。

A. 两侧扁平,口器为刺吸式　　　B. 背腹扁平,雌虱腹后端呈 W 形

C. 头部呈菱形,口器为咀嚼式　　D. 有触角一对,口器为舐吸式

E. 以上特征均不正确

17. 臭虫成虫形态特征为_____。

A. 两侧扁平,口器为咀嚼式　　　B. 背腹扁平,第 2～3 基节间有臭腺孔一对

C. 口器为舐吸式　　　　　　　　D. 口器为刺吸式,有翅一对

E. 背部有盾板覆盖

18. 臭虫对人的危害主要是_____。

A. 机械性传播疾病　　　　　　　B. 可生物性传播疾病

C. 可作为病原体寄生于人体内　　D. 病原体在臭虫体内可经卵传递

E. 吸血与骚扰,未能证实在自然条件下传播疾病

19. 以下哪项为蜚蠊生态特点?_____。

A. 飞行能力强,活动范围大

B. 白天在靠近食物处活动,夜间隐匿

C. 夜间在靠近食物处活动,白天隐匿

D. 耐饥饿能力强,可数周不食

E. 仅以成虫越冬

20. 臭虫与虱的不同点是_____。

A. 雌雄均吸血　　　　　　　　　B. 口器为刺吸式

C. 不完全变态　　　　　　　　　D. 嗜吸人血

E. 喜群居生活

A2 型题

21. ××,女,35 岁,已婚。主诉阴部瘙痒 1 个月余。发病以来,患者通过洗澡及更换衣裤等均未减轻症状,遂来医院就诊。查体:阴部皮肤发红,有丘疹。在阴毛上可见灰白色虫体,形似蟹,短而宽,大小 1.5～2.0 mm。3 对足,前足细小,中、后足明显粗大。腹部前宽后渐窄,第 5～8 腹节侧缘各具锥形侧突,上有刚毛。在阴毛根部可见白色的虫卵,椭圆形,长约 0.8 mm,其游离端有盖,盖上有一些气室及小孔,紧紧黏附在阴毛上。此患者体表寄生的虫体是_____。

A. 蚤　　　B. 蝇幼虫　　　C. 臭虫　　　D. 耻阴虱　　　E. 人体虱

22. ×××,男,12 岁。右眼被一飞行虫体撞击,随后自觉右眼摩擦痛、瘙痒、畏光、流泪,且逐渐加重,2 小时后感右眼内有小虫爬行,去医院就诊。检查:双眼视力均 1.0,右眼上下睑肿胀,翻开眼睑,在裂隙灯显微镜下见结膜囊内有数条蠕动活跃的白体小虫,并向结膜皱襞或泪小点等隐蔽处爬行,麻醉后取下虫体显微镜下检查,虫体为白色,长 2 mm,头部有一黑点,圆柱形,前尖后钝,应首先考虑的诊断是_____。

A. 眼结膜吸吮线虫病　　　　　B. 眼蝇蛆病

C. 眼囊尾蚴病　　　　　　　　D. 眼棘球蚴病

E. 眼裂头蚴病

B1 型题

问题 23～25

下列节肢动物的防治方法

A. 淡色库蚊　　　　　　　　　B. 中华按蚊

C. 蚤　　　　　　　　　　　　D. 蝇

E. 虱

23. 疏通下水道,清理排水沟是防治_____。

24. 用药水为宠物洗澡、灭鼠是防治_____。

25. 勤洗澡、洗头,勤换衣服是防治_____。

问题 26～28

节肢动物滋生场所

A. 微小按蚊　　　　　　　　　B. 三带喙库蚊

C. 绿蝇　　　　　　　　　　　D. 蚤

E. 人体虱

26. 鼠洞、地面尘土容易滋生_____。

27. 腐败的动物性物质容易滋生_____。

28. 山间溪流、流动清水容易滋生_____。

问题 29～31

下列疾病分别是由哪种节肢动物传播?

A. 疟疾　　　　　　　　　　　B. 伤寒

C. 鼠疫　　　　　　　　　　　D. 霍乱

E. 黑热病

29. 按蚊传播_____。

30. 白蛉传播_____。

31. 蚤传播_____。

X 型题

32. 下列哪些疾病是由蚊传播的? _____。

A. 流行性乙型脑炎　　　　　　B. 流行性斑疹伤寒

C. 流行性出血热　　　　　　　D. 登革热

E. 回归热

33. 蝇类的口器可以是_____。

A. 舐吸式　　　B. 咀嚼式　　　C. 刺吸式　　　D. 复合式　　　E. 无口器

34. 与蝇传播疾病有关的形态特征和生活习性是_____。

A. 全身密布鬃毛　　　　　　　B. 爪垫分泌黏液

C. 取食时边吃、边吐、边排泄　　D. 飞翔能力强、活动范围广

E. 具有昼伏夜出的习性

35. 白蛉传播的疾病有_____。

A. 黑热病　　　B. 东方疖　　　C. 回归热　　　D. 登革热

E. 皮肤黏膜利什曼病

36. 虱的习性与传播疾病有关的是_____。

A. 雌虫、雄虫、若虫均嗜吸人血

B. 不耐饥饿

C. 常边吸血、边排粪

D. 湿、温度敏感

E. 体温升高、出汗时即离开人体

37. 淡色库蚊和致倦库蚊可传播_____。

A. 流行性乙型脑炎　　　　　B. 疟疾

C. 黄热病　　　　　　　　　D. 登革热

E. 班氏丝虫病

38. 可以发生蝇蛆病的组织器官是_____。

A. 皮肤　　　B. 眼睛　　　C. 泌尿生殖道　D. 胃肠道　　E. 口腔

39. 生活史属于全变态的是_____。

A. 蚊　　　B. 虱　　　C. 蚤　　　D. 蝇　　　E. 蜚蠊

40. 生活史属于半变态的是_____。

A. 臭虫　　　B. 蜚蠊　　　C. 虱　　　D. 蝇　　　E. 白蛉

41. 蚤的生态习性为_____。

A. 仅雌虫吸血　　　　　　　B. 宿主特异性不强

C. 常边吸血边排便　　　　　D. 善跳跃

E. 仅雄虫吸血

42. 雌雄虫均吸血的医学昆虫有_____。

A. 蚊　　　B. 蚤　　　C. 虱　　　D. 臭虫　　　E. 白蛉

(二) 名词解释

1. 变态　　　　　　　　2. 全变态

3. 半变态　　　　　　　4. 家栖性

5. 半家栖性　　　　　　6. 野栖性

7. 蝇蛆病　　　　　　　8. 生殖营养周期

9. 生理龄期　　　　　　10. 羽化

(三) 问答题

1. 在蝇形态结构与生活习性中,哪些与传播疾病有关? 主要通过什么方式传播疾病?

2. 蚊主要能传播哪些寄生虫病? 简述其机制?

3. 简述我国白蛉传播黑热病机制?

4. 蚤的哪些生活习性与传播疾病有关?

5. 虱主要传播哪些疾病? 简述其传病机制。

6. 简述臭虫的生活史和习性。

7. 蜚蠊以何种方式传播疾病？主要能传播哪些疾病？与其生活习性有何关系？

【参考答案】

(一) 选择题

1. C　2. E　3. B　4. D　5. E　6. D　7. E　8. E　9. A　10. D　11. D　12. B　13. B　14. C　15. D　16. B　17. B　18. E　19. C　20. E　21. D　22. B　23. A　24. C　25. E　26. D　27. C　28. A　29. A　30. E　31. C　32. AD　33. AC　34. ABC　35. ABE　36. ABCDE　37. AE　38. ABCDE　39. ACD　40. ABC　41. BCD　42. BCD

二、蛛形纲

学 习 要 点

掌握：① 蜱生活史基本过程和类型、生活习性及其与传病、防治的关系。掌握我国主要的传病蜱的种类。② 恙螨生活史、生活习性及其与传病、防治的关系。我国传播恙虫病的主要媒介。

熟悉：① 硬蜱与软蜱外部形态比较及生活习性的比较。熟悉恙螨幼虫的形态特征。② 蠕形螨生活史、生活习性及其防治的关系。

了解：① 蜱防治原则。② 恙螨防治原则。③ 蠕形螨的种类，诊断方法，防治原则。

【内容提要】

蛛形纲的特征是虫体分为头胸部和腹部，或者头胸腹愈合为一体，成虫足 4 对，无触角，无翅。蛛形纲有医学意义的是蜱螨亚纲、蝎亚纲和蜘蛛亚纲，而其中以蜱螨亚纲在生物性传播疾病方面最为重要。

蜱螨亚纲属于小型节肢动物，虫体外形圆形或卵圆形，由颚体（假头）和躯体组成。颚体位于躯体的前端或前部的腹面，包括颚基和口器两部分，口器由口下板、1 对螯肢和 1 对须肢组成。躯体的表皮有的较柔软，有的形成不同程度骨化的背板；表皮上还有各种条纹、刚毛等。腹面有足 4 对，气门位于第 4 对足基节的前或后外侧，腹面前半部有生殖孔，后半部有肛门。

蜱螨类的生活史分为卵、幼虫、若虫和成虫。幼虫 3 对足，若虫与成虫则是 4 对足。通常若虫期 1~3 个或更多，若虫与成虫形态相似，但是生殖器官未成熟。

蜱螨亚纲现已知种类大约有 5 万种（其中蜱类约 800 种），很多种类可叮刺、毒螫、吸血、寄生或致敏，也能贮存和传播多种病原体。其中有重要医学意义的种类有蜱、革螨、恙螨、疥螨、蠕形螨和尘螨等。

1. 蜱　是许多种脊椎动物体表的暂时性寄生虫，也是一些人兽共患病的传播媒介和贮存宿主。躯体背面有盾板的为硬蜱，无盾板的为软蜱。

硬蜱与软蜱形态特征、生活史、生态及传播疾病的比较

		硬　蜱	软　蜱
形态	颚体位置	大而突出于躯体前端,从背面能见	小而隐藏于躯体前部腹面,从背面不能见
	颚基背面	有1对孔区	无孔区
	须肢	较短,第4节嵌在第3节上,各节运动不灵活	较长,各节运动很灵活
	躯体背面	有盾板,雄者大,雌者小	无盾板。体表有许多颗粒状小疣,或具皱纹、盘状凹陷
	基节腺	退化或不发达	发达。足基节Ⅰ、Ⅱ之间,通常有1对基节腺开口
	雌雄蜱区别	明显,雄蜱体小盾板大,遮盖整个虫体背面;雌蜱体大盾板小,仅遮盖背部前面	区别不明显
生活史	完成一代所需时间	2个月～3年	6个月～2年
	寿命	1～10个月	5～10年
	若虫	1期	1～6期
生态	孳生地	开阔地带:森林、灌木丛、草原、牧场	隐蔽地带:家畜家禽舍、洞穴、鸟巢、人房缝隙
	宿主选择	一、二、三宿主蜱	多宿主蜱
	产卵	一次,量大,数百～数千	多次,量少,50～200个
	吸血时间	多在白天,时间长,数天	多在晚上,时间短,数分钟～1 h
传播的疾病		森林脑炎、新疆出血热、莱姆病、Q热、北亚蜱传立克次体病	蜱媒回归热、Q热

2. 螨

种类	形态特征	生活史各期	孳生地	直接危害	传播疾病
革螨	体小,躯体有多块骨化的板,气门位于基节Ⅲ、Ⅳ间的外侧,有延长的气门沟	卵、幼虫、第一若虫、第二若虫和成虫	巢栖型:宿主巢穴中;毛栖型:宿主体表	叮刺、吸血引起革螨皮炎	肾综合征出血热
恙螨	仅幼虫期寄生。幼虫体小,背面有单一的盾板及1对感器,感器呈丝状或球杆状。多数有眼2对。足上多羽状毛	卵、前幼虫、幼虫、若蛹、若虫、成蛹和成虫	隐蔽、潮湿、多草、多鼠等场所	幼虫叮刺引起恙螨皮炎	恙虫病、肾综合征出血热
蠕形螨	体小,蠕虫状,体表具环纹,足粗短	卵、幼虫、前若虫、若虫和成虫	皮肤毛囊和皮脂腺内	毛囊炎、脂溢性皮炎、脂溢性脱发、痤疮、酒渣鼻等	
疥螨	体小,足短,圆锥形,前2对足具长柄吸垫,雌性后2对足、雄性第3对足末端有长鬃	卵、幼虫、前若虫、后若虫和成虫	皮肤较柔软嫩薄之处	疥疮	
尘螨	体小,表皮具皮纹,躯体背面前侧有1对长鬃,尾端有2对长鬃,背面有前盾板。雄虫尚有后盾板	卵、幼虫、第一若虫、第三若虫和成虫	居室内床上用品、家具、面粉厂、仓库的尘埃和鸟兽巢穴中	过敏性哮喘、过敏性鼻炎、过敏性皮炎	

【双语词汇】

gnathosoma	颚体
parthenogenesis	孤雌生殖
scutum	盾板
hard tick	硬蜱
soft tick	软蜱
tick paralysis	蜱瘫痪
forest encephalitis	森林脑炎
Xinjiang hemorrhagic fever	新疆出血热
Lyme disease	莱姆病
chigger mites	恙螨
scabies	疥疮
mite island	螨岛

【知识拓展】

中国蜱传病主要流行趋势及防控科技对策。

蜱具有从宿主获得多种病原体的能力,包括细菌、病毒、立克次体、螺旋体及其他病原体等,中国已知的蜱媒疾病主要有 5 类 10 种,如:森林脑炎、出血热、Q 热、莱姆病、回归热等,多是自然疫源性疾病;高发地区主要在东北和西北地区,发患者群多是与森林、草原有关人员和旅游者,青壮年多发。蜱传病的病原种类多样,一种病原体可由多种媒介蜱传播,且不断有新的病原体出现。疫区气候多变、地形复杂的环境为蜱提供多样的栖息地,造成蜱传病的发生和流行;而现代发达的交通又为蜱传病的传播创造了有利条件。要防治蜱传病,应采取科技的对策,如:要调查和掌握中国各地区媒介蜱的种类、蜱传病原体的种类,并建立快速鉴定方法;探索和研究蜱传病的病原体致病机制;研制和筛选安全高效的驱避剂和杀虫剂;研发抗蜱疫苗等。

【习题与测试】

(一) 选择题

A1 型题

1. 疥螨在人体寄生,主要摄取_____。

A. 血液　　　　B. 组织液　　　　C. 淋巴液　　　　D. 角质组织　　　　E. 肌肉组织

2. 硬蜱的吸血习性是_____。

A. 仅雌性吸血　B. 仅幼虫吸血　C. 仅若虫吸血　D. 雌虫、雄虫、若虫、幼虫都吸血

E. 雌虫、若虫及幼虫吸血,雄虫不吸血

3. 硬蜱成虫结构由以下部分组成_____。

A. 头、胸、腹三部分　　　　　　　B. 颚体与躯体

C. 足体与末体　　　　　　　　　　D. 头部与胸腹部

E. 以上均不是

4. 软蜱的颚体位于_____。

A. 躯体前端   B. 躯体后端

C. 躯体腹面前端   D. 躯体背面前端

E. 以上都不是

5. 软蜱的吸血习性是_____。

A. 仅雌蜱吸血   B. 仅雄蜱吸血   C. 仅幼虫吸血   D. 仅若虫吸血

E. 雄、雌蜱、幼虫和若虫都吸血

6. 硬蜱与软蜱最主要的区别是_____。

A. 虫体的颜色不同   B. 虫体的大小、形态不同

C. 颚体的构造不同   D. 盾板的有无

E. 盾板的大小

7. 我国森林脑炎的主要传播媒介是_____。

A. 全沟硬蜱   B. 草原革蜱   C. 乳突钝缘蜱   D. 波斯锐缘蜱   E. 微小牛蜱

8. 传播新疆出血热的主要媒介是_____。

A. 全沟硬蜱   B. 亚东璃眼蜱   C. 森林革蜱   D. 嗜群血蜱   E. 乳突纯缘蜱

9. 引起过敏性鼻炎、过敏性哮喘等的主要螨类是_____。

A. 革螨   B. 尘螨   C. 疥螨   D. 恙螨   E. 蠕形螨

10. 关于革螨成虫形态描述不正确的是_____。

A. 螨体呈椭圆形或卵圆形   B. 体表为膜质，具有骨化的骨板

C. 可分颚体、躯体两部分   D. 须肢一对，位于颚体前端两侧，呈长棒状

E. 呈黄色、黄褐色、褐色或红色

11. 恙螨生活史中营寄生生活的是_____。

A. 雌螨   B. 雌螨与雄螨   C. 成虫与若虫   D. 成虫与若虫、幼虫

E. 幼虫

12. 在自然界，恙螨的主要宿主是_____。

A. 人类   B. 鼠类   C. 家禽   D. 猫或犬类   E. 家畜

13. 疥螨对人体的危害主要是_____。

A. 其变应原成分被吸入后引起变态反应

B. 作为病原体引起皮炎   C. 误食后引起消化道疾病

D. 作为媒介生物传播疾病   E. 以上均不是

14. 疥疮实验诊断方法为_____。

A. 粪便涂片检查   B. 血液涂片检查

C. 活组织检查   D. 消毒针挑破局部皮肤检查

E. 免疫学方法检查

15. 属于永久性寄生螨类的是_____。

A. 恙螨和革螨   B. 恙螨和蠕形螨

C. 蠕形螨和疥螨   D. 疥螨和尘螨

E. 尘螨和蠕形螨

16. 毛囊蠕形螨和皮脂蠕形螨形态上的主要区别是_____。

　　A. 毛囊蠕形螨末体较长,尾端尖　　B. 毛囊蠕形螨末体较短,尾端钝

　　C. 毛囊蠕形螨末体较长,尾端钝　　D. 皮脂蠕形螨末体较长,尾端尖

　　E. 两者无区别

17. 蠕形螨感染的部位最多见的是_____。

　　A. 腹部　　　　B. 颜面部　　　　C. 胸部　　　　D. 颈部　　　　E. 四肢

18. 有可能引起毛囊炎的是_____。

　　A. 革螨　　　　B. 恙螨　　　　C. 疥螨　　　　D. 蠕形螨　　　　E. 尘螨

19. 在下列哪种人群中尘螨最容易引起疾病?_____。

　　A. 老年人　　　　B. 青年人　　　　C. 妇女　　　　D. 儿童

　　E. 有家族、个人过敏史者

20. 哪些螨最常见的宿主为鼠类?_____。

　　A. 恙螨和尘螨　　　　　　　　B. 尘螨和蠕形螨

　　C. 革螨和恙螨　　　　　　　　D. 革螨和疥螨

　　E. 革螨和蠕形螨

A2 型题

21. 患者,女,70 岁,3 个多月前,大腿根部出现数个针尖大小红点,瘙痒难忍。以为缺乏维生素,服用多种维生素后无效。按过敏及湿疹治疗,病情也无明显好转。且痒感加重,夜间尤甚,皮疹逐渐扩大至躯干、四肢及全身,出现大片丘疹,并有破溃结痂,入院。查体:一般情况尚好,四肢、躯干可见红斑,粟粒或丘疹,双小腿红斑成片,并可见发亮的水疱和线状红色病变。化验显示嗜酸性粒细胞增加,刮取线状红疹部镜检发现圆形乳白色虫体,0.3~0.5 mm,体表遍布波状皮纹。躯体背面有许多圆锥形皮棘及数对锥状、杆状毛和长鬃,足短圆锥形,前 2 对足跗节上有爪突 1 对,末端均有具长柄的吸垫,后 2 对足末端均为长鬃。对此患者首先考虑的诊断是_____。

　　A. 恙螨皮炎　　B. 疥疮　　C. 钩蚴性皮炎　D. 尾蚴性皮炎　E. 革螨性皮炎

22. 患儿,男,3 岁。2 天前无明显诱因出现发热,以"急性上呼吸道感染"收入院。予青霉素、利巴韦林等行抗菌、抗病毒治疗,但效果欠佳。第三天体温升至 41.0℃,一般情况较前明显恶化,并出现呕吐、水样便,腹部 B 超见肝脾肿大,伴少量腹腔积液。查体,见左腹股沟外侧一 0.6 cm×0.5 cm 椭圆形焦痂,边缘欠规则,稍隆起;伴左腹股沟淋巴结肿大。追问病史,患病前患儿经常在草地、田间玩耍。对此病儿首先考虑的诊断是_____。

　　A. 恙虫病　　B. 疥疮　　C. Q 热　　　　D. 北亚蜱传立克次体病

　　E. 登革热

B1 型题

问题 23~25

　　A. 森林脑炎　　　　　　　　B. 蜱媒回归热

　　C. 丝虫病　　　　　　　　　D. 黑热病

E. 恙虫病

23. 地里纤恙螨可传播_____。

24. 全沟硬蜱可传播_____。

25. 乳突钝缘蜱可传播_____。

问题 26~28

A. 作为虫媒病的传播媒介　　B. 作为病原体寄生于人体

C. 作为绦虫的中间宿主　　D. 可以引起人体变态反应

E. 骚扰人体影响学习、休息

26. 毛囊蠕形螨_____。

27. 尘螨_____。

28. 地理纤恙螨_____。

X 型题

29. 经卵传递式的病媒节肢动物有_____。

A. 全沟硬蜱传播森林脑炎　　B. 中华按蚊传播疟疾

C. 白蛉传播黑热病　　D. 钝缘蜱传播蜱媒回归热

E. 恙螨传播恙虫病

30. 可寄生于人体的螨有_____。

A. 革螨　　　B. 恙螨　　　C. 蠕形螨　　　D. 疥螨　　　E. 尘螨

31. 下述哪些为蜱螨亚纲的特征?_____。

A. 虫体分头胸部与腹部　　B. 头胸腹愈合为一体

C. 成虫 4 对足　　D. 无触角

E. 无翅

32. 硬蜱传播哪些疾病?_____。

A. 森林脑炎　　B. 新疆出血热　　C. 蜱媒回归热　　D. 莱姆病　　　E. Q 热

33. 疥螨的防治原则应当包括_____。

A. 注意个人卫生,避免与患者接触

B. 讲究饮食卫生,防止误食疥螨卵

C. 对患者的衣物要及时消毒处理

D. 淋浴后用硫磺软膏涂抹患处

E. 防鼠、灭鼠

34. 蠕形螨的形态特征为_____。

A. 虫体细长呈蠕虫状　　B. 躯体分为足体和末体

C. 末体有环状细纹　　D. 虫体乳白色,半透明

E. 颚体位于躯体腹面,背面不可见

35. 尘螨对人体的致病作用有_____。

A. 刺吸血液　　B. 引起过敏性哮喘

C. 引起过敏性鼻炎　　D. 寄生面部引起酒渣鼻

E. 引起过敏性湿疹

（二）名词解释

1. 单宿主蜱　　　　　　　　2. 二宿主蜱

3. 三宿主蜱　　　　　　　　4. 蜱瘫痪

5. 螨岛　　　　　　　　　　6. 恙螨皮炎

（三）问答题

1. 简述硬蜱与软蜱生活史、生态习性的异同？

2. 简述硬蜱与软蜱对人的危害？

3. 简述恙螨生活史及生态特点？恙螨是如何传播疾病的？

4. 对蜱的防治可采取哪些措施？

【参考答案】

（一）选择题

1. D　2. D　3. B　4. C　5. E　6. D　7. A　8. B　9. B　10. E　11. E　12. B
13. B　14. D　15. C　16. C　17. B　18. D　19. E　20. C　21. B　22. A　23. E
24. A　25. B　26. B　27. D　28. A　29. ADE　30. CD　31. ABCDE　32. ABDE
33. ACD　34. ABCD　35. BCE

（王　红）